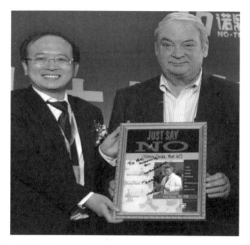

张标博士与1998年诺贝尔生理学或医学奖得主斐里德·穆拉德
（Ferid Murad）博士签约达成战略合作

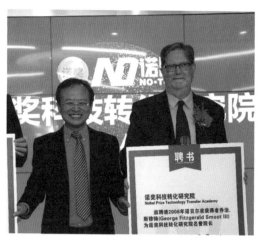

张标博士与2006年诺贝尔物理学奖得主乔治·斯穆特
（George Fitzgerald Smoot III）博士签约达成战略合作

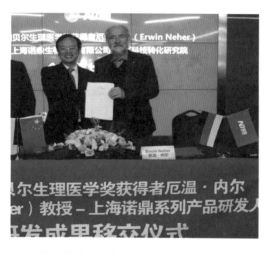

张标博士与1991年诺贝尔生理学或医学奖得主
厄温·内尔（Erwin Neher）教授签约达成战略合作

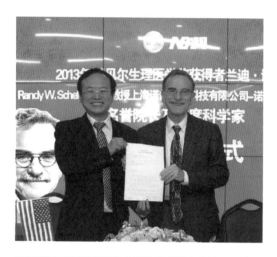

张标博士与2013年诺贝尔生理学或医学奖得主兰迪·谢克曼
（Randy W.Schekman）教授签约达成战略合作

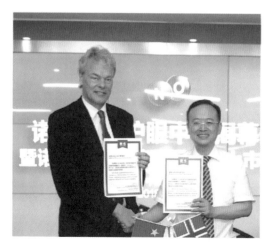

张标博士与2014年诺贝尔生理学或医学奖得主
爱德华·莫索尔（Edvard Moser）教授签约达成战略合作

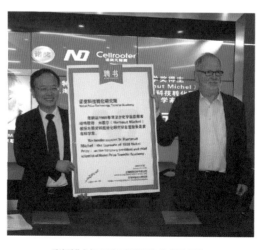

张标博士与1988年诺贝尔化学奖得主
哈特穆特·米歇尔（Hartmut Michel）教授签约达成战略合作

好血管靠养护

血管精准健康管理新动力

鲍　勇　◎著
张　标

线装書局

图书在版编目（CIP）数据

好血管，靠养护：血管精准健康管理新动力 / 鲍勇，
张标著 . -- 北京：线装书局 , 2024.2
ISBN 978-7-5120-6014-2

Ⅰ . ①好… Ⅱ . ①鲍… ②张… Ⅲ . ①血管疾病—防
治 Ⅳ . ① R543

中国国家版本馆 CIP 数据核字 (2024) 第 058719 号

好血管，靠养护：血管精准健康管理新动力

HAOXUEGUAN, KAOYANGHU: XUEGUANJINGZHUNJIANKANGGUANLIXINDONGLI

作　　者：鲍勇 张标
责任编辑：王志宇
出版发行：线装书局
　　　　　地址：北京市丰台区方庄日月天地大厦 B 座 17 层（100078）
　　　　　电话：010-58077126（发行部）　010-58076938（总编室）
　　　　　网址：www.zgxzsj.com
经　　销：新华书店
印　　制：天津市天玺印务有限公司
开　　本：787mm×1092mm 1/16
印　　张：27
字　　数：542 千字
版　　次：2024 年 2 月第 1 版第 1 次印刷

定　　价：148.00 元

线装书局官方微信

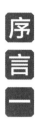

序言一

各位朋友，大家好！我想跟大家分享的主题是"践行一氧化氮养生法，开启非药血管管理时代"。

一氧化氮养生法，本质上就是一种将非药健康管理和精准健康管理相结合的养生方法。一氧化氮作为人体内的细胞信号分子，是维持我们的身体健康，尤其是维持血管健康的重要角色。

随着年龄的增长，人体产生一氧化氮的能力在30岁时达到顶峰，之后这个能力就会逐年下降，60岁时仅仅剩下15%。因此，我们就要想办法额外给身体补充一氧化氮。

首先我们要知道，有一种氨基酸叫做精氨酸。当它进入体内，在一氧化氮合酶的作用下会产生一氧化氮，而它是人体产生一氧化氮的唯一前导物质。

那我们只要摄入很多精氨酸就可以了吗？并不是。

体内产生的一氧化氮会很快被自由基氧化，所以还需要有足够的抗氧化剂去保护一氧化氮发挥其健康作用。因此在饮食上，我们应该多吃一些富含精氨酸的食物，比如坚果种子类、深海鱼、虾、蟹、贝类等，还应该多吃不同种类的蔬菜水果进行抗氧化，同时避免摄入过多的红肉、甜点等含有饱和脂肪酸、反式脂肪酸、胆固醇的食品，减少自由基的生成。

坚持有规律的科学运动，可增加内皮和骨骼肌生成一氧化氮的能力，身体会持续地产生一氧化氮，从而使得我们血管老化的进程逐渐减缓。

我们还要保持积极乐观的平和心态。人在心情愉悦时，血液循环会加速，从而刺激血管内皮细胞产生一氧化氮。

现代社会的生活节奏使得人们在无形中破坏了体内的一氧化氮，从而失去了对心脑血管疾病的预防，而正常饮食中并不能获得足量的精氨酸。

因此，我推荐大家每天服用精氨酸保健品，并同时补充氨基酸，如牛磺酸、谷氨酰胺、维生素C、维生素E，抗氧化剂，如锌、硒等，以及其他氨基酸，通过精准的营养补充来增加身体的一氧化氮浓度，同时建议补充辅酶Q10和其他抗氧化剂。

我与广州三三医药生物科技有限公司已合作多年。我们共同研发推出系列一氧化氮保健品、护肤品，希望帮助更多人解决心脑血管疾病，提高免疫力，延缓衰老、促进健康。非药血管健康管理是有可能的。

斐里德·穆拉德

1998年诺贝尔生理学或医学奖得主

1996年拉斯克基础医学奖得主

中国科学院外籍院士

一氧化氮之父

知名药物"伟哥"理论发明人

一氧化氮养生法倡导者

《神奇的一氧化氮教你多活30年》作者

穆拉德精氨酸牛磺酸谷氨酰胺国食健注G20160036发明人

The preface

Hello, everyone!The theme I want to share with you is "practicing nitric oxide regimen and ushering in the era of management of blood vessels without drugs".

Nitric oxide regimen is essentially a regimen that combines non-drug health management with precise health management. Nitric oxide, as a cell signaling molecule in the body, plays an important role in maintaining our health,especially in maintaining the health of blood vessels.

With age, the body's ability to produce nitric oxide peaks about the age of 30, and then declines year after year, having only about 15% of the production at the age of 60. Therefore, we need to find ways to supplement the body with extra nitric oxide.

First of all, we should know that there is an amino acid called arginine. When enters the body, it produces nitric oxide under the action of nitric oxide synthase, and the enzyme is the only precursor substance for human body to produce nitric oxide.

So all we have to do is take a lot of arginine? No.

Nitric oxide produced in the body will be oxidized by free radicals quickly, so it is necessary to have enough antioxidants to protect nitric oxide and play out its health effects.

Therefore, in terms of diet, we should eat more foods rich in arginine, such as nuts and seeds, deep-sea fish, shrimp, crab and shellfish, etc.

and eat more different kinds of fruits and vegetables for the antioxidation, while avoiding eating too much red meat, desserts and other foods containing saturated fatty acids, trans fatty acids and cholesterol, so as to reduce the generation of free radicals. Adhering to regular scientific exercise can increase the ability of endothelium and skeletal muscle to produce nitric oxide,and the body will continue to produce nitric oxide, which will gradually slow down the aging process of our blood vessels.

We must also maintain a positive and optimistic peace of mind.

When people are in a happy mood, blood circulation will accelerate, which will stimulate the endothelial cells of blood vessels to produce more nitric oxide.

The rhythm of life in modern society makes people virtually destroy the nitric oxide in the body, thus losing the prevention of cardiovascular and cerebrovascular diseases, and a sufficient amount of arginine cannot be obtained in the normal diet.

Therefore, I recommend that you take arginine health products every day,and supplement with amino acids, such as taurine, glutamine, vitamin C, vitamin E,also antioxidants, such as zinc, selenium and other amino acids at the same time, so as to increase the concentration of nitric oxide in your body through precise nutritional supplementation,and at the same time, recommendation to supplement coenzyme Q10 and other antioxidants.

I have been cooperating with Guangzhou Sansan Pharmaceutical Biotechnology Co., Ltd. for many years. We have developed and launched a series of nitric oxide healthcare products, skincare products.I hope to help more people solve cardiovascular and cerebrovascular diseases,and improve immunity, delay aging, and promote health.Health management of blood vessels without drugs is possible.

Ferid Murad

The 1998 Nobel Prize Winner in Physiology or Medicine

The 1996 Lasker Prize Winner in Basic Medicine

Foreign academician, Chinese Academy of Sciences

The father of nitric oxide

Famous theoretical inventor of viagra

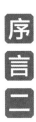

序言二

　　国民健康是一个国家经济得以良性发展的基础，是国家富强和人民幸福的重要标志。所以，很多国家、政府都非常关注国民健康。

　　人类生命的第一要素是生存，生存的第一要素是健康。健康的第一要素是科学地生活。"科学生活、健康一生、无疾而终"是人类追求的共同目标。

　　如何实现人类的这一目标呢？近年来，我国的糖尿病、恶性肿瘤、心脑血管疾病、慢性呼吸系统等慢性疾病已经达到"井喷"程度。我国已经确诊的慢性疾病患者高达2.6亿人，慢性疾病导致的死亡已经占到我国人口总死亡率的85%，它导致的疾病负担已经占总疾病负担的70%。慢性疾病病程长、流行广、费用贵、致残致死率高，已经成为重大的公共卫生问题。要实现"科学生活、健康一生、无疾而终"的目标，就要重视与关注慢性疾病的控制。

　　如何对慢性疾病进行控制呢？陈君石院士指出：慢性病防控的关键是控制危险因素，控制危险因素的关键手段是健康管理。

　　什么是健康管理呢？健康管理就是让人们改变不健康的行为，保持良好的生活方式，促进环境的改善，对健康进行合理的干预，控制影响健康的各种危险因素，达到增进身体健康和提高生活适应状态的健康素质。健康管理与促进是改善健康状况行之有效的方式。如果我们的健康管理与促进工作做得好，就可以很好地控制影响健康的危险因素，大大提高居民的健康期望寿命。

　　健康管理在西方国家经历了30多年的发展历史，已经成为西方医疗服务体系中不可或缺的一部分。近年来，我国的健康管理事业取得了快速的发展，这与国家相关政策的不断推出有着密切的关系。2009年，我国开始启动新一轮的医改，开始坚持预防为主、以农村为重点、中西医并重的方针，完善了国民健康政策，建设覆盖城乡居民的基本医疗卫生制度，以不断提高全民健康水平，实现人人享有基本医疗卫生服务为目标。

2016年，新世纪以来的第一次全国卫生与健康大会召开，这次会议提出了以提高人民群众健康为目标，坚持预防为主，防治结合的方向，且主张采用适宜技术，坚持中西医并重，以危害城乡居民健康的主要问题和健康危险因素为重点，通过健康促进和健康教育普及健康生活，建设健康环境，发展健康产业为重点，加快推进健康中国建设，努力全方位、全周期保障人民健康。

2019年，第九届全球健康促进大会在上海召开。大会提出：健康是人全面发展，生活幸福的基石，也是国家繁荣昌盛，社会文明进步的标志。同一年，国家出台实施健康中国2030的行动方案，健康中国2030行动方案对健康管理的宗旨、目标、原则、内容等都指明了方向，为健康管理事业指明了一条康庄大道。

中国人一向注重传统养生，中国人的健康一定离不开中国几千年积累的养生精华，非医非药健康管理保健服务大有可为，它既利于人们实现身心健康的目标，也增强国人的文化自信，增强中华民族自豪感。这是撰写本书的初心。

本书重点介绍健康管理理论、健康管理技能、健康管理具体内容，同时抓住非医非药血管护理这个核心点，引入一氧化氮关键因素进行非医非药健康生活方式和传统养生实践，并取得非常好的效果。

本书既有理论知识，也有数十年非医非药健康管理保健服务实践经验，为健康服务企业转型非医非药健康管理提供了指南和借鉴。本书通俗易懂，具有理论性、务实性、可操作性强等特点。既可以作为健康管理工作的实用指南，也可以作为健康管理工作者的工具手册、培训辅助学习教材。

本书在成书过程中，得到了中国保健协会、1998年研究一氧化氮获得诺贝尔生理学或医学奖的斐里德·穆拉德博士、上海交通大学及其附属医院专家、北京中科老专家技术中心执行主任魏立新、中国工程院院士俞梦孙、国医大师张大宁，中国保健协会理事长汪建荣、副理事长周邦勇、李萍、王钟，中国科学院生物物理研究所研究员、教授赵保路，中国医学科学院阜外医院顾问专家、教授惠汝太，河北师范大学生命科学学院院长、教授常彦忠，律师相冲等机构与个人的支持，在此一并表示感谢。

魏立新 张标

2023年1月9日

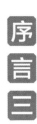

序言三

　　我国的卫生健康状况经历了多个阶段的发展。近30年来，平均每隔十年，中国人的预期寿命大约就增加4年。这不仅得益于社会经济发展和医疗卫生水平的提高，也得益于传统医学发扬和中国健康养生产业的发展，更得益于健康中国国策的施行以及全民健康意识的苏醒。

　　但是，人们的预期寿命提升了，不代表生命质量提升了。现在全国有几亿人每天和高血压、糖尿病、高血脂、痛风等等这些慢性病作斗争，西医讲是血管病、细胞病。

　　我在20世纪七八十年代做过一次流调，对包括天津市和河北省的1000多例不同年龄的人进行随机的抽样体检，发现体检的结果中有很多慢性病。并且随着年龄的增长，它的程度在加重。肾虚血瘀是各种慢性病和人体衰老共有的病理学基础和生理学基础。

　　所以我提出补肾活血法，不但作为治病防病，而且作为养生长寿法。年龄到40岁以后，我们就要有意识地补补肾、活活血。补肾活血的方法，首先包括中药或者药食同源的一些食物，还包括中医当中一些养生保健的技法或者运动。当然，也包括国家批准的利用现代科技研发出来的具有相应保健功能的保健食品等。

　　我们用现代医学的观点来解释中医学的补肾，实际上它主要是调节人体的内分泌系统。中医的补肾实际上是改善这些内分泌失调的、免疫功能低下的人体的异常生命状态。

　　活血就是改善人体的微循环、血脂、血液流动，改善人体心脑血管的供血。所以补肾活血实际上是改善人体亚健康状态最根本的方法。

　　但好的、科学有效的血管健康管理执行却很难，这也是为什么慢性病越治越多的原因。去年在上海启动的"中医药文化传播·我们在行动——传统养生服务与健康生活方式进社区"项目，启动了多项非医非药健康管理服务进社区项目，这个项目也是由我的弟子张标博士发起和参与的。

　　2023年，张标博士又与专门深耕"健康中国社区应用"课题的鲍勇教授合作出版了

《好血管，靠养护》这本书，它结合了健康管理理念、实用指南和非常细致的执行量表，其中实用指南部分也有体现补肾活血养生法的内容。而理念和执行量表两个部分又是对实用指南部分的科学解释和精准推进。相信这会是一本能够帮助人们做到健康生活的科普书籍，推荐大家好好阅读、好好实践，你一定会有意想不到的收获。

张大宁

国医大师、中央文史馆馆员
中医肾病学的奠基人
首批享受国务院特殊津贴专家
现任天津市中医药研究院名誉院长
中国中医药研究促进会会长
全国中医肾病学会终身荣誉主任委员

序言四

随着社会经济水平的高速发展，越来越多的中国家庭中都出现了慢病患者，病程长、流行广、费用高、致死致残率高的慢性病成为家庭和社会的沉重负担，并且呈现不断年轻化的趋势。在国家卫健委发布的《中国居民营养与慢性病状况报告（2020年）》中显示，中国居民死因前四位分别是：心脑血管疾病、癌症、慢性呼吸系统疾病和内分泌营养代谢性疾病，其中心脑血管疾病就占到全部死亡的53.2%。在遭遇新冠病毒侵袭之时，它们又成为威胁患者生命安全的"导火线"。但究其根源，慢性病是生活方式病，在本质上是由于人们在日常生活中存在的不良行为，以及社会、经济、文化、遗传等各方面不良因素共同作用导致的。

中国疾病负担报告显示，包括高盐饮食、蔬菜和水果摄入不足等在内的饮食风险因素是影响我国人群健康最主要的因素。发表在《柳叶刀》上对全球195个国家和地区进行的膳食与健康调查显示，中国人高钠、低全谷物、低水果摄入的不良饮食结构是影响健康的重要因素。改善饮食就可以预防全球五分之一的疾病。此外，大家熟知的生活方式健康影响因素还包括吸烟、酗酒、缺乏运动和心理不平衡等。

2022年全民健康生活方式行动宣传月倡导每个人做自己健康第一责任人理念，引领公众践行健康文明的生活方式。2016年，中共中央、国务院印发《"健康中国2030"规划纲要》，提出需要从国家战略层面统筹解决关系健康的重大和长远问题，制定了人民健康发展的目标和任务。此后，健康中国行动方案及其多种实施举措不断落地。

然而，在健康中国不断推进的同时，"生活方式病"却依然成为国人"健康的头号杀手"。近年来，虽然人们的健康意识取得了很大提升，中国居民的健康素养水平也在稳步提高，但追求健康的行为其实际效果却远远未达预期。这也说明，在健康国策和人民实践之间，还缺少一个桥梁和纽带，而这个桥梁和纽带就是真正走进人们生活的科学有效的健康管理服务。

党的二十大之后，中国正式进入民族奋斗和社会发展的新时期，"健康中国"建设也进入了中国式现代化新征程。国务院发布的《中国的全面小康》白皮书中，明确提出：2035年基本建成健康中国。后疫情时代，越来越多的人希望通过医药、医疗之外的方式让自己和家人更健康。因此，专业、科学、安全、有效的非医非药健康管理服务应该尽快来到人们身边，在日常生活中规范健康行为，真正践行健康生活方式。本书就是能够满足人们如何健康生活的应用指南，是一本结合了非医非药健康管理和传统养生智慧的日常健康行动方案，更是一本历经了12年人群实践和17项科研验证的非医非药健康管理的答案之书。此书由上海交通大学教授、国家工程研究中心主动健康研究院院长鲍勇和致力于以诺奖科技健康成果、传统养生智慧帮助人民健康的张标博士共同执笔完成。

全书通过健康管理理论、非药血管精准健康管理实用指南以及健康测量表三大篇章，给读者呈现了一个通俗易懂、科学好用的血管健康管理范本，也可以用于非医非药健康管理服务从业人员的培训和非医非药健康服务机构的运行，实用价值大，将对我国健康管理研究和健康管理服务的实施与发展起到重要的指导意义。

最后，我向大家隆重推荐本书，希望它的问世可以助力我们更快更好搭建起健康中国行动规划与百姓健康生活之间的桥梁，实现其应有的价值。

中国保健协会食物营养与安全专业委员会会长

白求恩军医学院营养研究所所长

全军卫生统计专业委员会委员

原陆军军医大学士官学校 主任、教授

目录

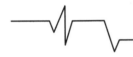

下篇   健康测量表

第一章　健康管理的理论体系

健康管理最早起源于美国，我国的健康管理起步比较晚，但发展速度较快，特别是在疫情之后的2023年，各大医院、组织、机构、相关企业都在大力推广健康管理，大大推动了健康管理事业的快速发展。本章主要论述健康管理的概念、作用和特点，发展方向，以及非医非药健康管理保健服务的相关法规和国家标准，为健康管理从业者提供相关的理论、政策与法规知识。让更多的人了解、学习健康管理理论与相关知识。

第一节　健康与健康管理的概念

健康1+0定律指出：如果把健康比作"1"，其他所拥有的财富比作"1"后面的"0"，如：事业、家庭、荣誉、地位、金钱等等，那么有了健康的"1"，后面的"0"越多，人生就越有意义。如果代表健康的"1"不存在了，而后面的"0"再多，也是一无所有。这就是道理浅显，却有着深刻含义的"1+0健康定律"。

健康是人的第一权利，是人类生存的第一前提，也是一切历史的第一前提。健康是经济社会发展的目的，是经济社会发展的基础，是促进人的全面发展的必然要求，是国家、政府和个人都应关注的头等大事，也是国家富强和人民幸福的重要标志。人类生命的第一要素是生存；生存的第一要素是健康；健康的第一要素是科学生活。"科学生活，健康一生，无疾而终"是无疆界、无国别的人类所希冀的共同目标，是人类对生命质量永恒的追求。

一、健康的概念

健康是人类最宝贵的财富，是人类永恒的追求和共同的愿望。不同学科的学者对健康提出不同的定义，在诸多定义中最具合理性与权威性的当属世界卫生组织（WHO）于1990年对健康阐述：在躯体健康、心理健康、社会适应良好和道德健康四个方面皆健全。此定义体现了生命的复杂性和社会的多元性的特点，适应了由生物医学模式向生物—心理—社会医学模式转变的需要，强调了健康不仅仅是个人的事，而是一个社会问题。一个民族、一个国家是由一个个健康的个体组成的，因而健康是关系到民族兴旺发达、国家繁荣昌盛的社会性目标。

WHO根据其提出的健康定义，提出10条健康标准：①精力充沛，对担负日常生活和繁重工作不感到过分的疲劳与紧张；②乐观积极，乐于承担责任；③善于休息，睡眠好；④应变能力与适应环境能力强；⑤有一定抵抗力，能抵抗一般性疾病；⑥体重适当，身体匀称；⑦眼睛明亮，反应敏锐；⑧头发光泽，无头皮屑；⑨牙齿清洁、无龋齿、不疼痛，牙龈颜色正常，无出血现象；⑩肌肉丰满，皮肤富有弹性。

1999年WHO制定了新的健康标准即所谓"五快三良"：①食得快；②便得快；③睡得快；④说得快；⑤走得快；⑥良好的个性；⑦良好的处世能力；⑧良好的人际关系。

如果严格按照世界卫生组织的健康标准，许多人很难达到标准意义上的健康，通常采取的手段是健康维护，即在保持现有状态的基础上，去争取更好的健康标准。就是通过健康管理才能管理健康，保障健康。

二、健康管理的概念

1.健康管理（health-management）定义

《健康管理师》岗位培训教材关于健康管理的定义是："健康管理是对个人或群体的健康进行监测、分析、评估，提供健康咨询和指导，以及对健康风险因素进行干预的全面过程。"大部分从业者都考了健康管理师并且获得职业证书，本书也是按照健康管理师岗位要求和国家标准进行非医非药健康管理设计的。

中华医学会健康管理学分会、中华健康管理学杂志编委会的《健康管理概念及学科体系的中国专家初步共识》中，对健康管理的概念（定义）是：以现代健康概念（生理、心理和社会适应能力）和新的医学模式（生理心理社会）以及中医治未病为指导，通过采用现代医学和现代管理学的理论、技术、方法和手段，对个体或群体整体健康状况及其影响健康的危险因素进行全面检测、评估、有效干预与连续追踪服务的医学行为及过程。其目的是以最小投入获取最大的健康效益。

国标GB/T39509-2020《健康管理保健服务规范》对健康管理定义：对个体或群体健康进行监测、分析、评估，提供健康咨询和指导，及对影响健康的危险因素进行干预的过程。

2.健康管理的主体与客体

健康管理的主体是经过系统医学教育或培训并取得资质的医务工作者或者系统学习健康管理知识及掌握实操技能获得健康管理师岗位证书的健康管理师。

健康从业者需要系统培训取得营养师，健康管理师，保健师，膳食营养师，营养指导员等证书后主要在非医非药部分从事健康管理服务。

健康管理的客体是健康人群、亚健康人群（亚临床人群、慢性非传染性疾病风险人群），及慢性非传染性疾病早期或康复期人群。

3.健康管理的重点

健康管理的重点是健康风险因素的干预和慢性非传染性疾病的管理。健康管理服务的两大支撑点是信息技术和健康保险。健康管理的理念是"病前主动防，病后科学管，跟踪服务不间断"。健康体检和健康自检是基础，健康评估是手段，健康干预是关键，健康促进是目的。笔者所在的机构，通过一对多健康教育，一对一健康咨询服务，多对多健康分享等，以养生互助小组的形式，引导顾客主动学习，主动践行，主动传播，培养大家的健康信仰，做好自己健康的第一责任人和家庭健康掌门人，取得较好的健康管理效果。

三、健康管理的目标

健康管理起源于美国，发展于日本和欧洲等发达国家，在国际上健康管理"人人健康"战略的总目标和具体指标如下：

1.总目标。①提高全体人民的期望寿命和生活质量；②改善国家间和国家内部的健康水平；③建立和完善使人人享有可持续发展的卫生保健体制与服务。

2.两项政策性目标，以推动总目标的实现。①使健康成为人类发展的核心；②发展可持续的卫生保健体制，以满足人民需要。重要的问题在于认识到健康不能脱离人类和社会的发展而孤立地发展。

人类发展的目的旨在使人民享有社会上和经济上过着富有成效生活所必需的健康水平，为此必须改善社会成员的生活条件和生活质量。良好的健康既是人类可持续发展的资源，又是发展的目标。以人为本的发展思路，就是要求重视健康，没有良好的健康就不可能指望个人、家庭、社区和国家实现其社会和经济目标。

3.四项行动准则。①妥善处理制约健康的决定性因素；②在一切背景条件下促进健康；③调整部门的卫生政策；④将健康纳入可持续发展计划。

第二节 健康管理的理论内涵

理论指导实践，健康管理理论是健康管理服务及营销的实践指南。科学的健康管理理论确保健康管理实践服务与营销的真实性、科学性、合法性。例如"下危机，给希望"是健康管理实践中常用术语，就是以健康管理理念为依据，用简单的语言表达出来。健康管理的理论主要包括生命周期理论、知信行理论、健康信念理论、计划行为理论、行为阶段变化理论，自我效能理论以及中医理论等。

一、全生命周期理论

1.生命周期理论的内涵

生命周期理论有广义与狭义之分，狭义的生命周期理论是一个生命科学术语，指生物体从出生、成长、成熟、衰退到死亡的全过程。广义的生命周期理论泛指自然界与人类社会中所有客观事物的阶段性变化与规律。健康管理与促进领域一直运用狭义的生命周期理论。

2.人生的重要周期节点与发生律的启示

人的生命周期指生殖细胞的结合到生命的终结为止的这一时期，它可以分为胎儿期、成长期、成年期、成熟期、衰老期至死亡期，具体如图（1-2-1）所示。

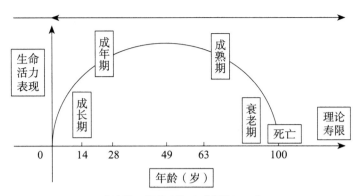

现阶段正常的理想生命周期100岁

图1-2-1 理论寿限与生命活力表现图

3.生命周期理论于健康管理与促进领域中的应用

为了实现对生命的孕育、发育、成长、衰老直至死亡这一全过程进行健康管理的目标，健康服务行业应运而生。《国务院关于促进健康服务业发展的若干意见》指出"健康服务业体系一定要覆盖全生命周期，不仅是只针对人生命周期的某一阶段，而是要让所有人都能够享受从出生到死亡的整个生命周期的健康服务业的阳光与雨露"。健康管理服务人的整个生命周期。

建立全生命周期健康管理事业的二维坐标图（图1-2-2），将健康管理事业与健康指数高度地契合，实现在生命的不同阶段为人们提供不同的健康管理服务。

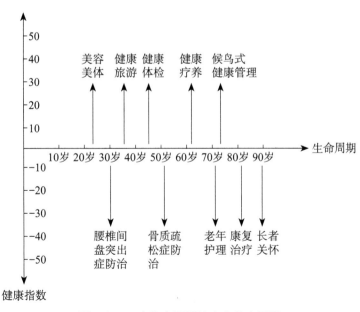

图1-2-2 全生命周期健康事业坐标图

健康管理的服务内容涉及了优生优育、康体健身、美体减肥、健康体检、疾病管理、疾病康复（如腰椎间盘突出症防治、骨质疏松症防治等）、健康旅游、健康疗养、养生保健等多方面的管理。健康管理服务把卫生事业的目标进行了延伸，将其以病中治疗为主逐渐延伸到以"病前预防-病中治疗-病后恢复"的全生命周期医疗健康服务为最终目标。有了这一目标后，人在全生命周期的健康就有了一定的保障。

全生命周期理论指导医生、健康管理师及相关学历背景等专业人士贯彻落实健康中国2030规划，为个人、家庭做好健康管理服务与指导。鼓励更多健康企业、社区健康门店、中医养生馆、社区医院把做好全人群、全生命周期健康管理保健服务作为机构使命，采用智能健康管理系统、传统养生，按照健康管理步骤为现代健康服务业经济发展做出贡献，为人民健康、健康中国做出贡献。

二、知信行理论

1.知信行理论的内涵

知信行理论是改变与人类健康行为相关的理论模式之一，它将人类行为的改变分为获取知识、产生信念、形成行为三个连续的过程。其中，"知"指的是知识、学习，"信"指的是信念、态度，"行"指的是行为、行动。知识是基础，信念是动力，行为的产生和改变是目标。个体通过学习与掌握相关的健康知识和技能，逐步形成了健康的信念和态度，促使健康行为产生。知识、信念和行为之间具有递进的关系，知识是行为改变的基础，理念和态度是行为改变的动力。

2.知信行理论模式于健康管理与促进领域中的应用

知信行模式已经被应用于很多领域，且在社区慢性病的防治和管理上取得了显著的效果。在生育、管理、健康等方面具有一定的可行性，且行之有效。

在健康管理方面，知信行理论模式指导健康教育工作者帮助宣教服务对象掌握健康知识，改变健康信念，甚至可以让他们主动采取积极的预防性措施，达到预防疾病的目的。

知信行理论指导健康管理师、医生等专业人士不仅仅要重视健康教育、健康信息传播，还要关注个体有无形成健康信念及态度，有无改掉危害健康的行为，建立健康的行为。这一理论要求健康管理师要做好全过程健康管理陪伴式服务，通过线上线下一对多健康讲座、多对多小分享（小组讨论）。一对一咨询、诺百年智能健康管理系统跟踪八大干预、社群好习惯打卡、护眼护骨等传统养生方式确保个体、家庭坚持健康管理，做好健康管理。

三、健康信念理论

1.健康信念模式的内涵

健康信念模式是最早用于阐释个体健康行为的理论模型，是为了向人们阐释体检和计划免疫接种行为而提出的一个理论。简称"下危机，给希望"。

健康信念模式用刺激-反映模式和认知来解释人们的行为，让人们接受劝导、改变不良行为。它强调个体主观的心理过程，即期望、思维、推理、信念等对行为所发挥的主导作用。

健康信念模式形成有三个影响因素：对疾病的易感性和严重性产生"恐惧"，对行为效益和障碍的认识、对自我效能的自信。这三者之间的关系应该如此表达：对疾病威胁的认知-认识效益和障碍-具有自我效能。

2.健康信念模式的主要内容

健康信念模式是从社会心理学角度分析影响健康行为的因素，强调个体主观的心理过程，比如期望、思维推理态度、信念等（图1-2-3）。根据健康信念模式可知，如下的几个关键因素与行为改变是紧密相关的，因此人们未来的行为，是由对每一个因素的认知程度来决定的。

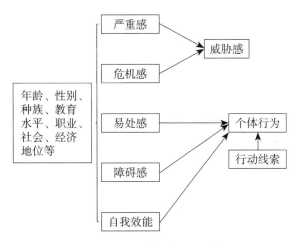

图1-2-3　健康信念理论模式

3.健康信念模式在健康管理与促进中的应用

健康信念模式被广泛应用于对短期或者长期健康行为的解释、预测和干预等，比如戒烟与戒毒、调整不良饮食、安全性行为、锻炼、乳腺健康检查、心脑血管病等慢性病的遵医嘱治疗等。

在建构与健康信念模式相关的理论时，要充分考虑并纳入社会环境因素，要全面、综合地考察影响行为改变的因素，进而有效地促进健康行为的形成和保持。

健康信念理论指出健康管理师、医生等专业人士通过健康管理、健康教育让个体对疾病的危险性和严重后果认知越强（下危机），个体越意识到健康行为带来的益处（给希望），对自我效能的自信越强（强信心），个体采取健康行为干预的障碍就越少，就越易采取健康行为，就更积极主动选择参与健康管理保健服务，做好自己健康的第一责任人。机构（社区医院、健康企业及门店、中医养生馆等）的医生、健康管理师、营养指导员等专业人士需坚持"替客着想，客户第一，造福人民健康"的初心，用健康信念理论指导并做好真实、真诚、合法的健康管理保健服务、健康教育、健康行为干预、健康效果评估。让客户自主学习、自主咨询、自主解决问题、自主有正确认知，能区分医药疾病治疗与非药健康管理保健服务，不会把保健食品当药品；自主科学理性选择健康

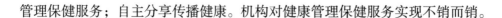

管理保健服务；自主分享传播健康。机构对健康管理保健服务实现不销而销。

四、计划行为理论

计划行为理论是比较成熟，影响力比较大的理论。

1.计划行为理论的内涵

计划行为理论是指解释态度、主观规范和知觉行为控制是如何共同作用于人的行为意向，进而影响人实际行为的一个过程。

计划行为理论是在理性行为理论的基础上形成的，而且是以Ajzen和Fishbein提出的理性行为理论基础，由多属性态度与理性行为理论相结合而形成的一种理论。

2.计划行为理论的作用

由于理性行为理论是在假设行为的发生，所以它可以被个人的意志所控制。个人对行为意志的控制往往会受很多因素影响，从而大大地降低了理性行为理论对个人行为的解释力。

计划行为理论认为，人的行为是经过深思熟虑与计划的结果。这一观点可以帮助我们去理解人是如何改变自己的行为模式的，这样就能够对个人的行为进行准确的预测与解释。

3.计划行为理论的要素

计划行为理论认为，人的行为模式受三个内在因素的影响，这三个内在因素为：个人行为态度、主观性规范、行为控制认知。

其中，个人行为态度是指个人对自己的行为可能导致的结果的看法和观点。而主观性规范是指对他人标准化行为模式的主观性感知，行为控制认知则是指对于促进或者影响行为结果的相关因素的认知。

计划行为理论由五个要素组成，它们分别是态度、主观规范、知觉行为控制、行为意图、行为。个人对某个行为的态度越正向，个人的行为就会越强。

虽然计划行为理论的应用范围非常广泛，但是它比较适于在行为领域中应用，可应用于对摄取纤维素、避免咖啡因等的解释和预测；药物成瘾行为：戒除烟酒、药物、食欲；临床医疗与筛检行为：健康检查、癌症筛检、乳房自我检查；运动行为：慢跑、爬山、骑自行车、休闲活动的选择；社会与学习行为：投票选举、献血、学习成就、违规行为等，这些也都可以应用计划行为理论来解释和预测。

五、行为阶段变化理论

行为阶段变化理论是由美国罗德岛大学心理学教授James Prochaska提出的，主要包括如下方面的内容：

1.行为阶段变化理论的概念

行为阶段变化理论是指通过对变化的阶段进行分析，从干预理论中总结行为改变的过程和其中的一些主要规则，它又被称为跨理论模型。

该理论认为，人的行为变化不是一次性的变化，而是一个渐进的变化过程。在人的行为进行改变的过程中，人们的行为总是在不同的阶段间反复。我们必须对不同的个体有不同的认知，采取不同的策略，且在不同的行为变化阶段运用不同的方法进行干预。最为重要的是，一定要进行持续的干预。如果不进行持续的干预，那么，很多人的行为都会停留于早期的改变阶段，不会有良好的干预效果。

2.阶段变化理论在健康管理与促进领域中的应用

最初，相关专家仅将这个理论用于对戒烟行为的研究。后来，它又被广泛应用于酗酒与物质滥用、饮食失调与肥胖、高脂肪饮食、艾滋病的预防等健康行为的研究上，而且是行之有效的。

利用该理论对群体健康行为的多种研究迅速开展起来。利用该理论对体育锻炼等健康行为的变化阶段、变化程序、决策均衡、自我效能与相互关系进行了系统而深入的研究。

而通过对不同行为改变阶段的人群的行为进行研究，再采取相应的行为干预措施，就会让人的行为发生真正的改变。

行为阶段变化理论指导健康管理师等专业人士要采用快乐、易接受、简单方便、分享互动、生动有趣、故事传播、线上线下结合、AI智能健康管理系统、旅居旅养等客体喜欢的方式做健康管理保健服务。这样健康干预才容易坚持下去。例如减重，不能让人饥饿减重，让大家吃得饱吃得好，体重还减下来，通过健康教育、社群PK、打卡、分享，让大家轻松快乐减体重。健康管理保健服务要让健康教育干预做到有意义、有意思、有益处。做到趣、活、乐、学、识、为。

六、自我效能理论

自我效能是美国学者Bandura提出的一个概念，他是于1977年在《自我效能：关于行为变化的综合理论》中第一次提出这一个概念，是一个与个体能力有关的概念。Bandura将自我效能明确定义为：人们对完成某项任务或者是工作行为的信念，它涉及的不是技能本身，而是自己能否利用所有的技能去完成工作行为的自信水平。

1.自我效能的内涵

自我效能理论是在社会学习（认知）理论基础上形成的。经过一个时期的发展，它已经形成了较为完善的理论体系。

自我效能原本是社会认知理论框架中的一个重要概念，社会认知理论是以"个体能够主动地参与自己的发展，并通过自己的行动来实现目标"这一观点为基础的。而自我效能则是人类行为动机、健康和个体成就的基础。

在所有影响人类健康和行为的认知性因素中，自我效能是社会认知理论的核心。

2.自我效能理论在健康管理与促进中的应用

近年来，国内外学者已将自我效能理论应用于多个研究领域，多项研究成果显示：自我效能水平是行为改变的强预测因子。自我效能理论不仅决定着患者的动机方向、治疗效果，还决定着他行为能否进行改变。所以，自我效能理论的应用，既能够增加自我管理成功的体验，引导患者观察并借鉴他人成功的经验，传递最新治疗和护理的信息，又可以给患者更多的信心和心理支持，从而提高他对疾病治疗的自我效能。

自我效能理论指导健康管理师、营养指导员等专业人士多组织健康管理成功经验分享，多发展健康管理养生小组，多发展健康管理社群，让客体在养生小组或社群里担任志愿者、小组长，积极主动做自己健康的第一责任人、家庭健康掌门人、健康功德传承人，让人人觉得自己行，对自己充满信心，让人人通过健康管理保健服务获得健康、价值感、成就感、自我实现感和幸福感。

七、中医健康管理与促进的核心理论

中医健康管理与促进的核心理论有很多内容。它主要包括天人合一的整体观、三因制宜的辩证观、形神一体的和谐观、以平为期的平衡观、防治结合的未病观和以人为本的治疗观。这六个内容既是中医学的特色与优势，也是中医健康管理的核心理论。下面我们来进行具体的分析。

1.天人合一的整体观

在临床诊疗方面，中医学是以阴阳五行学说、脏象经络学说为指导，将养生保健，防病治病作为重要的理论基础。中国的健康管理与健康促进则以"天人合一整体观"为核心理论基础。

天人合一的整体观，既是指中医学的指导思想，又是指中医学的特点。

2.三因制宜的辩证观

虽然西方群体性的方法是非常值得借鉴的，但是多年来，中医健康管理与促进却始终坚持以三因制宜的辩证观为核心理论。突出中医特色，重视人体的体质、性别、年龄等不同，以及季节、地理环境的差异，既是构建有中医特色的健康管理理论与技术方法，又是健康管理与促进的工作重点。

3.形神一体的和谐观

中医学有一个重要学术思想，就是形神一体观。该理念体现了人体结构与功能的统一，体现了人体生物属性与精神意识属性的和谐。不管是构建健康管理与促进的理论体系，还是推动与促进健康管理以及相关的技术和操作方法，都必须坚持形神一体观，要以"形"与"神"的关系作为出发点，去解析人体健康与疾病的本质，全面地反映人体的状态变化。形与神俱的和谐统一既是健康的根本，又是健康管理与促进的最终目标，所有的健康管理和促进的理论与实践活动，都应该围绕促进形神一体来进行。

4.以平为期的平衡观

中医理论认为，人体疾病的产生是阴阳气血气机升降平衡的失调与失衡造成的。以阴阳为纲构建的平衡，就是"形与神俱"的身心平衡与健康，这既是养生与保健治疗的根本，也是健康管理与促进理论的核心。

5.防治结合的未病观

中医健康管理与促进理论以及实践，体现于中医"治未病"方面，它主要包括未病先防和已病防变两个部分。"治未病"始见于《黄帝内经》，它蕴含了"防重于治"的预防医学思想，其内容和方法涉及了饮食、起居、劳作、心理、体育锻炼，顺应自然和避邪护身等领域。这个健康管理与促进的理念是中医"治未病"的主导思想。

健康管理需要传递全新的健康理念，采用全新的健康促进形式推动，中医作用巨大。健康管理强调未病先防与既病防变，重点不在于治而在于防。中医的调摄情志、节制饮食、起居有常、避风寒等，则为这个理论体系提供了强大的技术支撑，让它不仅通俗易懂，简便易行，而且还便于进行教育、推广。

6.以人为本的治疗观

"治病求本"是中医学的一个重要治则。"治病求本"的核心内涵则是坚持"以人为本"，"以人为本"这个理念既贯穿于健康管理与促进行动的始终，也是健康管理与促进的核心工作内容。

"以人为本"还是健康管理与促进行动的思维方式，是以人为"根本"服务目标的先进理念。事实上，无论是治疗疾病，还是养生保健，中医学一直都坚持"以人为本"理念。"以人为本"是健康管理与促进工作的灵魂。每一个从事医疗卫生与健康管理以及促进的工作者，既要做到治病、治人，同时也要管理好身体健康的人。

第三节　健康管理的发展与方向

近年来，为解决因人口老龄化和慢性病患病率不断上升而导致的日益沉重的疾病负担等问题，很多国家都根据自身的实际情况建立了相应的健康管理或者健康维护的组织，以此来对全生命周期的社区居民、职业人群和特殊弱势人群等进行健康管理或者健康促进服务工作。

在健康管理方面，这些国家经历了哪些发展历程，又有哪些经验可以值得我们学习呢？

一、健康管理的发展

美国与德国等国家的健康管理起步较早，下面就以美国与德国等国家的发展为例，对其健康管理与促进的做法和经验进行分析。

1.美国健康管理的发展

在20世纪，美国慢性病的患病率不断在上升，医疗费用在急剧上涨，75%的卫生保健费用于慢性病的防治。为了缓解这一矛盾，1969年，美国联邦政府将健康维护组织纳入了国家医疗保障计划体系中，于1971年立法。20世纪90年代中期，疾病管理开始在美国卫生保健市场上出现。之后，又出现了对人群进行的健康管理，并逐渐形成了一个可以有效降低医疗成本的健康管理体系。

2.德国健康管理的发展

德国的健康管理与德国的医疗保险体系一直是紧密结合的。德国的医疗保险主要有法定健康保险（社会医疗保险）和私人健康保险这两个险种。2002年，德国政府通过立法把疾病管理纳入法定医疗保险体系。2008年，德国私人保险公司启动了慢性病护理管理方案。该方案以病人为中心，结合慢性病危险因素和个人不良行为方式，对全人群进行健康管理，让更多的人享受全面的健康服务。

3.芬兰健康管理的发展

芬兰的健康管理始于20世纪70年代，是利用北卡累利阿省对心血管疾病的干预和评估项目，逐步探索出了一种可以改变人群生活习惯、发挥基层社区卫生服务组织预防功能的机制，构建了一种可以从源头上降低疾病危险因素的新型健康管理与促进模式。这种模式不仅改善了人口的健康状况，提高了人口的生命质量，还大大提高了医疗资源的利用率，得到了WHO的高度赞赏，并得以向世界各国推广。

芬兰健康管理模式有一个重要特点，发挥了社区卫生服务的作用，这与我国目前加强社区卫生服务的举措有着异曲同工之妙。我们要了解这种模式的特点，要汲取其经验，以便于在开展社区卫生服务活动时作为参考。

4.日本健康管理的发展

日本非常重视健康管理，是较早进行健康管理的国家之一。虽然日本效仿芬兰的健康管理模式，但是日本的健康管理依然有很多值得借鉴的地方，由国家制定方针与政策，各县市负责制定具体的目标和活动内容，让全民都参加健康运动等。

美国、德国、芬兰、日本等国家健康管理起步较早，经过长时间的发展，积累了一定的经验。各个国家的社会制度、经济发展水平、医疗服务体系等不尽相同，国外健康管理和促进的管理模式、服务理念与管理效果等与国内的健康管理和促进有着很大的差别。我们在进行实践时，不能将这些国家的健康管理与促进的做法和经验照搬。

二、中国健康管理的发展与问题

1.中国健康管理的发展优势与问题

健康管理是一门全新的医学综合学科，经过多年的发展，其学科和行业都取得了很大的进步。今后十年，将是我国健康管理发展的一个关键时期，且发展速度是突飞猛进。我国健康管理有很多的发展优势。

首先，中国的传统养生有几千年的历史，这是健康管理发展的一个先天优势。其次，我国不断加大对健康事业的支持力度。2016年，新世纪以来的第一次全国卫生与健康大会召开，这次会议以实现全人群、全周期保障人民健康为目标。倡导健康文明的生活方式，树立大卫生、大健康的观念，把以治病为中心转变为以人民健康为中心，主张建立健全健康教育体系，提升全民健康素养。推动全民健身和全民健康的深度融合，大力发展健康产业。二十大报告里再次强调健康管理的重要性。健康管理的发展迎来了自己的春天。

新冠疫情的出现，让人们意识到健康管理的重要性，必然带动健康管理的飞速发展。不仅仅医院、卫生机构高度重视发展健康管理，很多健康企业、中医理疗机构都纷纷转型，开始进军非医非药健康管理的领域。银行、保险公司、养老机构也纷纷引入健康管理。健康管理呈现百花争艳的繁荣局面。

2.中国健康管理的问题

发达国家发展健康产业所面临的共同问题是医疗费用快速上涨、人口老龄化加快、慢性病患病率与死亡率迅速上升、疾病发生重大变化等。

我国不仅要面对这些问题，还要解决未富先老、未老先衰、经济不发达不均衡、资源配置不合理、人们健康意识薄弱、不健康行为突出等。我国特别需要发展与促进健康管理事业。

发展与促进健康管理事业，必须解决健康产业存在的一些问题。借鉴发达国家的经验发挥中医独特优势有利于解决面临的问题且从以下几个方面发力：

（1）建立健全健康管理与促进机构，完善健康管理与促进网络，建立国家和地区级的健康促进机构，是开展健康促进工作的保障；

（2）开展健康影响因素评价，制订健康的促进计划；

（3）经费的筹集，经费来源多样化；

（4）实施人才战略，重视专业教育与人才培养；

（5）出台更加健全的法律法规和操作规范。

三、中国健康管理的发展与改进方向

健康管理的发展，要学习发达国家健康管理与促进的经验，并结合我国的实际情况，在如下方面进行完善和改进：

1.完善相关的法律法规，保证健康管理与促进工作获得法律支持；以此来净化、推动健康管理与促进市场的发展；

2.引入健康医疗保险，允许保险业成为投资主体，引导医疗保险机构与健康管理服务机构进行合作，强化居民的健康预防意识，降低政府支付的比例；

3.大力发展以社区为基础的健康管理与促进体系，鼓励社会力量，各类健康企业、保健品销售企业，中医理疗馆积极进军健康管理与促进领域，不断完善和优化健康管理与促进的网络体系以及机制；

4.建立健康管理与促进专业人才培养系统，以此来提升健康管理与促进从业人员的专业素质以及服务质量；

5.科学设计健康管理与促进的宣传计划，加大健康宣传力度，推进健康教育，转变居民的就医观念，强化自身的预防与保健意识；

6.政府必须对健康管理与促进实行统一规划和宏观指导，加大全民健康管理与促进服务财政投入的力度；

7.营造一个全民参与的健康管理与促进的环境，引导更多的民众积极参与到健康管

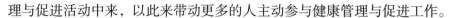

理与促进活动中来，以此来带动更多的人主动参与健康管理与促进工作。

健康管理已经成为很多国家医疗服务体系中不可或缺的一部分，我国的健康管理正处于发展阶段。我国健康管理的发展要学习国外的先进管理体系与管理经验，解决我国健康管理中存在的问题，让健康管理有更好的发展前景。

第四节　健康管理学与非医非药保健服务的关系

影响健康的主要因素是生活方式，生活方式不当所引起的疾病可以通过健康管理有效预防。健康管理学与全科医学、预防医学、循证医学、卫生事业管理、信息化密切相关。本节重点介绍健康管理学与非医非药保健服务的关系。

21世纪，是以自我保健为主的世纪。所谓自我保健，是指人们根据已经具有的知识与能力，按照医学科学的要求去处理自己或者家庭成员的一些小伤与小病。这是人们医学文化水平提高所导致的结果，也是健康教育的最终目标。

一、保健医学的定义与特点

1.保健医学的定义。保健医学是研究环境对人群健康所产生的影响，并探讨其发病的规律，从而制定有效的预防对策和措施，以达到保护健康、促进健康目的的学科，是预防医学的一个重要分支，并有"第四医学"之称。

中医保健学是以中医基本理论为指导，用中医养生、保健的方法研究和促进人类健康、长寿的一门科学。中医保健学研究的内容有很多，主要包括中医保健学的含义、源流、发展和特点，中医保健学的传统理论和保健原则，中医保健学的具体方法，人体不同年龄期的生理特点和保健常规，各类疾病的保健等。

2.保健医学的特点。（1）形神兼养。在养生过程中，要注重形体养护，要重视精神与心理方面的调节，即形神兼养、守神全形、保形全神。

（2）审因施养。保健养生不拘一法一式，应该通过形、神、动、静、食、药等多种途径，用多种方式进行。保健养生也要因人、因地、因时而异，即所谓的审因施养、辨证施养。

（3）顺其自然。顺其自然体现了"天人合一"的保健养生思想，它强调在保健养生过程中要顺应自然规律，不可违背自然规律。同时，也要重视人与社会的统一与协调，就是《黄帝内经》所倡导的"上知天文，下知地理，中知人事，可以长久"理念。

（4）动静结合。现代医学主张"生命在于运动"，中医也主张"动则生阳"，主张运动健身。中医养生也主张"动中取静""不妄作劳"。

二、保健医学的本质

保健医学的本质是健康的生活方式，与健康管理一脉相承。保持健康的生活方式，就要保持营养、动静、心理等方面的平衡。具体的分析如下：

1.营养平衡。营养素是生命的物质基础，没有营养素就没有健康。成人身体已经不再生长，依然要根据热能的消耗量来摄入热能，也就是要"量出为入"，以使身体热能达到收支平衡，让身体保持适当的体重，保持健康。摄入量过多或者过少，吃的比例失调，都会让营养难以保持平衡，无法保证身体的健康。

2.动静平衡。生命在于运动。适度的运动可增强心、脑、肺、胃肠、神经内分泌、免疫各系统的功能。运动过少，甚至不动，都有损健康。不进行运动或者运动量太少，已经成为引发死亡或者残疾的前十大原因之一。

美国哈佛大学的研究表明，人在35岁以后要经常运动。因为人体的某些功能每年都在以0.75%~1%的速度退化。如果人在35岁以后不进行运动，总是坐着，那么其退化的速度就是经常锻炼者的两倍，衰老程度与经常锻炼的人相差8年，到45岁时彼此会有20年的差距。由此可见，运动对中老年人来说，是多么的重要。

美国医学会认为，每天运动，比如每天快走30分钟的人比不活动的人，其死亡率会降低56%。美国疾病控制中心指出，适度运动可以使血液中好的胆固醇含量上升4%，坏胆固醇的含量下降5%。对于健康，运动是有力的保证，但要注意，运动一定要适度。运动过度会有损健康，甚至会发生猝死、中风等。

3.心理平衡。心理是指人的思维、内心活动。心理平衡是指内心世界的和谐状态。一个人的心理平衡与否，对人体健康的影响很大。《黄帝内经》认为："百病生于气也。怒则气上，喜则气缓，悲则气结，惊则气乱，劳则气耗……"正因为心理对健康的影响很大，所以就有医病先医"心"之说。现代医学也发现，人类65%~90%的疾病都与心理压抑有关。紧张、愤怒、敌意等不良情绪，会破坏人体的免疫系统，且易让人患高血压、冠心病、动脉硬化等症。所以，心理平衡对健康发挥着非常重要的作用。

三、健康管理保健服务的相关概念

根据GB/T39509-2020《健康管理保健服务规范》中的相关术语，我们对健康管理保健服务概念进行了如下的论述与解释：

1.健康管理保健服务的概念。健康管理保健服务是指由具有健康管理保健服务技能的人员，运用健康管理手段，来为顾客提供的服务，以非医疗手段来帮助人们获得健康，其服务内容主要包括保养身心、改善体质、预防疾病、促进康复、提高健康水平等。

2.健康管理保健服务机构。具有健康管理经营资质、能够开展健康管理保健服务的机构，都可以从事健康管理服务工作，营业执照有健康管理、营养保健、健康咨询、健康服务等项目。而经营、销售保健食品和食品则需要有食品（含特殊食品）许可证。

3.健康管理保健服务技能人员。健康管理保健服务技能人员是指通过正规机构的专业培训，且具有健康管理保健服务的能力和资格，能够向人们提供健康管理保健服务的人员。比如，健康管理师、营养师、保健师、中医理疗师、中医健康管理师、膳食营养师等，他们不仅需要接受系统的培训，其证书也要真实。

4.健康管理保健服务用品用具。提供健康管理保健服务所用的物品有很多，主要包括仪器设备、器材器械、原料制品、软件系统等。

5.健康管理的上门服务。上门服务要根据顾客需要，经过顾客同意，由健康管理保健服务机构派出的健康管理保健服务技能人员到顾客指定的场所，为顾客进行健康管理的保健服务工作。

第二章　健康管理的应用与实践

　　健康、亚健康、疾病人群都属于健康管理的客体，这些客体的身体健康状况有所不同。因此，主体——健康从业者，健康管理师在进行非医非药的健康管理保健服务时，就要注意因人而异。要按照一定的步骤与流程进行服务，切不可急功近利。本章主要论述健康管理的客体与适用人群、流程与步骤、档案管理、信息采集、风险评估等内容。

第一节　健康管理的需求与应用

近年来，随着新冠疫情的出现，以及人口老龄化的不断加剧，人们的健康意识开始增强，不仅意识到战胜疫情主要是靠自己的免疫力，还意识到做健康第一责任人的重要性，意识到健康管理的重要性，对它的需求是越来越强。健康管理的作用变得越来越重要。

一、健康管理的需求

1.健康是一切为人民宗旨中的重要组成部分，小康国家首先是人民健康。从政府层面来说，对健康管理有如下具体的需求：

（1）促进全民健康，构建和谐社会健康，建设健康城市的内在需要；

（2）唤醒政府承担对人民健康的责任，承担人民至上、生命至上的责任。

相关部门与机构要深入贯彻以人民为中心的发展思想，在幼有所育、学有所教、劳有所得、病有所医、老有所养、住有所居、弱有所扶上持续发力，以建成世界上规模最大的教育体系、社会保障体系、医疗卫生体系，让人民群众有获得感、幸福感、安全感。只有把保障人民健康放在优先发展的战略位置，才能真正做到推进健康中国的建设，实现全面小康，建成美丽富裕的强国。

2.人口老龄化和新冠疫情加大了人们对健康管理的需求。（1）随着新冠疫情的不断出现，人们意识到健康管理的重要性，对健康管理也有了更多的需求。

（2）近年来，中国进入了老龄化社会，到2025年，预计老龄人口可达到2.8亿，占总人口的18.4%；到2050年将达到4亿左右，占总人口的25%。中国的老人会越来越多，养老的需求问题也会越来越多。而养老的核心问题就是老年人的健康问题。如何保证老年人的身心健康呢？自然是要对老年人的健康进行管理。随着我国人口老龄化问题的不断加剧，我国对于健康管理的需求将会越来越大。

二、健康管理的作用与应用

近年来，出现了全球性的新冠疫情。新冠疫情给人们的健康带来了极大的风险。在这次新冠疫情中，风险最大的人群是老年人群体，尤其有基础病慢性病的老人。与年轻人相比，老年人更需要对身体进行健康管理。在保证老人身心健康方面，健康管理发挥非常重要的作用，是解决人口老龄化的重要手段之一。

1.健康管理于解决人口老龄化问题中的应用

相关部门与机构要采取哪些措施，来发挥健康管理的作用呢？

（1）把解决老年人医疗卫生问题的基点定位于社区卫生服务的健康管理上；

（2）不断健全老年健康服务的体系；

（3）积极推行健康服务的合同制度；

（4）加强健康教育和健康管理，实施健康老龄化的宏观发展战略；

（5）建立多层次的筹资体制；

（6）完善家庭健康服务的网络；

（7）制定《老年健康法》；

（8）在社区健康服务中，要多发挥老年人的余热；

（9）医院和托底养老应该由公立机构和国家来执行。非医非药健康管理保健服务具备个性化的特点，同时由于需求不同，国家应该鼓励、支持、规范民间资本向由健康行业转型到非医非药健康管理的企业进行投资；鼓励民营企业从事非医非药健康管理的生产与经营；鼓励医生、健康管理师、有中医一技之长的人员去创业，开非医非药健康管理的社区服务店、做社区养老服务工作等。既解决就业问题，又发展新型服务业，造福社区健康、老年人健康。

2.健康管理在老年人健康问题保障中的应用

（1）老年人要做爱学习的新时代老龄人，尤其要学习与健康有关的科学知识，学习如何正确进行保健与理财，这样老年人就不会把保健品当作药品使用。还要引导老年人积极养老、主动养老，健康养老，积极参加社会活动，甚至组织社会活动，以此为自己的健康保驾护航。

（2）老年人要学习、研究与健康管理医药和非医药相关的知识，做自己健康的第一责任人，家庭健康的掌门人。

（3）老年人要研究、学习专家们对新冠的解读，要通过对比寻找最好的预防措施。这样才能获得健康。

（4）老年人在听各种企业线上线下组织的健康讲座，要清楚了解讲课人的真实身份。因为很多讲师都是假身份，都在编造假故事介绍自己。如果想买产品，必须要看产品的标签和成分。多对比产品与企业，在对比中找到正确产品。

很多宣讲与产品成分和标签内容严重不符，所以老年人一定要看该产品批次的第三方检测报告，比如很多产品标注有益生菌，但是在检测时根本检测不出益生菌，羊奶粉产品不含羊奶粉，虫草是假虫草。而对于压片糖果或者固体饮料的普通食品所宣传的功能，都要小心识别。总之，老年人购买产品一定要科学理性地消费，以避免上当受骗。

3.健康管理在慢性疾病中的作用与应用

健康管理是降低慢病患病率，控制慢病严重化，解决疾病和死亡谱变化所引发问题的重要路径。

（1）影响健康的主要因素。目前，我国百姓有十大死因，它们的排序为：①心脏病；②脑血管病；③恶性肿瘤；④意外死亡；⑤呼吸系统疾病；⑥消化系统疾病；⑦传染病；⑧泌尿系病；⑨神经精神病；⑩内分泌病。世界卫生组织总结上述死亡的健康风险因素，其中60%的因素为生活方式，15%的因素为遗传因素，10%的因素为社会因素，8%的因素为医疗因素，7%的因素是气候因素。由于生活方式是健康管理的核心内容，说明健康管理的作用非常重要，健康管理事业大有可为，非药健康管理事业的发展前景非常广阔。

（2）健康管理在慢病管理中的作用与应用。社区卫生服务是预防、保健、医疗、康复等的综合服务，可以逐渐将医疗和预防的裂痕进行弥合，提高卫生系统的绩效。在健康管理方面，社区要采取"上游策略"，帮助居民养成健康的行为方式和饮食习惯，监督居民改善卫生环境，预防疾病发生，做到早期发现、早期治疗疾病，减少传染病和慢性非传染性疾病的负担。

政府、医院，社区、非医非药健康管理服务企业，家庭和个人都要为健康负责，都要树立健康信念，建立可以跨部门协作的机制，更有效地干预和控制影响健康的社会和环境的危险因素。

4.健康管理可以降低医疗费用，减轻医疗负担

医疗费用增长过快是很多国家都要面对的一个问题。健康管理有利于控制医疗费用的快速上涨，缓解"看病难，看病贵"的矛盾。美国的实践证明了这点，美国凯撒医疗集团是集医疗服务和医疗保险于一体的集团。有近30%的美国人参加这一医疗集团的保险。凯撒医疗集团就采取了将医疗保险和医疗服务相统一的管理模式，秉承预防为主、防治结合的理念，在加强疾病预防控制、推进健康管理和降低医疗成本等方面都取得一定的成就，具有良好的发展前景。

在美国，如果90%的人群与企业都进行健康管理，医疗费用就会降低10%；反之，如果10%的人群与企业没有实施健康管理，其医疗费用就会上涨90%。

美国与我们国家的国情不同，借鉴美国健康管理的经验，对于推进我国医药卫生体制改革具有重要的意义。政府不仅仅要完善医保，实现全民免费医疗，政府也要将疾病预防进行前移，甚至购买非医非药健康管理服务，造福社区居民健康，减少居民的医药支出，增加居民的就业机会。

三、健康管理对于慢性病的预防作用

健康管理可以预测疾病的发展趋势，促进三级预防功能的发挥，可以控制很多慢性疾病。几乎所有的慢病控制都要提前布局，要进行健康管理，只要做好三级预防的布局工作，都可以有较好的预防效果。

1.三级预防（Preventive）

（1）一级预防。一级预防主要包括两方面的任务，即增进健康和特殊防护。前者是指提高人们卫生知识水平、坚持体育锻炼、营养均衡、保护环境、清洁饮水、污染无害化处理，创造良好的劳动和生活（居住）环境、注意生活方式合理（不吸烟等）、控制人口的过度增长、进行社会心理卫生教育、改变不良的卫生习惯等。后者特殊防护是指免疫接种，比如杀菌灭虫、监测高危险性环境（如工业毒物）和高危险性人群（如免

疫缺陷者等）。

一级预防涉及了两方面的工作，这两方面的预防工作都特别重要。近二十年来，在饮食方面，日本通过采用少吃盐渍食品、保持食物的新鲜度（用冰箱）、多吃新鲜蔬菜（家庭种菜）、多吃牛奶制品等方法，让胃癌死亡率逐步下降。如今，日本不再是胃癌发病率最高的国家，这是一级预防所取得的一个重大成果。

（2）二级预防。二级预防工作主要包括早发现、早期诊断和及时治疗（传染病是五早：发现、诊断、报告、隔离、治疗）。比如定期作X线胸透，以发现早期硅肺、肺癌或肺结核病人；定期进行妇科检查，以发现早期的乳腺癌或者宫颈癌等。在肝癌高发区，经常进行甲胎蛋白测定，做到及时发现早期肝癌。

及时治疗是指在确诊后当机立断地制订防治方案、早治以求早痊愈。对传染病，及时根治病人的传染病就是在消灭传染源。对心血管疾病和恶性肿瘤，早期治疗就能够控制其发展、恶化和转移。我国在防治肿瘤方面，实行抓"三早"（早期发现、诊断、治疗），攻"三关"（病因、早诊、根治关），取得较好的效果。

（3）三级预防。三级预防内容主要包括防止病残和康复工作。防止病残是为了让人不会丧失劳动的能力，即病而不残，让人实现自己的社会价值。对于器官或者肢体缺损的人，让他们残而不废，为他们做好康复工作。

有人将康复医学称为"第三医学"，它的作用仅次于治疗和预防医学。只要让身体和心理残废者采取一定的康复措施，就可以使他们的身体、心理恢复健康，就可以让他们重新步入社会，甚至会让他们有一份自食其力的工作，在经济上保持独立，成为一个有用的人。

（4）健康管理的预防功能。健康管理有一个非常重要的功能，就是社会预防。社会预防贯彻于疾病发生、发展和转归的始终，它以预防医学为主导，将预防、治疗和康复三种医学互相结合、互相渗透。三级预防的提出不仅体现了主动、积极地向疾病进攻的态度，更体现了整体论的健康观。

2.预测：健康管理在预测医学的作用

健康危险因素评价用于个体的健康预测，为健康促进提供依据，指导个体改变不良的生活方式，控制并降低危险因素，能够大大地减少疾病的发生和危害的可能性。危险因素群体评价的结果，让我们了解危险因素在人群中的分布与严重程度，为确定疾病防治工作重点，制定防治策略进行干预提供依据。这是非医非药健康管理保健服务的重点。

四、健康管理的传统优势

中国是个人口众多，特别是老年人口众多，慢性病患者众多的国家，且医疗资源紧缺。中国的医药生物技术与世界发达国家有一定的差距。作为一个保护知识产权的国家，中国不可能做药品仿制国，所以，健康管理和非医非药健康管理保健服务在中国特别重要。

中国有几千年的中医和传统养生文化，中医和传统养生文化不仅仅是中国人获得健康的保证，更是进行健康管理的一大优势。科学家屠呦呦发现了治疗疟疾传染病的青蒿素，就是受到晋朝中医葛洪的启发。

中华民族一向多灾多难，在应对大灾大难，特别是瘟疫时，中医和传统养生功不可没。中医和传统养生发挥了极其重要的作用。很多医院的医生都在预防与治疗新冠上取得较好的效果。

中医的天人合一整体观，因时因地、因地制宜的动态辩证观，上医治未病的健康观、阴阳协调的平衡健康观、形神统一的身心健康观、脏腑经络调和的生理健康观、谨和五味的饮食健康等都贯穿了健康管理的全过程，形成中国健康管理独特优势。

推广与弘扬中医和传统养生文化与解决方案等是健康管理重要组成部分，是增强文化自信的重要内容。我们每一个人都要学习研究中医和传统养生文化与解决方案。

第二节　健康管理的客体

将健康、亚健康、疾病，尤其慢性疾病的概念解释清楚，就可以为非医非药的健康管理保健服务界定服务范围和人群。健康管理的客体主要包括健康人群、亚健康人群（亚临床人群、慢性非传染性疾病风险人群）、慢性非传染性疾病早期与康复期人群，疾病人群中适合做非药健康管理人群，危重病人和住院病人不适合做非药健康管理的服务，须听医嘱。本节主要论述亚健康、慢性疾病人群的健康管理概念等内容。

一、亚健康概念与亚健康人群

进入21世纪后，由于社会、工作、生活节奏加快、压力增大，身体处于亚健康状态的人越来越多，"亚健康"越来越为社会各界所关注。什么是亚健康，亚健康有哪些构成要素呢？

亚健康，是指无临床症状和体征，或者有病症的感觉而无临床检查证据，却有潜在发病倾向的信息，处于一种机体结构退化和生理功能减退的低质与心失衡状态。亚健康是指非病非健康的一种临界状态，是介乎健康与疾病之间的次等健康状态，故又有"次健康""第三状态""中间状态""游移状态""灰色状态"等称谓。

世界卫生组织将机体无器质性病变，但是有一些功能有改变的状态称为"第三状态"，我国将其称为"亚健康状态"。亚健康由四大要素组成，即排除疾病原因的疲劳和虚弱状态，介于健康与疾病之间的中间状态或者疾病前状态，在生理、心理、社会适应能力和道德上的欠完整状态，以及与年龄不相称的组织结构和生理功能的衰退状态。

近年来，我国亚健康人群发生率在45%~70%，特别是在一些大城市，身体处于亚健康的人是越来越多。有数据显示，我国亚健康人群达到了70%，完全健康的只有15%的人群，疾病人群占比为15%，亚健康发生年龄主要在35~60岁间。我国的亚健康人群具有不断增多的趋势。

从亚健康人群分布特点来看，它有四个特点：以中年知识分子和从事脑力劳动为主的白领人士、记者，企业家等，这些人群都是亚健康高发的人群。青少年的亚健康问题令人担忧，老年人的亚健康问题复杂多变，警察等特殊职业人员亚健康问题突出。

据北京的一项专题调查结果显示，在北京市具有高级职称的中年知识分子中，竟然有高达75.3%的人处于亚健康状态。而更令人担忧的是，有85%以上的企业管理者处于慢性疲劳状态或者亚健康状态。身体处亚健康状态的人，在人群中占有相当大的比例。

亚健康状态的人没有明确的疾病，但是其精神活力和适应能力都有所下降，同时也会出现其他一些不适的症状。这些人如果去医院体检，又查不出什么问题。当身体处于亚健康状态时一定要及时体检和调整生活方式，否则非常容易引发身心疾病。

如何发现自己是处于亚健康状态了呢？如果我们多关注身体，就会发现一些亚健康的信号，这就像我们发现汽车的报警信号一样。汽车的报警信号灯亮了，通常会有如下信息出现：

（1）车不会动？可能没油了

（2）刹车片坏了？可能发生危险

（3）发动机故障？可能没机油了

（4）发生自燃？可能水箱温度过高

如果无视这些汽车报警信号就会发生危险。当我们的身体处于亚健康时，身体也会出现报警信号。如果不注意身体发出的这些报警信号，我们的身体就可能出现一些问题。我们要多关注身体的症状，并定期进行体检。

亚健康状态的人群是需要关注的群体之一，是非医非药健康管理保健服务的主要人群。让这个群体恢复健康，就要通过运动、饮食、保健食品，心理、音乐、传统养生的经络脏腑调理等，对他们的健康进行管理，让他们的身体远离亚健康的状态。

二、慢性非传染性疾病与慢性非传染性疾病人群

慢性非传染性疾病（慢性病）是指病程长，发病后难以痊愈，可能终生带病的疾病，它主要包括高血压、心脑血管疾病、癌症、糖尿病等疾病。

我国慢性病的流行已经呈现快速高发的态势、明显的低龄化趋势，慢性病具有知晓率、治疗率、控制率低的特点。如果不重视它，不仅会严重威胁我们的身心健康，还会造成沉重的疾病负担。这种沉重的疾病负担将会吞噬经济发展的成果。新冠疫情的发生让很多人意识到慢性病危害的严重性，并开始关注它。

慢性病是如何发生的呢？它的发病因素有很多，主要与生活方式和心理因素密切相关。慢性病是可防、可控的。只要管理好慢病或者预防它的发生，就有利于身体的健康。

如何对慢性非传染性疾病人群进行管理呢？

"有病就医"是常识，当客体被检测出某种疾病的症状时，非医非药健康服务机构

应该建议他及时就医。当他身体处于疾病危险状态、发生了早期改变，甚至出现了一些临床症状时，在经过正规医院正规检查治疗基础上，可以进行必要的非药预防干预，这与医疗并不冲突。这是亚健康非药健康管理机构为避免顾客进（或即将走进）医院而构筑的最后一道防护线。相关机构和顾客都要抓住这个重要的机会，给顾客提出健康评估的建议，以尽早实施后续的健康干预计划。

对已经确诊的病人，特别是慢病患者，医生都会建议其改善生活方式，医生没有时间与精力进行非医非药的健康管理。因此，非医非药健康服务机构让慢性病患者配合医生做好非医非药健康生活方式和传统养生服务是非常必要的。

对医生有要求的病人，像危重病人、传染病人、不具备独立能力的病人，坚决不能为其提供非医非药健康服务。

三、亚健康、慢性病的健康管理原则

1.及早进行管理

要从娃娃抓起做好生命全周期的健康管理；要立足家庭做健康管理，做自己健康的第一责任人，做家庭健康的掌门人。

（1）已婚夫妻无子女阶段（孕期阶段）

平均两年。主要是从原生家庭中脱离，要求彼此性格相互磨合，符合社会与经济发展的要求；

（2）养育幼儿阶段（0~3岁）

要制订新的计划，以便面对疲劳、经济压力、家庭休闲活动受限制等问题；

（3）养育学龄前儿童的家庭阶段（4~6岁）

当孩子处于这一年龄段，主要是关注他的社会化问题；

（4）养育学龄儿童的家庭阶段（7~13岁）

即孩子7~13岁这一阶段，要关注孩子在身体、社会、情感与智力的发展；

（5）养育青少年子女的家庭阶段（14~18岁）

即孩子处于14~18岁这一阶段，孩子处于这一年龄段，主要是关注孩子青春期性方面的问题；

（6）子女离家阶段（成人45岁前）

经8年左右的时间，在这一阶段，两代人之间的关系演变为成人与成人之间的关系，双亲由关注孩子转化为彼此重新关注。

（7）中年父母阶段（46~59岁）

大约持续15年的时间。在这一阶段，要重新评估终生的目标，安排优先的次序，女性经常会有情绪上的危机。

（8）老年家庭阶段（60岁以上）

自此后，很多人远离职场，失去工作，回归家庭。在回归家庭后，一些人可能会与社会发生脱离，可能会因此而有忧虑心理产生。

2.不同人群的健康管理

（1）亚健康人群健康管理

亚健康人群是非医非药健康管理服务的主要对象，是非医非药健康管理服务的主要人群。

（2）慢病人群健康管理

对于慢病人群健康管理，医疗和药品部分归医院管理，非医疗部分归健康企业或者自我健康管理。非医非药健康服务企业在为顾客提供服务时，一定要明确告诉顾客，非医非药健康管理服务含所提供的保健食品、一般食品、保健用品不代替医疗、药品。在进行健康管理服务时，一定要用合同的形式请顾客做出确认。

（3）老年健康管理

与慢病人群的健康管理一样，医疗部分归医院，非医疗部分归健康企业和自我健康管理。根据不同老人的健康服务需求，可以采取居家养老式健康管理、候鸟式健康颐养、旅游与健康疗养结合等不同的模式与路径。相关健康服务企业要在认真学习相关法律法规，以及2022年国家打击涉老诈骗行动文件的基础上，引导老人远离虚假夸大宣传，远离诈骗，为老人营造一个安全的非医非药健康管理服务环境。

（4）高端人群健康管理

对高端人群进行健康管理，亦要恪守医疗部分归医院，非医疗部分归健康企业或者自我管理的原则。医院根据高端人群的健康需求，为其提供量身定制的健康管理医学服务内容与服务套餐。比如：私密性健康信息的管理；全面系统的健康检测/监测与评估；连续动态的专职保健与跟踪服务；及时提供人性化的就医绿色通道。非医非药健康服务企业可以为其提供个性化的非医非药健康解决方案与措施，做好非医非药的健康管理保健服务，让高端顾客树立正确的健康理念，培养良好的健康习惯。广州三三医药生物科技有限公司和诺百年（上海）智能科技有限公司提供的穆拉德非药血管精准健康管理就取得了非常好的效果。

（5）不适合健康管理人群

不适合健康管理人群是指不具有判断能力的人，比如孩子、老年痴呆、精神病患者、传染病患者、危重病人、癌症患者。对于这类人群，医院的医生可以帮其进行健康管理，而非医非药健康企业则不要介入。在对80岁以上的老年人群进行健康管理时，最好是要先经过夫妻双方或者子女认同，以避免不必要麻烦。

第三节　健康管理的步骤与流程

健康管理的主体是健康管理师，健康管理师不仅要了解健康管理的概念、作用与应用、需要健康管理的人群，还要掌握健康管理的步骤与流程，为顾客提供高质量的非医

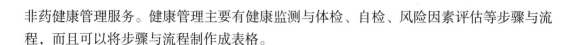

好血管，靠养护：血管精准健康管理新动力

非药健康管理服务。健康管理主要有健康监测与体检、自检、风险因素评估等步骤与流程，而且可以将步骤与流程制作成表格。

一、健康管理流程表

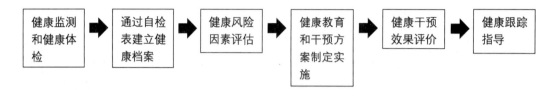

二、健康管理的具体流程

1.健康监测

健康监测信息和数据要能够满足服务的需求。健康信息有很多获取方式，其获取方式包括但不限于如下内容：

（1）运用中医原理的方式与方法进行体质的辨识与健康状态的监测；

（2）运用现代健康监测设备与软件等对健康状态进行监测；

（3）由医疗或者体检机构提供医疗或体检数据。

非医非药健康服务企业不要提供任何检测，要由顾客自己提供检测数据，比如提供医院检测的数据和自己测量的健康数据，症状描述等各类健康信息。

2.建立健康档案

在顾客提供了正规医院，正规体检机构的健康检测数据后，为他们建立健康档案。

顾客的健康档案包括但不限于如下内容：一般信息、生活方式（如饮食、吸烟、饮酒、睡眠、心理、运动、社会交往等）、健康监测数据、健康状况（如过敏史、禁忌证、慢性病史、家族病史）等。

3.健康评估

健康评估可以分为三方面的评估：

（1）健康：健康维护；

（2）亚健康：保健调理；

（3）疾病：建议就医，为适合做非药健康管理疾病人群提供服务。

4.健康教育和健康干预方案制定实施

健康教育、健康干预是健康管理的核心内容之一。对顾客进行健康干预首先要为顾客制订科学、合理、可行的非药健康管理服务方案，并依据方案从理念干预、生活起居干预、饮调干预、睡眠干预、调理与保健干预、心理干预、营养干预、运动干预八个方面对客体进行健康管理干预。健康干预应遵循科学性、重要性、可行性、循序渐进性原则。

（1）理念干预：健康教育是健康干预的第一步，是理念干预和行为干预重要部分，医院、医生、健康管理师、营养指导员都应做好健康教育，唤醒民众的健康意识。

树立正确健康理念，客户和居民只有学习健康知识才能主动积极参与健康管理，获得健康。

（2）生活起居干预：庞大的亚健康人群与生活节奏快、心理压力大、人际关系复杂等有关。最重要的原因是很多人生活起居不规律，生活方式不健康。比如很多人吸烟、酗酒、暴饮暴食、不注重饮水饮茶乱喝饮料、生活不注重干净整洁、缺少必要的运动、久坐、晚睡等，让一些人陷入了亚健康的状态。亚健康就是长期不良生活方式引起。

（3）饮食干预：《中国居民膳食指南2022》里8条基本准则成为2岁以上健康人群合理膳食的必须遵循原则，中国居民平衡膳食宝塔用"塔状"表示食物类别和多少，巧妙描述了量化了膳食模式。太极平衡餐盘和儿童用的餐盘为居民实现了科学饮食。《中国居民膳食指南2022》成为饮食干预的指南和标准。

（4）睡眠干预：养生就是养生物钟，睡眠遵循生物钟，晚上11点前睡眠，千万不要熬夜，熬夜危害性极大，成年人每天睡眠时间保证7到8小时，中午睡15到30分钟子午觉。好的睡眠是健康的保证。

（5）调理与保健干预：中医养生保健是运用中医药（少数民族医药）的理念、方法和技术，所进行的保养身心、预防疾病、改善体质、增进健康的活动。对所服务的人群进行传统养生干预时，既可以使用按摩、刮痧、拔罐、艾灸、砭术、熏洗、墨灸贴敷等中医技术，也可以使用以中医理论为指导的其他养生保健方法与用品、用具、产品等。

（6）心理干预：是指在心理学理论的指导下有计划、有步骤地对一定对象的心理活动、个性特征或者心理问题进行干预，让他们的心理向预期的目标不断变化的过程。通过引导顾客开展自我心理调节、接受专业的心理咨询服务等方式，来对顾客的心理进行适度的干预，让客体保持良好情绪，达到健康的目的。

（7）营养干预：对人们在营养方面存在的问题提出相应的改进对策。均衡的饮食和必要营养补充及保健食品补充是提高气血质量的重要保障。研究营养素，营养饮品，蓝帽子保健食品，药食同源食品进行营养干预非常重要，隐形营养缺乏是指矿物元素缺乏和维生素缺乏，对人体危害非常大。一些人因吸收问题、身体问题、土地等环境问题导致正常饮食无法满足矿物质等营养素补充，需要刻意补充营养素。防止两个极端，一个极端是把食品，保健食品当作药品使用；另一个极端是什么营养品，保健食品都不相信。

（8）运动干预：运用体育学的理论知识和方法，对参与运动的人群进行监督与指导的过程。生命在于运动，合理的运动是强化体内气血运行的有效方法。

健康干预有很多方式。本书主要推荐八大干预，无论用哪种健康干预手段，一旦发现客体有异常的反应，我们都要立即停止干预，如有必要，要让他立即就医。

5.干预效果评价

机构对接受健康干预的客体进行干预效果评价，既是对健康管理效果的评价，也为将来继续开展服务提供了指导。这种评价既可以是所有服务完成后的最终评价，也可以

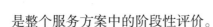

是整个服务方案中的阶段性评价。

机构在进行干预效果评价时，要遵循评价标准一致的原则，即采用相同的检测评价方式、评价工具，对同一个服务对象进行评价。这样，评价的结果才具有可比性与可重复性。干预效果评价一般以医院体检报告，客户自检数据为准。非药健康企业及健康管理师不要为客户体检，不要为客户提供数据作为效果评价依据。

6.健康指导与服务

（1）健康跟踪指导

机构对顾客的健康状况及时进行追踪，既是对顾客的健康负责，又充分体现了非药健康管理企业与保健品企业的不同之处，即持续对顾客健康状况进行跟踪与指导。

（2）上门服务

上门服务要按照本标准与到店服务相关的规定进行。比如：上门服务人员要有与健康管理保健服务相关的专业技能、应急、处理的常识和能力；接受上门服务的顾客宜有专项的保险。

在对个体进行健康教育、健康干预时，不仅要为他制订合理的方案，根据干预方案进行服务，还一定要与顾客签订自愿购买协议与非药健康管理服务合同，确定好风险防范措施、法律责任等事项。保护顾客利益、企业利益，实现共建共享共赢。

上篇

健康管理
理论篇

第三章　健康管理的信息采集与风险评估

本章节主要是论述健康档案的建立，健康信息分析与风险评估，为健康管理师制定科学、合理、可行的健康服务方案提供指导。

健康管理机构在为客户做健康监测时收集的信息必须是正规医院、正规体检机构的真实数据，必须是客户自己提供的真实数据。这是建立正确健康档案、正确健康评估、正确健康干预服务方案的基础。非药健康企业、门店的健康管理师不为客户做血糖、尿酸等健康检测，尤其不做破皮检测。最多帮助顾客做自检，顾客提供的任何数据必须是顾客自愿提供。

健康风险评估含两方面工作。一是根据自检表、健康档案的信息分析出真实、准确的健康风险因素。二是下危机，给希望。下危机是指根据健康信念理论让客体对疾病及其并发症有严重感、危机感、威胁感。唤醒顾客对健康的重视，并采取行动积极改进。给希望是指根据全生命周期理论、知信理论、健康信念理论、计划行为理论、行为阶段变化理论、自我效能理论、中医理论让客体通过医院正规治疗和非药健康管理实施结合，对健康充满信心与希望。非药健康管理只调健康风险因素，不治疗疾病。有病要到正规医院接受正规治疗。

第一节　健康档案的特点与发展

建立健康档案不仅为医生提供完整、系统的居民健康状况数据，让医生掌握居民健康的基本状况。健康档案也是进行居民健康管理的重要前提，是非医非药健康企业进行健康管理保健服务的重要依据。

一、基本概念

健康档案（Health Record）是指对居民的健康状况与发展、变化，以及影响健康的有关因素和享受卫生保健服务过程进行系统记录的文件，它主要包括个体的生活习惯、既往病史、诊断治疗情况、家族病史、体检结果等信息。

二、健康档案特点

健康档案是非医非药健康企业进行健康管理保健服务的重要依据。健康档案具有如下的特点：

1.以人为本

健康档案是以人的健康为中心，以全体居民（包括病人和非病人）为对象，以满足居民自身健康需求和健康管理的需求为重点。

2.内容完整

健康档案记录要贯穿人生命的全程，其内容不仅涉及疾病的诊断与治疗过程，还关注机体、心理、社会因素对健康的影响。其信息主要来源于居民与各类卫生服务机构发生接触时，所有卫生服务活动（或干预措施）的客观记录。

3.重点突出

健康档案所记录的是从日常卫生服务记录中抽取的，与居民个人和健康管理、健康决策密切相关的重要信息，较为详细的卫生服务过程记录仍然由卫生服务机构保存。如有需要，可以通过一定的机制进行调阅与查询。

4.动态高效

在卫生服务过程中，健康档案的建立和更新，是与卫生服务机构的日常工作紧密结合的，是通过提升业务应用系统来实现相关健康信息的数字化采集、整合和动态更新。

5.标准统一

健康档案记录的内容和数据、结构、代码等都要认真、严谨，都要严格遵循国家统一的规范与标准。才能让健康档案达到标准化的目的，健康档案的标准化是实现不同来源的信息整合、无障碍流动和共享利用、消除信息孤岛的重要保障。

6.分类指导

在遵循统一的业务规范和信息标准、满足国家基本工作要求的基础上，健康档案内容的广度和深度要具有灵活性和可扩展性。让不同地区的卫生服务工作有差异化的发展。

三、健康档案发展方向

挖掘、利用健康档案的信息资源，实现健康管理的目标，提升健康服务的价值，是健康档案未来的一个发展方向。

健康信息调查有对照的方法工具，可根据个人的疾病史和生活习惯，为设定个性化的体检套餐、医疗方案、非医非药健康管理保健服务方案等提供准确的依据。也可用健康管理档案汇总出的健康大数据去预测疾病的发生与发展趋势，为国家的决策提供支持。

企业数据可以作为企业的资产存在。顾客健康档案就是企业发展的核心资产。健康企业要为顾客的健康档案进行保密。

第二节　健康信息的收集与管理

健康管理机构要为顾客建立健康档案，就要对顾客的健康信息进行收集。健康档案信息的内容主要包括个人健康信息、家庭健康信息，个人症状描述等。健康档案的信息内容主要有三个来源，即源于各类卫生服务记录、健康体检记录与专题健康或者疾病调查的记录。在日常工作中，非医非药健康服务企业一定要做好健康管理档案的收集、整理与归纳工作。健康数据由客户自愿提供。

一、健康信息收集和数据框架

健康档案信息量大、来源广且具有时效性，要将这一信息的收集纳入到医疗卫生机构的日常服务工作中，做到一方采集、多方共享，且随时产生、主动推送，实现日常卫生服务记录与健康档案的动态数据交换和共享的目标。

人的主要健康和疾病问题是在接受相关卫生和非医非药健康企业服务（如预防、保健、医疗、康复等）过程中被记录的，健康档案的信息内容主要来源有三个，即源于卫生服务记录、健康体检记录与专题健康或者疾病调查的记录。个人健康与疾病信息还可以通过保险与劳动保障部门的理赔以及伤残数据进行收集。相关健康信息也可以利用收集常规资料、问卷调查、访谈法与健康体检等方式来获得。非药健康管理机构不得体检。

1.常规资料

常规资料是指医疗、卫生、防疫、保健部门等的日常工作的记录、报告卡和有目的的统计报表，包括医院门诊病历、传染病报告卡与慢性病监测资料等。在收集和使用常

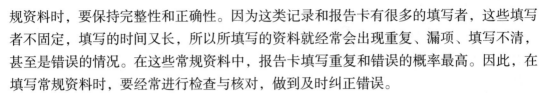

规资料时，要保持完整性和正确性。因为这类记录和报告卡有很多的填写者，这些填写者不固定，填写的时间又长，所以所填写的资料就经常会出现重复、漏项、填写不清，甚至是错误的情况。在这些常规资料中，报告卡填写重复和错误的概率最高。因此，在填写常规资料时，要经常进行检查与核对，做到及时纠正错误。

2.问卷调查

问卷调查是专题调查的主要方式之一。什么是问卷调查呢？是指调查者运用事先设计好的问卷，向被调查者了解情况或者征询意见的一种书面调查的方式。问卷调查主要用于了解研究对象的基本情况、行为方式、对某些事件的态度与其他辅助性的情况。通过这种方式，发现卫生防疫和保健服务的工作重点。

3.访谈法

访谈法是指通过有计划地与被管理对象进行交流，以了解有关信息的一种方法。访谈法也称访问法，它的访谈形式有很多，主要包括面对面访谈、电话访谈、网络访谈等访谈形式。在访谈过程中，不仅要对被访者进行提问，还要引导和追问被访者，以引导被访者正确理解和回答所提出的问题。

4.健康体检

健康体检是进行健康管理的基础和先行，是健康信息采集过程中不可缺少的一个重要环节。在健康信息采集过程中，体检套餐的设定是决定体检信息量多与少的一个重要因素。除常规体检项目外，其他正常的健康信息采集，要根据受检者的年龄、性别、职业、生活方式、相关危险因素等，科学、合理地设置有针对性的、个性化的体检套餐。之后，再一一完成信息的采集工作。

要到正规医院去体检。非医非药健康企业不宜安排体检，尤其是破皮的抽血体检。

二、健康档案的内容构建

社区服务中心应该为居民建立一份完整的居民健康档案，完整的居民健康档案包括个人基本健康信息、家庭健康信息和社区健康信息。

1.个人基本健康信息

个人基本健康信息主要是由两方面的内容组成，这两方面的内容为：以问题为中心的个人健康问题记录和以预防为导向的周期性健康检查记录。

社区医疗服务中心的个人健康问题记录多采用以问题为导向的病例记录方式，用这种方式做记录，不仅记录的内容比较全面，还可以按照不同的健康问题分类记录。如果将来病人出现相同的健康问题，就可以在其资料中的该问题栏目中添加这一问题。让每个问题都有了自己的资料库，便于将来的追踪、查询。

POMR是个人健康档案的一种模式。POMR由基本资料、问题目录、问题描述、病情流程表等组成。

（1）基本资料。包括人口学资料、临床资料与健康行为资料。

（2）问题目录。问题目录的主要作用是让医生通过对问题目录的扫视，迅速获取病人健康的基本信息。问题目录中所记录的问题与内容有很多，既是明确诊断的疾病，也是某种症状、体征与异常的化验结果；既是由生物因素所致的问题，也是由社会、心理、行为引发的问题。从时间跨度上来看，问题目录中所记录的问题时间跨度特别长，既有过去出现的问题，也记录现在和将来的任何时期出现的问题。

问题目录以表格形式，将确认后的问题按发生的时间顺序逐一记录。为了便于筛选，把健康问题进行分类，分为主要健康问题和暂时性健康问题。前者是指慢性健康问题和健康危险因素（也可把健康危险因素另列），后者是指急性、一过性或者自限性健康问题。要将问题目录表放于健康档案的首页，医生会对病人的情况一目了然。

（3）问题描述。问题描述采用的是SOAP格式，即按照主观资料、客观资料、评估、计划的顺序进行论述。

S：是指由病人提供的主诉、症状、病史、家族史等。要尽量让病人表述意愿，要避免掺杂医生的主观看法。

O：是指医生在诊疗过程中通过观察获得的病人资料，这些资料比较多，主要包括通过体检获得的体征、实验室检查与通过其他辅助检查所获得的资料。还包括病人的态度、行为等内容。

A：是指医生将所获得的主、客观资料，进行综合、分析，从而对问题作出全面的评价。评价主要包括诊断、鉴别诊断，问题轻重程度与预后判断等。而健康问题的名称则需要参考WONCA制定的"基层医疗的国际分类ICPC"来命名。

P：是指根据病人的健康问题而制订的处理计划，该计划主要包括进一步明确诊断需要做哪些检查（诊断计划），有健康问题要采取哪些相应的治疗措施（治疗计划），如何对病人进行健康教育，病人是否需要会诊、转诊等内容。

（4）病情进展记录。对于主要的健康问题，尤其是需要长期监测的慢性疾病，在做病情进展记录时，应该根据其病情变化与治疗情况做连续性的记录。病情流程表有利于对主要健康问题实施动态的连续性管理。

社区医疗服务多采用病情流程表的方式来记录病情的进展。这种流程表可以根据不同疾病和不同观察项目等设计成不同的格式。如果需要观察的指标较多，那么就可以分别制成若干张监测表，比如症状、体征监测表、实验室检查监测表等表格。

（5）会诊及转诊记录。在社区卫生服务机构中，由于受某些条件限制，有一些疾病的患者需要会诊、转诊。因此，会诊、转诊是社区医生协调性服务的重要手段。会诊记录与医院现行的记录方式相同，而社区医疗中的转诊则是一种双向转诊，即社区医生会把病人转入综合性医院，而综合性医院也会将治疗后的病人转回社区。

（6）周期性健康检查记录。它属于个人健康档案中的预防性资料，是社区根据主要健康问题的流行状况，为不同性别、年龄的居民所设计的终生性的健康检查计划。与传统的年度检查相比，这种检查具有较强的个体针对性和健康预测的连续性，是社区医生实施一、二级预防的最佳工具。在进行周期性健康检查时，一定要事先为个体设计好健康检查计划。作为一个预防性计划，周期性健康核查主要包括两个方面的基本内容：

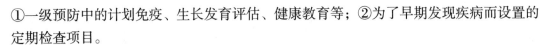

①一级预防中的计划免疫、生长发育评估、健康教育等；②为了早期发现疾病而设置的定期检查项目。

2.家庭健康信息

家庭健康档案是记录与居民健康有关的一些家庭因素以及家庭健康问题的系统资料。家庭健康档案是居民健康档案的重要组成部分。家庭健康档案主要包括如下几方面的内容：

（1）家庭基本资料。它主要包括家庭住址、家庭成员与其成员的基本资料、建档医生和护士姓名、建档日期等方面的内容。

（2）家系图。它是以绘图的方式来表明家庭结构与成员的健康状况以及社会资料，是一种比较简单明了的家庭综合资料。其使用符号有特殊的规定。

（3）家庭生活周期。家庭生活周期可以分为新婚、第一个孩子出生，家有学龄前儿童、有学龄儿童、有青少年，孩子离家创业、空巢期和退休八个阶段。其中，每一阶段都有其特定的发展内容与相应的问题。家庭生活周期的问题主要包括生物学、行为学、社会学等方面的正常转变与意料之外和待协调的危机。全科医生需要对每个家庭所处的阶段与存在的问题做出准确的判断，并预测可能出现的转变和危机，这样就有利于制订适宜的应对计划，并实施计划。

（4）家庭卫生保健记录。它记录了一个家庭的家庭环境与卫生状况、居住条件、生活起居方式等，是评价家庭功能、确定健康状况的参考资料。

（5）家庭主要问题目录与描述。它记录了一个家庭的生活压力事件与危机的发生日期、问题描述以及结果等。家庭主要问题，即目录所列的问题，可以依照编号用POMR中的SOAP方式进行描述。

3.社区健康信息

居民健康档案中，健康档案是最主要的部分，它主要有四部分的内容组成，下面我们进行具体的分析：

（1）社区基本资料。社区基本资料涉及的内容比较多，包括社区的自然环境状况，比如社区的地理位置、范围、自然、环境状况、卫生设施和卫生条件等；社区的人口学特征，比如社区的总人数、年龄与性别以及构成（人口金字塔）、出生率、死亡率、人口自然增长率等；社区的人文和社会环境状况，比如社区居民的教育水平、宗教与传统习俗、消费水平与意识、社会团体发展情况与作用、家庭结构、婚姻状况、家庭功能、公共秩序等；社区的经济和组织状况等。

（2）社区卫生资源。社区卫生资源内容比较简单，包括社区的卫生服务机构和卫生人力资源状况等方面的内容。

（3）社区卫生服务状况。社区卫生服务状况包括一定时期内的门诊量统计、门诊服务量、门诊服务内容、病人的就诊原因分类、常见健康问题的分类与构成、卫生服务利用情况、转会诊病种、转会诊率与适宜程度分析等。

（4）社区的健康状况。社区的健康状况包括社区健康问题的分布与严重程度，比如社区人群的发病率、患病率与疾病构成、病死率与残疾率；社区居民健康危险因素评估，比如不良的饮食习惯、缺乏锻炼，紧张的工作环境、生活压力事件、人际关系紧张，就医行为、获得卫生服务的障碍等；社区疾病谱、患者年龄与性别，以及职业分布、死因谱等。

健康档案中所采集的信息是以个人为中心、家庭为单位、社区为范围，以健康问题为导向，同时又综合生物、心理、社会等影响与因素，从多个角度去观察和了解健康问题的全貌。家庭特征和社区特征通过对各家庭成员和各社区居民个人间的共同特点进行识别，再——提取或者归纳。对不同个人、家庭、社区健康档案进行比较，反映不同社区环境因素、家庭环境因素、个体生活方式差异等给个人健康所产生的影响。

三、健康档案管理与维护

居民健康档案的信息是不断变化的，是处于动态中的信息。居民健康档案的建立、管理与维护是一项长期的、系统的工作。

1.健康档案的建立

居民健康档案的建立是一项长期的、系统的工作。信息采集的工作要采用入户调查与日常医疗、预防和保健等相结合的方式来完成。为了让居民健康档案更为全面、完整，在建立居民健康档案时，要以辖区内实际居住人员为对象。建立居民健康档案的工作，要由社区卫生服务中心来完成。除了采用入户调查与日常医疗等手段外，还要通过整合不同级别不同类别的医疗卫生服务信息系统的相关健康数据，形成以个体为核心的数据集合。

具体来说，档案建立可以采用以下几种形式：

（1）当辖区的居民到乡镇卫生院/社区卫生服务中心（站）接受服务时，医务人员负责为其建立居民健康档案，根据其主要健康问题和服务提供情况填写相应的记录。同时，乡镇卫生院/社区卫生服务中心的医务人员要为服务对象填写、发放居民健康档案信息卡。

（2）乡镇卫生院/社区卫生服务中心（站）可以组织医务人员，通过入户服务（调查）、疾病筛查、健康体检等多种方式为居民建立健康档案，根据其主要健康问题和服务提供情况填写相应的记录。

（3）已经建立了居民电子健康档案信息系统的地区，要由乡镇卫生院/社区卫生服务中心（站）通过上述方式为个人建立居民电子健康档案，并发放国家统一标准的医疗保健卡。

（4）在为居民进行医疗卫生服务的过程中，特别是在建立居民电子健康档案时，要将填写好的健康档案，比如将填写好的相关记录表单保存好，最好是装入居民健康档案袋统一存放。农村地区，以家庭为单位集中存放保管。居民电子健康档案的数据可以在电子健康档案数据中心存放。

2.健康档案的应用与维护

（1）健康档案的应用

①如果建档居民到乡镇卫生院/社区卫生服务中心（站）复诊，在复诊时，就要持居民健康档案信息卡（或者医疗保健卡）。在调取其健康档案后，由接诊医生根据复诊情况，及时更新、补充相应的记录内容。

②在入户开展医疗卫生服务时，相关人员先查阅服务对象的健康档案，并携带相应的表单。在服务过程中，要记录、补充相应的内容。已经建立电子健康档案信息系统的机构，要同时更新电子健康档案。

③对于需要转诊、会诊的服务对象，由接诊医生填写转诊、会诊记录。

④所有的服务记录由责任医务人员或者档案管理人员，或者非医非药健康服务企业进行统一汇总、及时归档。不同机构，其关注的重点有所不同。

（2）健康档案的维护

健康档案的日常业务维护工作由社区卫生服务中心承担。社区卫生服务中心承担维护工作，可以保证健康档案数据中个人基本情况登记的准确性、及时性和完整性，并可以充分利用辖区的实际人口数据库，完善电子健康档案。

及时更新各类卫生服务的记录，以实现档案的动态建档、动态管理、动态服务的目标。

3.健康档案的管理

由于居民健康档案记录了居民一生中所有与健康有关的问题，所以会涉及个人隐私。因此，居民健康档案要统一编号，在社区卫生服务中心（站）（或全科医疗门诊部）（或者非医非药健康服务企业）集中存放。同时，要由专人负责保管，建立健全制度。只有建立健全制度，定期做好数据备份，才可以保证数据信息的安全。在维护和使用健康档案时，各社区卫生服务中心、非医非药健康服务企业一定要按照国家相关数据的标准与要求，对健康档案的个人基础信息进行补充、核实、录入、修订、提交。

如果居民因乔迁、嫁娶需要转移健康档案，现管辖地可以通过有效的身份证明（出生证、身份证、军官证、护照等）将居民健康档案信息直接导入到现管辖地。而居民健康档案的有关统计和分析信息则应该由卫生行政部门按照相关要求统一发布。如果一些机构，比如：相关部门、医疗机构、高等院校、科研机构等，因工作需要使用健康档案相关信息，或者社区卫生服务中心因工作需要使用健康档案信息。此时，这些机构应该以书面形式报卫生行政部门备案。在使用与健康档案相关的信息时，不得调用原始数据信息。居民健康档案信息不得用于任何商业用途。

非医非药健康服务企业在服务过程中，不要通过任何渠道非法获取顾客的健康信息。

在顾客自愿的基础上，在经过顾客同意的情况下，非医非药健康服务企业要做好健康管理档案的收集、整理与归纳工作，做好动态的服务工作。

四、健康档案工作考核和评价

为了保证居民健康档案工作的顺利进行，卫生行政部门应该定期对健康档案工作进行考核，要健全健康档案数据与质量管理的相关措施，对辖区机构上传数据的及时性、完整性、准确性、一致性进行管理和监管，并列入机构考核内容；根据各单位建档完成的情况，卫生行政部门要采取定期与不定期抽查相结合的方法进行考核。考核采取现场查看资料和走访建档居民相结合的方式进行。

卫生行政部门在定期对健康档案工作进行考核时，要有参考的考核目标。而常用的考核指标主要包括居民健康档案建档率、健康档案合格率、健康档案使用率等，指标计算公式如下：

居民健康档案建档率=已建档居民健康档案数/年内辖区内常住人口数×100%；

健康档案合格率=填写合格的健康档案份数/健康档案总数×100%；

居民健康档案使用率=有动态记录的档案份数/随机抽检的健康档案份数×100%。

五、健康档案的功能和发展

居民健康档案是对居民一生健康信息进行连续的动态的记录，不仅是社区卫生服务工作者掌握社区卫生资源、居民健康状况的重要途径，还是制定预防保健措施的重要依据。具体来说，居民健康档案有以下几方面的用途：

1.健康档案是社区卫生服务工作的指南；

2.健康档案是社区诊断的信息来源；

3.健康档案是区域医疗卫生信息交换与共享的基础；

4.健康档案是社区卫生服务管理决策的依据；

5.健康档案是健康企业非医非药正确服务的依据。

居民健康档案应用较广，有利于相关医疗机构的医务人员掌握居民完整的健康信息与健康发展史，有利于提高医疗诊治水平。在使用居民健康档案时，特别是在使用居民电子健康档案时，要注意保护居民的隐私权。

居民健康档案的应用，特别是居民电子健康档案的应用可以让健康信息实现区域内互通、共享，有利于社区卫生服务工作的开展，所以我们要建立完整、规范、准确的居民健康档案，推进健康档案的信息化进程，为我国健康信息的共享奠定良好的基础。对开发、利用疾病预防，控制档案信息资源，实现资源共享，极大地提高健康管理与医疗救治工作的效率等，都有着特别重要的意义。

第三节 健康风险评估的内容

健康风险评估是健康管理的一个重要内容。为健康干预提供一手的健康信息，对个人、人群与人口健康促进以及疾病防治有极其重要的意义，极大地推动新兴服务业的蓬勃发展。

　　健康风险评估主要包括第一代健康风险评估中的危险因素、第二代健康风险评估运用的重大疾病与致死原因的预测，以及评估方法等方面的内容，第三代、第四代风险评估增加的更多内容。分析如下：

一、第一代健康风险评估的危险因素

　　在美国疾病控制与预防中心推出的健康风险评估的问卷基础上，密歇根大学健身研究中心又增加了有关人口信息的四个问题与工作满意度的问题。而表3-3-1则列出了密歇根大学健身研究中心所用的第一代健康风险评估问卷中的健康危险因素与类别。

表3-3-1　密歇根大学健康管理研究中心第一代健康风险评估的危险因素

	人口信息	健康行为	心理因素	生理指标	个人健康条件
1	性别	吸烟状况及历史	生活满意程度	身高	家族心脏病史
2	年龄	饮酒数量	工作满意程度*	体重	家族糖尿病史
3	种族	睡眠数量	对个人健康评价	血压	个人糖尿病史
4	婚姻状况*	体育锻炼情况	对社会支持度的感受	胆固醇	个人哮喘、肺气肿病史
5	教育程度*	年驾驶与乘坐汽车里程数	过去一年经历不幸事件的数量		痔疮、直肠流血及是否年度直肠检测
6	工作状况*	使用汽车安全带比例			妇女：是否子宫摘除
7	家庭收入情况*	使用药物调整情绪经常性			妇女：子宫颈抹片检查频率
8	居住地邮编	参与可危及人身安全活动的次数			妇女：自我检查乳房频率
9					妇女：家族乳腺癌病史

*：密歇根大学健身研究中心在疾病控制与预防中心的健康风险评估基础上增加的新问题。

二、第二代健康风险评估的因素与方法

　　第二代健康风险评估选用了重大疾病和致死原因的预测以及评估方法。

　　1981年，美国总统卡特卸任，为支持卡特继续完成其在总统任内所力推的两件大事：维护世界和平与疾病抗争。政府为美国总统卡特在其家乡佐治亚州的埃默里大学修建了卡特中心。正是在卡特的推动下，埃默里大学卡特中心与美国疾病控制以及预防中心携手合作，组织了两百多位专家，对三百多篇有关人口健康与疾病的科学论文进行了反复推敲与重新评估，同时对疾病控制与预防中心的第一代健康风险评估计算系统以及风险评估技术等，也进行了较大的修改与更新。1989年，它们推出了新一代的美国疾病控制与预防中心/卡特中心的"健康风险评估"计算机系统。新系统不仅将第一代健康风险评估中的25种重大疾病与致死原因增加到了43种，还强调了干预与改变健康行为的

重要性。第二代健康风险评估的主要变量依然是死亡率，它与第一代健康风险评估的主要变量相同。第一代与第二代健康风险评估都是围绕死亡率进行的。

表3-3-2列出了第二代健康风险评估中43种重大疾病与致死原因的估算方法。

表3-3-2 第二代健康风险评估选用的重大疾病与致死原因的预测以及评估方法

重大疾病与致死原因		预测与评估方法
1	艾滋病	人口死亡率估算法
2	口腔癌	人口死亡率估算法
3	咽喉癌	相对风险组合估算法
4	食管癌	相对风险组合估算法
5	胃癌	人口死亡率估算法
6	结肠癌	人口死亡率估算法
7	直肠和肛门癌	人口死亡率估算法
8	胰腺癌	相对风险组合估算法
9	鼻咽癌	相对风险组合估算法
10	肺癌	相对风险组合估算法
11	皮肤癌	人口死亡率估算法
12	乳腺癌	回归方程/分类估算
13	宫颈癌	相对风险组合/分类估算
14	子宫癌	相对风险组合估算法
15	卵巢癌	人口死亡率估算法
16	前列腺癌	人口死亡率估算法
17	膀胱癌	相对风险组合估算法
18	脑癌	人口死亡率估算法
19	淋巴癌	人口死亡率估算法
20	白血病	人口死亡率估算法
21	糖尿病	人口死亡率/分类估算
22	酒精中毒	人口死亡率估算法
23	风湿性心脏病	人口死亡率估算法
24	高血压性心脏病	人口死亡率估算法
25	心肌梗死	回归方程估算
26	中风	回归方程估算
27	动脉硬化	人口死亡率估算法
28	流感/肺炎	相对风险组合估算法

29	肺气肿/慢性气管炎	相对风险组合估算法
30	尘肺	人口死亡率估算法
31	胃和十二指肠溃疡	相对风险组合估算法
32	肝硬化	相对风险组合估算法
33	尿毒症	相对风险组合估算法
34	汽车事故受伤	组合风险加倍估算法
35	行走受伤	人口死亡率估算法
36	中毒	人口死亡率估算法
37	摔伤	人口死亡率估算法
38	烧伤	人口死亡率估算法
39	溺水	人口死亡率估算法
40	自杀	人口死亡率估算法
41	他杀/他伤	人口死亡率估算法
42	其他无意受伤	人口死亡率估算法
43	其他原因	人口死亡率估算法

上表列出了第二代健康风险评估中43种重大疾病与致死原因的死亡率估算方法。除此之外，我们还要了解如下方面的内容：

1.估算心肌梗死、中风与乳腺癌的死亡率所采用的都是回归方程方法，而这三种疾病所造成的死亡率占美国人口整体死亡率的三分之一以上；

2.相对风险组合估算法是根据年龄、性别，特定的某疾病死亡率与相对风险组合系数相乘而得到的结果，计算出个人的健康危险因素导致的"评估"死亡率与将个人危险因素修正后，所计算出的"最低"死亡率。目前，采用相对风险组合估算法的16种疾病的死亡率占美国人口整体死亡率的18.8%；

3.汽车事故是造成美国成年人夭折的第一个原因，如果把年龄、性别、特定的汽车事故死亡率与组合风险倍数相乘，就可以估算出汽车事故的死亡率。为了可以更精确估算汽车事故的死亡率，第二代健康风险评估问卷不仅涉及了每年驾车或者乘车里程数与使用汽车安全带比率的问题，还增加了日常工作、生活使用的交通工具、驾车或者乘车的车型、驾车超速概况与酒后驾车或者乘酒后司机驾车频率等问题；

4.分类估算主要用于乳腺癌、宫颈癌、糖尿病的分类估算，它分别与上述三种估算法结合使用；

5.43种不同疾病与死因中的23种死亡率以及死因，是根据年龄、性别的特定死亡率统计资料而决定的，其中就包括九种癌症与除汽车事故死亡外的八种意外死亡，比如自杀与他杀的致死。这23种疾病的死亡率占美国人口的44.8%。当时，尚未发现一些人为改变的健康危险因素与这23种疾病以及死因紧密相关，可以用于第二代健康风险的评估，因此，这23种疾病与死因所估算的"评估"死亡率与"最低"死亡率以及其年龄、性别特定死亡率相等。

与第一代健康风险评估相似，第二代健康风险评估涉及三个年龄的概念，即实际年龄、健康年龄、可达到的最健康年龄。将三个年龄作为健康的总体指标，就可以为被评估人提供健康的教育与指导。在更新死亡率预测与估算法的同时，也将软件所采用的年龄、性别、疾病与死因的人口十年死亡统计资料进行更新，更新至80年代的相关资料。

三、第三代健康风险评估

第三代健康风险评估增加了很多内容，主要增加了关于个人的生活方式、医疗消费行为、生理指标、心理因素，个人家族病史、医疗消费习惯、生活质量等。同时，问卷信息由手工计算机输入晋级为光电扫描输入。

密歇根大学健康管理研究中心在其第三代健康风险评估报告中，提出了个人健康综合指数的概念。就可以更好地让被评估者了解生活方式对主要疾病的影响有多大。

密歇根大学健康管理研究中心还根据多种人口健康统计资料，通过大量的数理统计分析与换算，总结出了个人健康综合指数与今后两年个人医疗消费的线性关系等结论。该结论认为，个人健康综合指数与个人医疗费用密切相关。个人健康综合指数越高的个人，医疗消费就会越低，而个人健康综合指数越低，其医疗费用越高。

在第三代健康风险评估中，密歇根大学所研发与使用的个人健康综合指数，主要包括如下方面的内容：

1.可以人为控制的健康与危险因素，占综合指数的50%；

2.以估算死亡率为背景，根据健康年龄与可达到的最健康年龄的相互关系而得到的健康风险因素，占综合指数的38%到44%；根据年龄、性别与个人身体条件的差别，定期进行的预防疾病的检测状况，占综合指数的6%至12%，根据专案组的推荐，每定期进行一项特定疾病筛查的可以获得两分；反之，则会记为零分。而需要被筛查项目的数量，则因年龄、性别与个人身体条件而异，其中需要被筛查的项目有多有少，多的为六项，最少的为三项。

密歇根大学研发的个人健康综合指数，旨在全面反映个人的生活方式、健康行为、生理指标、心理因素等综合情况。它不仅取代了通过死亡率估算的健康年龄概念，还得到了健康风险评估服务业与工作场所的认可，成为第三代健康风险评估采用的衡量个人健康风险的重要指标。

四、第四代健康风险评估

第四代健康风险评估重视健康的多元性，在评估问卷中增加了很多问题，增加了对社会健康、环境健康、情绪与心理健康与新陈代谢健康的问题的比重。除了继续使用个人健康综合指数外，第四代健康风险评估还参考六个健康指标分别进行评分、估算。

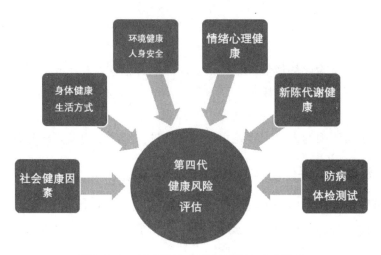

图3-3-1　第四代健康风险评估的理论模式

　　第四代健康风险评估以互联网技术为基础，充分利用云计算这一得天独厚的优势，设立了云端个人健康风险门户，在保证个人隐私的基础上，建立云端个人健康数据库，对个人健康风险进行双向跟踪、比较、监测与评估。还可以及时、快速、方便地寻找与锁定个性化的健康促进、疾病防治资源，降低个人的健康风险。互联网技术也非常支持个性化的健康风险评估，不仅让问卷智能化，打破了纸笔与问卷的局限，而且被评估人还可以通过互联网进行人机互动，根据被评估人的性别、年龄与健康状况而选择评估问题，因此评估问卷需要因人而异。比如，在网上问卷，如果被评估人是女性与老人，他们仅仅需要回答与女性以及老人相关的问题。

　　用云计算平台进行健康风险评估还可以按需而定，可以有多样化的评估报告。同时，被评估人可以根据自己的健康风险与需求，而设计个性化的报告。互联网技术大大加强了信息的传递速度与储存能力，使健康风险评估与个人健康数据库更紧密地结合，变得更为个性化与多样化。总之，第四代健康风险评估充分利用互联网、多媒体、云计算、大数据等现代技术，增强风险评估的警示作用，加强健康风险评估与健康以及医疗干预的连接，可以更好地发掘其防治疾病与促进健康的潜力。诺百年智能健康管理系统就汇集四代健康风险评估指标，更高效、更精准。

　　对健康管理客体进行疾病及其并发症的健康风险评估时，务必严守健康管理步骤，做到真实科学分析，不得无中生有，不得用虚假信息恐吓客户。

　　根据健康信念理论，对健康管理的客体做健康风险评估时，会让客体对疾病的易感性和严重性产生"恐惧"，对疾病及其并发症有严重感、危机感、威胁感，这是真实、科学、有理论依据、有事实验证的健康管理重要步骤。有利于客体对疾病和健康高度重视，对健康风险因素有正确认知，对不良习惯，对改变健康风险因素的障碍有正确认知，并积极采取行动，积极治疗，积极培养健康好习惯。通过自我效能等理论使客体对实现健康，战胜慢病充满必胜的信念，对健康充满希望。

上篇
健康管理
理论篇

第四章　全人群全生命周期的健康管理

　　人的生命周期是从生殖细胞的结合到生命的终结的这一时期，由于每一个个体与群体都需要健康，健康管理就是对全人群进行全生命周期的管理。本节论述的内容就是对全人群全生命周期进行身体健康监测、行为与心理管理、健康教育与促进，以及智慧管理的理论实践，帮助健康管理从业者从生物学、行为学等方面对人体健康进行干预。

第一节 全人群全生命周期健康管理的健康监测

各类个体的健康信息进行收集，是健康管理服务流程的起始环节，也是进行健康管理的基础。很多城市都关注不同个体健康信息的收集，而且采用了不同的途径。比如，针对不同人群的体检、社区中医体质辨识、居民的社区健康自检、患者的随访就诊，以及常规性或者项目化的调查工作等，这些都是收集居民健康相关信息的可靠途径。此外，刷卡的应用，数据自动实时抓取等，从源头上确保了数据的真实性，为数据的进一步管理与应用提供了大力的支持与帮助。

健康相关信息收集工作顺利进行，一定要在如下方面多下功夫。

体格检查是监测居民健康状况的最简单易行的方法，也是建立、完善、更新和维护居民健康档案信息的重要途径。医师与居民个人都可以借助一些简单的工具，运用自己的感观，去了解被检查者（自身）的身体状况，以此来发现有意义的体征。

1.常规体格检查项目

体格检查一般从常规项目开始。在此检查的基础上，可以根据居民的年龄、性别与常规检查中发现的问题，再进行进一步的检查。目前，上海闵行区根据儿童和成人的生理特征实施常规体检，其常规体检项目具体如下：

（1）儿童

①一般检查。主要包括体重、身长（高）、坐高、头围、胸围、腹围、上臂围、皮下脂肪厚度（皮褶厚度）等的检查。

②血常规。血常规主要包括白细胞计数、淋巴细胞、中性粒细胞、粒细胞、淋巴细胞百分率、中性粒细胞百分率、粒细胞百分率、红细胞计数、血红蛋白、血细胞比容、平均红细胞容积等方面的检查。

③尿常规。尿常规主要包括外观、尿蛋白、尿糖、尿胆红素、尿胆原、尿潜血、尿酮体、尿亚硝酸盐、尿白细胞、尿比重、酸碱值、尿沉渣等方面的检查。

④听力筛查。听力筛查主要包括响板听力筛查、圆舞板听力筛查、PA5听力筛查。同时，要特别注意婴幼儿的听力筛查。如果是为9个月内的婴儿进行筛查，每次体检时，都要用响板、圆舞板进行筛查；如果是为9个月后的婴幼儿进行筛查，每年都要用PA5进行筛查。

⑤视力筛查：红球视力筛查。对1岁内的婴儿进行红球视力筛查，每次筛查都要用红球测试。

⑥智力筛查：1~2岁的婴幼儿，每年要进行一次智力筛查。

（2）成人

①一般检查。主要包括身高、体重、体质指数（BMI）等的检查。

②内科检查。主要包括血压、心脏、肺部、腹部、肝脏、脾脏、神经系统等的检查。

③外科检查。主要包括甲状腺、淋巴结、乳腺、脊柱、四肢、男性生殖器官与前列腺、疝气、肛诊、皮肤等的检查。

④眼科检查。主要包括视力、色觉、眼睑、结膜、泪器、角膜、虹膜、晶体、玻璃体、眼肌、眼底等的检查。

⑤耳鼻喉科检查。主要包括外耳道、鼓膜、鼻中隔、鼻咽、口咽、喉咽（声带、会厌）等的检查。

⑥口腔科检查。主要包括唇、口、腭、牙齿、牙周黏膜、颞下颌关节、腮腺等的检查。

⑦妇科检查。主要包括外阴、阴道、子宫颈、子宫、卵巢、盆腔、宫颈防癌涂片等的检查。

⑧乳透检查：即电脑红外线乳腺扫描。

⑨血常规检查：与儿童第②项相同。

⑩检查血生化。该检查主要包括空腹血糖、丙氨酸氨基转氨酶、天冬氨酸氨基转氨酶、血清总蛋白、血清蛋白、血清球蛋白、清蛋白/球蛋白比、血清总胆固醇、血清甘油三酯、血清低密度脂蛋白、血清高密度脂蛋白、血清尿素氮、血尿酸、血清钙等。

⑪血免疫检查。该检查主要包括乙型肝炎表面抗原、乙型肝炎表面抗体、乙型肝炎e抗原、乙型肝炎e抗体、乙型肝炎核心抗体、甲胎蛋白、癌胚抗原等。

⑫血型检查。即为ABO血型检查。

⑬尿常规检查。该检查与儿童第③项相同。

⑭粪便检查，即粪便潜血的试验。

⑮心电图，即多导联心电图的检查。

⑯超声波检查，主要包括肝脏、肝内胆管、肝门静脉、胆总管、胆囊、胰腺、脾脏、肾脏的超声波检查。

⑰胸部X线检查，主要包括心脏、肺、纵隔的检查。

2.特定人群的检查项目

（1）成年男性

①眼睛

当男性朋友进入成年后，眼睛会出现一些不适的症状，比如：视力减退、眼睛容易疲劳、疼痛、干涩，视物模糊，畏光，甚至有头痛、恶心的症状同时出现。

检查内容：成年男性眼睛的检查内容主要包括近视、远视、弱视，散光、白内障、老花眼，糖尿病视网膜病变。如果平时戴眼镜（普通镜或接触镜），就需要定期去检查一下视力。

检查时间：正常情况下，每两年需要做一次眼部的检查。而有糖尿病、高血压或者家族眼疾史的男性，至少每年需要检查一次眼睛。

②牙齿

成年男性的牙齿可能出现的症状主要为：牙痛、牙齿松动，牙龈出血，咀嚼困难等。

检查内容：成年男性牙齿的检查内容主要为龋齿、牙结石，牙龈炎、牙周炎、牙根，以及是否有口腔癌。

检查时间：成年男性的牙齿需要每半年做一次检查。

③背

成年男性背部易出现的症状主要包括疼痛、有不适感等。

检查内容：成年男性背部检查主要为背部是否存在骨折、椎骨脱臼，疝气，肌肉或者韧带受伤。如有必要，还要验血验尿，检查背部不适是否与内脏器官的病变有关。

检查时间：出现背痛问题往往是一种提示，提醒你身体出现了问题，一有背痛的症状出现，就要及时去就医。

④血压

成年人的血压可能出现如下的症状：经常感到头晕、恶心，早晨起来会头痛。

检查时间：正常情况下，建议成年人一年做一次血压测量。有家族病史、工作压力大、酗酒、吸烟的人群，有糖尿病或者体重超重者，要特别注意高血压病的检查，最好能够自备血压测量仪器，经常测量一下血压。

⑤血脂

血脂检查可以帮助评估患冠心病的风险，有利于患冠心病的预防。

检查内容：成年男性的血脂检查主要包括总胆固醇（TC）、甘油三酯（TG）、低密度脂蛋白胆固醇（LDL-C）和高密度脂蛋白胆固醇（HDL-C）。

检查时间：成年男性从20岁开始，应该每年做一次检查。如果胆固醇水平比正常水平高，或者家族有冠心病史，应该在医生指导下做血脂检查。

⑥血糖

成年男性血糖如果出现问题，就可能出现如下的症状：口渴、多饮、多尿、多食，体重下降。

检查内容：成年男性要检查血糖水平（包括空腹血糖、糖耐量试验），血压、家族病史、体重。

检查时间：在正常情况下，成年男性要每年检查一次血糖。如果出现了上述的典型症状时，就需要及时就医。

⑦结肠检查

结肠检查要从50岁开始，如果检查结果正常，一般每3~5年检查1次。有家族史的结肠息肉、结肠癌、溃疡性结肠炎史者，检查的次数要更频繁一些。

⑧前列腺检查

检查内容：前列腺检查主要包括如下内容：A.数字型直肠检查（DRE）：直接检查

前列腺的异常增长或者肿瘤；B.前列腺特异抗原检查（PSA）：测量一系列隐藏在血液中的蛋白质。

检查时间：成年男性需要从40岁开始，每年检查一次前列腺。如测试结果比正常水平偏高，表明体内可能有癌症存在。

⑨睾丸

成年男性的睾丸可能会出现如下症状：睾丸肿大，内有肿块，睾丸疼痛。

检查内容：成年男性可通过睾丸检查，验血、验尿等途径检测癌症是否存在。

检查时间：自查是检查睾丸癌的一个主要途径，最好是每个月检查1次。如果在自查时，感觉有肿块或者有下坠感，那么，就需要及时去医院做进一步的检查。

⑩性传播疾病

成年男性如果患有性传播疾病，就可能出现如下的症状：尿频、尿急、尿痛、阴茎分泌物异常、有异味等。

检查内容：成年男性，特别是性伴侣较多的男性，应该定期做阴茎检查，比如验血、验尿。

检查时间：正常男性最好每年做一次检查；如果同时拥有几个性伴侣，或者经常发生一夜情，最好每年检查几次。如果出现上述性传播疾病的症状，就需要及时就医。

（2）成年女性

成年女性需要定期检查自己的身体，检查的第①~⑦项与男性相同。就不再一一论述。

①乳腺

成年女性从20岁开始，就要经常进行乳腺检查，及早发现可能出现的乳腺疾病。同时，要筛查乳腺癌。

检查方法：常规检查乳腺的方法主要为：触诊、X线或者电脑红外线乳腺扫描。

检查时间：A.大于20岁的女性，要每月自行检查1次；B.年龄在20~40岁的女性，要每三年让医师检查1次；C.大于40岁的女性，要每年让医师检查1次；D.30~35岁的女性，要有一次乳房X线的摄片，作为日后医师检查时的对照。

②阴道

为了及时诊断治疗阴道炎等阴道疾病，成年女性要进行阴道常规检查。

检查方法：阴道的常规检查方法主要为：视诊、阴道镜、实验室检查。

检查内容：首先，要查看外阴有无肿瘤、炎症、尖锐湿疣之类；其次，要看一下阴道有无畸形、炎症、白带异常。最后，要进行实验室检查。因为阴道炎主要依靠实验室检查，检查物是白带。

正常的白带应该是无气味、少量半透明或者白色的略显黏稠的分泌物。如果发现内裤上的痕迹是微黄或者绿色的脓性液体，或者是血性白带、淘米水样白带，并伴有腥臭或者其他异味，就需要尽快就医，不要拖延。

注意事宜：提醒女性朋友，在进行体检前的24小时内，清洗外阴，不要冲洗阴道。

在冲洗阴道时，即使阴道分泌物增多，有异味，也不能用高锰酸钾或者洗必泰等消毒液清洗，会影响医师的诊断。

③子宫

为筛查宫颈癌和子宫肌瘤，保护女性子宫的健康，成年女性从30岁开始，就要做子宫的常规检查。

检查方法：触诊、阴道镜、实验室检查。

检查内容：子宫的检查主要包括宫颈和子宫体。

宫颈的检查主要查看有无宫颈炎症、宫颈糜烂等。为了防止漏诊宫颈癌，还要做防癌涂片检查，即宫颈涂片细胞学检查（巴氏涂片）。

涂片检查方法：轻轻地在女性的阴道与子宫颈口取一些分泌物，抹在玻璃片上。在经过染色后，将它放置于显微镜下进行观察，可以筛检是否有子宫颈癌的可能。如有必要，还要做TCT检查（液基薄层细胞学检查）。TCT检查的灵敏度和特异度都要比巴氏涂片要好一些。

子宫体的检查主要包括子宫的大小、形态以及子宫的位置是否正常。检查子宫体是为了筛查子宫肌瘤，虽然绝大多数子宫肌瘤都属于良性的肿瘤，但是随着肿瘤的不断增长，就可能会引发不孕、阴道排液、小腹酸胀、贫血和月经不调等妇科病，影响生活的质量。

检查时间：30岁以上的妇女，建议每年定期做此项检查。比如，每年1次的宫颈涂片，连续3次检查结果都正常，可以在医生允许的情况下每两年进行一次检查。

温馨提醒：提醒女性朋友，在做子宫检查时，如果有尿意，一定要先去卫生间，以免因膀胱充盈直接影响检查的效果。

④卵巢

卵巢彩超检查是早期发现卵巢癌的唯一方法，也是常规检查的方法。

检查目的：筛查卵巢癌。

检查时间：每年1次的卵巢彩超检查是早期发现卵巢癌的唯一方法。对于有妇科肿瘤家族史的女性，要积极进行卵巢的检查。

（3）适龄女性的孕前体检

女性要想备孕的话，就要做孕前体检，孕前体检内容主要包括体格检查、血常规、血型、尿常规、血糖、肝肾功能、生殖道分泌物、TORCH（弓形虫、风疹病毒、巨细胞病毒、单纯疱疹病毒）检测等实验室检查与妇科B超等影像学检查。

（4）退休及生活困难女性

退休与生活困难女性同样要进行妇科病、乳腺疾病筛查，检查内容主要包括乳腺手法检查与红外线检查、妇科检查、阴道分泌物检查、宫颈防癌涂片检查、阴道B超检查。

（5）60岁及以上老人

①基本项目：60岁及以上老人主要筛查呼吸、泌尿、心血管、内分泌等系统的急、

慢性疾病，同时要进行内、外科检查；尿常规、大便隐血、血脂4项、空腹血糖及肝、肾功能六项实验室检查；心电图检查；腹部超声检查；胸部数字摄影片等。要对她们进行健康教育、健康问卷调查等。

②性别项目：老年女性主要筛查女性生殖系统与乳腺疾病。检查内容主要包括乳腺手法检查、妇科检查、阴道分泌物检查、宫颈脱落细胞学检查、红外线乳腺检查、阴道超声检查等。

③特殊项目：除做生殖系统与乳腺疾病的检查外，老年女性要做特殊项目的检查，比如肿瘤标志物甲胎蛋白或者癌胚抗原、血清前列腺特异性抗原，以及消化道内镜、宫颈活检、阴道镜、乳腺彩超或者钼靶。对易患肿瘤的高危老人，要进行有针对性的进一步筛查。

第二节　全人群全生命周期健康管理的行为与心理管理

从行为与社会角度来看，全人群的全生命周期的管理，包括生活起居与运动、心理等方面的管理内容。下面我们进行详细的分析。

一、行为方面的健康管理

1.生活节奏的规律性

（1）科学安排工作、休息时间

上午8时、下午2时和晚上8时都是人精力最旺盛的时候。此时，可以连续工作2小时左右（中间休息一次），千万不要打疲劳战。

（2）睡眠充足不熬夜

不同年龄的人对睡眠有不同的需求。一般要求每天都要保证8个小时的睡眠时间。否则，就是睡眠不足。睡眠不足不但让身体的消耗得不到补充，由于激素合成不足，还会造成体内的内环境失调。长期睡眠不足就会让免疫力下降。充足的睡眠非常重要。

（3）自我观察，及时休息

身体健康，就要休息好。要休息好，就要学会识别疲劳。如何识别疲劳呢？进行自我观察。早晨观察面色，如果发现面色灰暗和眼圈发黑，就是处于疲劳状态了，就需要适当地再休息一下。还可以进行自我衡量，如果感觉周身乏力、头昏目眩、耳鸣等，即是疲劳。此时，需要适当地休息一下。

2.膳食平衡适量性

平衡膳食是指膳食要量适质优、干净卫生。对此，《中国居民膳食指南》建议：食物多样、谷类为主；多吃蔬菜、水果和薯类；经常吃奶类、豆类或者奶制品；经常吃适量的鱼、禽、蛋、瘦肉，要少吃肥肉和荤油；食量与体力活动要保持平衡，保持适宜的体重；吃清淡少盐的膳食；饮酒要限量；吃清洁卫生、不变质的食物。

在日常饮食中，我们如何平衡膳食呢？参考《中国居民平衡膳食宝塔》。

《中国居民平衡膳食宝塔》共分5层。其中，谷类食物居底层，每人每天应该摄入300g~500g谷类食物；蔬菜和水果位于第二层，每人每天应该摄入400g~500g和100g~200g的蔬菜和水果；鱼、禽、肉、蛋等动物性食物位于第三层，每人每天应该摄入125g~200g（鱼虾类50g，畜、禽肉50g~100g，蛋类25g~50g）；奶类和豆类食物位于第四层，每人每天最好是摄入奶类与奶制品100g，以及豆类与豆制品50g。第五层塔尖是油脂类，每人每天不超过25g为宜。

3.合理运动的适度性

古希腊名医希波克拉底说："阳光、空气、水和运动，是生命和健康的源泉"，健康与运动有着非常密切的关系。

运动包括有氧、柔性、抗阻等运动。根据身体的情况进行运动，肌肉训练非常重要。运动的方法有很多，最简单而重要的方法是走路。

走路运动要遵守"三五七原则"："三"是每天步行3公里，时间在30分钟内；"五"是每周运动5次；"七"是有氧运动的强度以运动后心率+年龄=170左右。

4.健康行为的持久性

（1）自我检查，或者经常与医生、健康企业健康管理师沟通，以改变不健康的行为。

（2）培养有利于身体健康的良好行为习惯。保持"醒来不要急于起床""晨饮一杯白开水""冷水浴脸好处多""中午一定打个瞌睡""晚上要热水坐浴和泡足"等习惯，这些习惯都有利于身体的健康。

5.家庭用药科学性

很多人喜欢身体一不舒服，就去吃点药。家庭用药要注意如下事宜：一是要在医生指导下用药；二是有病要去正规医院找医生，不要耽误病情；三要注意药物的适应证和副作用，有的药物副作用可能对一些人不明显，但是对另一些人就会明显。四不要用食品、保健食品代替药物，自己实践非常重要。

二、心理学方面

1.增强健康心理

克服性格与心理缺陷，要克服"虚荣心理""倚赖心理"和"妒忌心理"。有这些性格与心理缺陷的人要改变处理问题的方法，要严以律己、宽以待人。在遇到事情时，要学会冷静的思考问题，同时要有豁达大度和忍让的精神。

2.培养乐观情绪

培养"三乐"精神。快乐的情绪不仅可以提高工作效率，而且还可以益寿延年。要有"三乐"精神，即"知足常乐""助人为乐"和"自得其乐"。很多人情绪不好，总是看不惯别人。在日常生活中，我们要多体谅别人，多看别人的优点，不要苛求别人，同时要保持心胸开阔，心境平静。

三、社会学方面的健康管理

社区健康自我管理小组（社区自助小组）是社区家庭保健的重要组织。这些小组是由有相同问题和愿望的社区居民组成的，比如高血压健康自我管理小组、糖尿病健康自我管理小组、健康自我管理小组等。居民在参与社区健康自我管理小组活动时，要在社区卫生服务人员的指导下，通过交流经验、相互鼓舞和帮助，来解决自身所遇到的健康问题。

非医非药健康企业和中医理疗馆（医疗和非医疗两类中医馆）要主动积极担当起应尽的责任，将顾客组织起来，向他们传播与健康相关的知识，让他们将健康掌握在自己手里。有些企业成立顾客养生互助小组取得非常好的效果。

第三节　全人群全生命周期的健康教育与健康促进

随着人类行为与生活方式的改变、疾病谱的变化和新的严重传染性疾病的出现，以及人们对健康的需求，系统的健康教育活动越来越受到重视。

从政府层面来看，各国政府和卫生部门领导都已经达成共识：健康教育和健康促进是促进和保障人群健康的最有力手段之一。健康教育和健康促进的开展已经成为社会发展的需求。在健康促进框架下进行健康教育服务，是可以惠及全人群的最经济最有效的健康管理手段。

一、健康教育与健康促进的概述

在日常生活中，很多人会做一些影响自身健康的重要决定。虽然这些决定不一定明智，但是医护人员与社会工作者、非医非药健康企业的健康管理师等，必须接受、理解人们的决定。要帮助他们学习必要的健康知识和技能，让他们自觉实施健康行动。健康教育活动是人类最早的社会活动之一。下面，具体分析一下健康教育的定义、作用等。

1.健康教育

（1）健康教育的定义

健康教育是指对特定人群或者个体进行系统的教育活动。在调查与研究的基础上，健康教育采用健康信息传播等干预措施，帮助人群或者个体保持健康的生活方式，避免或者减少影响健康的危险因素出现，帮助人群或个体进行疾病预防与控制、康复，达到提高健康水平的目的。

由于行为与生活方式是影响人类健康的主要因素，因此在疾病预防和健康管理中，健康教育和免疫规划被称为最重要的主动健康保护措施。

健康教育的特定目标是改善与人群或者个体健康相关的行为，健康教育主要以人群为教育对象；健康教育的干预活动，以调查研究为前提；干预的措施主要是健康信息传播。

健康教育工作主要由专业的公共卫生医师和基层卫生工作者负责，同时一些社区社会工作者也参与了健康教育工作，包括健康管理师、营养师等。

（2）健康教育与卫生宣教

健康教育与既往的"卫生宣教"之间既有联系又有区别。

健康教育与既往的"卫生宣教"之间的联系：我国的健康教育是在过去卫生宣教的基础上发展起来的。仍然可以将健康教育所采用的主要措施称为卫生宣教。

两者之间的区别为：①与过去的卫生宣教相比，现在的健康教育明确了自己的工作目标——促使人们改善与健康相关的行为；②健康教育不是简单的、单一方向的信息传播，既有调查研究又有计划、有组织、有评价，还涉及很多对象和内容的系统活动；③半个多世纪以来，健康教育融合了医学科学和行为科学（包括社会科学、心理学、文化人类学等）、传播学、管理科学等学科知识，不仅积累了丰富的知识，而且还逐步形成了自己的理论和方法体系。

（3）健康教育既是进行卫生工作的一种方法，更是非医非药健康企业与健康管理师的主要责任和任务。

通过改善人们的健康相关行为来防治疾病，健康教育实现增进健康的目标。在对一般人群进行健康管理和慢性非传染性疾病进行预防与控制时，健康教育已经成为一个独立而活跃的领域。

健康教育又是一种工作方法。它是对与人们的健康相关的行为与影响因素进行调查研究的方法与健康教育干预方法、评价方法，已经被广泛应用于预防医学和临床医学等领域。

2.健康促进

（1）健康促进的定义

世界卫生组织将健康促进定义为"促使人们维护和提高自身健康的过程，是协调人类与环境的战略，它规定了个人与社会对健康所负的责任"。健康促进对人类健康和医学卫生工作的发展具有战略意义。健康促进也促使行为和生活条件向有利于健康方向改变，健康促进是"健康教育+环境支持"。1995年，WHO西太区办事处在《健康新视野》的观点：健康促进是个人与家庭、社会和国家共同采取措施，鼓励保持健康的行为，增强人们改进和处理自身健康问题的能力。健康促进旨在改进与健康相关的行为与活动。

（2）健康促进的领域

首届国际健康促进大会上通过了《渥太华宣言》，该宣言将5个活动领域列为优先促进领域，它们分别为：①建立促进健康的公共政策；②创造健康的支持环境；③加强社区的行动；④发展个人技能；⑤调整卫生服务的方向。

1998年7月发表的《雅加达宣言》又提出了5个需要优先考虑的领域，它们分别为：①提高对健康的社会责任；②加大对健康发展的资金投入力度；③扩大健康促进的合作关系；④增强社团与个人的能力；⑤保护健康促进工作的基层组织。

（3）健康促进的策略

《渥太华宣言》提出了健康促进的3个基本策略为：倡导、赋权和协调。健康促进的涉及面非常广泛，涉及了不同级别不同类型的行业和部门，以及不同的人群。社会动员是健康促进最基本、最核心的策略。

（4）健康促进的对象

非医非药健康企业的主要工作就是健康促进。医疗、医药是医院的职责。疾病人群是医院医生药品医疗和非医非药健康生活方式、传统养生的促进对象。

3.健康教育与健康促进的功能

健康教育与健康促进是提高广大群众自我保健意识的重要渠道，是卫生保健事业发展的必然趋势，它在卫生保健工作中发挥重要的作用。

（1）健康教育与健康促进在卫生工作中的作用

①它可以作为初级卫生保健的先导。

②它可以作为一种低投入、高产出、高效益的保健措施。

（2）健康教育与健康促进在健康管理工作中的作用

在健康管理工作领域，不仅要进行个体化的健康管理，而且还要面向社区、企事业单位、学校等场所进行群体性健康干预与健康管理工作。健康教育与健康促进是群体健康管理工作的重要工具、方法与策略。健康管理工作者不仅需要了解、掌握和运用健康促进的策略、行为干预的理论方法、健康传播的方法技巧，还要了解健康干预计划设计的基本步骤、健康效果的评价方法等。只有了解了这些，才有利于实现社区群体健康管理工作的目标。

（3）健康教育与健康促进在健康中国建设中的作用

积极推进健康教育和健康促进，提高人民群众的健康水平，为人民健康与健康中国做出贡献。

二、健康信息传播

健康信息传播指通过有效的沟通和传递健康信息，帮助人们掌握科学的健康知识，培养健康观念，养成健康的生活方式，提高基本的健康素养。健康信息传播是健康教育与健康促进的基本策略和方法，是维护人类的健康，提高生活质量的重要手段。在卫生保健服务的很多领域中，健康信息传播都发挥着重要的作用。

1.健康传播的概念及特点

健康传播是传播学的一个分支，是指以"人人健康"为出发点，运用各种传播媒介渠道和方法，制作、传递、分享健康信息的过程。

健康传播的目的是维护和促进人类的健康。健康传播具有所有传播行为都有的一些基本特性，同时也有其独自的特点和规律，比如：（1）健康传播传递的是健康信息；（2）健康传播活动具有公共性和公益性；（3）健康传播具有明确的目的性；

（4）健康传播对传播者的素质有一定的要求；（5）健康传播的过程具有复合性。

2.健康传播效果

传播效果是指受传者在接收信息后，在情感、思想、态度、行为等方面所具有的反应。健康传播的效果，按照难度的不同由低向高依次分为4个层次，即知晓信息、信念认同、态度向有利于健康的转变、采纳健康的行为和生活方式。

健康信息的传播是一个十分复杂的过程，其每个环节都直接或间接地影响传播效果。只有认真研究影响健康传播效果的因素，探索干扰因素产生的原因与影响，注意防止和排除干扰因素的影响，才能使健康信息的传播达到传得快，传得通，传得有效的目的。

3.影响健康传播效果的因素

影响健康传播效果的因素有很多，主要包括如下方面的因素：

（1）健康传播者方面。虽然任何人都可以成为传播者，但是并非每一个都能够胜任健康传播者的角色。健康传播者既要有健康教育的意识，又要有医学科学知识和传播、教育技能。健康教育工作者与所有有健康教育责任的人都是健康传播的主体。

（2）健康信息方面。信息内容的科学性和指导性，使用符号的准确性、通用性和是否可以让受众理解与媒体采用，信息表达形式的设计等因素，都可能影响传播的效果。我们要根据受众的需求选择信息传播的内容，所使用的信息、符号、形式等要简洁易懂。信息表达形式的设计要根据传播目的和受传者需求设计，符号和信息的抽象层次要与目标人群的知识结构和理解能力相吻合，让健康信息的传播取得较好的效果。

（3）媒介渠道方面。媒介渠道的选择和多媒介渠道的组合策略会影响信息传播的效果。为了取得较好的传播效果，就需要用听与看相结合的方式，通过具体的直感和体验，唤起受众的兴趣，加深他们的记忆，提高传播的效果。也可以通过合理的策划与媒介组合，多层次、多渠道地开发与利用多种媒介，扩大信息的有效到达率和曝光频率。就是将同一信息反复强化。合理应用媒介，一方面可以扩大信息的覆盖面，另一方面也可以增加媒介使用的频度。

（4）受传者（受众）方面。首先，在受众接受新信息或者采取某一新行为时，要有一个心理发展过程，因为它会影响信息传播的效果。受传者在接受信息传播时，还有一些共同的心理特点，比如"3选择"和"5求"。受众的社会经济文化特征，比如民族、年龄、性别、职业、文化水平、宗教、经济状况等背景，以及人群的生活方式、卫生习惯、卫生知识需求和对新知识的敏感性等，都密切相关。受众自身的健康状况，则会直接影响到他对健康信息的需求、选择等。

（5）环境方面。传播活动的环境会影响信息传播的效果。环境包括自然环境与社会环境，自然环境是指传播活动地点、场所、距离、环境布置等；社会环境则指社会经济状况、文化习俗、社会规范、政府政策与社区的法规，以及受众生活圈子中所有人的态度和行为的影响等。

三、健康教育实践

健康教育与健康促进是动员全社会和多部门的力量都参与的一种活动。这种活动有利于营造健康的环境，传播与健康相关的信息，提高人们的健康意识和自我保健能力，倡导人们保持健康的行为和生活方式，是促进、提升全民健康素质的一种活动。

很多城市都将健康教育与健康促进作为公共卫生服务体系建设的主要工作内容，比如上海西南某区。它将健康教育与健康促进服务理念贯穿于个体生老病死的每个生命阶段，在全人群、各类重点人群的健康管理以及疾病预防控制中都发挥着重要的作用。

还有一些非医非药健康企业也在从事健康教育与健康促进工作，比如，定期邀请一些知名健康专家做公益的健康教育。2020年，在新冠出现以后，为了满足人们了解健康知识、健康方法的需求，非医非药穆拉德品牌健康企业每月10号组织全国知名医生、健康教育专家，通过线上直播进行健康教育，传播科学的健康知识和方法，帮助人们积极应对疫情，取得非常好的效果。

1.健康素养宣传

近年来，中国居民的经济收入有了很大的提高，但是健康素养却远远没有达到要求，一些居民缺乏健康常识，竟然将保健食品当作药品。还有一些居民不了解健康生活方式的重要性，不改变不良的生活方式，年纪不大就出现严重的疾病。所以，我们要向居民宣传基本的健康知识和技能、预防新冠、阳后康复与辖区重点健康问题等方面的健康教育内容，同时要定期开展一些相关的咨询活动。

2.宣传阵地

进行健康教育与健康促进一定要借助社区、医疗机构固有的宣传阵地等，定期宣传与健康相关的知识。要依托社会媒介资源，尤其要通过直播和短视频宣传，收集国内外优秀的专业论文，将专家发言制作成短视频，利用短视频发布疾病防治与健康管理的公益宣传广告，这样可以有效扩大宣传的覆盖面，提高健康信息的亲民性和居民接受度。

如今，有大量居民转发了非医非药穆拉德新动力品牌健康企业制作的短视频与直播。线上直播和短视频成为健康教育的一个重要宣传阵地。

3.健康教育讲座

各级医疗机构、非医非药健康企业的健康管理师等，都应该定期组织一些健康教育类的讲座，向广大社区人群传播与疾病预防、卫生保健、健康管理相关的知识。健康教育讲座在形式上要不拘一格，可以采用线上、线下两种形式。与线下讲座相比，线上直播的受众面会更为广泛一些，有利于提高健康教育的效率与效果。线上的健康教育有免费和收费两种方式。线上直播、短视频与居民的互动，会大大提高健康教育讲座的效率。健康教育讲座的内容必须真实科学、有根有据，讲座者必须有健康管理师证书。建议健康管理师将讲座内容录制或者保存线上直播以备检查，确保环节合法，这样健康教育才能持久地发展。

4.健康咨询服务

健康咨询服务可以在一些重大的卫生节日进行，可以由所在区域保健协会、健康协会，以及相关机构等组织，在社区卫生服务点与社区健康咨询服务点为居民提供相应的防病保健咨询服务。还可以为高血压、糖尿病等慢性非传染性疾病群体组织讲座，让他们有机会咨询疾病防治的知识。也可以为企业职工提供与职业卫生相关的知识咨询等。非医非药健康管理服务门店可以经常向人们提供健康咨询服务，非医非药健康企业健康管理师咨询的内容主要是健康生活方式和传统养生的内容。

5.疾病预防、卫生保健知识发布

结合疾病预防和突发公共卫生事件的应对需求，通过区疾病预防控制中心、电视台、报社与网站发布防病保健知识和相关信息。与区广播电台长期合作，联合制作专家访谈节目，聚焦健康热点，共同探讨居民防病保健与健康管理的技巧。大力推广线上操作，所有健康管理师、医生都可以随时在线上进行直播，以传播健康知识，设置回放，或者制作成短视频发布，让人们随时随地接受健康教育，掌握疾病预防、卫生保健的知识。

6.提供非医非药健康生活方式和传统养生方案

面对门诊和住院的病人，要根据患者的不同病种提供个性化的电子健康教育方案，指导病人改变不良的生活习惯，提高患者的自我保健能力。医生不仅要给患者开药，还要为患者提出健康生活方式的建议。健康服务企业根据医生开具的非医非药健康生活方式和传统养生方案，为病人提供具体的服务，帮助病人落实非医非药健康生活方式和传统养生方案。也可以根据病人的病情为病人提供个性精准的非医非药健康生活方式和传统养生方案。

直播、短视频、社群、小分享大大提高健康教育覆盖面与效果效率，值得推广。

第四节　全人群全生命周期智慧健康管理的理论与实践

随着社会的不断发展，以及电脑与网络的普及，健康管理也有了突飞猛进的发展。当前，健康管理正在向智慧化的方向努力。健康管理的智慧化既可以实现医师个体的价值，提升医疗服务供给、服务质量等，又可以保障学科建设和人才培养的有效性，从而推动医疗服务的建设。

智慧健康管理处于起步阶段，今后仍然需要持续开展智慧健康管理的研究和建设，特别是研究如何实现高质量的快速发展。使用5G、AI等技术建立和推行智慧健康管理，既是我国健康管理发展的主要推动力，又是我国健康管理学科发展的一个重要途径。诺百年智能健康管理系统走在行业前列，值得推广。

一、智慧健康管理理论

1.建设背景

2008年，IBM公司推出了"智慧地球"的概念，把新一代互联网技术应用于一些领域，"智慧城市"的构建思路应运而生。自此后，我国进入了信息化建设的时代，智慧医疗是我国信息化建设的一个关键环节。智慧医疗就是利用互联网构建了一个智慧医疗系统，该系统在保障居民的医疗服务，尤其是在有效控制新型冠状病毒感染方面，发挥了积极的作用。

2.概念

很多专家曾经提及"智慧卫生管理"，比如，白书忠曾经在《中华健康管理学》杂志上指出，卫生管理的发展要从"管理+资讯"到"网络型卫生管理"，再成为"智体卫生管理"。《中华健康管理学》杂志与四川省人民医院联合举办的"第七次全国卫生管理示范基地创建论坛"，则以"汇聚创新共享，智慧健康管理"为主题，从而让智慧健康管理这一概念深入人心。

3.发展机遇

（1）健康管理需求的不断增大与供应的短缺所导致的冲突加剧

近年来，受人口老龄化、健康素养提高，慢性病高发、支付能力增强、支付意愿增强等因素的影响，健康管理需求在不断加大。由于受健康管理医护数量、医疗服务人员人数和水平的限制以及服务模式的限制，高质量的健康管理服务供应始终处于短缺状态。再加上健康服务的需求不断增长和服务的长期短缺的冲突，就特别需要开展智慧健康管理。健康管理需求的不断增大与供应短缺所导致的冲突的加剧，给智慧健康管理带来了巨大的发展机遇。

（2）持续取得重大技术突破

5G、云计算、移动物联网、人工智能、区块链生物信息学等，让智慧健康管理建设的核心技术持续获得了突破性的进展，为智慧健康管理的发展提供了坚实的技术支撑。5G技术具有高速率大容量、低延迟、高可靠等特性，能够准确地传递和反馈可佩戴式医疗器械的健康监控信息。它还可以保护用户的隐私，支持不同场景、不同医疗机构的信息交换，为个体构建了一个完整的健康记录。

除了5G、云计算、移动物联网、人工智能、区块链生物信息学等技术支持外，政府也在大力扶持智慧健康管理。《国务院关于促进健康服务业发展的若干意见》、"健康中国2030"规划纲要等，都对健康管理给予了充分的重视和肯定。智慧健康管理迎来了发展的春天。

国家的大力扶持与互联网技术的普遍应用，近十年来，我国的健康管理学与行业才有了长足的发展，并摸索出一套切实可行的智慧服务方式，这一切都为技术革新奠定了良好的基础。诺百年智能健康管理系统在这种背景下应运而生。

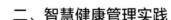

二、智慧健康管理实践

1.健康体检前的实践探索

在进行健康体检检查之前，需要收集患者的相关资料，这是制订体检套餐计划和健康评估的关键。

很多医疗机构都把健康体检前的问询信息收集工作，由传统的纸质问卷向信息化、智慧化的问询模式过渡。在将问诊信息进行收集和智慧分析后，则能够实现检查者信息个性化自动产生的目标。

2.健康体检过程的实践探索

在健康体检检查中，有很多的检查项目，比如导诊、影像检查结果、主检报告产生等，都进行了智慧化探索，并取得了一些重大的成果。一些体检中心采用5G智慧引导服务，借助5G的边界运算技术，实现了智慧导诊服务，不仅改善了服务环境，还减轻了医护人员的工作量，提升了服务效率。

在影像人工智慧方面，也已经取得了很大的进步，比如肺部结节的智慧识别，磁控胶囊机器人的智慧诊断、乳腺癌的智慧诊断，以及糖尿病性视网膜疾病的诊断等，都实现了健康体检的智慧化目标。

主检报告是健康体检报告的核心和灵魂。即便是资深的主检医生，也需要花费很长的时间才能写出一个"完美"的主检报告。人工完成主检报告既费时又费力，开发出一套智慧化的系统是十分必要，也十分重要。目前，有关单位自主开发的智慧主检报告已经初步成型，并在一些单位投入使用。智慧化的主检报告不仅可以减少健康管理中心主检医生的工作负担，还可以提高主检报告的质量。

3.健康体检检后干预的实践探索

在体检后，如果发现有重要的异常情况，就要及时进行处理，这是检查后的一项重要工作。之前，这一工作存在耗时长和不标准的情况。现在，一些医疗单位已经将关键的异常情况进行智慧化的处理，从而让医疗行为得以有效地进行规范。虽然检后干预是健康管理学科发展的薄弱环节，只要对其进行智慧化的赋能，就有利于更好地进行检后干预。

运动干预也已经向智慧化迈进，智慧化运动干预不仅可以根据运动的精确程度和危险程度的判断，制订出相应的个性化运动方案，还可以配置可佩戴式的智慧装备，以对运动状态或者风险的影响进行监控，达到对运动实时预警和对处方自动调节的目的。营养干预、心理干预等，也都进行了智慧化探索并成果显著。

4.智慧健康管理的发展方向

智慧健康管理的实践和研究尚处于初级阶段，有很多需要改进与提升的地方。智慧健康管理应该从如下三个方面进行改进与提升：（1）病患检查的改进与提升；（2）医务工作者的改进与提升；（3）健康管理中心管理者的改进与提升，比如开发可以采取血液的机器人，以提升血液检测的准确性和有效性，减少人工费用。还要开发一个健康管理机器人，利用它来搜集管理者的饮食、运动、用药等相关资讯，并且利用AI技术，进行数据统计和评价，从而有利于制定一个更好的生活模式。也可以开发虚拟人体模型，通过与虚拟技术相融合，就可以全面、系统地展示病人的身体状态，将疾病的部位、严重程度和危险因子等信息都一一显示出来，这样就可以更好地为顾客进行风险预测。

智慧健康管理的建设和应用，既能够促进医疗服务供给的增加、服务质量的提高、服务模式的重组和完善，同时又可以为政府决策提供数据支持。智慧健康管理的建设和应用也可以推动医疗服务与医疗保险的融合，拓展医疗服务支付的途径，促进医疗服务质量的提升。

参考文献

中华人民共和国中央人民政府. 国家卫生健康委办公厅关于进一步完善预约诊疗制度加强智慧医院建设的通知[EB/0L].（2020-05-21）[2021-11-30].

陈翔，周敏. 5G+智慧健康管理在我院的应用[J]. 现代医院2022.22（4）：620-621.625.

李娟，陈斌. 通信系统智慧健康管理研究[J]. 信息通信，2019（9）：61-64.

第五章　非健康人群的健康管理

健康管理始终以控制健康危险因素为核心。健康管理的人群主要包括健康人群、亚健康人群、亚临床人群以及处于疾病期和康复期的病人。本节重点论述对亚健康人群、亚临床人群与疾病期人群的健康管理内容。

第一节　健康的危险因素与内容

随着人类疾病谱的转变，慢性非传染性疾病（简称慢性病）已经成为威胁人类健康的主要疾病。我们要设法预防慢性疾病。在慢性疾病危险因素出现的早期，如果可以测定危险因素的严重程度，分析这些因素可能对健康造成的损害，积极对危险因素进行干预，提倡健康的生活方式，就可以减少与预防慢性病的发生。健康危险因素评价对减少预防慢性病非常重要，是健康教育、健康促进的一项重要策略。

什么是健康危险因素？它又是如何分类的呢？下面进行具体的介绍与解析。

1.健康危险因素的定义

危险因素是指接受暴露后增加患病危险性的因素。健康危险因素是指让疾病或者死亡发生的可能性增加的因素，或者是可以增加健康不良后果发生概率的因素，比如环境、生物、社会、经济、心理、行为诸因素。这些都是影响健康的危险因素。

2.健康危险因素的分类

（1）根据来源的不同，可以将健康危险因素分为如下四类因素：

①环境因素。主要包括自然环境中的生物、物理和化学因素，社会环境中的政治、经济、文化教育、就业、家庭与各类生活事件等因素。

②心理、行为生活方式因素。这类因素是由人类不良的生活行为方式而造成的，又称自创性危险因素。WHO在2002年的报告中列出了影响人类的十大健康危险因素：营养不良、不安全性行为、高血压、吸烟、酗酒、不安全饮用水与不良卫生设施和卫生习惯、铁缺乏、室内烟尘污染、高胆固醇、肥胖等。在这十大危险因素中，大部分的危险因素都与人类的行为有关。

③生物遗传危险因素。是指从亲代遗传的体形特征、生理特征、代谢类型、行为本能等因素。

④医疗卫生服务中产生的危险因素。该类危险因素是指存在于医疗卫生服务系统中，不利于保护身体健康的一些因素。该类危险因素有很多。比如：患者就诊时，医生开大处方、诱导过度和不必要的医疗消费；在医疗过程中，院内感染，滥用抗生素和激素等；医疗服务质量低下、有误诊或者漏诊等情况，这些都是危害人类健康的因素。

医疗资源的不合理布局、初级卫生保健网络的不健全，城乡卫生人力资源配置悬殊，重治疗、轻预防和医疗保健制度的不完善等，这些都是危害人类健康的因素。

（2）从疾病预防和健康管理的角度来划分，将健康危险因素分为可控（变）的健康危险因素和不可控（变）的健康危险因素。心理行为，生活方式因素、医疗卫生服务中与服务有关的因素属于控（变）的健康危险因素，环境因素、生物遗传因素、医疗卫生服务中与医疗卫生设施和制度相关的因素，属于不可控（变）的健康危险因素。

3.健康危险因素的特点

健康危险因素具有如下几个特点：

（1）健康危险因素的潜伏期长。

（2）健康危险因素的特异性弱。从危险因素对健康的影响来看，有可能是一种危险因素与多种疾病有联系，也可能是多种危险因素引发一种慢性病。比如，吸烟。吸烟既是引发肺癌的危险因素，又是支气管炎、心脑血管系统疾病和胃溃疡等疾病发病的危险因素。再比如，高脂、高热量饮食、盐摄入量过多、吸烟、紧张和静坐工作方式以及肥胖等，都会导致冠心病的发生。

（3）联合作用明显。随着人类健康危险因素的多重叠加，一因多果、多果一因、多因多果、多种危险因素联合作用的现象将会大量存在或者出现。

（4）广泛存在。在日常生活和我们的工作环境之中，危险因素可以说是无处不在，与人们紧密伴随。因此，我们要多关注。

第二节　慢性病的筛查

慢性病的发生、发展和致残是疾病危险因素长期作用于机体的结果。所以，要对慢性病危险因素进行了解。慢性病是如何发生与发展的呢？根据疾病的自然史，如图5-2-1，疾病大体可以分为易感期、临床前期、临床期和结局这四个阶段。

疾病在临床前期出现了一些可以识别的异常特征，比如肿瘤的早期标识物、血压升高、血脂升高等，就可以运用一些方法对其进行检查。在检查出后，可以对其做进一步的诊断和治疗，延缓疾病的发展，大大改善预后。

筛检就是在此背景下提出的，是筛检慢性病、减少慢性病发生、发展的根本性措施。

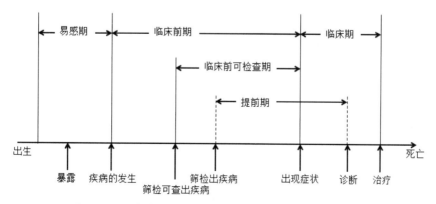

图5-2-1　疾病自然史与筛检示意图（沈福民　2001）

一、筛检概述

筛查出任何疾病都要到正规医院就医。人患病后不仅仅需要医药治疗，也需要非医非药健康生活方式和传统养生进行促进，才能够让我们的健康有所保障。

为了早期发现和早期诊断病人，医疗卫生服务机构和人员要进行筛检工作。这是医疗卫生服务机构和人员运用快速检验的方法，主动在人群中发现无症状病人的一项有效措施。

筛检是应用于临床前期或者临床初期的病人，比如用检查尿糖的方式筛查糖尿病，以提高治愈率。近年来，筛检多被应用于某病的高危人群，及时发现，减少发病率，比如筛查高血压可以预防脑卒中。而筛检具体流程可以见图5-2-2。

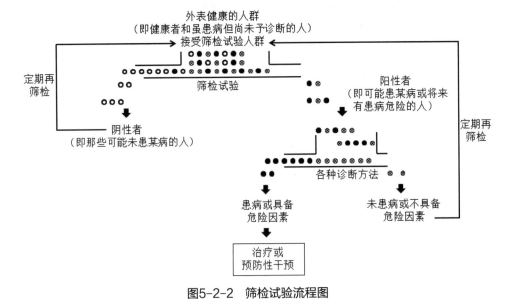

图5-2-2　筛检试验流程图

图例〇：筛检试验阴性　　⊗：筛检试验阳性但未患病
●：筛检试验阳性且目前已患病（Mausner 1985）

二、慢性病筛查的主要内容

1.个人健康史

个人健康史是慢性病筛查的主要内容之一。慢性病筛查有很多方法，其中花费最少能获得很多重要信息的方式就是询问。在慢性病筛查时，通过询问，筛查出慢性病危险因素或者潜在的健康问题。慢性病询问的内容涉及脑血管疾病、心脏病、恶性肿瘤等慢性病的危险因素。也可以围绕当地发病率高、严重危害健康的一些慢性病的危险因素进行询问。在询问前，可以先列一个提纲，这个提纲的内容主要为：吸烟、体力活动、日常饮食、酗酒、口腔卫生、职业与环境因素、精神卫生状态、家庭疾病史等。至于精神卫生状态、性生活史、药物（毒品）依赖、意外伤害等危险因素，可以在危险人群中有选择性地进行询问。

2.体格检查

在慢性病的临床预防中，体格检查需要定期进行。只有经常进行体格检查，才能发现重点防治的慢性病与一些恶性肿瘤。下面主要介绍检查心脑血管病和体表肿瘤的一些简单、方便、有效的体格检查方法。

（1）测量血压

在慢性病中，高血压病是最常见的心血管疾病，不仅患病率高，还会引发严重的心、脑、肾并发症，是脑卒中与冠心病的主要危险因素。所以，要经常进行高血压的筛查。高血压的筛查主要是定期测量血压。在测量血压时，要注意以下事宜：①筛查对象：所有18周岁以上的成年人。②理想血压，指收缩压＜120mmHg，且舒张压＜80mmHg；正常血压，指收缩压＜130mmHg，且舒张压＜85mmHg；正常高值，指收缩压介于130~139mmHg，且舒张压介于85~89mmHg；单纯收缩期高血压，指收缩压≥140mmHg，而舒张压＜90mmHg；高血压，指收缩压≥140mmHg，舒张压≥90mmHg。③是否是高血压，必须要根据病人未服降压药时的血压诊断，去对照规定的高血压标准，并且必须经过多次测量才能做出诊断。④在发现高血压后，要排除继发性（症状性）高血压，比如妊娠高血压综合征、肾脏疾病、内分泌疾病等引起的高血压。⑤遇到收缩压＞210mmHg或者舒张压＞120mmHg者，必须怀疑急进型高血压，要马上进行处理。

（2）测量体重和身高

超重和肥胖是糖尿病、高血压、冠心病、高脂血症、胆囊炎、胆石症、脂肪肝等慢性病的危险因素。筛查体重和身高的目的是及时发现超重和肥胖等异常情况，同时筛查身高还可以对老年人骨质疏松症进行及时监测。

儿童期肥胖是成年肥胖症、高血压、冠心病和糖尿病的先驱病。所以不仅要测量成年人或者老年人的体重和身高，还要测量儿童的体重和身高。体重和身高的测量对象就是全人群。

（3）皮肤检查

为了及早发现皮肤病、性病和皮肤癌，就必须经常进行皮肤检查。进行皮肤检查，要考虑如下几方面的检查内容：①筛查对象：皮肤癌高危人群，即有皮肤癌家族史，有预兆的皮肤损害（发育异常的痣、光化性角化病、某些先天性痣）与职业性、娱乐性、过度阳光暴晒史者。②为了让全身皮肤都得到检查，检查应该有序进行，特别是易受太阳照射的部位与自我检查时易遗漏的部位，比如腋下、臀部、会阴、大腿后面及上内侧等，一定要注意检查，不要有遗漏。③如果发现良性痣迅速增大、颜色改变、边缘不规则、高出皮肤、表面凹凸不平，溃疡或者结痂等，就要多加注意，警惕恶性黑色素痣的可能。④常规皮肤癌筛查要完全暴露皮肤，光线要充足，最好是在自然光下，用放大镜和手电筒进行筛查。

（4）乳腺检查

早期发现的乳腺癌没有淋巴结转移，经过治疗后有较高的生存率，所以早期诊断和治疗具有非常重要的意义。早期诊断的最好方式就是乳腺检查，乳腺检查要注意以下几方面的事宜：

①筛查对象：40岁以上的妇女，特别是单侧乳腺癌术后，乳腺癌家族史，30岁以后生头胎、从未生育，55岁后才绝经者或者使用雌激素时间较长者等，这些都是乳腺癌高危人群。

②检查方法：提倡自我乳房检查，包括望诊（对着镜子观察双侧乳房的大小位置，轮廓是否对称，皮肤是否水肿，有否回缩或下陷等异常）和触诊（用中间三指指腹以螺旋式运动触摸整个乳房、再摸两侧腋窝、锁骨，要感觉一下是否有结节、肿块、增厚、凹陷、肿胀、压痛等，同时要注意乳头是否有渗出乳汁样、血性或者淡黄色液体）。

③检查时间。时间以月经结束后3~7天为宜，无月经者可于每月初进行检查。

（5）睾丸检查

睾丸上的肿块，恶性的可能性很大。睾丸肿瘤是一种浅表的恶性肿瘤，可以被早期发现和早期诊断，而且早期发现的治愈率很高。所以，要经常进行睾丸检查。睾丸检查要注意以下事宜：

①筛查对象：青春期与性活跃的青壮年期、隐睾与纠正后的隐睾患者。

②自我检查：在热浴后，特别是阴囊下垂时，可以用手托着睾丸，看一下左右睾的重量有无异常，阴囊大小有无不同。

③医生复查：区分睾丸、附睾和精索，注意它们的位置关系；用拇指和其他手指轻轻地滚动睾丸，检查其大小、质地是否光滑，有无硬结块，有无压痛，同时对比两侧是否有不同之处。

④注意排除急性附睾炎、睾丸炎、睾丸鞘膜积液等。

（6）直肠指查

直肠指查可用于发现肛管、直肠和前列腺肿瘤的筛查。直肠指查要注意如下事宜：

①筛查对象：40岁以上人群。

②检查方法：受检者取左侧卧位，屈膝，区髋或者膀胱截石位、膝胸位或者是站立。在直肠指查时，检查者要戴手套，手指要涂上润滑剂。然后，在肛门周围轻轻按摩几下，使肛门括约肌放松后再将手指插入肛门，沿直肠壁向前。检查者要仔细感觉有无息肉、结节、肿块、狭窄或者触痛。在抽出手指后，要看一下指套上粪便的颜色、质地、有无脓血。

③在为男性进行手指检查时，特别是当检查手指通过直肠前壁触诊前列腺时，要先感觉前列腺的中央沟和中叶，然后手指在侧叶上滑动触摸，注意前列腺是否光滑，是否无结节，前列腺的质地、形状、大小和活动度是否正常。

④直肠癌表现为结节状、环形或菜花样肿块，典型表现为无蒂、质地坚硬，边缘高起，中央有溃疡、结节状息肉样肿块。

⑤前列腺表现为一个或者多个结节，质地坚硬如石，无压痛，中央沟消失。

3.实验室检查

通过实验室检查可以获得询问和体检所不能获得的危险因素与信息，实验室检查比体格检查更能够引起医生和被服务人群的关注。其筛检的方法不同于临床检验项目。

通常，它具有如下的特点：

（1）检测速度快、易于操作，耗费低和适用人群筛查；

（2）检测方法比较灵敏，易于发现早期疾病；

（3）较少假阳性和假阴性，可以用真实性和可靠性两个指标来选择。

三、筛检异常结果的处理

通过慢性病的筛查，可以从看似"健康"的人群中筛查出一些异常结果，这一结果包括健康史、体征或者实验室的异常。通过慢性病筛查而获得的结果，既可以是不良行为和生活方式导致的，又可以是心理和社会适应、生物医学引发的。对于这些异常结果，都要采取健康教育、医学咨询和进一步诊断、治疗，从而达到临床预防的目的。

对异常结果的处理原则有很多，主要包括如下内容：

1.提供生物、心理和社会适应能力等方面的咨询和支持；

2.根据需要选择进一步的筛查，特别是进行实验室或者用仪器检查；

3.列入随访，对已经确诊的病人要按照医嘱要求进行随访；分发与筛查疾病有关的健康教育资料，使人群了解疾病筛检的意义，及早处理的重要性和必要性；根据需要和可能对一些有共性的异常结果进行预防，如表5-2-1。

表5-2-1　常见慢性病筛查异常结果处理

异常筛查结果	进一步诊断研究	可供参考的治疗方案	可咨询者	随访
根据诊断标准提示高血压	全血细胞计数、眼底镜检查、尿液常规、血液生化（血胆固醇、空腹血糖血肌酐、血钾）、心电图、心超、胸片、肾图、危险因素评定、危险因素分层	非药物治疗：低钠饮食、控制能量摄入、控制酒的摄入、锻炼、控制体重、异常结构的手术治疗（如肾动脉狭窄）药物治疗：利尿剂、β受体阻断剂、血管紧张素转化酶抑制剂、钙拮抗剂	心内科医生、肾病科医生、眼科医生、内分泌科医生、营养师、药剂师	血压测定病人依从性药物不良反应药物服用剂量与方法
总胆固醇或LDL-C升高、HDL-C降低提示高血脂	总胆固醇等复查、脂蛋白测定、危险因素分析	非药物治疗：第一步低脂肪饮食、第二步低脂肪饮食、减肥、锻炼药物治疗：他汀类（抑制胆固醇形成）、纤维素类（抑制三酸甘油形成）	内分泌科医生、心内科医生、营养师	饮食计划锻炼体重控制监测处理药物的不良反应
EKG改变提示静止性心肌缺血提示无症状性冠心病	EKG监测、运动试验、心肌灌注扫描、心超（负荷）、冠状动脉造影	抗心绞痛药物治疗冠状动脉再通术行为调节	心内科医生、核医学科医生、心外科医生、营养师、运动医学医生	运动/静息EKG负荷心肌灌注显影

异常筛查结果	进一步诊断研究	可供参考的治疗方案	可咨询者	随访
空腹血糖升高≥7.1mmol/L提示糖尿病	空腹血糖检测、葡萄糖耐量试验、糖化血红蛋白检测、血脂检测、血清肌酐检测、尿液分析、甲状腺功能试验、心电图	糖尿病饮食锻炼口服降糖药胰岛素	内分泌科医生、眼科医生、神经科医生、肾病科医生、心内科医生、营养师、家庭护理、社会服务	体检空腹血糖糖化血红蛋白尿液分析肌酐清除率自我监测血糖、尿糖尿酮测定
视力下降	正规的视敏度检查、视网膜检查、视觉诱发反应试验、视野或者视周长	矫正的透镜治疗原发性弱视眼罩斜视手术	眼科医生、验光师、学校系统	视力矫正（儿童）
低血色素或者血细胞容积浓度异常提示贫血倾向	全血细胞计数、周围血涂片、网织红细胞计数、铁、铁结合力、铁蛋白、Coombs试验、隐血试验、骨髓穿刺、叶酸/B_{12}测定、甲状腺功能试验	治疗病因铁的硫酸盐（缺铁者）叶酸（叶酸缺乏者）维生素B_{12}（维生素B_{12}缺乏者）	血液科医生、病理科医生、遗传工作者、消化科医生、营养师	血清蛋白红细胞计数血红蛋白测定红细胞比容营养水平
乳房检查异常、钼靶扫描异常提示乳腺癌	综合放大或点压钼靶检查、细针穿刺细胞学检查、B超、活检冰冻切片、胸片、CT、肝功能检查	乳房部分切除腋窝淋巴结切除化疗放疗激素治疗乳腺癌切除术	普外科医生、放射学医生、病理学医生、放疗学医生、咨询和支持组织、社会服务、家庭护理	乳房检查钼靶摄片骨盆检查肝功能检查
大便性状改变、大便隐血（＋）、直肠指检触与肿块、乙状结肠镜筛检时发现息肉或者块状物提示结肠、直肠癌	结肠镜、气钡灌肠造影、活检、血常规、肝功能、胸片盆腔CT、CEA（癌胚抗原）	息肉手术切除辅助放疗辅助化疗	胃肠病医生、普外科医生、放疗学医生、咨询和支持组织、营养师、家庭护理、社会服务	结肠镜气钡双重造影大便隐血试验CEA
宫颈上皮细胞异常（如不典型增生、宫颈上皮细胞内肿瘤、原位癌）、腺细胞异常（如腺癌、鳞状上皮细胞癌、巴氏Ⅲ-Ⅳ级）提示宫颈癌	阴道镜检查、宫颈内膜刮宫、宫颈针刺、活检、诊断性宫颈切除、内膜取样、环形电外科切除	局部切除冷冻疗法环形电外科切除子宫切除术根除性淋巴切除术CO_2激光疗法	细胞病理学医生、妇产科医生、肿瘤科医生、化疗医生、咨询和支持组织、营养师、家庭护理、社会服务	巴氏试验阴道镜检查
直肠指检异常、PSA（前列腺癌特异抗原）水平、经直肠B超提示前列腺癌	PSA水平、经直肠B超、细针穿刺、腹部或者盆腔CT、骨核素扫描	密切随访观察前列腺根除术外置放疗间质放疗激素治疗	泌尿科医生、肿瘤科医生、放射学医生、核医学医生、放疗医生、咨询和支持组织、营养师、家庭护理、社会服务	PSA水平其他肿瘤标记物骨CT扫描
口腔检查可疑病灶提示口腔癌	口腔脱落细胞检查、活检	手术切除放疗化疗	耳鼻咽喉科医生、颌面外科医生、整形师、肿瘤医生、放疗学医生、咨询与支持组织、营养师、家庭护理、社会服务	临床监测

续表

异常筛查结果	进一步诊断研究	可供参考的治疗方案	可咨询者	随访
可触及睾丸肿块提示睾丸癌	睾丸超声波、β-hCG、AFP测定、睾丸切除术、胸片、胸部CT	睾丸切除 腹膜后淋巴结切除 化疗 放疗	放射科医生、泌尿科医生、放疗学医生、普外科医生、咨询及支持组织、家庭护理、社会服务	β-hCG AFP 胸腹部CT
皮肤可疑病灶提示皮肤癌	彻底皮肤检查、活检、全血细胞计数肝功能、胸片	切除非黑色素皮肤癌 经典化疗 激光 放疗 切除黑色素皮肤癌 预防性淋巴结切除	皮肤科医生、整形医生、放疗学医生、咨询和支持组织、营养师、家庭护理、社会服务	全血细胞计数 化疗咨询 胸片 肝功能 腹部CT

资料来源：傅华等主编.临床预防医学.上海：上海医科大学出版社，1999.

四、慢性病筛查案例研究

1.糖尿病高危人群筛查和管理

据2010年数据，上海市糖尿病患病率高达15.48%，且50%的患者未得到及时诊断，严重影响居民的身体健康和生存质量。近年来，上海加强了对糖尿病高危人群的管理力度，针对区内常住居民中有糖尿病危险因素的人群，实施糖耐量试验（OGTT筛查），即检测空腹静脉血糖+服糖后两小时静脉血糖。通过耐量试验，上海某区发现了大量糖尿病前期人群与患者。

尽早发现并及时控制糖尿病，能降低糖尿病治疗造成的经济负担。及时发现血糖异常者，并提示其复查，为明确诊断的糖尿病前期病人（IFG、IGT）和糖尿病患者建卡，定期随访和管理，纠正可控制的糖尿病危险因素，通过耐量试验发现了大量糖尿病前期人群与患者，在提高人群健康水平上发挥积极的作用。

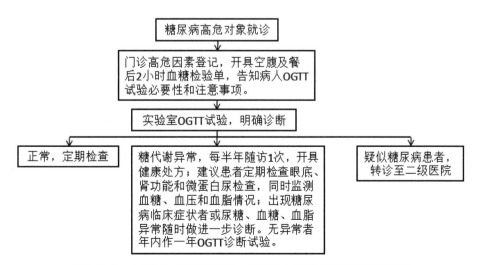

图5-2-3　上海西南某区2型糖尿病高危人群筛查和管理服务流程

2.社区"六癌"早发现

近年来，恶性肿瘤发病率逐年增高，其中肺癌、胃癌、大肠癌、肝癌、乳腺癌、宫颈癌（以下简称"六癌"）对人群的危害特别严重，占闵行区癌症发病的60%。恶性肿瘤是可以预防的，早期诊断是可以治愈的，关键要做到早发现、早治疗。

开展社区"六癌"早发现筛查是上海某区政府的实事工程。该工程以健康教育（咨询）为先导，通过体检、门诊就诊、社区健康教育讲课等途径，开展肿瘤危险因素问卷调查，发现具有肿瘤危险因素的对象，完成包括：大便隐血、肝B超、甲胎蛋白（AFP）检测、胸片、乳腺彩超、乳腺钼靶、阴道镜检查和（或）宫颈活动组织检查等在内的相应检查。检查阳性或者是可疑人群转入二、三级医院进一步明确诊断。将排除肿瘤并有"六癌"高危因素的人群进行建卡随访管理，在饮食、运动、防癌自检等方面，对他们进行指导，为他们定期做相关项目的检查。

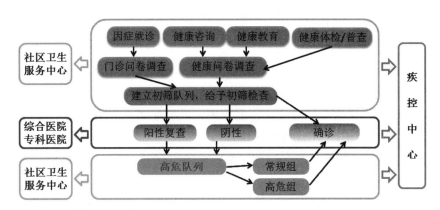

图5-2-4　上海西南某区社区"六癌"早发现服务流程

第三节　疾病人群的监测

疾病监测又称流行病学监测。20世纪40年代末，美国疾病控制中心开始进行系统的疾病监测工作。1968年，第21届世界卫生大会（WHA）讨论了国家和国际传染病监测的问题。在20世纪70年代开始，很多国家开展了监测工作，观察传染病疫情的动态。之后，疾病监测又扩展到非传染病领域，并评价预防措施和防病效果。很多国家从纯粹的生物医学角度逐渐向生物–心理–社会方面进行监测。我国于1979年开始，在北京、天津试点，并逐步推广。

1.疾病检测的步骤与内容

（1）建立健全监测机构，收集如下方面的资料：

①死亡登记资料；②医院、诊所、化验室的发病报告资料；③流行与爆发的报告资料，以及流行病学调查的资料；④实验室调查资料，比如血清学调查、病原体分离等资

料；⑤个例调查资料；⑥人群调查资料；⑦动物宿主，比如狂犬病、流行性出血热和鼠疫等人畜共患，以及媒介昆虫的分布资料；⑧暴露地区或者监测地区的人口资料；⑨生物制品与药物应用的记录资料；⑩其他资料，比如防治措施等资料。

（2）分析和评价所收集的资料：包括对某病的自然史、变化趋势、流行过程的影响因素、薄弱环节与防治效果等进行分析和评价。

（3）印制、分发和反馈资料，将所收集的资料和分析结果及时上报，并通知相关部门与个人，以便及时采取相应的防治措施。

2.疾病检测的种类

（1）传染病监测。不同国家指定的监测病种是不同的。WHO将疟疾、流感、脊髓灰质炎、流行性斑疹伤寒和回归热列为国际监测的传染病。根据自己国家的实际情况，在国际监测的传染病种的基础上，我国又将登革热列为需要监测的病种。

近年来，随着对外开放政策的不断实施，我国卫生部又增加了一些需要监测的传染病病种，比如把艾滋病列为国境检疫监测的传染病。从法律法规上，我国关于传染病的防治法不断健全。1989年，我国公布了第一部《中华人民共和国传染病防治法》，并于2004年进行了修订，而修订后的《传染病防治法》不仅明确了国家对传染病防治实行预防为主的方针，防治结合、分类管理，还说明了要依靠科学、依靠群众防治传染病。在修订后的《传染病防治法》中共有39种传染病，而且分为甲、乙、丙三类，以对它们进行分类管理。

（2）非传染病监测

非传染病监测的内容根据监测目的有所不同，其监测内容主要包括出生缺陷、职业病、流产、吸烟与健康等。同时，还有营养监测、婴儿死亡率监测、社区和学校的健康教育情况监测、食品卫生、环境、水质监测等，监测内容的范围极为广泛。

我国部分地区还对恶性肿瘤、心脑血管病、高血压、出生缺陷等非传染病进行了监测管理。

第四节　疾病管理的模式与策略

疾病管理是一种国际通行的医疗干预和沟通辅助系统，通过改善医生和患者之间的关系，建立详细的医疗保健计划，以循证医学方法为基础，为疾病的健康管理服务（含诊疗）提出一些有效的建议、策略，以此来改善病情或者预防病情的加重，实现不断改善目标人群健康的目标。疾病管理必须在正规医院由医生进行管理。

一、疾病管理的执行模式

1.初级疾病管理模式

初级疾病管理模式是一个病人与一个疾病管理者的一对一的关系，适用于需要加强

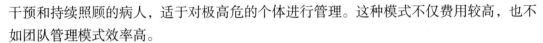

干预和持续照顾的病人，适于对极高危的个体进行管理。这种模式不仅费用较高，也不如团队管理模式效率高。

2.团队疾病管理模式

团队疾病管理模式是许多个病人被分配给一个疾病管理者，是常用的一种模式，不仅费用低，而且病人的管理不受医务人员休假或者生病的影响。

二、病人进入项目的策略

应该让病人自愿进入项目。有两种入选方法：（1）逐个登记入册法，工作主要集中进入项目的病人，评价持续照顾的病人；（2）假设所有病人进入，工作以全部病人为基础，评价全部的病人。

三、病人的分层

将管理的病人分层，有如下目的：1.确定随访接触的强度；2.掌握和综合分析病人临床的所有资料；3.根据病人的情况将病人分别分配给适合的疾病管理责任师；4.测量疾病恶化的程度，特别是对慢性病要进行测量。根据病人的临床资料和已有的规则，将管理的病人分为3-5组，便于管理。

四、制订保健计划：疾病人群

在为疾病人群制订保健计划，做非药健康管理时，首先要让他们到正规医院接受正规治疗，然后根据病情做好非医非药健康管理的保健服务。保健计划的制订要有伸缩性，要注意方法。

保健计划的制订要考虑如下三方面的内容：1.机构的功能；2.预期结果；3.可支持的技术条件。保健计划由疾病管理者制订或者通过临床资源系统提供计划。

常用的疾病管理保健的形式有电话联系、邮寄或者通过网页阅读、邮件、微信联系，在诊所或者家里见面的方式。从费用与效果上来说，个人见面方式费用高但是效果最大，邮寄或通过网页阅读的费用最低，但是效果也是最差，微信及视频效果居中。

第五节 非健康人群健康管理的执行与保障计划

健康管理不仅需要实践与执行，还需要有计划地去落地与执行，才能保障每一个管理项目的顺利进行，才会让健康管理的计划与举措落地。

1.评价管理的病人

通过询问的方式对病人进行评价与管理。在询问病人时，先问普通的问题，然后逐步进入到具体的有针对性的问题询问中。在询问病人时，要注意如下方面的事宜：

（1）电话的时间

如果是以打电话，微信、视频方式询问，一般谈话时间在15~20分钟为宜。要注意时间的分配，时间的分配如下：介绍与问候语用两分钟的时间；确定就诊的全科医生，了解最近的病情用3分钟的时间；确定目前用药，是否需要加、减或者调整药物用3分钟的时间；完成评价用5分钟的时间；设立或者回顾目标、教育病人、倾听病人意见用5分钟的时间；预约下一次电话时间，说再见用两分钟的时间。

（2）与病人交流的技巧

①共享信息决策技术（SDM）：SDM是一个患者和临床医生共同参与的过程，这是常用的交流方法，也是患者了解疾病的严重程度和危险、预防的方法。

SDM是一种有效的交流工具，它打破了传统的病人与医生的医患关系，进而去共享信息。它要求疾病管理者与病人都要有丰富的知识。

在运用这种技术时，要注意如下方面的内容：要了解预防性保健服务，包括危险、益处、可选择性和不确定性；要根据管理后可能存在的利与弊，权衡服务的价值；在决策时，要考虑病人的适应性。

②管理具体行动与目标的设定：由于自律性强的病人并不是很多，所以要设定管理目标，以激励病人向健康的方向努力。在制定目标时，最好要先考虑某一个健康问题的中间阶段，然后再逐步制订多个目标，在一个或者多个任务的中间制定目标。标准目标的设定一定要有针对性、是可测量的、是可行的，比如确定具体日期的目标：下星期一我要一个人走到大门口。

（3）需求管理

需求管理，主要是指病人在遇到某些临床情况时，被要求必须回答的问题，主要包括如下三个方面的问题：临床判断、指南或者分类的问题。

①临床判断

当病人提出问题时，疾病管理者要根据掌握的经验和专业知识进行回答，回答记录既可以是叙述性的，也可以用SOAP的格式。什么是SOAP的书写格式呢？

S（Supervisor）主观的：69岁的糖尿病患者，在3周时间内多次有早晨轻度头痛、饥饿，无胸痛、气短、口齿不清、头晕和糊涂的情况发生。他没改变药物与服法，以前没有过类似的症状。

O（Objective）客观的：发生不适时，病人曾经在家里自测血糖为68mg/dl。

A（Assessment）评价：可能为低血糖反应。

P（Plan）计划：在不适时继续监测血糖，与医生联系调整胰岛素剂量，指导病人改变活动的方式，再发生低血糖时可随时打电话。

②指南

疾病管理工作的指南是按照症状和体征，以处理的轻重缓急而分类制定的。比如，其题目可以为"小儿发热""成人胸痛"等，其处理方式可以分为家庭自我处理、诊所处理和急诊处理。一般来说，可以事先设计好表格。在填写表格后再判断是否要去急诊。

③分类

决策需求管理最准确的方法是分类法。这种方法要求先设计好表格，至于每一项回答是或者否，最后会得出结论。如果有缺失值，可以暂时将表格保存。

2.疾病管理的评价指标

测量结果既利于寻找管理的不足，又有利于提高疾病管理的质量。对于疾病管理来说，测量结果非常重要。

测量结果主要包括以下几方面的内容：①临床结果测量：并发症、发病与死亡情况，医生的临床实践水平等；②经费结果测量：医疗费用、住院、急诊和门诊人次、误工天数、生活质量；③行为结果测量：患者和医生的依从性、患者的自我管理能力；④服务质量结果测量：患者的满意度。

3.界定疾病管理的医疗与非医疗健康管理

在疾病管理中，疾病治疗是医院医生为主，非医非药健康企业健康管理师可以在健康教育、健康咨询与非医非药健康生活方式、传统养生上下功夫。疾病患者要明白，非医非药健康保健服务不能代替医药治疗，但是要想身体健康，不能仅仅限于医药治疗而不做健康生活方式和传统养生的改变。

特殊疾病或者严重疾病患者，以及医生有特殊要求的疾病患者，如果不能接受非医非药健康企业健康管理保健服务，就要提前告知非医非药健康企业健康管理师，要听医嘱。

第六章　健康管理的评价

健康管理以服务为载体，以管理为手段，通过有计划有组织的系统活动，对个体和群体中的健康问题和健康危险因素进行信息收集、风险评估、健康干预和效果评价。健康管理是一种动态循环往复的过程，在这个过程中，效果评价既是最为关键的一个环节，也是对健康管理效果进行概括和总结。本章主要阐述健康管理评价的概念、设计、步骤、指标等内容。此外，本章还介绍了卫生经济学评价法。

健康干预效果评价来自正规医院真实检测结果来判断效果。来自健康管理客体理念、行为、习惯改变的结果来判断效果。来自健康管理客体症状改善描述判断效果。非药健康企业、门店，健康管理师不能为客体进行检测，并用检测数据作为健康干预效果评估。不能诱导客户错误提供健康干预效果，健康干预效果评估务必真实、客观且由客体提供。

第一节　健康管理评价的概述

健康管理评价就是评价者根据评价标准对评价对象进行量化和非量化的测量过程。评价的过程是一个对评价对象进行判断的过程。评价过程是一个综合计算、观察和咨询等的复杂的分析过程。是否执行健康管理评价已经成为衡量一项健康管理项目是否能成功、是否科学的重要标志。

一、健康管理评价的定义

评价是运用某一个标准对事物的准确性、实效性、经济性与满意度等方面进行评估的过程。评价会有一个可靠的有逻辑的结论。

健康管理评价分为狭义的健康管理评价与广义的健康管理评价。前者是对健康干预效果进行动态跟踪，了解存在的问题，评价计划和措施的实施效果，并对干预方案做进一步的改进或者完善。后者是针对整个健康管理项目进行评价，贯穿健康管理项目设计、实施的始终，是保证健康管理项目方案设计先进、实施成功的关键性措施。

二、健康管理评价的目的

健康管理评价是通过分析健康管理的干预活动和干预组织的情况、健康管理实现的预定目标的情况、健康管理的影响力和成本等，来达到健康管理评价的目的，即：评价健康管理计划的先进性与合理性；评价健康管理执行与否以及执行情况如何；评价健康管理能否受其他因素的影响；评价健康管理预期目标的实现程度与可持续性等。健康管理评价既让人及时了解健康管理的效果，通过改变不良的生活方式与习惯，降低疾病发生的危险性；既减少心血管疾病、代谢综合征的发病率，又降低医疗费用，提高社会经济效益，提高全民健康素质水平。

三、健康管理评价的意义

健康管理评价是对项目进行全面的检测、控制。健康管理评价既能够保证计划设计和计划执行的质量，又为后续研究提供完成情况的信息，或者发现未能实现目标的可能原因，最大限度地保障计划的先进性和实施质量。健康管理评价能够寻找可信证据，以证明管理的价值。健康管理评价能丰富专业人员的理论知识，改进专业人员的工作方式，提高实践能力与水平。

第二节　健康管理评价的设计

健康管理评价设计是为健康管理产生的效应做正确评价而制订的一个方案。这个方案是以自变量和测量的频率和时间为基础而拟订的。本节将重点论述比较常见的非实验设计、准实验设计与实验设计的评价设计方案。还将介绍健康管理评价的影响因素与评价设计框架。

一、健康管理评价的设计方案

1.非实验设计

非实验设计是一种描述性或者相关性研究策略，用于识别与检验自然存在着的变量与变量之间的关系，又称前实验设计。非实验设计使研究者做出变量之间为因果关系的假设，并在后续的实验研究中来验证这种假设。非实验设计是真实验设计的一个组成部分。非实验设计的研究程序是在自然情境或者现场情境中进行的，被试者不易察觉到研究者所操作的变量。非实验设计的特点是既不能主动操纵自变量，又不能有效地控制无关变量，因而对实验中的影响因素控制最低。常见类型包括单组后测设计、单组前后测设计和固定组比较设计与事后回溯设计（相关研究设计和准则组设计）。

（1）单组后测设计。在实验设计中，单组后测设计只有一个实验组，没有控制组，只对一组实验进行处理，并且不进行实验的前测，仅仅通过后测得到该组的成绩，以推测处理的效果。

研究实例：莫扎特音乐对学生认知水平的影响。

实验模式：XO（X：听莫扎特音乐，O：学生认知水平测试）。

（2）单组前后测设计。单组前后测设计是对单组后测设计的一种改进，与单组后测设计一样，它也没有设置相应的控制组进行比较。在引入处理之前，要对该实验组进行一次前测，从前测的结果中，获得与该组有关的某些信息，并作为与实验处理的结果进行比较的基线，一次评估实验处理的效应。

研究实例：莫扎特音乐对学生认知水平的影响。

实验模式：$O_{前}XO_{后}$（$O_{前}$：认知水平前测，听莫扎特音乐，$O_{后}$：学生认知水平后测。对研究结果进行统计分析，检验实验组前测成绩的平均数和后测成绩的平均数有无明显的差异，根据实验组人数的多少进行 Z 检验或者是 t 检验。

（3）固定组比较设计。固定组比较设计是指利用已经形成的两个原有整组，并仅对一组进行实验与处理，然后将两组进行后测比较的一种设计研究，又称静态组比较设计或者非等控制组后测设计。

研究实例：莫扎特音乐对学生认知水平的影响。

实验模式：　X　　0_1　实验组
　　　　　　　　0_2　非等控制组

X：听莫扎特音乐
O_1：听莫扎特音乐组学生认知水平测试
O_2：不听莫扎特音乐组学生认知水平测试

图6-2-1　固定组比较设计的实验模式

在固定组比较设计研究结果的统计分析中，要将实验组后测成绩的平均数O_1与对照组后测成绩的平均数O_2进行比较，对两个平均数差异的显著性进行检验。

（4）事后回溯设计。事后回溯设计是指所研究的对象是已经发生的事件，而且在研究过程中，研究者不需要选择与分配被试，也不需要设计实验处理或者操纵自变量，而是要通过观察已有的条件或者变量，将这种自然发生的变量与某种可能的结果联系起来，然后再进行分析，从中发现某种可能存在的变量间的关系。

①相关研究设计。相关研究设计是从被试收集的两组数据中，选择其中的一组数据作为观测的结果，选择另一组数据作为被追溯的原因，以此来研究两组数据之间的关系，并且阐明两者之间的关系。相关的程度有强弱之分，O为无相关，1为完全相关，而介于0~1之间的数值越大，则表示相关的程度越强。相关的方向有正负之分，正相关是指一个变量值越大，另一个变量值也越大的变化。而负相关则恰恰相反，是指一个变量值越大，另一个变量值却越小的一种变化。零相关，是指一个变量值越大，另一个变量值则是在无规则的变化。还要注意的是，相关两个变量是否有因果关系。

根据两个变量类型还可以将研究设计分为如下三种类型。

首先，两个变量均是在连续变量情况下的相关关系研究设计

两个变量均是连续变量的实验设计，就是从研究群体中随机选出一些被试，然后再分别确定被试的两个变量的连续水平。比如，研究学习动机与学习成绩关系的实例，具体研究设计的案例如下：

从某普通中学随机选出100名学生，用成就动机量表测出每个被试的动机强度得分，然后用他们本学期语文、数学和英语三门主科统考成绩的平均分作为成绩的指标。最后，就得出了如表6-2-1：

表6-2-1　原始数据表

姓名	动机得分（V_1）	学习成绩得分（V_2）	统计分析
1张明	67	89	
2刘丽	70	93	
3黄伟	44	71	r=0.531 P＜0.001
…	…	…	
100张岩	68	83	

由上表可见，如果两个变量都是连续的变量，就可以采用积差相关分析，如果需要了解一个变量对一个变量是否有显著的预测作用，那么，就可以采用回归分析。在本例题中，学习动机与学习成绩关系的统计检验：皮尔逊积差相关：$r=0.531$，$P<0.001$。这一结果说明，学习动机与学习成绩关系有显著的正相关的关系。一元回归：$y=58.058+0.335x$。这个结果显示，学习动机对学习成绩具有正向的预测作用。

其次，类型变量与连续变量的相关关系研究设计。第一类型，两水平类型变量与连续变量的相关关系研究设计，该研究设计首先确定研究群体的各成员在V_1变量上的两种类型水平，同时挑选出不同水平的成员分别为实验对象，一共两组实验对象，然后确定每组实验对象在V_2变量上的连续水平。例如，研究学生学习成绩与自信心的关系，具体研究的案例如下：

对某普通中学初三年级学生进行自信心等级评定，在评定时，可以从自信心强的学生中随机选出50名学生，成立一个"强自信心组"。然后再从自信心弱的学生组中随机选出50名学生，成立一个"弱信心组"。之后，用他们本学期语文、数学和英语三门主科统考成绩的平均分作为成绩的指标。最后，得出如表6-2-2：

表6-2-2 原始数据表

姓名	强自信心等级（V_1）	学习成绩得分（V_2）
1张明	强	89
2黄宏	弱	71
…	…	…
100张岩	强	83

由上表可见，一个变量是类型变量（名称或顺序变量），一个变量是连续变量，所以可以先确定类型变量的不同水平，然后再对不同水平中所对应的连续变量的平均值进行独立样本t检验或者方差分析。本例题中自信心与学习成绩关系的统计检验如表6-2-3：

表6-2-3 不同自信心学生学习成绩的比较

组别	人数	学习成绩得分	t检验
强自信心组	50	78.34 ± 13.24	$t=4.456$
弱自信心组	50	64.40 ± 14.12	$P<0.01$

由自信心与学习成绩关系的统计检验结果可知，不同自信心学生的学习成绩有显著的差别。

第二类型，是指对三水平类与以上类型变量以及连续变量的相关关系的研究设计。该研究设计首先要确定研究群体各成员在V_1变量上的K种类型水平（$K\geq3$）；其次，从不同水平的学生中分别选出1组进行实验，一共为K组。最后，确定每组的实验对象在V_2变量上的连续水平。例如，研究学生心理健康与家庭管教类型的关系。

具体的案例如下：

对某普通中学的学生按照家庭管教类型进行分类。通常，先可以将它们分为"民主型""专制型""放任型"三类型，然后再分别从三个类型的学生中随机抽取30名，组成"民主管教型""专制管教型""放任管教型"三个组。之后，对三组他们进行心理健康测验，用他们的得分作为心理健康的评定指标。最后，得出如下表6-2-4：

表6-2-4　原始数据表

姓名	管教类型（V_1）	心理健康得分（V_2）
1张明	民主型	89
2刘修	专制型	78
3黄宏	放任型	57
…	…	…
100张岩	民主型	83

家庭管教类型与心理健康关系的方差统计检验如下：

表6-2-5　不同家庭管教类型学生心理健康状况比较

组别	人数	学习成绩得分	统计检验
民主型	30	78.65 ± 13.24	
专制型	30	57.55 ± 14.12	$F=7.876$
放任型	30	67.55 ± 17.12	

由上表可见研究的结果，而方差分析结果表明，管教类型效应显著。

最后，两变量都是类型变量的相关关系研究设计。如果两变量都是类型变量，那么，就要先确定研究群体的不同成员在V_1变量上的p种类型水平（$p \geq 2$），从不同水平的成员中分别选出1组进行实验，共p组，然后确定每组成员在V_2变量上的q种类型水平。例如，研究家庭管教类型对学生心理焦虑的影响，而具体案例的研究如下：

对某普通中学学生进行家庭管教类型评定，分为"民主型""专制型""放任型"三类型，分别从三个类型的学生中随机抽取30名学生，并按照"民主管教型""专制管教型""放任管教型"分为三个组，然后对三组成员进行"高焦虑""中焦虑""低焦虑"三级评定。最后，得出如表6-2-6：

表6-2-6　原始数据表

姓名	管教类型（V_1）	心理焦虑状况等级（V_2）
1张明	民主型	中等焦虑
2刘栋	专制型	高焦虑
3黄宏	放任型	低焦虑
…	…	…
100张岩	放任型	高焦虑

以上两个变量都是类型变量，一是采用卡方检验，二是采用等级相关分析。在本例题中，家庭管教类型对学生心理焦虑影响的卡方统计检验如表6-2-7：

表6-2-7　不同家庭管教类型对学生心理焦虑状况影响的比较

组别	高焦虑	中等焦虑	低焦虑	统计检验
民主型	4	15	11	
专制型	16	10	4	$\chi^2=7.4565$
放任型	12	12	6	$P<0.01$

由上表可知，不同家庭管教类型对学生心理焦虑的影响有显著的区别。

②准则组设计。准则组设计要求研究者必须确认某些被试（准则组）具有一种状态的特征，而另一些被试（非准则组）则不具有这种状态的特征。之后，在此基础上去追溯可能存在的原因。其实验模式详见图6-2-2。

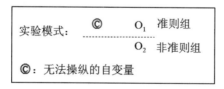

图6-2-2　准则组设计的实验模式

比如，在离异家庭成长的大学生和在正常家庭中成长的大学生，他们对世界、他人、自我价值与人际关系等所具有的态度。根据满足统计分析的条件，可以采用参数检验中的独立样本t检验或者用方差分析来进行数据分析。

综上所述可知非实验设计分类，而非实验设计分类如图6-2-3。

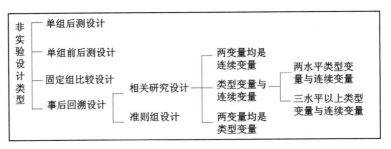

图6-2-3 非实验设计类型

2.准实验设计（Quasi-Experiment）

设实验组和对照组是非随机确定的，在主要因素相似的情况下，用配对方法对两者进行选择、对比。与实验研究相比，其优点是简单易行，省钱、省时。同时，它特别适用于社区健康教育和健康促进计划的评价设计。它也有自己的缺点，比如因未遵循随机化的原则，所以用它解释干预作用，不如用实验研究解释更有说服力。

目前，由于管理问题的复杂性和难控制性以及传统实验的局限性，准实验在管理研究中越来越受到重视。

（1）不等同的对照组设计

所谓"不等同"，是指参加研究的小组之间的特征是不相同的。不相同的程度如何，要通过测量检查的随机化水平程度来确定。其实验模式见图6-2-4。

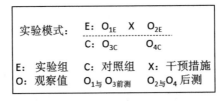

图6-2-4 不等同对照组设计的实验模式

以研究薪酬与绩效关系为例，在进行研究时，选择同一地区的两家制衣公司的生产车间作为实验组（78人，有5个生产班组）和对照组（63人，有4个生产班组）。多年来，研究者一直采用计件薪酬制度，为了证明团队薪酬的合理性，研究者就以某个班组的产量作为薪酬支付的依据，并将实验组的薪酬方式改为团队薪酬方案。虽然每个员工的底薪没有发生变化，但是如果所在班组的产量超过同期120%的月产量，那么，每超过一个百分点，其所在班组就会获得1000元的奖励。这一奖励以平均分配的方式发给组员。在团队薪酬政策推出前，研究者对实验组和对照组进行了测量。所测量的数据是X年员工的个人产量。以薪酬制度（团队薪酬、计件薪酬）为自变量，因变量是工作绩效，实验结果用 t 检验来考察，是研究 O_{1E} 和 O_{2E} 测量分数之间的平均数与 O_{3C} C O_{4C} 测量分数之间的平均数的显著性，同时也可以用方差分析。结果如图6-2-5。

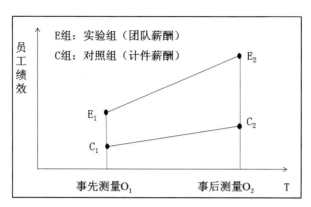

图6-2-5　薪酬制度与员工绩效的关系研究

（2）单组时间序列设计

指在不同的时间对一个被试组进行多次的观测，通过比较整个时间序列的观测结果来分析处理的效果。而对结果进行分析，则是对实验前的成绩做线性回归或者非线性回归分析，预测无实验处理时可能获得的成绩，然后对比预测成绩和实测成绩的区别。其基本实验模式为：$O_1 O_2 O_3 \cdots O_m \ X \ O_{n+1} O_{n+2} O_{n+3} \cdots O_{n+m}$（O：观察值，X：干预措施）。而采用时间系列设计对康涅提格州的交通死亡人数与实施严惩制度的关系研究结果如图6-2-6所示。

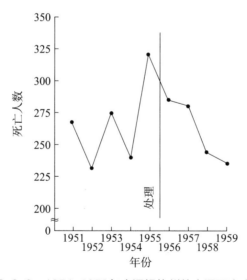

图6-2-6　1951~1959年康涅提格州的交通死亡人数

（3）复合时间系列设计

复合时间系列设计是指对多个时间点进行测量，在对其分别进行观察与干预后，不同研究组所发生的变化。复合时间系列设计融合了间歇时间系列设计和不等同对照组设计，既设立对照组，又进行多点观察。复合时间系列设计的优点是减少历史性因素的影响，有利于观察变化的趋势。这一方法适用于对参与者定期进行观察。由于观察点多，特别要对对照组进行多点观察，所以就增加了资源的消耗，同时也增加了对照组失访的可能性，这一方法操作复杂，难度较大，很少应用。其实验模式见图6-2-7。

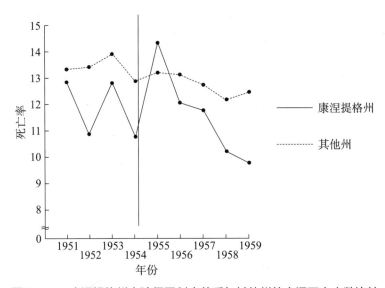

图6-2-7　复合时间系列设计的实验模式

曾经有研究者对康涅提格州施严惩制度前后的交通死亡人数进了研究，并将该州的交通死亡人数与其他州的交通死亡人数进行比较。此时，研究者就采用了复合时间系列设计。其研究结果见图6-2-8。

图6-2-8　康涅提格州实验惩罚制度前后与其他州的交通死亡人数比较

总之，常用的准实验设计含有不等同对照组设计、单组时间序列设计和复合时间系列设计。一定要灵活运用，会获得比较好的研究成果。

3.实验研究

实验研究是通过一个或者多个变量的变化来评估它对一个或多个变量产生的效应。实验研究的特点有很多，最大的特点是将研究对象随机分类，比如随机分为实验组与对照组，并严格控制干扰的因素，对健康管理的变化进行比较，以此来评价健康管理项目实施的效果。由于实验组和对照组是随机抽取，避免在选择上有偏有倚。此外，由于设置了对照组，还避免受历史因素、回归因素、测量与观察因素等的影响，让实验结果都能够归因于自变量改变的实验。因此，从理论上，这是一种比较完美的评价设计方案。从类型上，根据是否设置控制组（对照组）来分类，它分为单组设计与对比设计的两种类型。当然，它也可以根据分组方式划分，比如可以分为完全随机化设计与随机区组设计这两种类型。此外，它还可根据实验中自变量的多少分类，比如分为单因素设计与多因素设计的两种类型。

二、影响评价真实性的因素

1.测试与观察因素

测试者因素（暗示效应、成熟性、评定错误）、测量工具因素（有效性、准确性、问卷、仪器、试剂等）、测量对象因素（成熟性、霍桑效应）等，都影响评价的效果。其中，暗示效应是指评价者或者教育者的意向会影响评价的情况。评定错误是指评价者的意向会影响评价的结果。霍桑效应是指当试验对象感觉到被实验时，其行为可能有异常的表现。进行实验设计要尽量让实验结果具有科学性、普遍性，以及较高的"外在效度"。

2.回归

由于受偶然因素的影响，个别被测试对象的某些特征水平会在某一时间段表现的太高或者太低，之后，却又恢复到实际水平的现象。

3.选择因素

如果对照组的主要特征指标与干预组的特征指标不一致，就不能有效地发挥对照组的作用。因此，要选择具有较好"内在效度"的对照组，即选择能够有效地控制无关变量，让反应变量的变化完全由自变量决定的对照组。

4.失访

目标人群由于各种原因不能被干预或者评价。当目标人群失访的比例较高（10%）或者非随机失访，就会影响评价的效果。

5.时间因素

在健康管理计划执行或者评价期间发生的重大的、可能对目标人群健康相关行为产生影响的因素，比如新卫生政策的颁布、食物供应的变化、自然灾害等因素。

三、常见的健康管理评价设计框架

比较常见的健康管理评价设计框架应该包括评价目的、评估者、评估对象、评价内容、评价方法、评价指标、时间表、经费预算等内容，具体内容见图6-2-9。

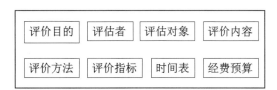

图6-2-9　健康管理评价设计框架图

第三节　健康管理评价的步骤

　　健康管理不是一蹴而就的，是要一步步进行的。它主要包括四个基本步骤，即收集健康管理对象的个人信息、进行健康和疾病风险评估、实施健康干预与干预效果评价。健康管理的四个步骤是一个循环往复、连续不断的过程。而每循环一次，就解决一些问题，获得一些成果。要长期不懈地努力，才能实现健康管理的目标。

一、健康管理评价的种类

　　健康管理评价是一个周而复始、阶梯式上升的过程。如果以整个过程为标准，将健康管理评价分为四个步骤，即健康管理评价的形成评价、过程评价、效果（结果）评价（效应评价、结局评价）与总结评价。其中，过程评价和效果评价又被称为反馈评价。

1.形成评价

　　形成评价又叫作前馈评价，它指的是对健康管理项目需求进行评价，确定项目开展的必要性和可行性，同时也对项目的方案进行评价与筛选。形成评价是在健康管理项目执行前或执行早期对该项目内容所做的评价，它是对健康管理项目计划进行的评价活动。形成评价针对健康管理计划的设计是否合理进行评价，其目的让健康管理计划符合目标人群的实际情况，让计划更科学、更完善，以最大限度地降低项目失败的风险，避免资源的浪费。

2.过程评价

　　过程评价是在20世纪80年代形成的一种评价范式，它的形成既与过程哲学密切相关，也与学习心理学的研究有着紧密的联系。过程评价是指在健康管理项目实施过程中，通过定期的督导评价，实时监测、收集资料与数据，分析评价项目的运行情况，了解项目是否在按照计划进行，是否完成了阶段性目标，以保证项目的顺利进行与最终目标的实现。过程评价是评价计划实际执行情况与计划要求之间的差异。过程评价的实施包括以下四个工作环节：明确评价的内涵和标准、设计评价方案和工具、解释和利用评价的结果、反思和改进评价方案。由于过程评价明确健康管理实践活动中存在的问题和改进的方向，所以可以及时修改或者调整健康管理计划，有效地保障计划的成功实施，获得更为理想的评价效果。

3.效果（结果）评价

　　在项目结束时，要对健康管理结果进行评价，其评价内容包括目标完成情况，项目产生效果，社会效益、经济效益、人群的满意度与反应性等，这些都是健康管理的效果评价。健康管理结果评价是对健康干预效果进行评价，其结果为完善未来干预计划、项目进一步推广等提供经验。在实施一个健康教育计划活动后，最先发生变化的是知识水平的提高和态度、信念的转变，然后才是行为上的改变。疾病和健康状况等的变化是远期的效应。健康管理近期、中期取得的效果称之为效应评价，远期取得的效果称之为结局评价。

（1）效应评价（近期和中期效果评价）。效应评价是评估与健康管理计划目标人群相关的健康行为、影响因素的变化。健康效应评价要用统计学和流行病学方法，定量地评价健康管理计划对目标人群的知识、态度、信念、行为的影响效应。

（2）结局评价（远期效果评价）。结局评价是对健康管理项目计划实施后产生的远期效应而进行的评价，又称远期评价。远期效果包括目标人群的健康状况、生活质量等方面的变化。社会人群的远期健康管理取得成效，需要相当长的时间，社会的政治、经济、文化状况的变化都会影响人群的健康。在对健康管理项目计划进行结局评价时，不能简单地将人群的健康状况改善和生活质量的提高视为健康管理干预的结果，要精心设计，在排除其他因素的影响后，才能客观地对结论进行评价。

4.总结评价

总结评价是对健康管理计划从开始到结束的整个过程进行评价。总体评价是在形成评价、过程评价、效果评价（效应评价、结局评价）这三种评价基础上进行总结性的评价。从总结评价的结论中，可以发现健康管理计划的成功与不足之处，为今后不断调整和修订计划提供可靠的依据，以保证收到良好的健康管理效果。总结评价能够更全面地反映健康管理计划的成败，可以据此做出该计划是否有必要重复、扩大，甚至是终止的决定。

二、健康管理评价的实施阶段

健康管理评价的实施划分为三个阶段，即健康管理评价的计划设计阶段、计划实施阶段与计划评价阶段。

1.计划设计阶段

健康管理评价的计划设计阶段是指为了实现健康管理的最终目标，最大程度地提高人民健康水平，提高健康管理的效率和质量，而制订的健康管理计划和措施的过程。

2.计划实施阶段

计划实施阶段是指根据制订的评价方案，按照预定的时间与实施内容、方法，以及步骤等，进行健康管理项目的宣传动员、物质准备和组织准备与全面调研，并获取相关的数据与资料，以实现计划目标的过程。

3.计划评价阶段

计划评价阶段是指根据计划实施阶段所收集的不同数据、资料，运用健康管理评价的方法，分析判断计划方案中主要的知识、信念、行为等改变的中期目标，以及健康状况、生活质量、卫生服务与医疗保障等的过程。

三、健康管理评价的内容

1.计划设计阶段的评价内容

计划设计阶段的评价主要指对计划设计的合理性，比如经济的合理性（成本、效益、多方案对比）、技术的合理性（范围、资源、进度表、风险）、运行环境的合理性（组织结构、评估者、评估对象），以及其他方面的合理性（法律、社会效益）进行评判。

2.计划实施阶段的评价内容

计划实施评价是全面检测、控制、保证计划方案设计先进、实施成功、并取得预期效果的关键性措施，它贯穿于整个计划的始终。执行严密的计划评价是一项计划是否成功，是否科学的一个重要标志。计划实施阶段评价计划内容有很多，主要包括工作者培训、干预可接受性与执行质量、健康管理的覆盖面、人群参与意愿、服务利用情况、信息反馈体系、重大环境变化影响、失败干预调整、修正计划、因环境变化而变更等内容。

3.计划评价阶段的评价内容

（1）评价目标人群健康相关行为与影响因素的变化。在知识、信念、行为改变的评价阶段，主要评价目标人群健康相关行为与影响因素（倾向因素、促成因素、强化因素）的变化情况。在这些因素中，倾向因素先于行为。

什么是倾向因素呢？是指产生行为的引子或者是促动力，是产生某种行为的动机、愿望，或者是诱发某行为的因素。倾向因素主要包括学习对象的知识、态度、信念、价值观、个人技巧等。知识是个人和群体行为做出改变的基础和先决条件。随着知识的不断增长与积累，其需求和愿望也随之会增加，并且会逐步渗透到信念、态度和价值观中。知识是行为改变的必要条件，却不是充分的条件。信念是指相信某一现象或者某一事物确实存在着。态度是指个体对某人或者某一事物所具有的恒久与稳定的情感倾向。对于态度，经常以喜欢与不喜欢、积极与消极来进行评价。价值观是指人们对某人或者某一事物所具有的最重要的信念和标准。个人的价值观和行为的选择是紧密相连的。

什么是促成因素呢？是指促使某种行为产生的动机或者愿望得以实现的因素，即实现某行为所必需的技术和资源，又称实现因素。

在健康管理中，健康教育与健康促进的重要任务就是促进个体或群体形成动机，自愿地改变不健康的行为。促成因素是一个非常重要的影响因素，它主要包括保健设施、医务人员、诊所、医疗费用、交通工具、健康信息和技术、个人保健技术。健康管理师行政的重视与支持，法律政策等为促成因素。

强化因素指目标人群在行为改变后所获得的正向与负向反馈，它对人们的健康行为具有激励行为、维持与发展行为、强化行为，或者是削弱行为的作用。强化因素主要包括社会支持、同伴赞许、亲属肯定与鼓励、医务人员激励、个人感受等因素。

在知识、信念、行为改变的评价阶段中，倾向因素、促成因素和强化因素都非常重要，而且它们并不相互排斥。有时，同一因素可以归入两类因素，比如一个人对母乳喂养的态度可以归于倾向因素。如果她是同伴、姐妹又可以将此看作强化因素。任何一类因素都有正向和负向的一面。

（2）人群健康状况的评价。在知识、信念、行为改变的评价阶段，评价目标人群健康相关行为与影响因素（倾向因素、促成因素、强化因素）的变化情况。人群健康状况的评价包括人群健康状况的人口状况、疾病与意外伤害、生长发育、行为发展、营养水平、死亡与平均期望寿命等几个方面的内容。

人群健康状况评价是一个最基本和最常见的评价。通过该评价，我们了解人群健康的动态变化，发现重点保护人群与重点防治对象；也可以了解某个疾病在人群中的发生比例与分布规律，以此来判断疾病的发病原因、传播途径、流行因素、发展趋势等，制定有效的防治措施，达到预防控制疾病的目的。人群健康状况评价还可以验证一些干预措施的效果，有利于选择最佳的健康管理方案，这些都是健康管理的基础性工作，有利于实现健康管理的目标。开展人群健康状况评价需要有步骤地进行，其基本步骤包括拟订调查计划、编制调查表格、培训调查人员、实施调查计划、总结调查工作等。

（3）卫生服务评价。是指判断卫生服务目标实现程度和卫生服务的效果与效益的过程。卫生服务评价运用系统分析的基本原理和方法进行评价，比如评价人群对卫生服务的需求是否得以满足，卫生资源的配置是否合理，卫生服务的利用是否充分、过度或者不足等。也可以将卫生服务投入量、服务过程、产出量与效果作为一个系统来考察。我们还可以对卫生工作过程进行评价，来评价卫生服务计划的进展和工作成效如何，同时要探讨新技术、新方法的应用和推广。为制订计划、管理和决策提供科学的依据，让人们获得更好的卫生服务。

卫生服务综合评价是指在特定的评价阶段，围绕特定的评价目标，评价对象，对卫生服务的计划、进展、成效和价值进行评判与估量的过程。WHO将卫生服务需要量、卫生资源投入量与卫生服务利用量三类指标，以平均数作为划分高低的标准，组成八类组合，称之"卫生服务综合评价模式"。通过卫生服务调查可以获得卫生服务评价的资料。卫生服务调查包括卫生机构调查和家庭健康询问调查。

第四节　健康管理评价的指标与评价方法

健康管理评价，是围绕计划的实施来进行的。在不同的计划阶段，健康管理的评价具有不同的指标，同时又有不同的评价方法。

下面，我们进行具体的分析。

一、健康管理各阶段的评价指标

根据计划阶段的不同，健康管理的评价主要包括计划设计阶段、计划实施阶段、效应评价阶段、结局评价阶段的指标。

1.计划设计阶段的评价指标

在计划设计阶段，用于评价的指标主要包括计划的科学性、政策的支持性、技术的适宜性、目标人群的可接受性，以及经济效益和社会效益等。

2.计划实施阶段的评价指标

（1）干预活动指标：媒介拥有率=拥有某种媒介人数/目标人群总数×100%

干预活动覆盖率=接受某种干预人数/目标人群总数×100%

（2）目标人群参与情况指标：干预活动暴露率=参与干预实际人数/应参与人数×100%

（3）有效指数（EI）：有效指数（EI）=干预活动暴露率/预期参与率×100%

3.效应评价阶段的评价指标

效应评价主要包括近期和中期评价，用于效应评价的指标包括如下方面的内容：

（1）近期效果评价。近期效果，即在进行健康教育干预活动后，最初取得的健康教育效果。它表现为目标人群认知的改变。比如，其卫生保健知识有所增加、健康观念有所转变、具有保持健康行为的技能等。因此，近期效果评价是对目标人群知识、信念、态度的变化进行评估。其评价的主要指标有卫生知识知晓率、卫生知识合格率、卫生知识的平均分数、健康信念形成率、行为技能掌握率等。

卫生知识知晓率（正确率）=知晓某项卫生知识人数/被调查的总人数×100%

卫生知识合格率=卫生知识测试达到合格标准的人数/被测试的总人数×100%

卫生知识平均分数=被调查者卫生知识测试总分/被调查测试的总人数×100%

健康信念（态度）形成率=形成某信念（态度）的人数/被调查者总人数×100%

行为技能掌握率=某项行为技能掌握人数/被调查测试的总人数×100%

（2）中期效果评价。中期效果是指目标人群行为因近期效果的影响而改变，以及受政策、环境支持条件改变的影响而发生的改变。这些变化需要建立在不同级别目标人群对健康问题的认识与知识和技能提高的基础上。健康教育中期效果是指目标人群行为的改变，评价的指标中有健康行为形成率（如单纯母乳喂养率）、行为改变率（如戒烟率）等。

健康行为形成率=形成某种特定健康行为的人数/被调查的总人数×100%

行为改变率=在一定时期内某行为发生定向改变的人数/观察期开始时有该行为的人数×100%

4.结局评价阶段的评价指标

结局评价又称远期效果，指的是在进行健康教育与健康促进项目结束后，目标人群健康状况与生活质量等的改善情况。结局评价指标包括如下方面的内容：

（1）健康状况指标

①生理生化指标。评价健康状况的生理指标有很多，包括身高、体重、体质指数、血压、血色素、血清胆固醇等指标经过干预所发生的变化。

②心理指标。评价心理健康水平的主要指标主要为：智力正常（智商在60以上）；情绪稳定、心境乐观；意志健全、行为协调；注意力集中；有统一的人格；有较好的社会适应能力；适度的反应能力；心理特点与实际年龄相符；自我认知；有创造性、成就感。

③社会适应能力。社会适应能力包括以下方面的内容：个人生活自理能力、基本劳动能力、选择并从事某种职业的能力、社会交往能力、用道德规范约束自己的能力。

④疾病与死亡指标。评价人群健康状况的单一指标有很多，有发病率、患病率、死亡率、婴儿死亡率、孕产妇死亡率、平均期望寿命等。常用的复合型指标则包括减寿人年数、伤残调整生存年、健康期望寿命等。

减寿人年数是指某一人群在一定时期内（通常为1年）在目标生存年龄（通常为70岁或平均期望寿命）以内死亡而造成的寿命减少的总人年数，即"早死"的全体死者总共损失的人年数。

伤残调整生命是评价人群健康状况的一个新的综合指标，是在综合考虑人群因早死损失的健康生命年与因伤残损失的健康生命年，在此基础上，再以生命的年龄相对值（年龄权数）和时间相对值（贴现率）为权数计算而得到的综合指标。DALY指标不仅可以合理、综合反映一个国家或者地区人群的健康状况，还可以应用于疾病负担、医疗卫生干预措施等的效果评价，并且在不同群体间该指标都具有可比性。

健康期望寿命是由世界卫生组织开发的一个衡量健康的指标，在《2000年世界卫生报告》中，它被称为伤残调整期望寿命。健康期望寿命是扣除了死亡和伤残影响之后的平均期望寿命。

（2）生活质量指标

①生活质量指数（PQLI）。生活质量指数用于衡量一个国家或者地区人民的营养、卫生保健和国民教育水平的综合指标，生活质量指数的评价标准为PQLI。PQLI大于80为高素质人口，PQLI小于60为低素质人口。

其计算方式如下：

生活质量指数=识字率指数+婴儿死亡率指数+1岁平均寿命指数/3

②美国健康协会指数（ASHA）。它是由美国社会健康协会开发的，用来反映一些国家，比如发展中国家的社会经济发展水平与在满足人民基本需求方面所取得的成就。ASHA指数由就业率、识字率、平均预期寿命、人均GNP增长率、人口出生率、婴儿死亡率六个指标组成，这六项指标的目标值分别为85%、85%、70岁、3.5%、25‰、50‰。

美国社会健康协会指数的计算方式为：ASHA=（就业率×识字率×预期寿命指数×人均GNP增长率）/（人口出生率×婴儿死亡率），用目标值计算出的ASHA最优值为20.23。

③日常生活活动能力（ADL）。从狭义上来看，日常生活活动是指人们为独立生活而每天必须反复进行的、最基本的、具有共性的身体动作群，即衣、食、住、行、个人卫生等的基本动作和技巧。从广义上来看，日常生活活动能力不仅包括衣、食、住、行、个人卫生等的基本动作和技巧，还包括与他人交往，合理安排自己的生活与工作的能力。日常生活活动能力测定的内容有很多，包括自理、运动、家务、交流四个方面的内容。日常生活活动能力用观察法和提问法进行评定。而常用评定量表则有功能独立性

评定（FIM）、Barthel指数、功能活动问卷（FAQ）。

④生活满意度指数（LSI）。生活满意度指数又称生活满意度量表（Life Satisfaction Scales），它主要包括三个独立的分量表：一是他评量表，即生活满意度评定量表，简称LSR；另两个分量表都是自评量表，它们是生活满意度指数A和生活满意度指数B。其中，LSR又包括五个1~5分制的子量表。通常，LSR得分在5与25之间，得分为5时，满意度最低；反之，得分为25时满意度最高。

（3）卫生服务指标

①卫生服务需要。常用的卫生服务需要指标有两周患病率、两周患病天数、慢性病患病率、每千人患病天数、每千人卧床率、两周卧床率、两周活动受限率、残障率。

②卫生服务利用。卫生服务利用指标包括总诊疗人次数、两周就诊率、人均就诊次数、治愈率、好转率、病床使用率、病床周转率等。

③预防保健服务。预防保健服务利用指标包括孕产妇建卡率、孕产妇系统管理率、1岁儿童计划免疫率、儿童系统管理率等。

④卫生资源。在卫生资源评价指标中，用于反映卫生人力资源的主要指标有每千人口医师数、每千人口护士数、每千人口药师数。用于反映卫生物质资源的主要指标为每千人口病床数、每千人口医疗机构数。而用于反映财政投入的常用指标则包括卫生总费用占GDP%、人均卫生费用、门诊病人次均医药费用、出院病人人均医药费用、出院病人日均医药费等。

二、健康管理评价的方法

1.计划设计阶段的评价方法

计划设计阶段的常用的评价方法有文献法、档案法、资料回顾法、专家咨询法、专题小组讨论法等。

2.计划实施阶段的评价方法

计划实施阶段经常运用的评价方法包括观察法、访谈法、现况调查法、自填问卷法等方法。

3.效应评价阶段的评价方法

在效应评价阶段，需要经常使用的评价方法包括随机对照法、能力测试法、表演测试法、临床情境法等。

4.结局评价阶段的评价方法

在结局评价阶段，会经常运用的综合评价法主要包括人群健康状况评价法、生命质量评价法与卫生服务评价法。下面，我们进行具体的分析。

（1）人群健康状况评价。人群健康状况评价的基本方法主要包括描述性研究法、分析性研究法和实验性研究法，以及文献研究法等。

（2）生命质量评价。在进行生命质量评价时，比较常用的方法有访谈法、观察法、主观报告法、症状定式检查法、标准化量表评价法。

（3）卫生服务评价。常用的卫生服务评价法包括描述性研究、分析性研究、实验性研究、数字模型研究、系统分析法、综合评价法、投入产出分析法、家庭健康询问抽样调查，详见表6-4-1。

表6-4-1 健康管理评价的种类、阶段、内容、指标与方法

名称	内容					
评价种类	总结评价					
	形成评价	过程评价	效果评价			
			效应评价	结局评价		
评价阶段	设计阶段	实施阶段	评价阶段			
评价内容	计划设计的合理性	计划执行的情况	知识、信念、行为等改变	健康状况	生活质量	卫生服务
评价指标	科学性 适宜性 可接受性 收益性	干预活动次数 参与人数 干预活动暴露率 有效指数	知识知晓率 知识合格率 信念形成率 行为形成率 行为改变率	生理指标 心理指标 社会指标 疾病指标 死亡指标	PQLI ASHA指数 日常活动能力 生活满意度指数	卫生服务需要 卫生服务利用 预防保健服务 卫生资源 卫生经济学
评价方法	文献、档案 资料回顾 专家咨询 专题小组讨论	访谈法 观察法 现况调查 自填问卷	随机对照法 能力测试 表演测试 临床情境	常规统计 常规监测 文献研究 描述性研究 分析性研究 实验性研究	访谈法 观察法 主观报告法 症状定式检查法 标准化量表评价	描述性研究 分析性研究 实验性研究 数字模型法 系统分析法 综合评价法 投入产出法 家庭健康询问 抽样调查

三、健康管理评价的基本步骤

1.确定评价问题

典型的评价问题包括该健康管理项目达到预期的目标，参与该健康管理项目的个人和群体特点，该健康管理项目应用效果较好的个人和群体，该健康管理项目成本和收益的关系等。

2.确定评价标准或者指标

确定评价标准或者指标是指确定需要采用哪些资料来证明健康管理项目的有效性，即为健康管理项目设定评估的标准。评价人员设定的评价标准需要满足三个要求：评价标准必须适用于该项目、评价标准可测量、评价标准可信。

3.评价设计和选择评价对象

评价设计即设计一个高度结构化的框架，让评价人员能够证明其观察的效应都是因被评价的健康管理项目所产生的。标准的评价设计包括对单一群体随着时间变化而发生的变化进行前后比较，同时在两群间进行一次或者多次比较。在评价人员设计评价内容的时候，一般会考虑以下问题：需要设计多少个评价的变量，何时进行测量。该评价还

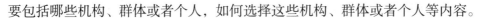

要包括哪些机构、群体或者个人，如何选择这些机构、群体或者个人等内容。

4.资料与数据收集

资料的收集主要包括自填问卷、能力测试、病案回顾、观察、访谈、体格检查、日常统计报表等方法。收集资料要按照规定测量的变量，选择合适的测量方法，证明该测量方法的可靠性（一致性）和有效性（精确性）达到了要求，进行测量、对结果进行评分和解释的顺序来完成。

5.资料或者数据分析

资料分析方法要依据评价问题和评价标准的特点、变量的类型（分类变量、有序变量、数值变量）、所测量的变量数目，数据的可靠性和有效性等进行选择。

6.结果报告

评价报告主要包括健康管理项目特点的描述和解释，以及对健康管理项目价值的评价。该报告还要包括健康管理项目评价的目的、采用的评价方法（包括设定评价标准、评价设计、抽样、数据收集和分析）、讨论、结果和结果意义，详见图6-4-1。

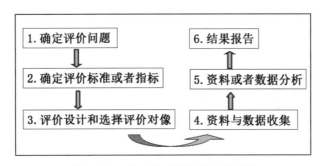

图6-4-1　健康管理评价的基本步骤

第五节　健康管理的卫生经济学评价

健康管理的卫生经济学评价是对健康管理的作用范围、健康管理的效果、持续时间、在不同的医疗卫生条件下对各类医疗工作者的影响程度等，进行的评估与研究。它既可以用于分析健康管理的结构、干预活动和组织情况，又可以用于调查其所处的政治环境和社会环境，以及评价健康管理达到预定目标的情况、影响力和成本，以提高健康管理的效率和质量，实现提供高质、高效的医疗卫生服务与提高人民健康素质和生命质量的目标。

一、卫生经济学评价的概念

目前，卫生经济学评价被广泛应用于论证卫生政策的经济效果、论证卫生规划实施方案的经济效果、论证卫生技术措施的经济效果等。

经济学评价就是从投入成本入手，以产出效益、效果、效用为单位进行一个总体的评价。而卫生经济学评价就是从投入成本入手，以产出效果、效益、效用为健康管理单位进行一个总体的评价。下面，我们来进行具体的分析：

1.成本

成本是指投入卫生服务项目的所有资源消耗。成本分为直接成本和间接成本与无形成本。其中，直接成本是指为与疾病有关的预防、诊断、治疗和康复等支出的费用，它分为直接卫生服务成本和直接非卫生服务成本。

直接卫生服务成本是指因健康干预项目而消耗的资源价值，比如检查、化验、药品、医用材料、卫生人员，以及医疗设备、医疗服务管理成本、后续治疗的成本等，这些都属于直接卫生服务成本。

直接非卫生服务成本是指在健康干预项目实施与进程中所消耗掉的非卫生服务的资源价值，包括辅助项目实施所需要的一些开支，比如营养的补充、接受服务时的交通费用，家属或者志愿者为患者提供的非正式的照顾等。

间接成本指因病不能工作所造成的生产力的损失，也叫作工资成本，因死亡造成的经济损失则为死亡成本。

无形成本是指因疾病所引发的疼痛，精神上的痛苦、紧张和不安，生活与行为的不便或者诊断过程所导致的担忧与痛苦等。

2.效果

卫生目标是指在制定项目计划时，根据人群卫生需求所要解决的健康问题，比如降低发病率、死亡率、患病率、提高期望寿命、生活质量等。效果是指卫生服务产生的一切结果。比如，某一种病采取措施治疗后的好转率、出院率、治愈率等。治疗效果是否达标，是需要进行评价的。效果评价主要是分析目标和指标的实现程度，并且对项目计划的价值做出科学的判断。

3.效益

效益是指某项卫生计划方案实施后，所取得的包括社会角度计量在内的全部效益，它的结果是用货币衡量的。效益包括直接效益、间接效益与无形效益。直接效益是指在实施某项卫生计划方案后所节省的卫生资源成本。比如，以前去医院去看病要花一万元，现在采取了某预防措施，节省了一万元，就可以视为采取计划方案所取得的直接效益。间接效益是指因实施某项卫生计划方案而间接减少的经济损失。比如，在实施上述预防措施后，原来生病不能上班，现在可以去上班了，因上班而产生的效益就是间接效益。无形效益是指在实施某项卫生规划方案后，让病情有所减轻或者避免了给病人肉体上和精神造成痛苦。

4.效用

效用是指人们对不同健康水平与生活质量的满意程度。效用评价是指目标人群的主观感受或者评价，它分为效用的事前评价和效用的事后评价。反映效用的指标主要有质量调整生命年（QALY）、伤残调整生命年（DALY），详见图6-5-1。

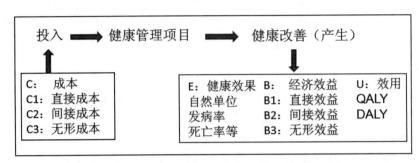

图6-5-1 健康管理卫生经济学评价的基本内容

二、卫生经济学评价的基本方法

1.成本—效果分析法

健康管理效果评价是指在管理过程中对目标人群的健康状况进行阶段性效果评价和年度效果评价，比如单项干预、综合干预效果的评价、对干预前后生活方式的改善进行评价、对行为因素方式改善进行评价等。这样，就可以及时了解目标人群健康的改善情况，再依据评价结果，修正、调整健康管理干预计划方案，进行更好的干预服务，最终让目标人群的健康情况得到很大的改善。

成本效果分析是指将某项卫生干预措施的净成本与措施效果进行计数和比较的一种分析技术。在进行成本效果分析时，分如下步骤进行：首先，要做成本的识别和测量，把与项目有关的成本按照直接和间接的方式进行归类；其次，要选择衡量效果的指标，比如常发病率、患病率与一些中间指标等；再次，要考虑效果是否贴现问题。成本效果分析除了要按照步骤进行外，还要注意评价标准。成本效果分析有如下三种评价标准：

（1）成本相同，比较效果，以效果大的为优。

（2）效果相同，比较成本，以成本低的为优。

（3）当成本和效果都不相同时，还有增量的分析方法可以使用。就是将增加的成本和增加的效果进行比较，以观察增加成本后增加的效果大约是多少。

$$\frac{\Delta E}{\Delta C} = \frac{E_B - E_A}{C_B - C_A}$$

2.成本—效益分析法

在项目计划合理性研究中，成本效益分析法是对经济合理性进行分析的重要方法，也是重要的组成部分。无论是成本还是效益都可以用货币单位表示。效益强调的是用货币衡量的效果。

成本效益分析包括静态分析法和动态分析法。

（1）静态分析方法。静态分析方法是指不考虑货币的时间价值，即不计利息，不计贴现率，直接利用成本和效益数额进行分析与比较的分析方法。其中，贴现率又称"折现率"，是指将今后收到或者支付的款项折算为现值的利率，它常用于票据贴现。贴现率的高低，主要根据金融市场利率来决定。在经济学分析中，成本贴现率则是指用来表现成本和将来产生效益的"现在价值"的过程。要用3%或者5%的贴现率。

①投资回收期：指从项目的投建之日起，用项目所得的净收益偿还原始投资所需要的年限。它有两种计算方式：

其一，如果项目每年的净收益（即净现金流量）都相同，静态投资回收期可以用如下的计算公式计算：

$$投资回收期（P_t）= \frac{初始投资额（K）}{平均各年现金净流量（A）}$$

其二，如果项目每年的净收益都有所不同，那么，投资回收期就可以根据累计净现金流量计算。其计算公式为：投资回收期（P_t）=累计净现金流量开始出现正值的年份数−1+上一年累计净现金流量的绝对值/出现正值年份的净现金流量。

举例说明：甲方案是投资1万元，每年的现金流都是3200元，乙方案投资是1.5万元，每年的现金流是不同的，它们分别是3800元、3560元、3320元、3080元、7840元。由于两个方案的寿命周期都是5年，甲方案每年的现金流都是3200元，所以就可以用10000元÷3200元=3.123年。甲方案大约需要三年多时间将投资收回。

由于乙方案每年的现金流不一样，所以不能够直接用除法，而是要根据每年的现金流累计计算：4+（3800+3560+3320+3080−15000）÷7840=4.16年。乙方案需要收回投资的时间较长，大约需要用四年多的时间将投资收回。

②年投资收益率：指在投资有效期内，将每年平均现金净流量与初始投资额进行比较。其计算公式为：

$$年投资收益率 = \frac{年平均现金净流量}{初始投资额} \times 100\%$$

将评价标准与标准投资收益率进行比较，若大于标准，则方案可行；如果小于标准，就说明这一方案不可行。

（2）动态分析方法。动态分析方法考虑货币的时间因素，将不同时点发生的成本和效益折算于同一时间进行比较，并引入贴现的问题。同时，又要考虑成本和效益在整个寿命周期内的变化情况。动态分析方法主要包括净现值法、年当量净效益、内部收益率与效益成本比率法。

动态分析方法还有一定的评价标准，其评价标准如下：

①成本相同，比较效益，以效益大为优；

②效益相同，比较成本，以成本低为优；

③当效益和成本都不相同时，就可以选择用如下的计算方法：

其一，净现值法是指一项投资所产生的未来现金流的折现值与项目投资成本之间的差值。净现值法反映了项目计算期内的获利能力。

净现值法的计算公式如下：

$$NPV = \sum_{t=0}^{n} \frac{It}{(1+R)} - \sum_{t}^{n} \frac{Ot}{(1+R)}$$

其中，It为第t年的现金流入量，Ot为第t年的现金流出量，R为贴现率，n为投资项目的寿命周期。

评价标准是单一方案：$NPV>0$，即效益＞成本，该方案可行；反之，$NPV<0$，即效益＜成本，该方案不可行；如果有多个方案，就要将NPV大的方案作为优选方案。

举例说明，甲方案若每年的现金流是3200元，每年的贴现率为10%，甲方案的寿命周期是5年，得出的年折现系数是3.791，相乘以后再减掉初始的投资，这样计算就得出2131元的现金流，2131元是净现金流入。其计算表达式如下：

$$NPV = 3200 \times \left(\frac{1}{(1+10\%)} + \frac{1}{(1+10\%)^2} + \frac{1}{(1+10\%)^3} + \frac{1}{(1+10\%)^4} + \frac{1}{(1+10\%)^5} \right) - 1000 = 2131元$$

$$NPV = 3200 \times 3.791 - 1000 = 2131元$$

乙方案投资是1.5万元，每年的现金流分别是3800元、3560元、3320元、3080元、7840元，每年的贴现率为10%，乙方案的寿命周期都是5年。乙方案每一年的现金流都是不一样的，所以每一年都要贴现到第一年，要求贴现系数，再分别乘上现金流，用这样计算出的总贴现现金收入的贴现值，再减去最初投资的值，最后等于862元。其算数表达式如下：

$$NPV = 3200 \times \left(\frac{3800}{(1+10\%)} + \frac{3560}{(1+10\%)^2} + \frac{3320}{(1+10\%)^3} + \frac{3080}{(1+10\%)^4} + \frac{7840}{(1+10\%)^5} \right) - 15000 = 862元$$

综上所述可见，甲乙两个方案都大于0，净现值都大于0，所以这两个方案都是可取的。由于甲方案的净现值大于乙方，所以首选是甲方案。

其二，年当量净效益。将方案每年实际发生的净效益折算为每年平均的净效益值，就是年当量净效益。年当量净效益是净现值考虑贴现率时的年平均值。在方案的计划期限有所不同时，就会采用年当量净效益进行计算。其计算公式为：

$$A = CR \times NPV$$

A为年当量净效益，NPV为各年净现值之和，CR为资金回收系数（可以从复利系数表中查到）。

当方案为单一方案时，它的决策规则是A＞0，就说明方案可行；A＜0，则说明方案不可行；如果有多个方案，要以A大的方案为优选方案。

其三，内部收益率：指方案在计划期内其净现值等于零时的贴现率。它是在对盈利能力进行分析时经常使用的一种方法。内部收益率是计算它的贴现率。其计算公式：

$$IRR = NPV = \sum_{t=0}^{n} \frac{It}{(1+R)} - \sum_{t}^{n} \frac{Ot}{(1+R)} = 0$$

如果算出的贴现率大于当时的市场利率或者银行的利率，就说明这一方案是可以应用的。如果贴现率小于银行利率，就应该拒绝使用该方案。如果有多个方案，就要选择贴现率比较大的方案。因为这一方案为优先方案。

其四，效益成本比率是指将某项卫生规划方案的效益现值总额与成本现值总额之比。效益成本比率考虑了资金的利用效率，其计算公式：

$$BCR = \frac{\sum\limits_{t=0}^{n} \dfrac{Bt}{(1+R)^t}}{\sum\limits_{t=0}^{n} \dfrac{Ct}{(1+R)^t}}$$

Bt为t年时的总效益值，Ct为t年时的总成本值，R为贴现率，n为实施计划方案的年限。评价标准是单一方案：BCR＞1，说明该方案可行；BCR＜1，说明该方案不可行；如果有多个方案，要将BCR大的方案作为优选方案。

3.成本—效用分析方法

成本效用分析是指比较项目投资成本和经过质量调整的健康效益产出量，以此来衡量卫生项目与治疗措施效率的一种经济学评价方法。成本效用分析的评价指标是成本效用比，是表示项目获得每个单位的QALY所消耗或者增加的成本量。成本效用的比值越高，就表示项目效率越低。QALY是计算不同生命质量的存活年数相当于多少生命质量为完全健康的存活年数，用于计算所获得的健康。

举例说明，某患者在经过治疗后延长了寿命。或许，他可以延长一年、二年、六年，甚至是九年的寿命。由于每年生存的质量也不一样，所以要分别定义。将完全健康的生存质量视为1.0，将死亡视为0。而在0~1之间的数字，比如0.6、0.7就代表不同的生存质量。用生存的数量乘以生存的质量就可以计算出他生存的效果。

成本效用分析方法虽然具有较好的分析效果，但是要有一定的应用条件。当生命质量是最重要的预期结果，或者说当生命质量是重要的结果之一，当备选方案影响死亡率和患病率，即影响生命数量和质量等的时候，都可以用这种方法分析。

成本效用分析还涉及了一些方法与问题。比如，涉及确定健康状态效用值的方法。在要确定健康状态效用值时，可用如下方法：

（1）评价法。聘请相关专家根据经验进行评价，来估计健康效用值与可能的范围。

（2）文献法。可以直接利用现有文献中的效用值指标。在使用时，要注意是否匹配。

（3）抽样调查法。抽样调查法是自行设计方案，来进行调查研究，从而获取所需要的效用值。

衡量健康状态基数效用的方法还包括等级衡量法、标准博弈法、时间权衡法。

当然，伤残调整寿命年也可以用于评价成本效用分析，DALY指从发病到死亡所损失的全部健康年，包括因早死所致的寿命损失和疾病所致的伤残造成的健康寿命损失年，是综合评价非致死性健康结果与早死的效用指标。DALY计算的是健康的损失。

4.疾病负担/疾病成本分析方法

疾病经济负担也称疾病成本/费用，是指由于发病、伤残（失能）和过早死亡给患者本人与社会带来的经济损失或者负担。它分为直接经济负担和间接经济负担。

直接经济负担是指由于预防和治疗疾病所直接消耗的经济资源。直接经济负担包括购买卫生服务的费用和未获得卫生服务的费用两个直接经济负担。间接经济负担是指因疾病引起劳动力有效工作时间减少或者工作能力降低而给社会经济与社会生产造成的损失。由于发病、失能等缺勤造成的生产力损失，收入减少和因早亡造成收入减少的现值。

间接经济负担主要包括因疾病、伤残和过早死亡所损失的工作时间、疾病和伤残导致个人工作能力降低而产生的损失、病人的陪护人员损失的工作时间、疾病和伤残导致个人生活能力降低而造成的损失、疾病和伤残对于患者本人与家属所造成的沉重精神负担等。

三、卫生经济学评价方法比较

成本效果分析、成本效益分析和成本效用分析是进行卫生经济学评价时最为常用的三种方法。这三种方法既有相同之处，又有一些区别。三种方法的成本归集都是一样的，但是怎样去衡量结果是有区别的。成本效果用自然单位，比如生理生化指标、体格检查指标等来表现（见表6-5-1）。成本效益用货币来表现。成本效用用生命质量来反映。

表6-5-1　卫生经济学评价方法比较

方法	成本测算	结果测量	常用指标
成本效果分析	货币值	自然单位	出生率、死亡率、新生儿死亡率、发病率、患病率、平均期望寿命等指标
成本效益分析	货币值	货币值	投资回收期、年投资收益率、内部收益率、净现值法、年当量净效益、效益成本比率
成本效用分析	货币值	生命质量	质量调整的生命年 伤残调整生命年

四、成本效果评价的常用指标

成本效果评价用自然单位来表现评价结果，比如生理生化指标、体格检查指标、健康状况指标、生活质量指标、医疗卫生服务指标、医疗卫生资源指标、人口学指标、社会经济状况指标等。成本效果评价用途广泛，卫生领域的指标基本上都用成本效果来评价，见表6-5-2。

表6-5-2　成本效果评价法的常用指标

评价内容		成本效果评价指标
知识信念行为		预防控制慢病知识知晓率、信念流行率、健康行为形成率、健康行为转变率
危险因素		吸烟率、被动吸烟率、无烟覆盖率、戒烟率、戒烟成功率、人均每日钠盐摄入量、食用油摄入量、新鲜蔬菜水果摄入量、经常参加体育锻炼的人数比例
高危人群		超重和肥胖现患率、血压正常高值现患率、糖尿病前期现患率、血脂异常现患率、辖区高风险个体总数、高危人群管理率
主要的慢性病		某病知晓率、辖区某病患者、血压和血糖与血脂的检测率、身高与体重以及腰围的检测率、某病管理率、某病规范管理率、某病控制率
健康状况	生理	出生率、死亡率、新生儿死亡率、孕产妇死亡率病死率、新生儿低体重百分比、平均期望寿命
	心理	智力正常、情绪稳定、意志健全与行为协调、注意力集中、有完整统一的人格、社会适应能力好、有适度的反应能力、心理特点与实际年龄相符、自我认知好
	社会	个人生活自理能力、基本劳动能力、选择职业的能力、社会交往能力、用道德规范约束自己的能力
生活质量		生活质量指数、美国社会健康协会指数、日常生活活动能力、生活满意度指数
人口		人口自然增长率、总负担系数、人口系数、老龄化指数
自然环境		人均居住面积、安全饮用水普及率
社会环境		15岁以上人口识字率、人均国内生产总值（GDP）、人均国民收入、就业率、恩格尔系数
卫生服务	需要	两周患病率、两周患病天数、慢性病患病率、每千人患病天数、每千人卧床率、两周活动受限率、残障率
	利用	总诊疗人次数、治愈率、好转率、病床使用率、病床周转率、两周就诊率、住院率、住院天数、人均就诊次数、人均住院天数
	预防保健	1岁儿童计划免疫率、孕产妇建卡率、孕产妇系统管理率、儿童系统管理率
卫生资源	人力	每千人口医师数、每千人口护士数、每千人口药师数
	物质	每千人口病床数、每千人口医疗机构数
	财政	卫生总费用占GDP%、人均卫生费用、门诊病人均次医药费用、出院病人人均医药费用、出院病人日均医药费
医疗保障		新农合补偿支出受益人次、城镇职工医疗保险累计结余、城镇居民参保人数、公费医疗、劳保与半劳保、医疗保险

五、卫生经济学评价的基本步骤

1.明确要解决的卫生问题与预期达到的目标；

2.确定各种备选计划或者方案；

3.计算所有计划或者方案的成本、效益、效果与效用；

4.贴现与贴现率（货币、效益、效用）；

5.进行指标的计算域敏感性分析；

6.进行分析、评价与决策。

参考文献

亚当·斯密.《国富论》译林出版社，2011.

乔治·埃尔顿·梅奥.《工业文明的人类问题》电子工业出版社，2013.

乔治·埃尔顿·梅奥.《工业文明的社会问题》北京理工大学出版社，2013.

弗雷德里克·温斯洛·泰勒.《科学管理原理》机械工业出版社，2007.

亨利·法约尔.《工业管理与一般管理》机械工业出版社，2007.

亚伯拉罕·马斯洛.《人的动机理论》华夏出版社，1987.

彼得·圣吉.《第五项修炼》上海三联书店，1998.

郭咸纲.《西方管理思想史（第三版）》经济管理出版社，2004.

斯图尔特·克雷纳.《管理百年》中国人民大学出版社，2013.

李晓淳.《健康管理》人民卫生出版社，2012.

张开金，夏俊杰.《健康管理的理论与实践》东南大学出版社，2011.

鲍勇，吴克明，顾沈兵.《家庭健康管理学》上海交通大学出版社，2013.

陈君石，黄建始.《健康管理师》中国协和医科大学出版社，2007.

孙爱萍.《健康管理实用技术》中国医药科技出版社，2009.

吴思静，郭清. 国内外电子健康档案的应用现状与发展困境[J]. 中国全科医学，2011，14（2）：226-228.

王波，吕筠，李立明.生物医学大数据：现状与展望[J].中华流行病学杂志，2014，35（6）：617-619.

周杨，王碧华.对健康档案网络化管理的伦理学思考[J].中国医学伦理学，2009，22（5）：126-128.

郭念峰.《心理咨询师》民族出版社，2005.

鲍勇.《家庭医生技能实训教程（第一版）》上海交通大学出版社，2012.

鲍勇.《社区卫生服务导论（第一版）》东南大学出版社，2010.

鲍勇.《社区卫生服务制度（第一版）》东南大学出版社，2010.

鲍勇.《社区卫生服务流程化管理（第一版）》东南大学出版社，2010.

鲍勇.《社区卫生服务绩效评价（第一版）》东南大学出版社，2010.

于保荣，陈柏廷. 日本医疗保险制度及介护保险制度介绍[J]. 中国卫生经济，2005（6）.

日本健康保险深入千家万户. 1994-2009. China Academic Journal Electronic Publishing House.

中华医院管理学会赴台考察团. 台湾医院管理与全民健康保险考察报告[R]. 中国医院，2002，（3）.

陈文辉.发展商业健康保险 完善医疗保障体系[J]. 保险研究，2006，5：6-8.

胡咏梅.《计量经济学基础与STATA应用》北京师范大学出版集团，2010.

威廉·H. 格林.《计量经济分析（第五版）》中国人民大学出版社，2007.

上海市闵行区地方志编纂委员会.《闵行年鉴2013》学林出版社，2013.

Center for Disease Control and Prevention，National Center for Health Statistics，U. S. Department of Health and Human Services. Health，United States，2008. Public Health Services，Washington. U. S. Government Printing Office，February，2009.

Center for Disease Control and Prevention，National Center for Health Statistics，U. S. Department of Health and Human Service. Health，United States，2012. Public Health Services，Washington. U. S. Government Printing Office，May，2013.

Center for Disease Control and Prevention，National Center for Health Statistics，U. S. Department of Health and Human Service. Deaths：Final Data for 2010. National Vital Statistics Reports. May 8，2013；61（4）：1-7.

Burney LE. Smoking and lung cancer：a statement of the Public Health Service. JAMA 1959；171：1829-27.

U. S. Department of Health and Human Services. Smoking and Health：Report of the Advisory Committee to the Surgeon General of the Public Health Services. Public Health Services，Washington. U. S. Government Printing Office，1964.

U. S. Department of Health and Human Services，Center for Disease Control and Prevention，National Center for Chronic Disease Prevention and Health Promotion，Office on Smoking and Health. The Health Consequences of the Smoking—50 Years of Progress：AReport of the Surgeon General. Atlanta，GA，January，2014.

严慈庆，艾鼎敦. 健康之经济战略意义[J]. 中华健康管理学杂志，2009，3（3）：183-186.

Mahmood SS，Levy D，Vasan RS，Wang TJ. The Framingham Heart Study and the epidemiology of cardiovascular disease：a historical perspective. LancetMarch 15，2014；383：999-1008.

Robbins LC，Hall JH. How to Practice Prospective Medicine. Methodist Hospital of Indiana，Indianapolis，Indiana. 1970.

Lasco R，Moriarty DG，Nelson，CF. CDC Health Risk Appraisal User Manual. U. S. Centers for Disease Control，Division of Health Education，Center for Health Promotion and Education，Atlanta. 1984.

U. S. Department of Health，Education，and Welfare. Healthy People-The Surgeon General's Report on Health Promotion and Disease Prevention，1979. Public Health Service，DHEW（PHS）Publication No. 79-55071，Washington，D. C. 1979.

Edington，DW，Edington，MP，Yen，L. The formula for proving your program's worth. EmployeeServices Management，1988-1989；31（10）：12-17.

DeJoy，DM，Dyal M，Padilla HM，Wilson MG. National Workplace Health

Promotion Surveys: The Affordable Care Act and future surveys. Am J Health Prom. 2014; 26 (3): 142-145.

U. S. Department of Commerce, Census Bureau, "Income, Poverty, and Health Insurance Coverage in the United, States: 2012." September, 2013.

Center for Disease Control and Prevention, National Center for Health Statistics, U. S. Department of Health and Human Service. Health, United States, 2013. Public Health Services, Washington. U. S. Government Printing Office, May, 2014.

Blanchard, K, Edington, DW, Blanchard, M. The One Minute Manager Gets Fit. William Morrow & Company, Inc. New York, 1986.

Amler RW, Moriarty DG, Hutchins EB (eds). Healthier People: The Carter Center of Emory University Health Risk Appraisal Program Guides and Documentation. The Carter Center of Emory University, Atlanta. January, 1988.

U. S. Census Bureau. 65+ in the United States: 2010. U. S. Government Printing Office, Washington, DC. June, 2014

Willed W. Balance life-style and genomics research for disease prevention. Science. 2002; 296: 695-698.

World Health Organization. Preventing Chronic Diseases: A Vital Investment. Geneva: World Health Organization; 2005. http: //www. who. int/chp/chronic_disease_report/full_report. pdf

Yen L, McDonald T, Hirschland D, Edington DW. Association between wellness score from a health risk appraisal and prospective medical claims costs. Journal of Occupational and Environmental Medicine. 2003; 45 (10): 1049-1057.

U. S. Department of Health and Human Services, Agency for Healthcare Research and Quality, The Guide to Clinical Preventive Services 2012. October, 2012. AHRQ Pub. No. 12-05154. http: //www. ahrq. gov/professionals/clinicians-providers/guidelines-recommendations/ guide/guide-clinical-preventive-services. pdf

Hyner GC, Peterson KW, Travis JW, Dewey JE, Foerster JJ Framer EM, eds. SPMHandbook of Health Assessment Tools. Pittsburgh, PA: The Society of Prospective Medicine& The Institute for Health and Productivity Management. 1999.

111th Congress of the United States of American, An Act Entitled The Patient Protection and Affordable Care Act. http: //www. gpo. gov/fdsys/pkg/BILLS-111hr3590enr/pdf/BILLS-111hr3590enr. pdf

National Center for Health Statistics. Healthy People 2010 Final Review. Hyattsville, MD. 2012.

Edington DW, Yen L. Worksite health promotion utilizing health risk appraisal. Proceedings of the 21st Annual Meeting of the Society of Prospective Medicine. San

Francisco，November，1985.

Smith KW，McKinlay SM，McKinlay JB. The validity of health risk appraisal for coronary health disease：results from a randomized field trial. American Journal of Public Health. 1991；81（4）：466-470.

Edington DW，Yen L. Reliability，Validity and effectiveness of health risk appraisal II. In：Peterson KW，Hilles SB，Eds. The Society of Prospective Medicine：Directory of Health Risk Appraisals（Third Edition）. Indianapolis，IN：The Society of Prospective Medicine. 1996：135-141.

Edington DW. Zero Trends：Health as a Serious Economic Strategy. Health Management Research Center，University of Michigan，Ann Arbor，Michigan. March，2009.

Yen L，Li Y，Edington MP，Lu C，Edington DW. Stratification of health risks and behaviors：Dynamic status. Proceedings of the 34th Annual Meeting of the Society of Prospective Medicine. Rhone Island，October，1998.

Edington DW，Yen L，Li Y，Li J，Musich S. The relative importance of low-risk maintenance versus high-risk reduction. Proceedings of the 34th Annual Meeting of the Society of Prospective Medicine. Rhone Island，October，1998.

张标. 我国保健食品的发展现状与对策研究[J]. 国际医院探索，2022. 11（25）：75-76.

中篇

非药血管精准健康管理实用指南

第七章　非药血管精准健康管理保健服务的相关依据

　　健康产业是朝阳产业，要有长足的发展，就要合法经营，特别是非医非药健康管理血管护理保健服务，一定要遵守国家标准GB/T39509-2020《健康管理保健服务规范》中的相关规定。营销和服务严格执行2019年6月22日中共中央、国务院《健康中国行动2019—2030年》十五个行动计划，严格执行2022年4月27日《国务院办公厅印发"十四五"国民健康规划的通知》，严格执行《卫生健康委疾控局关于开展全民健康生活方式宣传日活动的通知》简称"三减三健"，严格执行《卫生部办公厅关于开展全民健康生活方式行动的通知》简称"健康121"，严格执行国家14部委联合发布的国卫医急发〔2023〕31号《关于印发健康中国行动——心血管病防治行动实施方案（2023-2030）的通知》，严格执行健康管理师岗位职责工作流程，严格执行著名科学家穆拉德的一氧化氮养生法。健康管理师不得虚构身份、不得冒充权威、确保身份真实、非药企业门店全过程经营真实、严格限定在非医非药范围里，绝对不能用保健食品、食品代替药品，不能将食品、保健食品吹嘘成神药，不能宣传疗效，健康教育必须真实有依据，坚守科学真实底线。同时，也要了解其他相关的政策与法律知识。本章节内容主要包括非医非药健康管理血管护理保健服务的法律依据、保健服务的策略、服务范围界定。

第一节 非药血管精准健康管理保健服务国家标准和法律依据

人人都需要健康，但是一些非药健康企业却利用人们对健康的需求，进行非法经营，比如假冒医生专家销售健康产品，把食品、保健品当作药品销售，虚假宣传、夸大宣传。对此，国家相关部门一直在进行严厉打击。所以，非药血管精准健康管理保健服务要想造福人类健康，一定要合法经营。

合法经营，就是指非药血管精准健康管理保健服务企业要在服务安全、机构管理、从业人员、环境设施、用品用具、服务项目等方面，遵守GB/T39509-2020《健康管理保健服务规范》中的要求。该标准适用于提供非医疗性健康管理保健服务的公司和机构以及健康管理师，以下统称"机构"。

根据GB/T39509-2020《健康管理保健服务规范》中的相关规定，机构不得给顾客提供涉及医疗和药品的服务，不能用提供的健康服务代替医疗，不能把产品、保健食品、食品当作药品向顾客介绍；要通过顾客自愿购买协议和健康管理服务合同来确保顾客不会产生错误认知，帮助顾客确认没有医疗行为，避免顾客把食品、保健食品、外用产品等当作药品。既是对机构、健康从业者、顾客的约束，也是对他们的保护。

一、非医疗性健康管理保健服务的法规依据

非医疗性健康管理保健服务的公司和机构以及健康管理师等，在日常工作中，可以执行、参考如下文件：《关于打击非法行医专项行动中有关中医监督问题的批复》（国中医药办法监发〔2014〕9号），《既是食品又是药品的物品名单》《可用于保健食品的物品名单》《保健食品禁用物品名单》《执业医师法》《医疗机构管理条例》，《国家中医药管理局关于促进中医养生保健服务发展的指导意见》（国中医药医政发〔2016〕1号）。此外，也要参考如下文件：《国家中医药管理局关于印发〈中医师在养生保健机构提供保健咨询和调理等服务的暂行规定〉的通知》（国中医药医政发〔2016〕2号）禁用项目，《中华人民共和国食品安全法》《中华人民共和国消费者权益保护法》等，不得虚假夸大宣传，不得欺诈销售。

非医疗性健康管理保健服务机构和从业者应该将如下规定列入企业制度，并在与顾客签订的服务合同中与在门店的墙上呈现，且要严格遵守：

1.不得从事医疗和药品、医疗器械销售等活动，不得宣传治疗的作用。

2.不得使用针刺、瘢痕灸、发泡灸、牵引、扳法、中医微创类技术、中药灌洗肠与其他有创伤性、侵入性或者危险性的技术与方法。

3.不得给服务对象使用《既是食品又是药品的物品名单》，《可用于保健食品的物品名单》之外的中药饮片或者《保健食品禁用物品名单》中禁用的中药饮片。

4.食品不是保健食品与药品，不得宣传任何功能。

5.有蓝帽子批文的是保健食品。若保健食品宣传功能，该功能必须是由国家市场监督管理总局正式批准的功能，保健食品不得代替药品。

6.在从事非医非药健康管理服务时，任何机构与其工作人员都应该遵守国家相关法律法规。为此，机构要建立健全的管理规章制度，加强对健康生活方式、传统养生保健文化和知识的科学宣传力度。宣传内容必须有科学权威的根据。任何网上或者道听途说等未经考证的信息都不能进行传播。不得宣传任何治疗作用，杜绝任何形式的夸大宣传、虚假宣传。不得隐瞒真相、不得虚构事实、不得非法牟利。

二、非医疗性健康管理保健服务的劳动管理和规范

非医疗性健康管理保健服务机构，健康企业、非医疗中医馆、健康服务店等，有义务告知顾客"食品不是保健食品和药品，不能宣传任何功能"。"保健食品不是药，不代替药物治疗"。

告知方法有三个：（1）在保健食品外包装上以最大号的字体印制出来；（2）在企业和店里悬挂告知；（3）当顾客购买健康服务的时候，从业者可以在服务合同或者顾客自愿购买协议中进行标注。确保顾客对食品、保健食品不会产生错误认知。机构及机构员工不存在隐瞒真相、非法牟利行为。

健康保健服务是非医疗行为，要确保所有信息传递的真实、合法。要确保机构主观、客观不存在欺诈，机构要将合法规范的内容列入企业规章制度，列入与经销商、门店的合同中。在组织参与者学习时，一定要保存会议纪要，参与者签字确认后，将它在企业档案中保存，且要存档三年以上。保证非医非药健康服务企业和从业者在合法规范的健康道路上走得更远。

三、国家标准

健康服务店里除了要合法注册，有营业执照外，还要参考如下国家标准：

1.GB/T 30443保健服务通用的要求；

2.GB/T 33354保健按摩器具售后服务的规范；

3.GB/T 33355保健按摩器具安全使用的规范；

4.GB 37488公共场所卫生指标与限值的要求；

5.GB 50763无障碍设计的规范。

四、服务安全

1.基本原则

（1）对于不可提供的项目，要按照GB/T 30443与相关标准执行。

（2）严格遵守《中医师在养生保健机构提供保健咨询和调理等服务的暂行规定》，不经营禁用的项目或者不提供禁用项目的服务。

（3）企业、服务店、从业人员要坚守非医非药的底线，将注意事项挂在店中，要

在企业、门店的规章制度里体现出来，确保企业、服务店、从业人员、顾客的安全。

2.服务禁忌

在顾客出现下列情况时，机构不应该为顾客提供包括但不限于如下方面的服务：

（1）处于治疗期的重大或者危重疾病者；

（2）未治愈的传（感）染性疾病者；

（3）陪同人，陪护人非法律允许人员，且没有或者暂时没有行为能力者，比如：意识不清（如醉酒等）、未成年、智力障碍、精神疾病等。

（4）非医非药服务不是医疗行为，不提供任何药品，不得代替正规医院正规治疗。

以上是机构服务时要注意的一些禁忌。对上述禁忌，有门店的机构既要在店里悬挂，又要在合同里标注出来，要在机构的规章中体现出来，有利于从业人员严格遵守。

健康管理保健服务机构在给顾客提供健康管理服务时，既要守住"非医疗非药品"，又要远离服务的禁忌，这既是标准赋予机构的权利，也是对机构和健康从业人员的保护，更是对消费者负责。

五、非医非药健康服务企业、店等机构要求

1.机构资质要符合GB/T 30443的相关规定。

2.机构要设定健康管理的业务范围，健康管理的业务范围要与营业执照的要求相吻合，营业执照、从业人员、产品和服务必须真实。

3.机构要具有经营资质，并经过顾客同意才可以提供上门服务。

4.机构要具备满足服务需求的基本设施和功能，比如要有相关管理制度和设备、健康管理保健服务的用品用具（以下简称"用品用具"）。

5.机构要制定服务流程和规范，培训和监督服务人员在工作时遵守规定，开展评价与改进工作，并做好服务记录。机构从业人员要遵守健康管理的流程与步骤（见表7-1-1）。

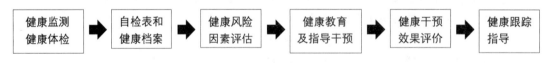

表7-1-1

非医非药机构不提供任何检测，所有检测数据由顾客提供，顾客提供医院的体检报告，医生的检查诊断报告。顾客可以提供自己测量的血压、血糖、血脂、体重等指标，以及自己描述的症状。客户提供的数据用于健康档案建立及健康干预效果评价。

6.机构要采用有识别、防范风险的相应措施并符合要求，包括但不限于：设置规范齐全的警示标志、风险提示等，制定应急处置预案，组织培训和演练等。

7.机构要在服务场所标示位置、公示服务信息，其内容主要包括：经营资质，服务的项目、禁忌、收费标准、监督投诉电话，健康从业者的学历和健康管理师证书等。

8.机构要采取相应的措施，妥善保管顾客的个人物品。

9.机构可以按照相关规定邀请执业医师、健康管理师、健康教育专家、生物科技专家等专业人士，来为顾客进行健康教育讲座，服务或者指导相关服务。

10.机构应该注重服务的健康大数据、信息安全和服务管理信息化的建设。

11.机构应该建立保护顾客隐私的制度与相应的保障机制，不泄露顾客的隐私或者不提供服务项目以外的服务事宜。

第二节　非药血管精准健康管理保健服务实践理论依据

非药血管精准健康管理的营销和服务严格执行2019年6月22日中共中央、国务院《健康中国行动2019—2030年》十五个行动计划，严格执行2022年4月27日《国务院办公厅印发"十四五"国民健康规划的通知》，严格执行《卫生健康委疾控局关于开展全面健康生活方式宣传日活动的通知》简称"三减三健"，严格执行《卫生部办公厅关于全民健康生活方式行动的通知》简称"健康121"，严格执行健康管理师岗位职责工作流程，严格执行著名科学家穆拉德的一氧化氮养生法。并参考以下书籍及国家标准。

一、非药血管精准健康管理实践的专业依据

非药血管精准健康管理服务机构在进行实践时，参考如下论文书籍、国家文件法规：

1.《健康管理师基础知识》与《健康管理师国家职业资格三级》（国家卫健委人才交流服务中心组织编写，原卫生部副部长王陇德院士主编），既是国家健康管理师职业资格理论的教材，是实践与考试的内容，也是营销和服务流程。

2. GB/T39509—2020《健康管理保健服务规范国家标准实施指南》，依据国家市场监督管理总局、国家标准委颁布的国标GB/T39509—2020《健康管理保健服务规范》，由中国保健服务标准化技术委员会编写，由中国人口出版社出版。

3.《健康管理与促进理论及实践》，人民卫生出版社出版，国家卫计委卫生发展研究中心、中国保健协会编著。

4. 2023年10月30日，国家卫生健康委、国家发展改革委、教育部、科技部、工业和信息化部、民政部、财政部、市场监管总局、广电总局、国家体育总局、国家中医药局、国家疾控局、中华全国总工会、中国红十字会总会等14部委联合发布国卫医急发〔2023〕31号《关于印发健康中国行动—心脑血管病防治行动实施方案（2023—2030）的通知》是非药血管精准健康管理方案指南。

5.十三五规划教材、全国高等学校教材《营养与食品卫生学》和《2022中国居民膳食指南》。

6.《健康管理与慢病防控》，人民卫生出版社出版，张建宁教授、田惠光教授主编。作者自己的书籍《健康管理学教程》《家庭健康学》《社区卫生服务项目流程化管理》《上海市社区卫生服务中心健康教育和健康促进规划》等。以上书籍介绍了体重、

肥胖、血糖、血压、血脂、尿酸等对人体心脑血管有重要影响的指标，是非医非药血管养护的参考书籍。

二、非医非药血管护理权威专家书籍

在实施非医非药血管保健服务时，还参考《汪芳说血管清爽活百岁》《血管干净不生病》《养好血管年轻20岁》等书籍。

《汪芳说血管清爽活百岁》由博士生导师、北京医院汪芳主任医师主编。《血管干净不生病》的作者是北京大学人民医院心血管研究所所长、博士生导师胡大一教授。《养好血管年轻20岁》的作者是中国中医科学院教授、博士生导师杨力教授。

三、一氧化氮专家书籍与论文依据

为了确保非药血管精准健康管理服务方案的科学性，作者既进行了14年的实践活动，同时又参考了1998年获得诺贝尔奖的科学家伊格纳罗的《一氧化氮让你远离心脑血管病》、穆拉德博士的《神奇的一氧化氮教你多活30年》、中国科学院生物物理研究所赵保路教授的《一氧化氮自由基生物学和医学》《一氧化氮——健康新动力》等书籍与论文，从而让服务方案更为科学。

四、非药血管精准健康管理服务方案范围

依据GB/T39509—2020《健康管理保健服务规范》，非药血管精准健康管理服务不得代替医疗、医院、医生，不代替药品。是健康促进方案，是服务方案也是工作中营销方案，不是疾病治疗和药品销售方案。其适用范围见图7-2-1。

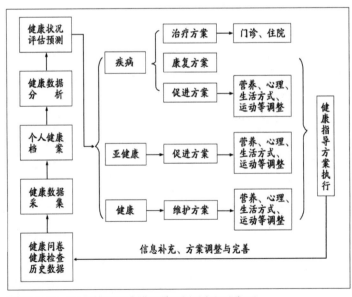

摘自GB/T 39509-2020《健康管理保健服务规范》国家标准实施指南第79页

图7-2-1

非药血管精准健康管理还参考了王宏宇、陈新在2022年发表于《中国医师杂志》的《依托信息化的全生命周期血管健康管理与心血管疾病社区防治策略》，王宏宇、刘金波的《新的血管健康分级标准与血管医学》等专家的论文。

第三节　非医非药健康管理保健服务范围的界定

2016年8月19日至21日，全国卫生与健康大会在北京召开。大会呼吁大力发展健康保健服务产业，发展健康保健服务产业是人们控制慢性病的需求，是老龄化时代的需求，是国家大力发展经济的需求。为此，国家政府各级机构应该大力支持健康产业的发展，支持非医非药健康保健服务业、传统养生服务业的发展，支持更多民间资本、民营企业、有一技之长的人士都参与非医非药健康管理保健服务，都投身于社区健康、社区养老中。在重点培植一批企业上市的同时，鼓励非医非药健康管理服务社区店的发展，完善法律法规、细化法律法规，确保非医非药健康保健服务业在健康轨道上不断发展。2022年4月27日国务院办公厅印发《"十四五"国民健康规划》的通知再次予以落实。

国家对健康保健服务产业发展的支持主要表现在四个方面：个体户的税务支持；中医门诊的支持；一技之长的中医或者中医传承人可以申请医师职称支持；鼓励健康管理师、营养师职业资格考试和职称评定。国家对服务业不断加大支持力度，新冠疫情又增强了人们对健康的需求，非医非药健康管理保健服务呈现快速发展的趋势。

随着非医非药健康管理保健服务及保健食品行业的不断发展，一些问题也相应地出现。国家颁布了相关的法律条文和规定，制定了科学合理的解决办法。将合法规范经营列为非医非药健康生活方式和传统养生健康管理保健服务效益评价的重要指标。

为了保证消费者的权益，执法部门不断加大对中医养生服务、食品、保健食品销售等企业进行规范与整顿的力度。2013年，食品药品监督管理局开展打击保健食品非法生产、非法经营、非法添加、非法宣传的"打四非"专项行动。2019年1月8日至4月18日，市场监管总局组织相关部门开展打击保健食品与保健用品、食品、家用医疗器械、电器保健用品夸大宣传的百日行动，取得非常好的效果。2022年，国家政法委组织公检法和相关部门打击涉老诈骗，对养老诈骗、金融诈骗、虚假融资诈骗、假古董（假货）诈骗、保健品诈骗等进行严厉打击，得到了百姓的高度认可与赞美。

这些行动淘汰一些不合格的企业与商户，大力推进非医非药保健服务企业主动转型升级。非医非药保健服务企业主动从宣传销售食品、保健食品、保健用品公司转型升级到非医非药健康管理保健服务的轨道上。非医非药健康管理保健服务企业应淡化保健食品、食品、保健用品功能的宣讲，回归到以健康为中心，以科学真实为中心的服务轨道上来。营销方案和服务方案一体化、营销和服务就是落实国家文件法规。企业营销要有法可依，有文件可依，有标准可依。

非药健康管理保健服务重点就是做好健康生活方式和传统养生的服务工作，服务过程公开透明，不虚假宣传，不虚假包装，真实可信。国家已经出台了与非医非药健康管理保健服务相关的标准，并成为非医非药健康管理企业合法经营的依据。非医非药健康管理保健服务只有合法合规经营，才能获得国家与社会的认可。

非药血管精准健康管理保健服务行业要重视从业人员的专业和资质。如果健康企业、健康从业人员的资质不良，其真实身份与宣传不一致，不是医生却宣传说是医生，不是博士却宣传说是博士，就是欺诈行为。

健康企业、健康服务的门店不能用没有任何批文或者医疗器械批文的检测仪器吓唬顾客，编造虚假数据恐吓顾客购买产品。要保持服务的真实性，要将真实性放在第一位。健康管理企业与所属的从业者如何做到将真实性放在第一位呢？

营业执照要齐全、健康从业者身份要真实、销售合格蓝帽子保健食品。企业与产品信息要真实，不能夸大与虚假宣传。在保健食品的标签上要以20%版面且以最大字体标明"保健食品不是药品，不代替药品治疗"。

销售压片糖果、固体饮料等预包装的食品要特别小心，食品不能宣传任何功能。要明确告诉顾客按照产品标签选择产品。企业在介绍产品时，不能超过标签的范围。

任何食品，保健食品，如果宣传具有抗癌作用或者对癌症患者的康复有效果，就是虚假、夸大宣传，保健食品根本就没有抗癌批文。特别是肽类，牛初乳，灵芝孢子粉，灵芝孢子油，硒类食品与保健食品，不能宣传抗癌。

如果用直播、用视频连线方式覆盖多省市的夸大宣传销售食品，因为涉及人数多，覆盖面广，就是严重虚假宣传、夸大宣传的行为。如果宣传的产品成分超过了原料成分范围和标志性成分范围，同时，企业、企业员工，个体讲师身份等存在造假行为，没有营业执照和固定营业场所，销售假冒伪劣产品，用仪器检测编造虚假数据销售，这些都可能被定性为诈骗。

国家一直在鼓励创新，创新主要包括食品，保健食品的工艺、配方、功能等方面的创新。从功能创新来看，很多保健食品有很多功能，国家批准的保健食品功能却不能超过两种，这是制约创新。国家应对非医非药健康企业进行正确的引导，引导其进行真正的创新。比如，蓝帽子保健食品，如果其新功能通过了相关机构的验证，它的功能就是科学真实的，就可以进行宣传。这样，就有利于健康服务业的创新与发展。2023年8月市场监管局出新规，放开保健食品新功能申请，推动保健食品发展。

健康不能仅仅通过食品、保健食品来实现，尤其不能用食品、保健食品代替药品。非医非药健康管理企业要避免虚假宣传、夸大宣传。

第八章　非药血管精准健康管理保健服务目的策略特点

2023年6月，国家心血管病中心发布的《中国心血管健康与疾病报告2022》指出我国现有心血管患病人数3.3亿，患病率处于持续上升阶段。心血管疾病所造成的死亡率居慢性病的首位，心血管疾病是影响国民健康寿命的第一大杀手。心血管疾病所造成的死亡率居高不下，严重影响了国民的健康，所以心血管疾病的精准预防与控制就特别重要。非医非药健康生活方式和传统养生血管护理健康管理对心血管疾病的预防与控制有着非常重要的影响与意义。

本章重点论述开展非医非药健康生活方式和传统养生血管护理的目的与意义，激励专家进一步进行理论研究，让健康从业者更为重视这一方面的健康服务，让顾客高度重视自己的血管护理。

第一节　非药血管精准健康管理保健服务目的

光华博思特咨询公司大数据调研显示，中国健康大数据不容乐观，慢性病呈现井喷式增长，尤其心脑血管疾病。心脑血管疾病是慢性病的第一大病种，在50岁以上的中老年人中，该疾病比较常见。目前，我国每年约有350万人死于心血管病，即每天有9590人，每小时有400人，每10秒钟有一人死于心血管病，心血管病死亡占居民疾病死亡的40%以上，死亡率居于首位。减少心血管疾病的死亡率，非常重要。《2022心脑血管健康趋势报告》显示，缺血性心脏病、出血性脑卒中，缺血性脑卒中是中国心脑血管疾病死亡的三大原因，虽然心脑血管疾病高危、高发，但是民众在预防方面重视度依然不够，导致年轻患者并不少见。

减少心脑血管疾病的死亡率，就要对心脑血管疾病进行预防与控制。精准化的预防和足够重视是降低心脑血管疾病发病率的关键。如何预防与控制心脑血管疾病呢？首先要了解影响心血管病的危险因素。心脑血管病危险因素主要包括高血压、糖尿病、血脂异常、高尿酸等。这些因素与不良生活方式密切相关。控制危险因素就可以控制慢性病。控制危险因素就要进行健康管理，特别是要通过非医非药健康生活方式和传统养生对血管进行护理。

做好慢性病预防与控制既是开展非医非药健康生活方式和传统养生血管护理健康管理保健服务目的，也是非医非药健康生活方式和传统养生血管护理健康管理保健服务行业得以快速发展的一个良好契机。

一、满足主要慢病的预防与控制的需求

慢性病不仅会影响患者的生存质量，还会对他们的生命造成威胁，在慢性病中对人的生命危害最大的就是心脑血管疾病。心脑血管疾病有高患病率、高致残率、高复发率、高死亡率、并发症多的"四高一多"的特点，所以要控制好高血压、糖尿病、高尿酸、高血脂、高粘血症、高同型半胱氨酸血症等容易导致动脉硬化而损伤血管的风险因素，培养良好的生活习惯，保护心脑血管。

1.满足预防和控制高血压的需求

目前，我国高血压患病人数已达2.7亿人。高血压是可防可控的。相关研究表明，降压治疗可以将脑卒中风险降低至35%~40%，可以将心肌梗死风险降低至20%~25%，可以将心力衰竭风险降低至50%以上。因此，预防和控制高血压，是遏制我国心脑血管疾病流行的核心策略。预防和控制高血压的策略有很多，非医非药健康生活方式和传统养生健康管理服务是主要的策略之一。

2.满足预防和控制高血脂、高尿酸、高血糖的需求

近年来，中国有1.6亿人的血脂出现了异常（含高血脂），高血压人口高达2.7亿人，糖尿病患者达到9240万人，超重或者肥胖症人口已经超过了3亿人，脂肪肝患者约1.2亿人，高尿酸和痛风人群也是大大增加，几乎占到人群的10%的比例。因此，控制血脂、血糖、高尿酸等刻不容缓。

高同型半胱氨酸血症人是引发心脑血管疾病、认知障碍、骨质疏松相关骨折的独立危险因素。高同型半胱氨酸血症人群在不断地增多。此外，高粘血症是心脑血管疾病的风险因素，高粘血症患者也在大大增加，很多抽烟人群即使血压、血糖、血脂、尿酸正常，如果血液垃圾多、有高粘血症，依然会出现脑梗、心梗。降低脑梗、心梗的高发病率，就要对高同型半胱氨酸血症与高粘血症进行预防与控制。

非医非药健康生活方式和传统养生健康管理服务是控制血脂、血糖、尿酸等的主要策略。

3.满足预防和控制体重超标的需求

如今，我国的超重与肥胖形势严峻，肥胖人口将达到3.25亿，有超过一半的成年居民超重或者肥胖，6至17岁、6岁以下儿童超重肥胖问题也非常突出。

肥胖不仅仅影响形体美，而且容易导致脂肪肝、颈动脉异常、血脂升高、血压升高、血糖升高、尿酸升高。肥胖是导致很多慢性病产生的危险因素。肥胖人群血管增长4英里，患癌风险增高8倍！保持身体健康，就要防治超重与肥胖。

不良生活方式是导致超重肥胖的危险因素。所以，预防肥胖最好的措施就是改变生活方式。

二、满足人民健康，健康中国的需求

《健康中国2030规划纲要》指出，将推进健康中国建设，全面建成小康社会，提高国民健康素养，实现人民健康与经济社会的协调发展上升为国家战略。

《"十四五"国民健康规划》提出，要深入开展健康知识的宣传普及，提升居民的健康素养。"健康中国"建设明确提出要从"以治病为中心"转向"以健康为中心"，把人的健康维护关口前移，以此来提高国民的生命质量。

如何实现以治病为中心向以健康管理为中心转变呢？做好非药血管精准健康管理就是正确的选择与方向。

三、战胜新冠和阳康后恢复健康的需求

2023年1月以后，很多人处于阳康状态，身体表现出或轻或重的症状。国内外的一些科学家通过研究这些症状发现，养护血管对战胜新冠和阳康后的健康意义重大。

2021年4月30日，西安交通大学第一附属医院的袁祖贻、美国加州大学圣地亚哥分校John Y-J.Shyy等人带领的研究团队在Circulation Research期刊发表了题为：SARS-CoV-2 Spike Protein Impairs Endothelial Function via Downrequlation of ACE 2的研究论

文。该研究表明，新冠病毒的刺突蛋白（S蛋白）并不仅仅是帮助其入侵细胞，还会通过下调ACE2去损害内皮的功能。这是第一次证明刺突蛋白（S蛋白）可以引发疾病。这项研究还表明，COVID-19是一种血管疾病。该研究也证明了SARS-CoV-2病毒是如何在细胞水平上损害和攻击血管系统的。该团队的这些发现有利于解释COVID-19的一些看似无关的并发症，还为研究更有效的治疗方法开启了大门。

四川大学华西医院心内科陈茂教授等联合英国学者在《欧洲心脏病学杂志》上发表文章指出，新冠病毒感染不仅导致急性心血管损伤，还可能会对患者的心血管系统产生长期的影响。

医学权威杂志《自然-医学》杂志上发表一项研究成果显示，感染新冠病毒的人（无论住院与否）在康复后的一年内，心血管功能紊乱风险增加55%，这些增加55%的心血管功能紊乱风险主要包括心律不齐、血栓、肺栓塞、脑梗塞、冠状动脉疾病、心功能不全、心肌梗塞，以及心肌炎和心包炎等心脏炎症，严重的会导致死亡。

即使没有心血管病史的人，在感染新冠后也会出现心血管功能紊乱。感染新冠后一定要多关注心血管，尤其是心血管病患者与高危人群，更要做好防治工作，以防引发严重后果。

可采取如下方面的措施保护血管健康：一是培养科学健康的饮食习惯；二是补充维生素C，维生素E等抗氧化剂，以减少血管损伤；三是补充精氨酸，以增加血管的弹性；四是补充维生素P，以修复血管内皮；五是食用可以提高免疫力和抗疲劳的精氨酸与复合抗氧化剂的保健食品，Q10蓝帽子保健食品、红曲类蓝帽子保健食品，从源头上对自己的身体进行非药血管精准健康管理（如图8-1-1）等。

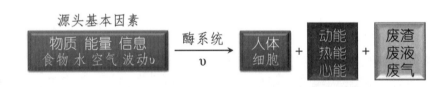

健康和疾病各自有因。人体健康状态和生命质量，决定于源头基本因素的输入品质。

只有从源头出发，保障食物、水、空气和一氧化氮有序输入，才能维持人体和生命的有序健康状态。

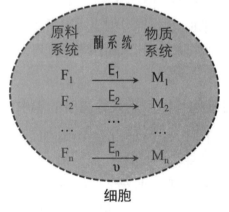

图8-1-1

第二节　非药血管精准健康管理的策略

医院里患者不断增多，医生为患者诊治疾病的时间有限，医生在为患者诊治时，只能简单提醒患者要改变不良的生活方式，保持健康的生活方式。这种简单的提示，并不能保证患者改变不良的生活方式。所以，非医非药健康管理与健康服务非常有必要且重要。

非医非药健康企业、中医养生馆（医疗和非医疗两类）等机构，以及健康管理师、营养师、健康从业者等，可以为适合做非药健康管理的病人，亚健康人群、健康人群提供具体的健康管理服务工作。

一、让顾客了解健康管理的重要性

健康管理师按照健康管理的步骤，根据国家相关的标准，对自检表做健康风险因素分析评估，做好健康教育、健康指导和健康干预等工作，并做好干预效果评价。

1.让顾客明白进行健康管理的重要性。控制危险因素的主要手段是健康管理。健康管理师一定要让顾客了解亚健康、疾病产生的原因，意识到治"未病"的重要性，高度重视亚健康的调理。防控慢性病的关键是控制危险因素，控制危险因素需要非医非药健康生活方式和传统养生健康管理。

2.让顾客了解健康管理的价值。健康管理师一定要让顾客接受健康教育，这样他们就会明白：为什么很多疾病治不好，为什么最好的医生是自己。健康管理师要向顾客输出科学的健康信息，通过专业的健康服务技能，让顾客了解、认同非药健康管理服务。

3.让顾客接受非药健康管理保健服务。健康管理师用自检表对健康风险因素进行分析、评估，让顾客知道非医非药健康生活方式和传统养生经络调理气血畅通的重要性。每一个人都需要非医非药健康管理保健服务。可以选择花钱或者不花钱方式做好非医非药健康管理保健服务。

4.让顾客明白人人需要健康顾问。健康好习惯是开启健康之门的金钥匙，健康管理师要分析哪些坏习惯会引发疾病，让顾客明白改变坏习惯与培养好习惯的重要性。要培养顾客良好的生活习惯，或者改变顾客对调理效果慢，无效或者反复的误解，健康管理师要进行陪伴式专业服务。健康管理师的陪伴式专业服务可以指导顾客掌握健康知识，树立健康理念，培养健康好习惯。

5.健康管理师要做好监督管理工作。在为顾客提供健康管理服务时，健康管理师要做好监管工作：所签合同是否明确，顾客有没有错误认知，顾客是否明确知道非医非药。顾客是否严格执行干预方案等。

做好顾客不改变坏习惯而影响调理效果的防范工作，这是监督健康管理是否规范合法的重要手段。将注意事项和调理反应提前告知顾客。提前向顾客讲明排毒反应、调整反应等，以避免顾客流失、投诉、退货、退钱等情况出现。

6.让顾客养成爱学习健康知识的习惯。顾客爱学习健康知识比什么都重要，只有有了健康知识，才能真正把握健康命运。学习的方法有很多，发给顾客相应的学习音频，向他们提供学习工具，将学习的知识进行分享，都会有较好的效果。

7.在日常保健服务时，要对顾客信息及时进行回馈与点评，才会引导顾客主动地执行方案，主动传播健康知识。

8.非医非药健康管理从业者应该凭良好的专业技能吸引顾客，让其自愿选择服务项目。还要做好进店沟通指导、社群监督打卡，每日学习和定期健康沙龙分享，确保顾客持续学习掌握健康知识，保持良好的生活习惯。

二、健康管理的步骤与策略

1.动员亚健康、慢病患者接受教育

在动员时，健康管理师、营养师、健康从业者等要注意沟通方式，积极倾听患者的诉说，让他们树立信念，同时要非常有礼貌地提出行动计划、建议和期望的目标，给他们希望，鼓励他们做出改变。慢病患者通过医院正规治疗和非药健康管理两个路径获得健康。

2.亚健康、慢病患者的教育内容

健康管理师、营养师、健康从业者等要向亚健康、慢病患者开展如下方面的教育内容：

（1）教育分析

在进行健康教育前，健康管理师、营养师、健康从业者等要先将自检表健康风险因素进行分析，以确定其具体情况，确定内容主要包括：

①确定亚健康、慢病患者的学习能力。

②提高他们的知识、技能水平。

③坚定他们的态度和信念：有研究表明，人们只有对某一行为有重要的信念，才能改变行为。或者说，只有改变核心信念才能改变行为。所以，要确定病人的态度和信念。

④确定近期内他们要改变的问题：有时，对影响健康的主要行为，非健康人群与健康管理师的看法是不一样的。是否可以改变某一行为，取决于亚健康人群和慢病患者，因此一定要他们参与并做出决定。

（2）教育策略

①提高亚健康、慢病患者的技能。先列出一个问卷，用开放式的问题对其进行问询；仔细听他们诉说，并从中寻找他最关注的问题。不要急于纠正他们的错误观念，等待合适的时机再进行纠正。用简洁易懂的语言，不断地向他们传播正确的信息。鼓励他们提问题，因为提问题可以加深理解，提问可以启发顾客自己找到答案。

②教育是一个持续的渐进的过程，不能急于求成，要一步步地进行指导。

③自信心对于人的健康非常重要。有信心且相信自己能够管理好自己的身体，就易

于培养健康的行为。

④咨询指导要具体化，个性化：A.确定具体饮食标准，运动的种类、时间和频率，这样就易于让他们遵循与坚持。B.合适的策略：文字材料、面对面指导、声像材料和资源等。C.示范技能：要给他们示范如何落地与实践。D.典型样本：让亚健康，慢病患者接触健康管理成功人士是十分有效的方法。鼓励家庭和朋友的参与。E.将新的行为与旧的行为联系起来：建议看电视时踏车，早晚刷牙前服药等。F.全体医务人员，非药健康管理师的参与：亚健康，慢病患者的教育和咨询是医生、护士、护理人员，非药健康管理师等共同的责任，所有人员都要给亚健康、慢病患者传递正面的健康信息，这样就可以让他们的行为发生改变。帮助所有人培养健康的好习惯。

（3）监测和评估效果

戒烟一般在一周后随访，膳食和运动干预在2周以后随访。在监测和评估效果时，要重视以下方面的内容：

①反馈：让亚健康、慢病患者及时了解检查的结果，以强化他们的依从性，并进一步努力改善目标。效果评估包含医院体检报告、自测健康指标、自己症状描述。

②行为记录：鼓励亚健康、慢病患者记录自己的行为，比如医生、非药健康管理师在进行回顾记录时，不要批评他们，而是要多鼓励他们改变。帮助他们分析遇到的困难，并为其设定下一阶段的目标。行为记录主要是运动、饮食、营养、睡眠、二便、血糖、血压等记录。

③建立一种复诊机制：预约条、卡片可以帮助亚健康、慢病患者复诊。健康机构健康从业者动态进行健康监测和评估，以方便需要健康管理保健服务的人群。诺百年智能健康管理系统大大提高效率及精准度。

第三节　非药血管精准健康管理一氧化氮养生法的特点

一氧化氮与血管密不可分，一氧化氮主要来自血管内皮细胞，是血管舒张因子，是预防治疗各种心脑血管疾病的重要因子。

穆拉德一氧化氮养生法适用于非药血管精准健康管理，具有如下的特点与作用：

一、科学性

所有人都希望健康、长寿、快乐，享受美好的生活。慢病患者，特别是心脑血管疾病患者要想享受美好的生活，除了需要接受医生、医院正规的治疗外，还需要进行养生。但养生的方法鱼目混珠，甚至一些养生方法会对身体产生危害。如何科学养生成为很多人头痛的问题。

什么是科学养生呢？科学养生就是选择安全可靠的有高科技加持的或者经过科学论

证有实效的养生方法。否则，就会出现花了钱，不但身体状况没有改善，反而会出现恶化的情况。

几乎所有心脑血管疾病专家都在自己的书籍、论文提及一氧化氮。1998年，穆拉德博士等三位科学家因发现了一氧化氮获得诺贝尔生理学或医学奖，一氧化氮的科学性、独特性不容置疑。

二、中西性

在中国，有两种养生法：（1）以《黄帝内经》和道家文化为核心的经络、气血、练功、辟谷等养生法；（2）源自西方的饮食、运动、心理养生法。这两种养生法既有共同点，也有不同点，甚至有互不认同之处。西方健康方式不认同辟谷，传统养生方式不认同牛奶、生酮减肥法。

如何在传统养生与现代健康生活方式中寻找双方都认同的养生方案呢？穆拉德新动力一氧化氮养生法已很好地解决这个问题。首先，一氧化氮是现代细胞学、分子生物学、现代营养学与健康方式的重要因子。其次，一氧化氮可以对传统养生的气血、经络、中医中药进行解释与论证，为中医中药现代化、传统养生现代化做出贡献。

赵保路教授《一氧化氮是气血通畅的驱动力》一文为传统养生和健康生活方式相结合提供了科学的依据。

三、合法性

非药血管精准健康管理合理合法。从法律法规来看，非药血管精准健康管理的实施有如下依据：

1.非药血管精准健康管理有扎实的理论和实践基础，所有信息都具有权威性、科学性、真实性。尤其国务院《健康中国行动2019—2030年》，卫健委"健康121""三减三健"等文件提供依据指明方向。

2.国家市场监督管理总局和国家标准委出台了国家标准GB/T39509—2020，使非药血管精准健康管理实践活动有法可依。非医非药健康管理保健服务的核心产品是国家市场监管总局批准的有功能的蓝帽子保健食品，精氨酸列入原料和标志性的成分，红曲中洛伐他汀列入标志性成分。

3.国家卫健委组织王陇德、陈君石等院士级专家出版《健康管理师标准及职业考试》，并向通过了理论实操的人员颁发健康管理师职业证书，健康管理师与律师、医生一样，都是有职业资格的合法从业者。

4.国家对医疗和非医疗活动界限、药品和保健食品和食品界限、药食同源食品都做出了清晰的规定，为非医非药产品操作提供了依据。河南等省出台保健用品团标，将外用眼贴、保健贴列为保健用品，可以合法生产销售。

5.关于保健服务，国家已经出台了很多国家标准，比如GB/T 30443保健服务通用要求，GB/T 33354保健按摩器具售后服务规范，GB/T 33355保健按摩器具安全使用规范，

GB/T 37488公共场所卫生指标与限值要求等。相关部门也出台了很多与中医保健服务相关的国家标准、社团标准。这些国家标准为非医非药健康管理服务、传统养生服务、健康生活方式服务等提供了合法经营的依据。

6.《中华人民共和国食品安全法》《广告法》《合同法》与药品、保健食品、医疗器械等法律法规相继出台，对虚假夸大宣传行政处罚的标准做出了明确的规定。这些相关法律法规为非医非药健康管理服务画出了红线，让从业人员做到有法可依，合法服务。

7.企业营业执照将非医非药传统养生、营养、健康管理、健康咨询服务等都列入经营范围。只要申请了含有相关内容的营业执照就可以合法经营。合法经营既可以保护顾客的利益、保护国家的利益，同时也保护企业与经营者的利益。对于非医非药传统养生、营养、健康咨询服务、健康管理等的经营者来说，只有合法经营才能为人民健康，健康中国做出贡献。

四、精准性

近年来，精准医疗、精准营养处于快速发展的状态，对非医非药健康管理服务产生了积极的影响。

精准医疗主要在细胞分子上发挥作用，在疾病治疗上靶向精准；精准营养体现在营养含量精准，作用靶向精准。非药血管精准健康管理是将服务方案与精准营养、精准医学有效结合。方案中蓝帽子保健食品的所有原料都是标志性成分，达到精准营养的要求。方案中精氨酸与一氧化氮，在细胞分子水平上精准发挥作用。所以该方案是血管精准健康管理方案，如图8-3-1。

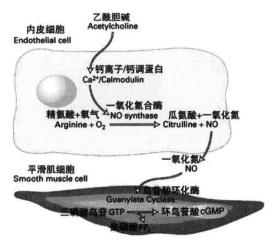

图8-3-1

2019年1月15日科技日报记者孙玉松、通讯员吴军辉发文《新型一氧化氮靶向递送系统可精准治疗血管病》。记者从南开大学获悉，该校生命科学学院赵强教授与药学院沈杰副教授、程剑松副教授联合研究团队历时4年攻关，利用化学生物学"凸凹互补"原理设计制备了新型一氧化氮（NO）靶向递送系统，该系统犹如一个精确的"开关"，在治疗心血管病时可以将一氧化氮精准递送至病灶部位，有效避免内源性酶导致的一氧化氮非特性释放和由此引发的副作用。日前，该研究成果在线发表于《自然·化学生物学》。

据介绍，一氧化氮是心血管系统重要气体信号分子，在维持血管正常生理功能中发挥重要作用，并对血管稳态进行精密调控。发展精准的一氧化氮递送系统，实现靶向传输是制约一氧化氮生物材料临床应用的瓶颈，也是心脑血管疾病治疗领域的热点。

赵强教授说，"非特异性释放是指除了在病灶部分，在全身其他组织器官中都有一定释放，因此，会对人体产生毒副作用。而我们设计的新策略类似于在疾病部位建立了一个药物'加工厂'，通过静脉输送前药，经血液循环送达病灶，加工产生一氧化氮，用于疾病治疗，实现精准靶向。"研究人员将这种"凸凹互补"的一氧化氮递送体系应用于大鼠下肢缺血和小鼠急性肾缺血（AKI）等疾病模型。实验结果证明，精准的一氧化氮传输能够更有效地促进血管新生，恢复大鼠下肢的血流灌注，促进AKI小鼠的肾脏组织修复，并有效改善肾脏功能。科研人员进一步在内皮一氧化氮合酶基因敲除小鼠模型中验证了这个新型的一氧化氮递送系统的有效性。赵强教授说，"这些研究结果表明，新型一氧化氮递送系统及其生物材料将为糖尿病、动脉粥样硬化等慢性疾病状态下血管损伤疾病提供新的治疗策略。"

精准血管健康管理的核心因子是一氧化氮，该科研成果进一步验证了精准血管健康管理服务正确性、科学性、精准性。

五、实效性

随着实践的不断深入，一氧化氮养生法不断精进与完善。中国科学院大学等高校通过17项动物实验，证明它具有较好的实效性。健康服务与管理专业的大学生周彩霞经过实践，撰写了毕业论文《上海量健血管健康管理应用研究》，该论文在全国健康管理优秀毕业论文比赛中获得三等奖。进一步验证实效性。

核心产品获得蓝帽子保健食品批文，精氨酸抗氧化剂复合配方获得了改善心脑血管疾病的发明专利证书是实效性的证明。

非药血管精准健康管理的实效源自顾客的体征感觉及体检报告、实效加深顾客对"最好的医生是自己"的理解、让顾客明白"健康命运把握在自己手里"，增强做自己健康第一责任人、家庭健康掌门人的使命感。

六、品牌性

一氧化氮的发现起源于20世纪70年代。此后，全世界的医学界、健康产业界掀起了研发一氧化氮的热潮。1998年穆拉德等三位科学家因研究一氧化氮获得诺贝尔奖轰动全球。

2006年，穆拉德、伊格纳罗在北京人民大会堂宣讲一氧化氮养生法。2010年，穆拉德博士带着一氧化氮产品进入中国，且掀起一氧化氮养生法热潮。如今，一氧化氮养生法已经获得消费者的深度认同，成为有自主知识产权的民族品牌，成为一个带有诺奖科技的品牌。

七、安全性

穆拉德非药血管精准健康管理采用健康生活方式干预与传统养生服务的形式，实现健康。它所使用的营养品有蓝帽子保健食品，有药食同源食品，有人体必需营养素，安全合法，无副作用。它的过程合法有依据并安全无副作用。

八、实用性

多年的实践证明，传统养生服务与健康生活方式进社区方案（非医非药血管护理、眼部护理和骨关节护理）服务效果和口碑都非常好，并且在心脑血管疾病非医非药干预方面取得了较好的效果。

该方案与服务项目应用广泛，简单、易行，可操作性强。不仅适于老中青人群，也适于儿童的日常保健，更适用于常见慢性病的干预，对社区居民健康、居家养生等社区康养服务具有很好的推动作用，对解决老龄化社会问题具有促进作用。

第四节　非药血管精准健康管理品牌文化实践

2010年，一氧化氮养生法与一氧化氮保健品的健康品牌穆拉德新动力创建成立。经过14年的砥砺前行，穆拉德新动力形成了独具特色的非药血管精准健康管理体系与方案，在实践中成效显著。这一切得益于其重视品牌文化的传承和发展。

一、源自诺贝尔奖的品牌底蕴

穆拉德新动力血管护理方案源自获得诺贝尔奖的生命信号分子一氧化氮，它承载诺贝尔奖的精神，追求至高境界。2010年，相关部门启动了"诺奖科技与健康同行"的活动，穆拉德博士亲自参加了此次活动，这意味着一氧化氮健康成果在中国的社会化实践之旅正式开启了。

二、诺贝尔奖健康科技节，共享诺贝尔奖健康成果品牌

为了见证穆拉德一氧化氮养生法在中国的实践效果，每年都举办"诺奖健康科技节"。2011年9月25日，第一届"诺奖健康科技节"在上海世博中心如期举行，穆拉德博士亲临现场，并与中国的诺贝尔奖科技的受益者共享健康话题。

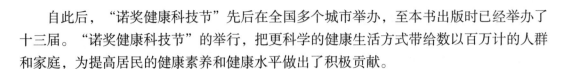
自此后，"诺奖健康科技节"先后在全国多个城市举办，至本书出版时已经举办了十三届。"诺奖健康科技节"的举行，把更科学的健康生活方式带给数以百万计的人群和家庭，为提高居民的健康素养和健康水平做出了积极贡献。

三、奥运精神，为品牌文化赋能

健康是所有人毕生的追求，奥运则是人类表现健康体魄的极限活动。2011—2012年，国家体育总局体育科学研究所启动"一氧化氮新动力氨基酸胶囊于优秀运动员中的应用研究"与"优秀青少年乒乓球运动员服用（一氧化氮）新动力氨基酸胶囊前后的睡眠情况调查"项目，该项目的研究成果显示，诺奖科学家穆拉德博士研发的一氧化氮新动力胶囊在改善运动员的睡眠、增强免疫力、缓解体力疲劳等方面，发挥了积极的作用。

2012年3月，奥运冠军张湘祥出席"诺奖科技奥林匹克健康知识大奖赛、诺奖科技奥林匹克火炬手选拔赛"活动，以此表现奥运精神，探讨健康。

2012年9月，在第二届"诺奖健康科技节"上，奥运冠军李晓霞与诺贝尔奖得主穆拉德博士进行了交流。2021年11月，奥运冠军李晓霞在参观第四届中国国际进口博览会穆拉德新动力展位时，为穆拉德一氧化氮养生法点赞，并发起用运动与营养方式保证身体健康的倡议。2021年奥运冠军李晓霞再次参加诺奖科技节为新动力品牌赋能。

四、权威科研机构，为品牌助力

穆拉德新动力血管护理方案在中国已经进行了多年的实践活动，在实践过程中，中国科学院为其提供了大力的支持。

2013—2014年，中国科学院生物物理研究所启动"NO与心脑血管疾病和健康研究计划"，并发布了7项实验成果，以此来推动穆拉德一氧化氮保健食品的不断升级与优化。

2019—2020年，为满足新时期中国人的健康需求，中国科学院生物物理研究所赵保路教授联合中国科学院大学、河北师范大学、哈尔滨工业大学（威海）三所高校启动了"穆拉德一氧化氮17项动物科学实验"项目，并发布了17项科研成果报告，进一步证明了诺奖科学家穆拉德博士研发的穆拉德新动力一氧化氮于健康方面的应用价值。

在实践过程中，还得到了北京中科老专家技术中心的倾力支持。2017年，由北京中科老专家技术中心设计规划了"诺奖健康科学·家"项目，该项目通过打造5H+为核心的居家养老生态圈，最终实现具有健康科学理念、知识、教育、养生、行为、服务与黄帝内经为核心的两经一观、身心灵养生服务"共建共享共促"的健康促进服务综合体，并把非药健康管理，穆拉德一氧化氮养生法与保健食品纳入了这个健康促进服务综合体。

五、航天品牌，实力加持

2016年4月17日，新动力穆拉德NO搭载中国首颗微重力科学实验卫星成功返航，并用太空极端的环境证明了新动力穆拉德NO品质的稳定性。2016年5月17日，诺贝尔奖科技成果助力中国航天事业发展，暨新动力穆拉德一氧化氮搭载"实践十号"卫星成功返回新闻发布会隆重举行，该会颁发了搭载证书。

六、携手诺奖科学家，深耕诺奖健康成果的社会化应用沃土

2016年后，穆拉德新动力在两方面进行深耕：一方面，进一步加强与诺奖科学家斐里德·穆拉德的合作；另一方面，加强了与业内其他专家的合作力度，与2006年诺贝尔物理学奖得主乔治·斯穆特、1991年诺贝尔生理学或医学奖得主厄温·内尔、2013年诺贝尔生理学或医学奖得主兰迪·谢克曼等多位诺贝尔奖科学家进行战略协作，不断将前沿健康技术成果应用于中国的社会化范围。

七、传播大爱文化，打亮公益品牌底色

穆拉德新动力品牌自成立以来，积极承担社会责任，心怀天下贫弱，以利他之心不断投身于助学、助老、抗疫等公益事业中。多年来，该品牌主要从事了以下公益活动。

1.公益助学，情暖大凉山，助力攀登少年

2017年，为了帮助大凉山中的贫困孩子可以在更好的环境中接受教育，穆拉德新动力与四川省索玛慈善基金会合作，为当地捐资近百万建立了够峨村诺鼎爱心小学。在小学建成后，坚持持续助学。

2019年，上海市和平鸽慈善基金会正式成立，以汇聚更多的社会力量，更好地开展慈善活动。2021年11月，穆拉德新动力与上海市和平鸽慈善基金会发起"和平鸽-索玛花"一对一的助学项目，资助四川省洪溪初级中学诺鼎班的贫困学生顺利完成初中学业。对口捐助西藏日喀则地区的贫困学生。

穆拉德新动力还助力国家登山事业。2019年12月，穆拉德新动力与西藏拉萨喜马拉雅登山向导学校签订协议，为"爱心厨房"项目的建设捐款，以帮助日喀则地区学员完成攀登珠峰的梦想。

2.同心抗疫，共护生命健康防线

2020年开始，新冠疫情在全世界蔓延。在疫情流行比较严重的三年时间，穆拉德新动力一直在助力抗疫，共克时艰。

2020年1月，当新冠疫情在武汉暴发时，穆拉德新动力在第一时间捐赠了价值60余万元的物资，以与武汉市民共渡难关。

2021年3月，穆拉德新动力向武汉市金银潭医院捐赠了价值120万元的防疫物资，以助力医护人员快速恢复身心健康。

2022年，上海疫情爆发，穆拉德新动力在第一时间联合上海市和平鸽慈善基金会向上海市的老人们捐赠了价值1500万元可以增强免疫力、缓解体力疲劳的防疫物资，这些物资对上海市1万个家庭中的老年人平安渡过疫情难关发挥了极其重要的作用。

3.暖爱同行，公益助老

2021年5月，在中国共产党百岁生日即将到来之际，穆拉德新动力开展"2021庆党百岁生日，慰问与党同龄百岁老寿星"活动，向上海市多位百岁老人送去慰问品。

2021年12月底，穆拉德新动力参与上海市和平鸽慈善基金会发起的"暖爱行动"项目，该项目旨在将爱心送到徐汇区四家养老院，让老人们足不出户就能够感受到社会的温暖。

八、从世博到进博，十年间品牌不断精进

2020年以来，穆拉德新动力成功地从中国走向世界，连续四次入驻中国国际进口博览会，不断为健康中国做出自己的贡献。

九、登顶珠峰，提升品牌价值

穆拉德新动力不仅在专业领域进行提升，还弘扬珠穆朗玛峰的英雄精神，力做新时代的健康攀登者。2021—2023年，与拉萨喜马拉雅高山向导学校联合成立穆拉德新动力珠穆朗玛峰登山队，并连续助力登山队员攀登珠穆朗玛峰。2022年4月29日12点18分，穆拉德新动力珠穆朗玛峰登山队成功地站在了珠穆朗玛峰峰顶。2023年5月22日，穆拉德新动力珠峰登山队携非药血管精准健康管理大旗再次成功登顶珠峰。

十、积极推进，健康管理标准品牌文化建设

2023年3月29日，上海交通大学鲍勇教授亲自参与，并启动穆拉德非药血管精准健康管理人体实验。2023年3月30日，穆拉德新动力与中国保健协会在北京人卫大厦启动健康管理高峰论坛，该论坛邀请了陈君石院士，赵保路教授等行业权威专家，推进健康管理的发展。

2023年3月31日，在北京人卫医院启动穆拉德非药血管精准健康管理高峰论坛，邀请阜外心脑血管专家共同参与、推进健康管理的发展。

2023年5月，带动全国健康管理企业积极参加健康管理保健服务国家标准学习，获得国家标准GB/T39509-2020《健康管理保健服务规范》首批达标机构证书。通过不断的努力，穆拉德非药血管精准健康管理的发展取得了较好的效果，不仅成功制定严于国家标准的企业标准并成功备案，还成为中国健康管理协会的理事单位。

2023年5月21日，穆拉德新动力受邀参加2023品牌强国（昆明）暨中国创新品牌500强发布会，并被评为优秀品牌。

2023年8月历时一年的诺百年智能健康管理系统全面启动。

十一、坚守底线，不忘品牌初心

穆拉德新动力不忘初心，多年来一直坚持非医非药的健康生活方式和健康好习惯的普及与培养，坚守保健食品不是药品，不能代替药品的底线，坚守不虚假不夸大宣传的底线。

保健食品是健康生活方式一部分，穆拉德新动力坚持提高保健食品的科技含量与实

效，以造福人类健康。通过法律学习和企业规章制度落实，大力推进专业化、合法化运作大健康产业。总之，穆拉德新动力非医非药血管护理方案，一直秉承品牌多年来积淀的文化和精神，为人民健康深度服务，为健康中国奋斗。

附 录

传统养生服务与健康生活方式进社区项目专家论证

论证报告

项目名称：传统养生服务与健康生活方式进社区项目
（非医非药健康血管护理、骨关节护理、眼部护理）
委托单位：广州三三医药生物科技有限公司
      上海磐和生物科技有限公司及其经销商
论证形式：会议论证
论证日期：2022年11月6日
地址：中国上海市虹口区四平路59号喜来登酒店

专家论证意见

2022年11月6日，由中国保健协会组织专家召开了由广州三三医药生物科技有限公司、上海磐和生物科技有限公司的"传统养生服务与健康生活方式进社区方案（含非医非药血管护理、骨关节护理、眼部护理）"专家论证会。与会专家听取了项目报告，进行了质询答辩，经讨论，形成以下意见：

1.实效性

上海磐和生物科技有限公司及其经销商经过十二年的实践，消费者验证表明：传统养生服务与健康生活方式进社区方案（非医非药血管护理、骨关节护理和眼部护理）服务效果和口碑都非常好，并且在心脑血管疾病预防方面也取得了很好的效果，是传统养生与健康生活方式结合具有实效的健康服务方案。

2.安全性

传统养生服务与健康生活方式进社区方案（血管护理、骨关节护理和眼部护理）是采用健康生活方式干预+传统养生服务的形式，以达到获得健康的目的。该方案里的营养保健食品拥有蓝帽子保健批文，符合国家市场监督管理总局对于保健食品的规范，养生护理服务也都安全可靠，无副作用。

3.科学性

本项目中所有的成果都源自国医大师、院士级专家的研究成果，经过了多家权威科研院所的实验验证，拥有严谨的科学论文、书籍支撑，科学性毋庸置疑。

4.可操作性

本项目简单、易行，可操作性强，对社区居民健康、居家养生等社区康养服务具有很好的推动作用，对解决老龄化社会问题具有巨大积极影响。

5.广谱性

本项目具有很好的普适性，老中青与孩子都适用，适用于多种社会常见慢性病的预防，可以方便快捷地走进社区、走进家庭，进一步引导社会践行健康生活方式。

6.实用性

（1）多年的消费者体验证明，本项目中的血管护理、骨关节护理和眼部护理服务是一套低成本、高产出的健康服务方案，可以帮助人们改善个人与家庭的健康状况，预防或者缓解疾病的发生与发展，为人们远离医药、获得健康提供了可行的路径。

（2）对弘扬传统文化、创新发展传统养生服务做出了积极的贡献，对健康中国的实施具有极大的现实意义。

7.该项目为非医非药项目，不代替药品、医生医院检查和治疗，有病要去医院遵医嘱治疗。该项目与医生、医院治疗不冲突，可以在医生、健康管理师指导下共同进行。

8.不得夸大虚假宣传该项目，推广该服务项目以"人民健康至上、生命至上"为原则，切实做好该项目，真正为人民健康、健康中国做出贡献。

专家组成员（签字）：

论证专家委员会名单

序号	姓名	工作单位	职务/职称
1	周邦勇	中国保健协会	副理事长
2	俞梦孙	中国工程院	院士
3	张大宁	中国中医药研究促进会	会长、国医大师
4	赵保路	中国科学院生物物理研究所	研究员、博士生导师、原副所长
5	鲍勇	上海交通大学	教授、博士生导师
6	张吉昌	张氏医通益仁堂	张氏医通传承人

第九章　非药健康监测与自检表实践

非医非药健康指导与干预的前提是做好健康监测。关于健康
监测，前面已经进行了详细的论述，本章内容更多是介绍健康企
业健康监测中自检表的运用，以有利于建立准确的健康档案。

健康档案建立和自检表填写应遵守《中华人民共和国消费者
权益保护法》。经营者收集、使用消费者个人信息，应当遵循合
法、正当、必要的原则，明示收集、使用信息的目的、方式和范
围，并经消费者同意。经营者收集、使用消费者个人信息，应当
公开其收集、使用规则，不得违反法律、法规的规定和双方的约
定收集、使用信息。

第一节　非药健康管理健康监测自检表简介

健康监测是健康管理的第一步，健康监测就是采集健康信息，只有采集到有效的健康信息，才能对服务对象进行精准的指导与干预。

有效地采集健康信息，就要填写健康调查表。健康调查表是健康信息采集的工具。熟练掌握运用健康自检表非常重要。

人总是在感觉身体不舒服，甚至感觉非常难受的时候才去医院。有些人明明感觉身体难受，在去医院检查后，医生却认为身体的各项指标都正常。这是为什么？因为人身体的感知能力比医院的仪器更为灵敏，在大病初期就给了我们信号。

人处于亚健康状态时，就应该多关注身体，就要提前读懂身体的信号，就应该分析影响健康的风险因素，干预健康的风险因素，预防疾病出现或者控制疾病。众所周知，大地震之前，鸟鱼会有信号；暴雨之前，墙壁会有返潮信号。我们必须要提前读懂身体的信号，在身体处于亚健康的时候，就要介入健康管理。

一个人如何了解自己的身体呢？一张自检表，就可以知道身体健康的信号。每一个人都需要填一次健康自检表。

健康自检表内容主要包括个人的一般情况（性别、年龄、健康状况，家族病史），生活方式（膳食、运动、吸烟、饮酒，情绪等），症状描述，同时还有传统养生定义的体质状况，医院体格检查报告（血压、血糖、尿酸、血脂等），特殊检查或者针对病症检查等信息。健康管理师在指导顾客填写健康自检表时，要注意以下问题：

1.顾客是否有常年服药的经历，用哪些药物治疗什么病症。健康管理师不提出与药物有关的建议，无论加药还是减少药都要听正规医院医生的医嘱，不提供医疗医药方案，以正规医院医生的医嘱为准；

2.顾客是否有做过手术，目前情况如何？

3.顾客是否有影响健康的意外与经历，比如意外硬伤类、心理遭受过哪些打击？

4.顾客最关注的是哪个问题？最想解决的问题是什么？为什么要关注这个问题？

如果是疾病的症状，就要听正规医院的医嘱。非医非药是干预不是治疗。遇到危重病人与不适合做非药健康管理人群，一定要听医嘱。

5.顾客最关注的健康状况是什么？这种情况有多长时间了？

（1）这种情况是由什么原因引起的？很多人睡眠不好，是因为外界一些事情所刺激引发的。一定要找到详细的原因，找到了原因就等于找到了影响健康的风险因素。在填写表格时，要不断地问顾客，反复问：还有呢？还有呢？这样才能掌握更多的信息。

（2）在什么情况下，症状会加重？

（3）最近一次症状是在什么时候出现的？在什么情况下出现的？

（4）在什么情况下，病情会减轻或者缓解，原因是什么？

（5）在日常生活中，你都采用了什么非医非药方法调理？效果怎么样？

6.健康监测，是指动态的健康监测。同样，自检表也需要动态地填写。

健康调查自检表与正规医院的体检报告以及医生的诊断能够全面反映一个人的健康状况和未来健康趋势。健康调查表是根据不同症状而设计，下篇里有各类健康表供大家参考。健康管理智能系统能大大提高效率及精准性。

在进行健康信息采集时，健康管理师不做任何破皮的检测。如果发现有可能存在的疾病，一定要建议其就医。同时，疾病的检测与诊断必须以医院医生的诊断为准。

健康是一辈子的事情。一个人接受非医非药健康生活方式和传统养生的健康管理保健服务，不仅自己受益，还会让家庭成员受益。每一个人要重视健康自检表，通过自检表来发现、干预慢病。并与医院治疗结合。

第二节　非药健康管理监测自检表作用与意义

非医非药健康监测，就是健康管理师通过顾客填写非医非药自检表，来了解顾客的身体状况，采集健康信息，帮助发现身体问题，从而及时进行管理。

一、非药健康管理自检表的作用

非药自检表帮助顾客发现、分析出自己的身体问题。帮助人们提前调理好亚健康，远离疾病，远离医院，帮助更多的人成为自己健康的第一责任人，成为家庭健康掌门人，帮助人们提前发现疾病，及时去医院救治。非医非药自检表作用不可小视。

非医非药自检表有哪些作用呢？

1.自检表不代替疾病诊断，但是可以预测身体健康未来3至5年的走向。如果医院负责疾病诊断，那么，自检表（含有医院医生诊断报告）可以对健康、亚健康、疾病的综合状况进行初步的判断。

2.健康自检表帮助寻找健康风险因素。慢性病防控的关键在于控制危险因素，控制危险因素的关键在于健康管理。在健康自检表中，有300多个症状都是疾病的前兆，都是身体给我们提供的预警。所以，我们要认真填完自检表。你填写得越认真，健康管理师就越能够帮助你寻找危险因素。你描述得越详细，健康管理师就越能够帮到你查找原因。一切健康信息由客户自己提供，健康信息含顾客自测的血糖、血压、体重等数据，含医院检测及诊断报告，必须自愿提供及确保真实性，健康管理师不为客户做任何检测。

二、非医非药健康管理自检表填写的意义

1.找顾客："自检表格"是与顾客保持无障碍联系的神器，帮助企业解决缺少顾客的问题。让顾客自动自发出现。

填写非药健康自检表，吸引顾客自动找你，又密切联系顾客，取得顾客信任。为什么这样说呢？因为每个人都关心自己的健康状况，在填表格的过程中，健康管理师可以和顾客达成共识，很容易让顾客产生信任。可以与顾客像朋友或者亲人一样相处。

2.挖需求：非药健康自检表帮助顾客了解自己的身体情况，提高顾客的健康意识。健康自检表很容易分析出顾客身体的问题，既让顾客了解自己身体的情况，提高危机感，主动关注身体健康。也为非医非药传统养生和健康生活方式方案的制订提供依据。

3.建信任：自检表是打开顾客心门，与顾客建立信任的金钥匙。

健康管理师需要经常与陌生顾客沟通交流，让潜在顾客填表格，可以快速打开顾客心门，缩小与健康管理师之间的距离。让顾客填表格，不仅会帮助他克服恐惧，还能够让他认识到饮食、睡眠、运动、心理等生活方式改变的重要性。在让顾客填写表格时，健康管理师要主动与陌生顾客做好沟通，准确及时了解顾客的生活习惯与身体状况，为后期的健康管理保健服务打下良好的信任基础。

4.易跟进：自检表让顾客开始关注健康，并接受健康干预工作。在自检表填写的过程中，健康管理师可以有序地跟进顾客，帮助顾客了解自己的身体情况。顾客对自己身体健康情况了解越多，顾客就会越关注重视身体的健康，就会选择相关的健康服务举措，愿意配合健康管理师进行下一步的健康管理干预工作。

5.增黏性：自检表让顾客主动联系健康管理师。在填写自检表的过程中，很多症状就会自动找出健康风险因素，自检表容易为顾客查找到健康风险因素，容易让健康管理师制订出健康管理干预方案，从而吸引顾客，让其主动寻求健康管理师的帮助。

6.强心智：自检表是持续跟进服务顾客的神器。在填写表格过程中，健康管理师通过交流了解顾客的生活习惯与身体状况，就能够判断出如何为其提供个性化健康管理服务、做好对比服务、验证实效服务等。不断强化顾客对非药血管精准健康管理心智。

7.重服务：自检表是让顾客享受VIP服务的依据。顾客是企业的江山，通过填写表格，可以根据顾客的情况与他提供的信息，来决定如何让顾客真正享受到VIP的健康管理服务。

8.助成长：实践出真知，以顾客为师，每张自检表都会让健康管理师的能力增长，既造福了顾客，又提升了自己的健康管理能力。真正为人民健康，健康中国做贡献。

三、非医非药自检表的填写与注意事宜

在填写自检表时，如果发现亚健康或者有症状，医院与医生又无法判断何种疾病的人群，就要多加关注，就要把握好时机对其身体进行调理与干预。在顾客没有生病前让其进行传统养生与生活方式的调理，更有利于其身体的健康。如果生病了，这种调理与

干预是一种配合医院治疗的非医非药健康促进方案。

健康管理师一定要重视自检与体检，要引导顾客认真填写自检表。顾客的自检表一定要附有医院体检报告、医生诊断报告，将三者结合来分析而做出准确的健康风险因素分析与评估。健康管理师在做健康风险评估与分析时，一定要实事求是，不得恐吓顾客。如果发现问题，就要建议顾客去医院就诊。客户要自愿填写自检表并签字确认。

第三节　非药健康管理自检表的应用

在进行健康管理实践时，很多健康管理师都在为健康自检表（健康信息表，健康档案表）分析与评估不知所措，如何使用自检表？使用自检表格时需要注意什么事宜呢？本节主要探讨自检表格的应用与注意事宜。

一、顾客填自检表的要求

健康管理的第一步是健康监测（健康信息采集整理归纳），填写一个检验顾客身体是否健康的表格，即自检表。

自检表需要明确填写对象。

顾客填写自检表时，注意以下方面的要求：

1.填写非医非药自检表，要让顾客签署知情同意书。知情同意书由被调查对象自愿签署，顾客填写非医非药自检表要实事求是。同时提供包括3个月以内的正规医院体检报告与医生诊断报告。一切健康数据由客户自己提供，健康管理师不得为客户做任何检测。

健康管理师或者健康从业者不得诱导或者胁迫顾客填写自检表。不能为卖产品做虚假宣传。

2.在对顾客的自检表进行分析时，如果自检表里的症状很难界定亚健康或者疾病的问题，建议顾客先去医院检查。要注意非药健康管理适用的人群。

国家标准《健康管理保健服务规范》中指出，正常服用药物，接受正规治疗，不需要住院又能够自由行动的慢病患者，这类人群除了需要治疗、康复，也需要非医非药健康生活方式和传统养生的健康促进。

对于癌症患者、慢病晚期、危重病人和年龄过大的人群，要建议其积极配合医生治疗，多学习健康知识，对战胜疾病有信心等，不可以为其提供任何健康促进方案或者产品。也不可以为其提供任何经络疏通等按摩理疗服务。如果这类人群想买一些营养品或者保健食品服用，让他们先去咨询医生。

3.自检表分析要严格遵守健康管理师工作和国标GB/T39509-2020《健康管理师保健服务规范》中的规定。健康管理师不许故弄玄虚，不许涉及疾病治疗，不提供药品。

健康管理师只做非医非药传统养生和健康生活方式促进这一部分。

4.向顾客自检表学习。顾客自检表是最好的老师。通过顾客论述相关症状和疾病，我们要明白亚健康的症状，疾病和疾病症状是如何发生与发展的，获得非医非药血管护理健康促进的依据，为顾客提供更好的服务。

5.在对自检表进行分析时，健康管理师要多做笔记，多积累、多学习。在做笔记时，要多记一些故事，要有意识地积累大量的故事（顾客真实的经历，自己总结出来的故事），这样才会讲故事。用形象和比喻的语言讲大家都听得懂的故事、愿意听的故事，少用专业术语，因为顾客听懂了才喜欢听，他才愿意参加非药健康管理。

6.为顾客着想。在填写自检表时，一定要给顾客普及健康的理念，传播健康知识。传播的健康信息，既要有权威专家的论文与书籍作为依据，又要通俗易懂。

一份非医非药自检表填写咨询的过程，既是让顾客掌握更多的健康常识唤醒健康意识的过程，又是健康管理师自我成长与提升的过程。在这个过程中，健康管理师要认真工作，并要注意上述事宜。

二、按照顺序+标准掌握填写自检表的逻辑

要想成功做好自检表就要注意填写的流程化、标准化、系统化，分为如下三个步骤来完成。

1.讲故事，通观念。每一个健康管理师要熟练掌握天气预报的故事。

在运用表格之前，亲自把天气预报故事抄写10遍、朗读10遍，再互相检查，看能否将故事融会贯通。当你做到了融会贯通，能够熟练讲解天气预报的故事时，才能与顾客交流自如。在与顾客交流时，才能让他愿意把真实的问题与情况都告诉你，帮助顾客寻找健康风险因素。

2.待客态度要热情。在填写自检表时，一定要带着感情和顾客交流，要热情待客，认真问每个问题。比如：患病多久了？最初的医院诊断报告带来了吗？目前，有哪些不适症状？是哪些生活习惯造成的这个病？医院是怎么治疗的？在治疗过程中有什么样的改善？

与顾客交流时，一定要遵守有利于顾客的原则、实事求是的原则，替顾客保密的原则，为正确健康风险评估和风险分析提供依据，为非医非药健康干预提供正确的思路。

3.自检表填完后做好闭环与铺垫工作。

（1）形成闭环。当顾客填写完自检表后，健康管理师要用讲故事的方式给他梳理表格中体现的健康风险因素，并对健康风险因素进行识别、评估、分析。用他人真实的故事与知名人士的故事，让顾客对健康与非医非药健康生活方式有正确的认知。

（2）做好后续铺垫。健康管理师与顾客随时进行沟通。将一些症状情况，非医非药健康生活信息整理好发给顾客，以便于顾客随时来填写自检表。自检表是身体的天气预报，它会发生变化，要让顾客定期来动态填写自检表。健康管理师做好跟进服务，提醒他改进症状，一直保持联系，以做好后期的进店咨询工作。客户要明确知道非药健康管理是干预不是治疗。

以上工作流程将关键重点提炼出来做到流程化、标准化、系统化才能大大提高精准健康管理的效率。智能健康管理系统是有效工具，详见诺百年AI数字智能健康管理系统。

三、持续做好自检表的使用

1.不断提升自己提问和分析自检表的精进能力。一万小时的训练，持续不断精进才能成为专家。健康管理师要有工作目标，只有分析300张表格，不断对其总结，自己的实践能力才会得以提升，才会成为一名合格的健康管理师。

2.不断积累故事题材。在填写自检表时需要问话，需要讲故事，平时要多积累一些故事，比如：天气预报的故事，汽车警报灯的故事等，用故事唤醒顾客的认知，让顾客积极配合。多积累健康管理成功客户故事。

3.不断重复提升顾客的心智。在填写表格时，要与顾客心连心，要抓住顾客最关心的问题进行分析。在自检表填完后，要从中发现顾客最想调理的症状，并通过追问寻找影响健康的风险因素，帮其提高健康心智。

4.不断积累学习、践行与健康风险因素相关的知识。只有多掌握与健康风险因素相关的知识，把健康风险因素在表格中一一记录下来，才能为顾客提供正确的调理方案。将顾客填好的非医非药自检表保存好，因为每个档案就决定着一个人，甚至一个家庭的健康命运。

5.不断积累精进非医非药健康管理服务方案，不断丰富相关知识与提高相关技能。作为一名健康管理师，最重要的工作就是制订健康管理干预方案，通过制订的干预方案，帮助顾客改变不良生活习惯，帮助顾客调理念、调身体、调习惯、调生命。

6.不断坚持培养健康生活方式的习惯：在顾客填自检表一个月至三个月的时间里，要对顾客再做一次健康评估，检查非医非药传统养生和健康生活习惯实效与需要改进的地方，通过社群、店，家访的方式让顾客保持健康的生活习惯。

四、填写自检表要有顾客第一的思维

顾客填写自检表，要选择正确时间、场所。让顾客在不受干扰的时间与环境中填写自检表，才能挖掘出真正的健康风险因素，通过分析健康风险因素，实施有效的健康干预。

填写自检表，要有顾客第一的思维，真诚服务顾客的思维，传播真实的思维。

一些健康企业把营养粉、压片糖果等食品当作保健食品卖，或者仅仅销售蓝帽子保健食品，不能完全控制健康风险因素。只有健康管理才能控制健康风险因素。保健食品是健康管理的一个环节，顾客买完保健食品后，如果没有健康生活方式和传统养生的调理，没有系统的健康管理，顾客的健康无法保证。

健康企业的长远发展离不开用户思维，必须将顾客的健康放在第一位。健康企业必须将以产品为中心的卖货思维转为以顾客健康为中心的非医非药健康管理服务思维，健康从业者必须从一位销售员转为一名健康管理师。

顾客购买了非药血管精准健康管理服务后，健康管理师的非医非药健康管理服务行动才刚刚开始。即使顾客没买任何产品，也要认真对待顾客的自检表，在发现问题后要向他提出较好的建议，帮助顾客获得健康。赠人玫瑰，手有余香，助人健康就是给自己带来快乐。

健康管理师，如何在填写自检表时将顾客放在第一位呢？

1.替顾客着想。健康管理师通过社群、视频、见面咨询等方式沟通，为顾客提供有效的服务。在填写或者审核自检表时，态度要认真、专注。要站在顾客的角度思考问题，比如顾客的难题是否解决？顾客的健康生活习惯是否在坚持？

2.培养顾客学习健康知识的习惯。要让顾客多掌握与自己疾病相关的知识。只有让他们充分了解相关的知识，他们才能对健康有良好的认知，才会主动学习健康知识，主动做出改变。在顾客健康认知提高后，会主动科学理性选择适于自己的健康管理服务。

3.走进顾客心里。通过自检表让顾客感知到你的真诚和利他心，实现与顾客从陌生到熟悉的过程，解决与陌生人交流没有话题的问题，从而走进顾客心里。

4.主动与顾客联系。自检表可以改变顾客的抗拒心，让服务变得更加容易。通过见面、微信、社群多种方式主动联系顾客，密切联系顾客。联系多了，时间长了，顾客就不会再拒你于千里之外，甚至会主动联系健康管理师。

5.建立健康互动社群，请著名医生、专家和健康管理师进行直播教育与分享健康心得，吸引顾客。

6.与顾客深入沟通。在填写表格时，健康管理师要与顾客谈顾客关心的健康话题。关心顾客的健康会让他感受到了自己被重视，这样顾客就爱听你说话，对非医非药血管护理服务就会产生兴趣。

7.满足顾客的需求。在填写表格时，在合法合规的前提下，多了解顾客的需求，并且根据他们的需求，为他们制订个性化的非药健康管理方案，以取得较好的调理与保健效果。

五、要做好非医非药健康自检表服务

1.健康管理师态度要真诚。请顾客填写自检表时，健康管理师态度要真诚、谦虚。向顾客做自我介绍的信息要真实，不得编造虚假身份或者讲虚假故事。我是谁，我来自哪家企业，我的专业技能证书是什么，我是做什么的，我为什么要从事健康行业，我为什么花费大量精力做非医非药血管护理等要向顾客真实介绍，让顾客有清晰正确的认知。

2.健康管理师多陪伴顾客。为了消除顾客的抗拒心理，健康管理师要多陪伴顾客，陪他们一起听知名专家医生的音频或者看视频直播，并一起讨论分享。只有做好陪伴式健康管理服务，让顾客相信健康管理师，才能有良好的口碑。

3.健康管理师要把握好服务的流程，填写好合同，明确双方的责权利。将注意事宜或者相关细节问题都写在合同里，或者在店中清楚地标示，并对顾客解释清楚，让顾客有正确的认知。

4.健康管理师要会讲话。在与顾客交谈时，要用通俗易懂的语言，要用引起顾客共鸣的语言，这样才能得人心、得市场。

5.多讲健康观念。在填写自检表分析健康风险因素时，健康管理师要多与顾客沟通健康观念或者通过讲故事的方式传播健康观念。在讲故事时，要选择富有哲理且通俗易懂的故事去讲，要将故事与科学原理的解读结合进行，以确保顾客对健康有正确的认知，有利于他们主动培养健康的良好习惯。

6.指导顾客填表格要有耐心。指导顾客填表格和分析表格时，健康管理师要有耐心。在顾客填好自检表后，健康管理师要根据自检表正确评估顾客的健康风险因素，分析健康四大基石，分析恢复健康的关键要素。

7.制定好社群店面的服务规矩。在做好自检表分析后，健康管理师可以邀请顾客进入非医非药健康管理社群。为了做好社群服务和店面的服务，以及社群的管理工作，需要先立好规矩。先立好群规，规定在群内不得议论政治，不得传播负面信息，不得传播议论与健康无关的信息等。

8.做好持续跟进服务的工作。在做好自检表分析后，要为顾客制订调理方案，按照调观念、调习惯、调身体、调生命的流程持续跟进，做好陪伴式专业健康管理服务，做好非药精准健康管理的服务工作。

六、填写自检表时健康管理师要会提问

填写自检表时，健康管理师如何进行问询呢？多问一些与症状或者疾病健康风险因素相关的问题。顾客有亚健康症状，你问询时，就要问他有没有经常接触寒凉的经历，是否与水长期接触，工作性质以及环境如何等。

如果顾客说自己睡眠不好，那么，健康管理师就要向他提出如下几个比较典型的问题：

第一，睡眠不好有多长时间了？什么时候发现自己睡眠不好的？在什么情况下，睡眠不好的情况会比较严重？是生气了、还是遇到担心与纠结的事情？是大便不通畅，还是皮肤过敏？或者是睡着了却容易被惊醒等。

第二，要问他与用药相关的问题。睡眠不好有药物治疗和非药物调理两种方式。健康管理师虽然不提供任何药品，不做任何医疗，但是必须学习常见疾病与药品使用的知识。问顾客用药问题时，要问他用过什么药物？或者做过什么治疗？这既是健康管理师必须掌握的基础知识，更是一个合格健康管理师必备的条件。

第三，要问困扰睡眠的其他问题，在失眠之前家里发生过什么事情？个人遇到过什么重大打击或者令人纠结与郁闷的事情，或者得过什么疾病等？

第四，对于睡眠不好的顾客，让其填写自检表，帮他查找原因。睡眠不好的人很难界定其是健康还是亚健康或疾病人群，所以要建议顾客先去正规医院就诊。如果医生检

查出疾病就立即治疗疾病，不要耽误病情。如果经过检查后没有发现任何问题，就是亚健康状况，此时，健康管理师可以给出非医非药调理建议，或者帮助他查找睡眠不好的原因后再进行调理。

会问比会说重要，健康管理师要会问，只有会问问题，才能通过不断地提问，直至问题的核心，从而发现顾客生病的根源，发现真正健康风险因素。

总之，自检表是构筑健康大厦的基石，健康管理师有责任引导顾客填写健康自检表表格。如果顾客有害怕心理，就要主动去安抚他。填写自检表有一个秘诀：就是多实践，要行动；要以亚健康症状、以疾病症状为师，以病人为师，向有症状的人学习，通过不断的实践、学习，去改进、提升自己的专业技能。

参考文献

毛泽东.《毛泽东选集》人民出版社，1991.

王陇德.《健康管理师职业证书考试》人民卫生出版社；

国标GB/T3905-2020《健康管理保健服务规范》；

科特勒.全球商学院必修课程《营销管理》；

陈君石，黄建始.《健康管理师》中国协和医科大学出版社，2007.

鲍勇，马骏.《健康管理学教程》上海交通大学出版社；

鲍勇，吴克明，顾沈兵.《家庭健康管理学》上海交通大学出版社，2013.

第十章　非药健康风险评估和分析实践

　　非药健康风险评估又称为健康危险因素评估。非药健康自检表是非医非药健康风险评估的一个重要工具。运用它就可以将潜在的对健康有危害的风险因子识别出来。本章主要论述自检表于非药健康风险评估中的应用、非药健康风险评估的步骤等。明确非药健康管理是调观念、调身体、调习惯、调生命，是调产生疾病的因，不治疾病的果。因就是健康风险因素。健康风险因素评估以健康信念理论，自我效能理论为指导，对疾病及其并发症严重性进行危机分析，分析必须真实、科学。例如客户是真实高血压就仅围绕高血压危机分析评估，不能扯出癌症恐吓客户。不得用虚假信息恐吓客户。注重合法合规。

第一节 慢病防控与健康风险因素的控制

在日常生活中，影响健康的风险因素有很多，干预因素分为两类：1.可干预的因素；2.不可干预的因素。

合理饮食、科学运动、戒烟限酒、平和心态，控制超重与肥胖等属于可干预因素。年龄、性别，气候、种族，心脑血管疾病家族史等属于不可干预的因素。

非医非药健康管理通过健康风险因素评估，采取干预措施，比如控制肥胖、烟酒、盐油糖等，同时结合中医经络穴位调理，疏通气血、调寒湿，选择药食同源食品，保健食品，达到健康的目的。

非医非药健康管理通过对健康风险因素进行判断，清晰判别健康风险因素的因和疾病果的关系。非药血管精准健康管理服务在因上调理、在因上服务，医院医生在疾病这个果上治疗，如图10-1-1。

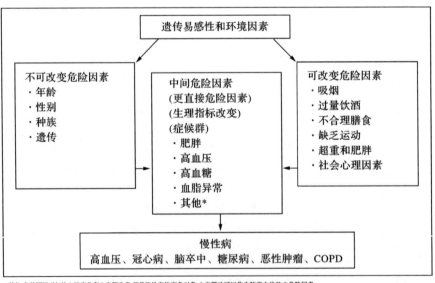

* 其他:各种原因引起的心脏病只有心房颤动者,都是脑栓塞的高危对象,心房颤动可以作为脑卒中的独立危险因素。

危险因素与慢性病之间的内在关系

摘自《社区常见慢性病预防与管理指南》第5页

图10-1-1 危险因素与慢性病之间的内在关系

一、掌握影响健康的风险因素

制订非医非药个性健康管理保健服务调理方案，要掌握影响身体健康的风险因素。

1.对健康产生影响的风险因素

对健康产生影响的风险因素有很多，例如：导致头痛症状出现的因素有如下几种：

（1）热了，头会痛，因为缺氧痛；（2）冷了，头会痛，是血管堵塞了，气血上不去，气血不通就会导致疼痛症状出现；（3）有规律的头痛可能是小病，没有规律的头痛，就需要注意，是不是大病的早期症状？不管是什么原因引起的头痛，都要先去医院做正规的检查，根据医生诊断的结果决定是否接受非医非药健康管理调理。健康管理师要根据自检表的症状，结合医院体检报告来分析健康风险因素，并制订出调理方案，这是对顾客的健康负责。

2.健康风险因素到健康干预方案成功实施四个关键

（1）调理方案是了解因后自动的选择。健康风险因素因不变，即使治疗疾病果，疾病还会恶化，要想救人，就先通过不断填写自检表、持续发问的方式，去因中找因。

对于疾病患者，根据医生诊断要将疾病治疗和非药非医调理一起进行；对于健康人群、亚健康人群就要对其进行非药非医调理。有时候，调因甚至更重要一些。比如，造成便秘的原因有9种：寒凉、气血不足、情绪、益生菌缺乏、手术、喝水少、不吃蔬菜水果、缺乏运动、不吃膳食纤维。如果是肠胃寒凉引起的便秘，吃再多的益生菌也没什么用。所以，解决便秘就要查找到健康风险因素后，再对症进行调理。调理方案将中医和健康生活方式综合进行。比如，寒凉、气血属于中医范畴。所以，非医非药调理需要好好学习和实践。

俞梦孙院士及中科院大连化学物理研究所徐恒泳教授认为，违背人体细胞健康五大源头致病因素，导致了人体与自然母体之间过度和无序开放，造成了人体基本元素、物质、细胞、组织、器官和系统失衡，如图10-1-2。

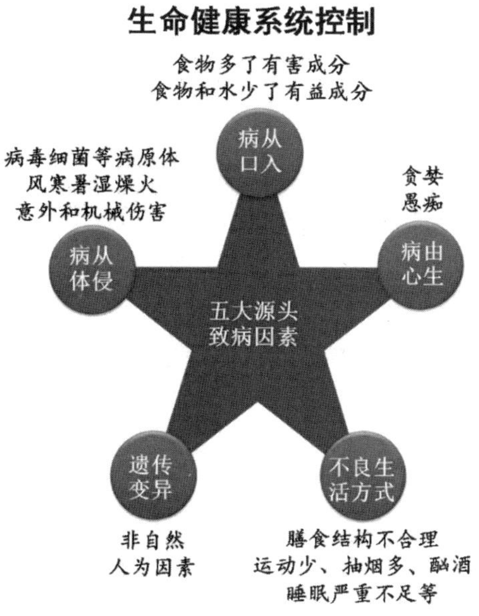

图10-1-2 生命健康系统五大源头致病因素

当人体整体系统失衡，不再处于和谐的状态，会出现一些疾病的表象症状。通过疾病的表象症状，从源头出发，去除五大源头致病的因素，可以干预大部分常见的疾病。治疗疾病是医院医生的工作。

（2）健康教育是调思维的因，非医非药健康管理方案是调身体的因。医院治疗是治疾病的果。健康信息收集与档案建立，健康风险评估和分析，健康教育，跟踪与随访的健康指导，健康小分享是调理健康管理思维的因，非医非药健康生活方式和传统养生中的健康危险因素的干预方案是调身体的因。

在进行非医非药健康管理实践时，由于很多顾客无知，健康管理师急功近利，可能会介入疾病这个果。这是一种错误的行为。一旦顾客感觉没有治好疾病果，就会投诉，可能让健康管理师陷入牢狱之灾。所以，我们要界定好非医非药的范围，界定调健康风险因素。

如何界定好非医非药的范围与健康风险因素呢？进行健康教育，让顾客理解健康风险因素。让他明白什么人在什么情况下适合用非医非药进行调理。在通过健康教育掌握了健康知识与健康技能后，顾客会主动调因。在健康教育时，要科学与规范，注意事项与顾客须知要写清楚，讲到位，让顾客听明白。顾客不会产生错误认知。

健康管理师在从事健康教育时，要认真制作、整理健康教育课件，内容以权威专家的权威书籍与论文为依据，不得参考未经考证的内容，不得传播虚假信息与夸大宣传。有媒体曾经报道：某健康管理师销售保健食品，健康管理师认为，已经告诉顾客所销售的蓝帽子保健食品不是药品，而且产品包装以大于20%部分的最大字体清晰标注"保健食品不是药品，不代替药品治疗"。后来，顾客患病住院了，顾客家人举报健康管理师把保健食品当作药品销售，是欺诈销售。相关部门在调查中发现，这名健康管理师所做的健康教育课件不规范，没有将保健食品功能与药品区分开，没有做必要的标注，企业经营也缺乏相关制度。健康管理师又没有证明自己合法的证据。结果，以涉嫌诈骗罪被抓捕。最终，他被判虚假广告宣传罪。由此可见，在进行健康教育时要严格把关，健康教育课件经得起审核，注意事项要标注出来，同时要保留健康教育的录音与录像，要让接受教育的顾客签字，确认合法合规。确认客户没有产生错误认知。

（3）非医非药传统养生和健康生活方式健康管理服务，要重视良好习惯的培养。如果某一个调理方案是100分，良好的生活方式要占50分。不改变有害于健康的坏生活习惯，所有的非医非药调理，比如经络调理、保健食品、药食同源的食品都是在浪费时间。因此，在进行健康管理时，顾客必须承诺改变生活方式，培养健康的生活习惯，如图10-1-3。

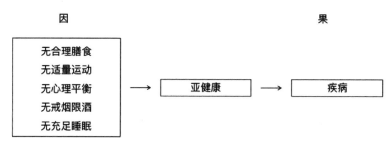

图10-1-3　世界卫生组织公布的四大健康基石

（4）非药健康管理就是将调理与良好生活习惯结合。为了让非医非药方案得以更好地落地与执行，顾客要承诺坚持保持良好的健康生活方式与习惯。如何让顾客承诺坚持保持良好的健康生活方式与习惯呢？双方的责任与权利以合同签字的形式来确认与体现。通过社群监督和健康教育推进。诺百年智能健康管理系统在调理念、调身体、调习惯、调生命方面显示强大作用。

健康管理师一定要注意不能给顾客做出治疗疾病"果"的承诺。无论是站在顾客健康的角度，还是站在健康企业的合法角度，健康管理师都不能给顾客任何承诺。顾客则一定要承诺，承诺改变生活方式，承诺接受健康教育提高健康理念认知，树立健康信仰。

顾客将承诺兑现了，做到了健康养生、公信健康、知行合一才可以为其进行调理。顾客才能控制风险因素。顾客如何承诺兑现，一方面，要以合同形式让顾客承诺，且在合同上签字，明确顾客建立良好生活习惯的责任；另一方面，要教育顾客改变思维、改变习惯。健康小分享是唤醒顾客非常好的方式。最后通过诺百年智能健康管理系统保障顾客兑现承诺。

二、与顾客沟通的最佳方式

健康企业或者健康管理师在为顾客进行非医非药健康管理时，需要与顾客沟通。在沟通时，要多向顾客提问。教育的本质就是提问。犹太人为什么在科技、金融、哲学等领域都有很多杰出的人才？因为犹太民族从小就培养孩子提问的习惯。

健康企业或者健康管理师向顾客提问能够唤醒顾客，引导他思考，思考自己错在哪里。不断地向顾客提问，还可以帮助顾客填写自检表，让顾客发现健康风险因素，积极主动学习健康知识，接受健康教育，在行为与习惯上做出改变。

很多健康企业的从业者在与顾客沟通时，喜欢说教。说教会让顾客产生逆反心理。没有一个人愿意被说教，所有人都喜欢自己悟，自己唤醒自己。因此，与顾客沟通时，与其说教，不如多提问。多讲故事发问，多摆事实讲道理发问，不如多开互动的小分享。

与顾客沟通交流的过程就是不断提问的过程。你问他问题，他就会思考答案，他思考答案就会找到健康管理答案。

在指导顾客填自检表的过程中，要不断提问。在提问时，要一问一答，这是启发顾客开悟的问答。开启人类文明智慧的经书《论语》，《黄帝内经》等都是一问一答方式。

向顾客提问时，要注意方式，用求助式的提问，让其做选择题，这是寻找健康风险因素的方法。比如，问他胃热消化快还是凉消化快？在医院打点滴温度高还是低？

多用举例子，讲故事，做对比和用比喻的方式提问，多用反问方式提问，启发客户内求，启发顾客自己说出答案，自己分享。

会提问的健康管理师，知道要问顾客什么，会把握提问的最佳时机。向顾客提问时，把提问流程记录下来，请顾客签字确认，既可以提高客户对健康的认知水平，也可以将工作流程保存，通过不断复盘提高健康管理师沟通的技巧。也是自己合法经营的一个有力证明。

三、了解疾病发生的逻辑，找到健康风险因素

找到了顾客疾病发生的基本逻辑，就可以找到其疾病总是无法治愈的原因。找到了疾病总是无法治愈的原因，就是找到了健康风险因素，这样顾客才知道在生活中要注意什么。同时，顾客也会对医院治疗和非医非药健康生活方式以及传统养生有正确的认知，会有坚持非医非药健康生活促进的意愿。

疾病发生的基本逻辑，如图10-1-4。

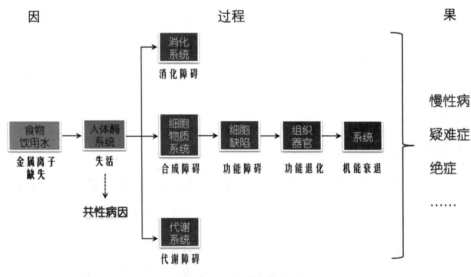

图10-1-4　疾病的基本逻辑

了解疾病发生的逻辑，防止二种极端：要么只相信医药，不改变生活方式，病越治疗越严重；要么迷信非医非药，甚至只吃保健品，耽误了治疗的最佳时机，导致自己患的疾病越来越严重。

如何帮顾客寻找疾病发生的原因呢？通过认真查看自检表和医院体检报告，就可以帮顾客寻找疾病无法治愈的原因，从而让他远离医院的大门。

将非医非药健康促进方案与医院治疗方案结合分析，并告诉其如何改善生活方式

等，才有利于顾客恢复身体健康。

四、做好健康风险识别与分析工作，提供精准健康干预

非医非药健康生活方式和调理方案可以对人的健康进行有效干预。为顾客提供高质量的非医非药健康生活方式和传统养生调理服务，应遵循如下的顺序：1.调观念；2.调习惯；3.调身体；4.调生命。只有了解健康风险因素，做好健康风险识别工作，才能为顾客提供个性精准非医非药的健康管理服务。

自然健康提倡的养身、养心、养性就是非药健康管理干预方案，如图10-1-5，展示自然健康风险因素：

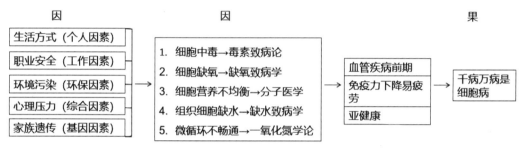

➢ 摘自《自然健康》，第二军医大学出版社。

图10-1-5　自然健康风险因素

五、寻找健康风险因素，从外行变内行

健康管理行业的健康管理师做好非医非药的健康生活方式和传统养生服务工作，首先，要让顾客爱上学习。要引导顾客积极主动地学习健康知识，通过学习他们就会明白：所有的疾病都是细胞的病，预防细胞生病要从因上开始，如图10-1-6。很多问题就会迎刃而解。

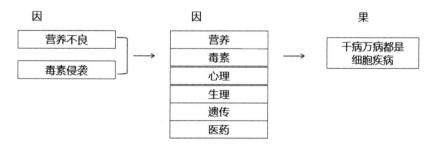

➢ 摘自《选择健康》美国雷蒙德.弗朗西斯等著，电子工业出版社。

图10-1-6　健康与疾病之间的六条渠道

其次，要分析健康风险因素。分析健康风险因素不仅有利于顾客改掉坏习惯，还会让顾客主动联系健康管理师。

为什么有的顾客不爱学习呢？这可能与健康管理师所讲的内容有关，当健康管理师所讲的内容是为了谋取利润，顾客就会反感；如果讲的内容是利他、真实的，有科学依据且与顾客有关，顾客就会认同健康管理师，就会主动学习健康管理师所讲授的知识。

健康管理师要让顾客明白主动学习的重要性。主动学习就是内求，就是自己寻找答案的过程。找健康风险因素，病人不应该问医生、问健康管理师，而是医生、健康管理师问病人为什么有这些症状，是哪些健康风险因素导致的，引导顾客主动学习。一个人只要学习健康知识，就能掌握自己的命运。只有了解导致疾病产生的健康风险因素，才懂得预防疾病的重要性，才会从亚健康症状开始，甚至从身体健康的时候就开始进行预防。

第二节　七大血管健康风险因素与评估

健康风险因素影响人的身体健康，诱发疾病。了解导致疾病产生的健康风险因素，帮助顾客分析与评估健康风险因素，让他懂得预防疾病的重要性，健康管理师在为顾客提供健康管理服务时，一定要对健康风险因素进行评估。

一、健康风险因子和健康评估

1.健康评估的定义与特点

健康评估，就是指健康管理师将填写好的自检表进行分析、评价、整理，并对顾客的健康状况做出判断。

健康评估具有四个特点：对象的复杂性、时间紧迫性、资料的不完备性、判断的可能性。

健康风险评估的对象是健康、亚健康、疾病人群。由于这类人身体中有某些潜在的风险因子，从而导致发病或者死亡的可能性。将这些潜在的风险因子识别出来，并进行清除或者控制，就可以达到预防疾病发生或者延迟疾病发生的目的。健康评估就是识别健康危险因素的过程。

2.健康危险因素评估是养生前提

健康危险因素，是指机体内外环境中存在的，与慢性病的发生、发展与死亡有关的诱发因素。

高血压、高血脂、动脉硬化、超重肥胖、高尿酸等慢性病，与生活方式中的危险因素相关。比如，缺乏体力活动、蔬菜水果摄入不足、吸烟。世界卫生组织曾经指出，改变不良生活习惯，消灭危险因素，可以大大预防慢性病发生和减少死亡率。可以让心脏病的发病率减少80%，可以让癌症的发病率减少40%，可以预防脑卒中、2型糖尿病。

几千年以来，中国的传统养生是以《黄帝内经》为基础开展的，传统养生在预防慢病、消除各种疾病危险因素上可以发挥重要的作用。将传统养生方式与改善生活方式结合预防慢性病，能大大减少慢性病的危险因素。

传统养生与改善生活方式结合的方式干预慢性病，前提就是对健康风险因素进行评估。健康风险评估是健康管理的重要步骤，是帮助个体认识健康危险因素的一个识别器，是进行健康教育的前提。它是鼓励和帮助人们改变不健康的行为与生活方式，制定个性化健康干预措施，评价干预措施是否有效的一个重要工具。它为做好健康人群的分类，为保险、健康服务业等提供支持。有了它，有利于推动健康服务业的发展，所以它既是新兴合法的健康服务业发展的原动力，又是发展健康中国，让人民健康的原动力。

二、健康风险评估的步骤

健康评估分为如下步骤：收集资料，进行分析与评价；整理资料，分析出健康风险因素，确定干预和预防方案。

1.健康风险评估的步骤

做好健康风险评估工作，需要顾客高度重视健康自检表的填写。在填写健康自检表时，要灵活对待，可以让顾客自己填写，也可以指导他填写。要分步骤进行，要注意方法与技巧。正确的方法和良好的问诊技巧，使顾客能够感受到健康管理师的亲切、可信，从而有信心与其合作，对后续的服务，是非常重要的一步。

2.多关注个人行为、生理、心理、社会环境诸多因素

非医非药的传统养生和健康生活方式能有效控制和改善慢性病生活中的危险因素。影响人身心健康的因素，不仅仅是吸烟、膳食不合理、身体活动不足这几个行为危险因素，影响心理与情绪的危险因素是越来越多。健康风险识别主要依靠健康调查自检表和医院的体检报告与医生的诊断。在做健康风险评估时，要多关注个人行为、生理、心理、社会环境等多方面的因素。再进行定性、定量结合的分析。才能分析出个体是否身心健康，健康程度、健康风险以及风险性大小等。

三、七大健康风险因素分析

2019年6月22日，国务院〔2019〕13号文件实施《健康中国行动（2019—2030年）》出台，该文件指出，要全方位干预影响健康的因素。该文件是健康管理方案重要依据。杨力教授指出，人类最宝贵的是生命，生命最宝贵的是血管，血管畅通有利于健康，血管堵塞则百病生，保护血管就是保护生命。

影响心脑血管疾病的健康风险因素主要有如下方面的内容：

1.免疫力低下和易疲劳。血液垃圾增多会导致血流不畅，代谢废物无法排走，免疫细胞和免疫因子无法发挥作用，免疫力下降，状态就会很差，甚至会出现腰酸肩疼、容易感冒、疲劳等症状。

2.温度寒凉。温度寒凉会导致血液循环不畅，寒湿体质，手脚冰凉，脱发、皮肤差等问题。

3.气血不足。"气血不足百病生"在《黄帝内经》《气血就是命根子》《张大宁补肾活血法研究》《张大宁保健与养生》《养好气血年轻20岁》《养好血管年轻20岁》等书籍中，有详细论述。

4.坏习惯。指饮食，运动，吸烟，酗酒四个不良行为，以及其他一些不利于身体健康的不良习惯。

5.坏情绪。与坏习惯一样，坏情绪也是健康风险因素，会导致胆固醇、自由基、尿酸、乳酸，三酰甘油增多，血管堵塞老化。它也是所有慢病的健康风险因素。

6.血管老化与血流不畅通、循环障碍是百病之源。循环障碍、血管老化与血流不畅通有关。一氧化氮是血管舒张因子，缺少一氧化氮，必然会影响血管的舒张，会让血管老化与血流不畅通。

7.排毒障碍。排毒障碍指人体八个排毒口出现了问题。人体八个排毒口分别为肝脏、肾脏、肺、大肠、淋巴、皮肤、子宫、情绪。排毒口出了问题后，代谢废物就不能及时排出，会导致血液中的垃圾增多、血管因此受到损伤。在生活中，很多生活细节和习惯都会造成排毒口不通畅，比如生气、熬夜、抽烟、喝酒、吃肉、不运动、吃冷饮、吹空调等，这些不良习惯都会让毒素堆积。时间长了，身体的细胞、组织、器官、血液中就会有很多毒素与垃圾。身体的五脏六腑是相连的，如果不及时排毒，身体就会出现比较严重的问题。

很多人生病了，就想通过调理的方式让身体恢复健康。就要先排后补，定期给身体排毒。如何给身体排毒，如何清理身体的垃圾呢？

排出毒素，要从改变或者控制不良的生活习惯开始。因为健康的生活习惯有利于保持一氧化氮的充足，保证血净管通。健康的生活习惯有利于矿物元素的平衡，比如天然镁离子处于充足的状态有利于获得较好的排毒效果。在细胞代谢中，最重要的阳离子是镁元素。补充精氨酸抗氧化剂复合配方蓝帽子保健食品、抗氧化剂虾青素蓝帽子保健食品、天然含镁丰富的多种矿物元素营养液、红曲中草药蓝帽子保健食品进行排毒，有较好的效果。

健康生活习惯和健康调理有利于八大排毒口畅通，有利于排除情绪中的毒素、细胞中的毒素，组织器官毒素、血液中的毒素，从而实现身体健康。

在导致人体产生疾病的病因中，有很多病因是可以改变的，七大健康风险因素都与血液、血管、血液循环有关。改变上述的七大健康风险因素，就可以保持血净管通。

通过七大健康风险因素分析和干预，特别是对坏习惯、坏情绪健康风险因素分析、干预，可以让人们认识到保护血管的必要性、养成健康好习惯、保持好情绪的必要性，以及补充精氨酸复合抗氧化剂（一氧化氮），红曲、蓝帽子保健食品的重要性。

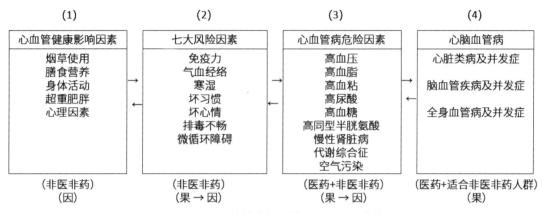

图10-2-1 血管精准健康管理本质是因中找因

图10-2-1展示了血管健康风险因素，为非药血管精准健康管理提供干预方向。通过健康监测、自检表分析、健康风险评估和分析、健康指导寻找原因，才能做好精准干预服务，才能让健康管理干预方案与产品在顾客身上发挥最大的作用，最终实现顾客、企业、健康管理师、社会共赢的目标。

四、健康风险评估要科学合法

为了寻找疾病发生的可能性以及健康风险因素，为了采取正确健康干预措施，在进行健康管理时，必须对健康风险因素进行评估，这不代表对疾病进行诊断，健康从业人员或者健康管理师、营养师等都不能用健康风险因素评估代替疾病诊断。

不能编造健康风险评估的结果，以此来对顾客进行恐吓式营销。企业要用合同和顾客自愿购买协议确保合法合规经营，引导参与者了解健康风险因素，积极参加健康管理，主动改变生活方式，减少危险因子。客户需要明确认知健康管理是调理念、调习惯、调身体、调生命，是健康干预，不是治疗疾病。

第三节　非药自检表的健康风险评估与分析的步骤

健康管理师要做好健康风险评估工作，就要指导顾客填写好非医非药健康自检表。自检表是健康信息采集表格，是健康风险评估的工具，是为顾客寻找健康风险因素干预的指南。

一、自检表填写前的问询

非医非药自检表可以发现未来几个月到几年间，身体可能会出现的问题。非医非药自检表已经帮助很多人发现了不适症状的原因，为他们恢复健康提供了依据。因此填写，分析表格非常重要。

自检表填写问询和健康评估是同步进行的，为了确保自检表和健康评估可以顺利进行，在填写表格前，健康管理师要通过寒暄式聊天，求助聊天，提问、讲故事等打开顾客心门，以保证沟通顺畅进行。保证采集到有用的信息，采集到健康风险因素。

健康管理师要告诉顾客，健康自检表看起来普通，但是很多与顾客健康相关的信息都在这张表格里，顾客亚健康，疾病产生的原因都可以在自检表中查找到。

填写自检表的人，要有医院3个月以内的体检报告和医生诊断报告。自检表不代替医院体检，不能代替医疗，不代替医院医生诊断疾病。如果身体有病或者有不适感要立即去正规医院找正规医生，并听医嘱进行治疗。

二、先填写坏习惯表

非医非药自检表有多张表格，具体填写哪张表格，根据顾客的实际情况选择填写。

先要填写坏习惯表，多数疾病的产生都与坏习惯有关。先填坏习惯自检表就容易找到健康风险因素。在填写完坏习惯表后，交给健康管理师。

三、自检表问询的基本内容

健康管理师通过提问的方式引导顾客完成自检表的内容填写。健康管理师经常问的一些问题主要为：

1.聚焦问话，在这么多症状中，你现在最关注哪些症状？为什么？

2.xx症状有多长时间了？到什么程度了？

3.什么原因引发的？此时，不要死磕，以避免让顾客心里感觉不舒服。

4.在什么情况下，xx症状会加重？

5.你最近这一次不舒服是什么原因造成的？

6.在什么情况下，你的症状会有所减轻？你想向哪个方向恢复？

7.你过去都用过什么方法进行调理？效果怎么样？

四、从自检表中进行健康风险评估挖掘健康风险因素

1.吃饭

（1）你三餐准时吗？（早7-9点/午11-13点/晚5-7点）

（2）你营养均衡吗？（特别喜欢吃什么食物？讨厌吃什么食物？）

（3）你吃饭的顺序是怎么样的？

（4）你一般每餐会吃几分饱？

2.喝水

（1）你一天喝多少ml水？

（2）你一般都喝什么水？（纯净水、饮料、茶、咖啡）

（3）你一般都是在什么时间喝水？

3.睡觉

（1）你一天睡几个小时？

（2）你一般情况下会几点睡觉？

（3）睡醒了后，你精神怎么样？

4.运动

（1）你喜欢运动吗？

（2）你都喜欢什么样的运动？

（3）你习惯在什么时间运动？

（4）你一般运动多长时间？

（5）运动给你带来的作用是什么？

5.情绪

（1）你平时爱生气吗？

（2）一般爱跟谁生气？

（3）你一般的情绪是什么样的？

6.性格

（1）平时你性格怎么样？

（2）你爱着急吗？

（3）你是关注人，还是关注事？

7.价值观

（1）平时你喜欢什么？讨厌什么？

（2）你最看不惯的是什么人？

（3）对你来说，让你情绪一触即发的是什么？

8.信念

（1）你是怎么看待健康的？

（2）人可能会活到120岁，你对此有几分信心？为什么？

（3）养生就是养生物钟，你对生物钟有一定的了解吗？

五、健康风险因素分析与健康风险评估

健康风险因素有很多，可以从地域、环境、生活习惯、职业、情感、重大变故等方面，多角度多层次地寻找健康风险因素。可以从如下角度与层面深入地寻找健康风险因素。

1.从小到大，对你身体产生伤害的都有哪些坏习惯？

2.从小到大，你有没有刻骨铭心的经历？（不分好坏，最重大事件）

3.从小到大，你是否有曾经伤害过你、你还没有原谅的人？

4.从小到大，你最值得骄傲的经历是什么？

5.从小到大，你最感恩的人是谁？

六、生活方式的干预和调理方案

在发现了影响健康的风险因素后，健康管理师要为顾客制订有利于健康恢复的干预方案。先对顾客说："看到您的这些症状我也挺担忧的，我先给您一个生活建议，主要是坚持健康四大基石和三减三健。这是国家卫健委方案。"

健康管理师要向顾客说明，咨询服务与建议服务不需要收取任何费用，这样才能让顾客认可你、接受你。

如果顾客有需要，再为其提供一些传统养生调理、健康生活习惯的服务，这些服务包括保健食品、药食同源的食品推荐提供。如果有收取服务费的服务项目，也要事先向顾客说明，且以合同为准。

在主动联系顾客时，要关注他每天的吃饭、喝水、运动、休息、情绪等，要每天通过社群或者一对一视频，电话、微信，见面咨询的方式，及时了解顾客情况，以便于根据顾客的实际情况对方案随时做出调整。对于危重病人和不适合做健康管理调理的顾客一定要明确告知。诺百年智能健康管理系统大大提高健康管理效率及精准度，建议每个顾客参与进来。

第四节　颈椎不适的健康风险评估及指导

通过颈椎症状来引导顾客重视自检表健康信息填写，让他们主动学习健康知识，积极配合对健康风险因素的分析，科学理性地选择正确的干预方法。其他症状的分析可参照这个思路。

古人说"万病之源，起于颈椎"，如果不保护好颈椎，整个身体都会生病。很多人不注意保护颈椎，随着电子产品的普及，一些年轻人总是沉迷于玩手机。长时间地看手机，就会影响颈椎的健康。颈椎病早已不再是中老年人的专属病，其患者已经扩大至不同年龄段的低头族。

长时间低头看手机，会造成颈背部的僵硬、肩部酸紧，引发疼痛、头晕、恶心。一旦患了颈椎病，就需要治疗，缓解不适症状。

颈椎病是一种退行性病理改变为基础的疾患，由于颈椎长期劳损、骨质增生或者椎间盘突出、韧带增厚，致颈椎脊髓、神经根或者椎动脉受压，引发一系列功能障碍的临床综合征。颈椎病患者会经常出现颈肩腰腿痛、四肢麻痛软等症状。

颈椎连接大脑与脊髓，是所有信息上行下达的重要"咽喉要道"，是脑部营养传输的必经之路。颈部周围有许多重要的组织结构，有颈内动脉、椎动脉和交感神经等。颈部的交感与迷走神经几乎遍布全身，一旦颈部出现病变，就可能有周身不适的感觉。颈动脉检测是判断动脉硬化、心脑血管疾病重要指标。

一、颈部出现问题的身体症状

1.头痛、头晕和视力模糊。部分颈椎病患者可能会引发头晕、头痛、视力模糊、双眼发胀、耳鸣和平衡失调等症状，是因为交感神经受累的表现。

2.心脏不适。颈椎病可能会让心脏出现不适症状，与颈部位置的突然改变有关。如果不重视这种症状，当迷走神经将兴奋传递给心脏时，心脏就会因为迷走神经的兴奋而处于抑制状态，导致心率减慢，心脏的收缩力下降，心脏的负荷因此而增大，最终就会导致心衰。

3.吞咽不畅。部分患者经常向医生说吞咽困难，严重影响了生活的质量。如果患者本身没有食管疾病，可能是颈椎病病理性刺激交感神经而导致了食道痉挛或者吞咽功能出现障碍。

4.腹胀便秘。当邻近的颈交感神经受到刺激或者受了损伤，这一感受被传到大脑，有关神经的兴奋性就会增强，就会让受其支配的胃肠道的蠕动减慢，就会出现腹胀与便秘的症状。

5.胸痛。颈椎病会引发交感神经功能紊乱，导致心律失常和血管痉挛，最终会出现心绞痛的症状。

6.胃肠不适。一些椎病患者会有恶心、反酸、饱胀、嗳气、呕吐、胃中嘈杂、不思饮食等胃肠不适症状。由于颈段脊髓的硬脊膜等组织在受到压迫和刺激后，交感神经出现反射而导致这些症状出现。

7.高血压。从临床上来看，医生在接诊时，一些患者会常诉血压居高不下并伴有头晕。究其原因，由于椎体移位导致交感神经节后纤维兴奋，出现脑血管痉挛症状。若此种刺激持续存在，就会影响脑血管的舒缩中枢功能，由此发展为全身小动脉痉挛，让血压持续地升高。

8.哮喘。有些颈椎病患者会出现哮喘症状，自诉呼吸困难。是颈椎病刺激迷走神经兴奋，让支气管分泌物增多，从而导致气道狭窄，并引发支气管的痉挛，最终引发了哮喘症状出现。

以上八个症状是颈椎问题导致。其中，交感和迷走神经功能紊乱会引发部分脏器出现功能障碍，是因为它们的支配范围比较大。如果出现上述症状，经消化内科、心血管内科和神经内科等学科诊治无果，并排除了相关的器质性病变，就要去脊柱外科再看一下。

健康管理师如果遇到多症状的顾客，在填写自检表时，问一下他症状出现的原因、最近出现不适的时间等问题。如有必要，要让顾客去医院检查，及早找到症状出现的原因，不要耽误治疗。之后，再配合做非医非药干预。

二、问出症状出现的原因

问：这个症状出现多长时间了（要精准具体时间）？具体是什么样的情况？去医院

检查过了吗？医生是如何诊断与治疗的？

答：这个症状已经10年了，颈椎已经变形。稍微一低头就很痛。医生判断是颈椎病。

问：什么原因引起的？

答：因为我的工作要低头伏案，如今已经工作了十多年。平时，我也不爱运动。

问：在什么情况下，这一症状会加重呢？

答：现在，我一低头看手机，过一会儿颈椎疼痛就会加重，或者左手一用力颈椎疼痛就会加重。

问：医生是如何治疗的？

答：医生给开了一些颈复康颗粒、根痛平颗粒、舒筋通络颗粒，壮骨伸筋颗粒等。在这十多年中，我几乎吃过了所有的药物。此外，医生还给开了一些外用贴敷的膏药，并建议我保护好颈椎。

问：最近一次症状出现的原因是什么？

答：最近一次难受是乘高铁出差时。在高铁上，拿着手机看了近两个小时，就导致了颈椎病发作。平时，在电脑前工作超过一个小时，颈椎就会疼得难受。

三、寻找恢复方向

问：什么情况下症状会减轻？

答：按照医生要求去做时，症状会减轻。

医生要求如下：

疾病发作的时候去医院，医生给开了服用的药物和贴敷膏药。

要想让症状减轻，平时自己要做颈椎运动与热敷。当然，也可以找一个安全、正规的理疗店和中医理疗店定期去调理。

平时，要注意的是，少玩手机，少低头。

医生还提醒说，颈椎病无法根治，只能缓解症状，主要依靠平时的保护。如果发病了，感觉疼痛了，那么，就再来医院治疗。

四、了解调理方向

在为顾客进行调理前，可以问他一些问题。他是否想用非医非药方式调理，引导顾客进行非医非药调理。将他拉进相关的社群，建议客户加入诺百年智能健康管理系统以帮助顾客改变不良的生活习惯。

通过社群，经常主动联系他，与他聊天，鼓励他合理膳食，充足睡眠、足量饮水，坚持适合的运动，指导打太极拳和八段锦。顾客每天要将是否保持了健康生活习惯，是否坚持运动等晒在社群里。接受大家监督，互相鼓励支持。智能系统与社群的服务指导与互相监督鼓励有利于顾客养成健康的生活习惯。

在门店里，用升温方法调理颈椎，配合关节霜，新动力粉做与颈部相关的穴位以及经络调理。做颈椎按摩时，一定要看顾客在医院拍的片子，听医嘱，不要乱按摩，否则就会适得其反。在日常生活中，颈椎有问题的人群，补充一些可以提高一氧化氮的蓝帽子保健食品。选择一些含有淫羊藿补肾活血的药食同源的蓝帽子保健食品。颈椎病患者要听医嘱，服用应该服用的药物，做一些医生指定的颈椎运动。让他们养成良好的生活习惯，加入诺百年智能健康管理系统有针对性地进行科学调理。

参考文献

国家市场监督管理总局、国家标准化管理委员会颁布的《健康管理保健服务规范》（GB/T39509-2020）.

王陇德.《健康管理师基础知识和健康管理师国家职业资格三级》人民卫生出版社，2013.

陈君石.《健康管理师》中国协和医科大学出版社；

张标，周邦勇，冯晞.《中科诺奖智慧健康指数报告》浙江大学出版社；

赵保路，张标.《一氧化氮——健康新动力》上海科学普及出版社，2022.

张宗礼，张文柱，张勉之.《张大宁谈保健与养生》科学出版社，2016.

杨力.《养好血管年轻20岁》中国纺织出版社，2017.

吴中朝.《跟黄帝内经学养生，养生就要养五脏》福建科学技术出版社，2020.5.

吴中朝.《跟黄帝内经学养生，肝好人不老》福建科学技术出版社，2016.9.

吴中朝.《跟黄帝内经学养生，肾好命就长》福建科学技术出版社，2016.9.

吴中朝.《跟黄帝内经学养生，养好脾胃不生病》福建科学技术出版社，2016.9.

李秋艳.《养心就是养命》天津科学技术出版社，2016.1.

路志正.《大病预防先除湿》福建科学技术出版社，2016.9.

鲍勇.《健康管理学教程》上海交通大学出版社2015.9.

张建宁，田惠光.《慢病健康管理与慢病防控》人民卫生出版社；

弗朗西斯.《选择健康》电子工业出版社，2005.4.

龚梓初.《自然健康》第二军医大学出版社；

王陇德.《健康管理师国家职业资格三级》人民卫生出版社，43.

王陇德.《健康管理师国家职业资格三级》人民卫生出版社，59.

鲍勇.《健康管理学教程》上海交通大学出版社，57.

国标GB/T39509-2020《健康管理保健服务规范》国家标准实施指南，中国人口出版社，106.

国标GB/T39509-2020《健康管理保健服务规范》国家标准实施指南，中国人口出版社，80.

杨力.《养好心年轻20岁》中国纺织出版社，2021，186.

科特勒.《营销管理》中信出版社，2022.9.

陈君石，黄建始.《健康管理师》中国协和医科大学出版社，2007.

中篇

非药血管精准健康管理实用指南

第十一章 非药血管护理"四高"精准健康指导干预指南

　　非药健康管理与保健服务内容很多，本章重点在血管护理。本章主要从理念干预、饮食干预、运动干预、睡眠干预、情绪干预、传统养生理疗干预（非药）、营养品及蓝帽子保健食品干预、习惯干预八个方面，论述非医非药血管护理高尿酸与痛风、糖尿病、高血压、高血脂症等指导与干预，本章节重点论述了一氧化氮联合抗氧化剂，有助于调节血脂、血压、血糖蓝帽子保健食品及药食同源食品，一氧化氮养生法在非药血管精准健康管理服务中的运用。通过诺百年智能健康管理系统、线下社区店及线上社群进行健康教育、健康风险因素干预。

第一节　非药血管护理高尿酸和痛风精准健康指导干预指南

2017年8月1日，国家卫生健康委员会（原卫计委）发布了《高尿酸血症与痛风患者膳食指导》（WS/T 560-2017）。该指导制订了高尿酸血症与痛风患者的膳食指导原则，规定了能量与营养素的推荐摄入量，适用于对未合并肾功能不全等其他疾病的成年高尿酸血症与痛风患者进行膳食指导。

依据这个国家标准与GB/T39509-2020《健康管理保健服务规范》，以及《2022中国居民膳食指南》等，我们制订了非医非药血管护理高尿酸和痛风的健康指导与干预方案。在制订该方案时，还参考了秦怀金、陈博文主编的《国家基本公共卫生服务技术规范》、田惠光和张建宁主编的《健康管理与慢病防控》、中科院赵保路教授的《一氧化氮——健康新动力》等书籍，以确保该方案的科学性、独特性、实效性、安全性、合法性。

一、高尿酸和痛风

1.高尿酸血症

高尿酸血症是嘌呤代谢障碍而引发的代谢性疾病，它与痛风密切相关，是导致糖尿病、代谢综合征、血脂异常、慢性肾脏病和脑卒中等疾病发生的独立危险因素。它的诊断标准为：在饮食状态下，采集两次非同日的空腹血，并以尿酸酶法测定血尿酸值。其中，男性高于420μmol/L、女性高于360μmol/L者。

2.痛风

痛风是一种由单钠尿酸盐沉积而引发的晶体相关性关节病，它与嘌呤代谢紊乱和/或尿酸排泄减少所致的高尿酸血症有直接关系，属代谢性疾病范畴。痛风常表现为急性发作性关节炎、痛风石形成、痛风石性慢性关节炎、尿酸盐肾病和尿酸性尿路结石等，病重者可能会出现关节残疾和肾功能不全，同时也常伴发代谢综合征的其他表现，比如腹型肥胖、血脂异常、2型糖尿病，以及心血管疾病等。

二、痛风诊断标准及其健康风险因素

1.痛风的四个阶段

慢性痛风的诊断依据是病史和痛风石，典型痛风的自然病程一般要经历如下四个阶段：（1）无症状性高尿酸血症：女性高于360μmol/L（60mg/L），男性高于420μmol/L（70mg/L）即为高尿酸血症；（2）急性痛风性关节炎；（3）间歇期；（4）痛风石与慢性痛风性关节炎。

影响痛风形成的危险因素有很多，主要包括家族史、年龄超过30岁、绝经后女性（尤性关节炎是使用噻嗪类利尿剂时）、酗酒、肥胖和缺乏锻炼等。

2.诊断标准

慢性痛风的诊断依据是病史和痛风石。在进行诊断时，可以采用下述的诊断标准：

（1）血尿酸男性＞420μmol/L（70mg/L）、女性＞360μmol/L（60mg/L）。

（2）有痛风石。

（3）在关节液内可以找到尿酸钠结晶或者在组织内发现有尿酸钠沉积。

（4）有2次以上的发作史。

（5）有典型的关节炎发作（突然发病，夜剧昼缓，局限于下肢远端）。

（6）用秋水仙碱治疗，48小时内缓解。

以上是痛风的诊断标准，如果符合上述的两项标准，就可以诊断为痛风。

三、痛风的危害性

痛风有什么危害呢？痛风患者如果长期得不到有效的治疗，或者自己疏于控制，就会导致病情的进一步发展。随着病情的进展，痛风还会引发其他问题，比如肾脏的损害和尿路结石的发生。

（1）慢性痛风性肾病

慢性痛风性肾病是由尿酸盐结晶沉积于肾组织而引发的慢性间质性炎症。患者可能会出现高血压、氮质血症等表现，若不及时进行治疗，会发展为尿毒症、肾衰竭，甚至会危及生命。

（2）急性尿酸性肾病

急性尿酸性肾病是由尿酸结晶在肾小管内急骤沉淀，肾小管内尿流堵塞，肾小管内压力增高，肾小球滤过率降低而导致的急性肾衰竭。

（3）尿路结石容易合并感染，比如肾盂肾炎、肾周围炎和肾积脓等，这些都会加速结石的增长，让肾受到损害。时间长了，就会影响肾脏功能，甚至会导致肾衰竭。

（4）关节畸形。

（5）合并糖尿病。

（6）脑卒中。脑动脉会因为硬化破裂或者阻塞，并引发脑出血或者脑梗死，统称为脑卒中。脑卒中常会出现手脚麻痹，语言、感觉以及意识的障碍等。高尿酸血症病人动脉硬化的程度远远超出同年龄层的平均水平，因此年轻人要多加注意。

四、影响因素与易患人群

1.遗传和年龄，老人多；

2.地区，城市高于农村；

3.饮食结构不合理；

4.男性比女性多；

5.慢病、高尿酸、超重肥胖、糖尿病、高脂血症、绝经后女性等。

五、血尿酸的控制与健康管理的目标

1.血尿酸的控制

（1）指导健康人群养成良好的健康生活习惯，预防高尿酸血症危险因素的产生。

（2）指导高尿酸血症的高危人群及早控制危险因素，让其能够保持健康的生活方式，对血尿酸进行有效的控制。

2.血尿酸的控制目标与健康管理

（1）无症状：控制在$<360\mu mol/L$。有发作：控制在$<300\mu mol/L$。

（2）高尿酸血症或者痛风者，鼓励其进行积极的治疗，防止病变与发展。健康管理师要鼓励其配合治疗，对筛查出的危险因素进行健康管理，从而达到更好的治疗、保健目的。

（3）高尿酸血症健康管理的总体原则

①合理控制饮食。②摄入充足的水分。③生活起居要有规律。④要进行适当的体育活动。⑤服用有效药物进行治疗。⑥定期进行健康体检。

六、高尿酸和痛风解决方案

痛风素有"富贵病"之称，在古代时，它多发于帝王将相和达官显贵身上。一旦得了痛风，就是终身性疾病，根本无法根治。通过医学治疗、日常饮食、适当运动等降低血尿酸水平，控制痛风发作，保证生活质量，延长寿命。

如何控制痛风发作呢？用药物来进行控制。用药物控制时要"两害相权取其轻"。很多人认为，治疗痛风的药物毒性大，对肝肾会有副作用，于是就不吃药。事实上，痛风本身对机体的损伤要远远大于药物的副作用。比如，尿酸高时，即使关节不痛，也需要及时求医问药，使身体恢复常态。此外，长期高尿酸血症还可能会导致肾脏慢性损伤，最终导致尿毒症、糖尿病、冠心病、脑卒中等严重并发症。所以，高尿酸症和痛风患者一定要到正规医院接受治疗，而且要长期坚持在医生指导下用药物治疗与控制痛风。

1.饮食调养

痛风患者要限制高嘌呤动物性食物的摄入，增加新鲜蔬菜的摄入。要多吃碱性食物，限制酸性食物。要多吃抗氧化剂含量丰富、矿物质含量丰富的食物，多吃可以促进血液循环与提高一氧化氮的食品。补充药食同源的食品，食用国家正规批准的蓝帽子保健食品。痛风患者的饮食要控制总热量，保持理想的体重。

2.运动调养

痛风患者要适当地运动，保持适度的运动量。有氧运动最适合痛风患者，含限制时间的快走、匀速慢跑、原地节奏跑、太极拳、跳绳、游泳、篮球等。在进行运动时，至少要运动30分钟的时间。在运动后，要注意及时补充水分。

3.饮水调养

痛风患者要多喝水，每天要保证不少于2000毫升的饮水量，注意喝水方式。最好的方式是每隔15分钟补充150~300毫升的水，做到适当少量多次地喝水。在喝水时，要小口小口地慢慢喝，不宜暴饮。

七、饮食控制尿酸和痛风

1.在饮食上，痛风与高尿酸患者要控制嘌呤摄入量，这是非常关键的一个环节

（1）超高嘌呤含量食物。各种动物内脏（肝、肾、脑、脾等），部分水产品（沙丁鱼、凤尾鱼、鱼子、基围虾等），浓肉汤、浓鱼汤、海鲜火锅汤和羊肉火锅汤等含嘌呤量都非常高，属于超高嘌呤含量食物。干豆类（黄豆、黑豆、绿豆、红小豆等）这些食物嘌呤含量在150mg/100g以上，它们也属于超高嘌呤含量食物，痛风和高尿酸血症的患者要完全避免食用这些食物。可以吃少量经过加工的豆制品，比如豆腐。

（2）中高嘌呤含量食物。各种畜肉（猪、牛、羊等），禽肉（鸡、鸭、鹅、鸽子、鹌鹑、火鸡）等，以及部分鱼类（草鱼、鲈鱼、鲤鱼、鲫鱼、鳗鱼、鳝鱼等甲壳类（牡蛎肉、螃蟹等）都属于中高嘌呤含量食物。

这些食物的嘌呤含量在75~150 mg/100g克，要严格限量。在急性发作期绝不能食用这些食物。

（3）中低嘌呤含量食物。深绿色嫩叶蔬菜，比如菠菜、油菜、茼蒿等绿叶菜，芦笋等嫩茎菜，花类蔬菜，比如菜花、西兰花等，都是中低嘌呤含量食物。

未经干制的菌类（各种鲜蘑菇）与嫩豆类蔬菜（毛豆、嫩豌豆、嫩蚕豆）等，以及部分水产类，比如三文鱼、金枪鱼、白鱼、龙虾等，都是中低嘌呤含量食物。

嘌呤含量在30~75 mg/100g的食物，适合痛风患者经常食用。

（4）低嘌呤含量食物。奶类（牛奶、奶酪），蛋类（鸡蛋、鸭蛋、鹅蛋、鹌鹑蛋、鸽子蛋等），浅色叶菜（大白菜、圆白菜、娃娃菜等），根茎类蔬菜（土豆、芋头、甘薯、萝卜、胡萝卜）都是低嘌呤含量食物。低嘌呤含量食物还包括茄果类蔬菜（番茄、茄子、青椒），瓜类蔬菜（冬瓜、丝瓜、黄瓜、南瓜等），各种水果，各种粮食（白面、小米、玉米）等。只要嘌呤含量在30 mg/100g以下的食物，痛风患者都可以放心地食用。

2.食物要粗细搭配

按照《2022中国居民膳食指南》的原则粗细搭配，粗粮中玉米、高粱、芋头、土豆是低嘌呤、高膳食纤维食物，这些食物有利于降尿酸，降糖，降脂减重。

3.碳水化合物占每天总热量的50%左右

痛风患者要降低能量摄入，总能量在6726-7531KJ是最理想的控制体重的能量摄入量。超重人群要按照每月减少1公斤的节奏，有步骤有计划地进行减肥，做好三减三健工作，保证体重达标。减少甘蔗食用量，甘蔗分解成果糖，果糖增加尿酸生成。蜂蜜中含有果糖，痛风患者不宜食用。在发作期间，除了要避免食用高嘌呤的食物外，还要禁

止橙汁、苹果汁等果糖饮料的摄入。

蛋白质摄入要适量。做到动植物多种食物搭配食用。不可过多摄入蛋白质。蛋白质摄入推荐量应该占总能量的11%-15%。蛋白质也不可摄入太少，即使痛风发作期，也要保证每日最低蛋白质需求量的供给。

在急性期，要以谷类、牛奶、蛋类为主。在慢性期，根据病情，在限量范围内，进食一些嘌呤含量低或者中等嘌呤含量的食物，比如禽、肉、鱼（煮过弃汤）以及豆制品。

痛风患者，不能吃炖肉或者卤肉。脂肪摄入量每天50g左右，补充不饱和脂肪酸，胆固醇限制在200mg以内。

多食用未加工谷物和蔬菜，这类食物含膳食纤维多，痛风患者每天膳食纤维的摄入量为25-30g。多食用银耳、土豆、香蕉、空心菜、黑木耳等含钾量比较丰富的食物，这类食物中的钾可以促进尿酸排出。

多食含镁丰富的食物，杏仁、荞麦、花生仁、海参等食物含镁丰富。因为镁参与人体内三大产热营养素的代谢和神经传递、肌肉收缩等，适量食用镁有利于调节尿酸代谢。镁可以改变酸性体质，预防痛风，缓解痛风症状。

痛风患者食盐每天不超过6克，严格限制饮酒。

4.抗氧化剂与高尿酸痛风

有研究表明，膳食抗氧化剂，比如多酚（如花青素、酚酸、类黄酮等）对高尿酸血症有显著的预防和治疗作用。与抗高尿酸血症药物不同，用膳食植物抗氧化剂治疗高尿酸血症不会有任何不良反应。还有研究表明，膳食多酚是治疗高尿酸血症的天然药物。除了一些食用植物成分外，一些药用植物化学物质对高尿酸有较好的治疗作用。

还有一些文献证明，侧柏多酚、膳食芥子酸、绿原酸、绿茶多酚、白藜芦醇、花青素、黄芩苷、芹菜籽提取物、土茯苓、虾青素、咖啡等抗氧化剂都有助于降低尿酸，预防痛风、减轻痛风症状。

很多植物的提取物有助于降低尿酸。口服食品或者保健食品中的氧化锌纳米颗粒，有助于降低尿酸。

很多食物有降低尿酸，预防痛风、减轻痛风症状的作用，痛风患者可以在医生或健康管理师的指导下食用这些食物。实现较好的治疗效果。

5.三餐合理分配及烹调

高尿酸血症人群进食餐次要因人而异，一般为3餐，鼓励少食多餐的方式。三餐的食物能量要比例适当，分配可以参照早餐27%、午餐49%、晚餐24%的比例进行调整。膳食的烹调方法适宜采用蒸、煮、烧、氽等，忌用油煎和炸的方法。

八、运动建议

适量的运动有利于健康。通过运动改善痛风，就要制订好运动计划，重塑好身体。在运动前，要咨询医生或者健康管理师，根据他们的建议，选择适合自己的运动方式、频率、运动量。

1.慢跑或者快走。慢跑或者快走的方式改善痛风，运动频率以3~5次/周为宜，每次运动时间要超过30分钟；

2.骑自行车。骑自行车的方式改善痛风，以3~5次/周为宜，运动时间每次超过30分钟；

3.游泳。游泳方式调整痛风，以3~5次/周为宜，每次运动时间累计要超过30分钟；

4.羽毛球或者乒乓球。用打羽毛球或者乒乓球的方式改善痛风，以3~5次/周为宜，运动时间每次累计超过60分钟；

5.健身房一般性运动。在健身房进行一般性运动，以3~5次/周为宜，运动时间每次累计要超过30分钟；

6.跳纤体操。4~6次/周，运动时间每次累计超过30分钟。

九、传统养生非医非药健康管理方案

传统养生调理痛风，就要进行辨证食疗、情志调摄等；

1.辩证食疗

进行辨证食疗，可以建立一个微信群，健康管理师在群中介绍常见食物的四气五味、功效，指导患者根据季节、气候、体质而选取适当性味的食物。根据受检者体质辨识结果进行个性化饮食指导，帮助痰湿质人群选择具有健脾化痰祛湿泄浊的食物，比如薏苡仁、扁豆、山药、玉米须、苦瓜、绿豆、冬瓜等，并推荐薏苡百合粳米粥、薏苡茯苓山药粥等药膳。

2.情志调摄

健康管理师要与痛风人群面对面交流，根据不同体质来选择不同方法，比如分别用疏泄法、清静养神法、转移分散法、节制法等调节异常情志。

3.传统养生技法

推荐八段锦、太极拳，配合扶阳罐、负压理疗器、艾灸、墨灸，五脏灸等日常调理技法，帮助顾客减轻体重。如果顾客出现不适，及时停止。

十、一氧化氮与痛风高尿酸

尿酸是由于一氧化氮减少而导致慢性肾病和心血管疾病产生的一种危险因素，血清尿酸被内皮细胞吸收，通过抑制一氧化氮（NO）的产生和加快其降解速度而因此降低其水平。胞浆和血浆黄嘌呤氧化酶产生超氧化物并降低NO水平。高尿酸血症与内皮功能受损有关。高尿酸血症与慢性肾病以及心血管疾病等血管疾病有关。

一项针对日本高尿酸血症伴心血管疾病患者的自由研究显示，黄嘌呤氧化酶抑制剂可以减少活性氧的生产，并促进一氧化氮产生，改善了脑、心、肾血管，为降低尿酸药物的运用提供了理论依据。

中科院实验精氨酸与抗氧化剂配方对高尿酸小鼠的保护作用研究表明，一氧化氮与抗氧化剂配方能够降低高尿酸小鼠的血清尿酸水平，并促进尿酸的排放。这是一款保健食品，而不是药品。不代替药品治疗痛风和高尿酸，是非医非药调理的部分。如果用它为顾客进行调理，一定要明明白白地告知顾客，让顾客对此有正确的认知。

一氧化氮养生法是非医非药预防尿酸升高痛风发生的有效方案，是非医非药健康生活方式和传统养生结合重要组成部分。

十一、高尿酸痛风非医非药干预方法

高尿酸痛风的非医非药干预方案通过诺百年智能健康管理系统采用线上健康评估、方案指导、日常打卡与线下训练营相结合的方式，将健康生活方式（饮食、运动、心理）与传统养生结合进行干预，将扶阳罐、负压理疗器、艾灸、墨灸、五脏灸等日常调理技法配合使用，帮助顾客进行尿酸管理。用非医非药方式辅助控制高尿酸痛风的过程中出现了不适，就要提升用户的方案依从性。如果顾客在正规医院进行诊疗和正常服用药物，就要提醒他听医嘱治疗，非药干预不代替医院及药品治疗。

十二、非医非药健康管理设计方案流程样板

非医非药健康管理服务适于健康、亚健康、慢病人群。不仅高尿酸痛风人群按这样方案进行，所有人群所有慢病的健康管理都可以按照这个方案进行。

1.健康评估。制定健康自检表，做好健康监测，健康评估分析。

在体检前，要对个体健康情况采用问卷调查，要让其填好自检表，以进行健康信息收集与健康评估。健康信息收集主要包括个人的基本信息，比如身高体重、疾病史、家族史（高尿酸、冠心病、糖尿病、高血压等）、个人生活方式（吸烟、饮酒、饮食、食盐、体育锻炼）、劳动环境、经济情况、心理情绪变化等。同时，要有医院的体检报告与医生的诊断报告、用药情况等。客户必须是自愿填写自检表。

上述的这些事宜都要逐一填写，必要时可以由健康管理师帮助患者填写，以全面了解个人健康状况。向患者说明非医非药健康管理的参与和合作事宜，获得他的同意与配合。健康管理师要对正规医院体检机构体检后的健康信息进行分析，将体检数据加以分析，制订相应的非医非药健康指导方案。

2.定期健康随访。每月要与研究对象以及当月体检血尿酸＞500μmol/L者进行联系，通过电话、社群、微信、见面等方式联系，对其进行健康指导。在指导时，沟通要简明扼要，指导其定期复查尿酸，要求其做到低嘌呤饮食，要讲明高尿酸常见并发症、治疗、遵医的重要性等，提醒高尿酸者去医院就诊。每月举办高尿酸血症专题健康讲座、答疑，并引导高尿酸者前来参与。

3.高尿酸专题健康教育。非医非药健康服务机构举办高尿酸专题讲座，非医非药健康服务公司邀请专家前来主讲与义诊。每次讲座时，要留出满足个体咨询的时间。讲座定期举行，每月10号请知名专家线上直播与痛风相关的健康知识。设置回放，顾客可以随时随地听专家健康讲座，获取科学的健康信息。从时间安排上来看，线下讲座时间一

般为上午9：00~10：30，下午2：00~3：00，以1~2两个小时的时间为宜。健康管理师要用通俗易懂的语言，向参加讲座的人耐心阐明高尿酸发生、发展的知识。

健康教育要理论与实践相结合，通过多种途径方式进行教育。

健康教育可以这样进行：

（1）每月举办与高尿酸血症相关的线上或者线下健康教育专题讲座；

（2）要利用社群、微信、随访电话等，适时加强健康教育与指导力度，督促个体的健康管理得以坚持；

（3）对健康自检表与体检报告中存在的潜在健康问题，进行分析，了解这些问题产生的原因，给予相应的健康指导和预防措施，在非医非药健康生活方式和传统养生方面进行指导，患病须听医嘱。

（4）免费发放与慢性病预防有关的健康指南、健康方案、健康杂志、健康报纸等。可以将其做成电子版上线，或者通过微信转发。

非医非药健康企业最好要有微信小程序，定期推送与健康知识相关的短视频、文章、直播等。健康管理师需要提升线上直播、短视频、社群服务等技能，以更好地为顾客提供服务。

所有内容必须有权威性，必须有根有据，这样才能让健康教育取得较好的效果。

（5）医院和体检中心，非医非药健康企业与门店利用微信小程序、APP，短视频、直播，电子屏、宣传栏等，进行一系列的健康教育宣传活动，让更多人群受益；

（6）对于无症状高尿酸血症者，重点进行与慢性病相关的健康教育。

4.心理干预与动机性访谈。在诊断初期，很多高尿酸血症患者难以接受自己的病情，甚至会抗拒治疗。经过医院的治疗后，患者回到家后，如果不注意日常的调护，不利于病情的康复。

非医非药健康管理服务机构，要多关注这一人群，多主动与这类人群沟通，对他们进行访谈。健康管理师在访谈这类人群时，要保持良好的仪容、仪表，态度要温和、亲切，说话语气要柔和。要用简洁的语言进行沟通，以此增强患者、家属对自己的信任感。如果患者与家属有负面情绪，就要安抚患者，缓解其负面情绪。

动机性访谈是一种关于疾病治疗前后心理变化、情感波动的谈话、咨询方式。高尿酸血症动机性访谈的主体为高尿酸血症患者，其目的是通过访谈激发患者参与降低尿酸水平等治疗的动机，最终达到纠正其错误生活方式的目的。

在高尿酸血症患者生命体征平稳的情况下，健康管理师或者心理咨询师可以对其进行动机性访谈，这样不仅可以进一步了解其心理需求，还可以获取其信任，达到与其建立良好关系的目的。

在动机性访谈过程中，健康管理师要观察其对于高尿酸血症的看法，在医药治疗和非医非药健康干预过程中的情感变化，以及对诸多治疗方式、非医非药健康干预的认识与了解程度。

健康管理师必须尊重与保护高尿酸血症患者个人情感、尊严。在此前提下，凭借良好的沟通技巧、过硬的专业知识与熟练的技术操作，营造温馨、和谐的干预环境，让患者身心放松，这样就有利于其主动参与医院治疗和非医非药健康干预。

5.观察指标。健康管理师要对干预前（体检）与干预12个月后（体检）血尿酸水平的变化进行观察。所有受检者要禁食12个小时，并于次日清晨空腹抽取静脉血。再采用贝克曼全自动生化分析仪测定生化指标，血尿酸采用尿酸酶比色法。

6.健康管理模式。高尿酸血症的健康管理，是由慢性病专业健康管理师与医生和护理人员为患者主动提供持续的全面的健康管理模式。需要医院医生，非医非药健康服务公司（门店）健康管理师共同参与，分工协作。利用有限的资源促进患者身心健康、延缓疾病进程、减少并发症的发生，提高生命的质量。

7.网络平台构建。近年来，随着移动医疗技术的迅速发展，国家鼓励开展远程医疗服务模式，慢病健康管理平台或者健康管理APP应运而生。健康管理平台有很多，主要包括居民、医生和PC端、手机端等。它们将家庭服务管理系统与医联体、一键导诊等功能结合，具有医患互动、患者健康信息采集与储存等重要功能。对人群的健康管理可借助移动医疗技术平台，患者的健康档案、临床资料与随访情况，让管理和就诊变得更为便捷、高效。推广、应用健康管理平台已经是势在必行。诺百年数字智能健康管理系统就是先进高效的系统。

2019年，广东首个"高尿酸血症与痛风"病友会在中山大学附属第三医院风湿免疫科成立，该病友会配备了专门的技术员配合慢病管理，通过建立微信公众平台发布一些与预防相关的知识。

非医非药健康管理企业和门店可以通过社群，通过APP，通过自检表对运动、营养、心理、睡眠等多方面的健康数据进行追踪，来为顾客提供个性化的非医非药健康行为干预方案。通过诺百年数字智能健康管理系统高效运营。

非医非药健康管理企业和门店要守住底线。如果没有医生和医疗资格，就不要给顾客做血糖、血脂等破皮检测。建议客户自己做或去医院做。

很多非医非药门店，在让顾客接受正规医院体检和医生诊断的前提下，只用一张自检表，一个社群，一个微信直播就能做好非医非药健康管理工作。

8.药物干预要遵医嘱。高尿酸血症发病早期，患者的临床症状不是太明显，所以对无症状患者是否需要进行降尿酸药物治疗，是众说纷纭。

有的专家认为，无症状患者首选非药物治疗，比如调整饮食、适宜运动。而有的专家则建议，不管患者有无症状，在早期时，都要给予降尿酸药物治疗，预防并发症。

日本的专家认为，无症状患者要进行降尿酸药物治疗。欧美地区的指南则认为，无症状患者仅在合并急慢性肾衰竭和心血管危险因素时，才需要用药物进行降尿酸。由于对患者早期进行规范的降尿酸药物治疗存有争议，因此需要更多的临床研究来提供证据。

9.健康生活和传统养生干预。高尿酸和痛风的发生、发展与生活环境、饮食结构以及生活习惯关系密切。健康生活方式对控制疾病进展与减少其他并发症非常重要。要对高尿酸和痛风人群进行非医疗干预。

"管住嘴、迈动腿"的非医疗干预模式是早期预防和控制最经济最有效的措施。对这类人群进行生活管理，主要是在良好生活习惯、合理膳食、适宜运动与控制体重，传统养生调理，抗氧化剂营养素，精氨酸与抗氧化剂蓝帽子保健食品补充等方面，为其提供专业的健康教育。

为了提高全民的自我保健意识，非医非药健康服务公司、各级医疗卫生保健机构等，都要高度重视该病的防治工作，有义务对高尿酸痛风人群采取有效的管理措施，通过建立健康档案，举办健康教育会，利用节假日或者是专题宣传日，通过线上、线下开展"4.20全民关注痛风日"活动，提升全社会对疾病的认知度，提高健康生活方式的养成率，从而减少疾病的发展和并发症的发生。

10.效果评价。完善高尿酸和痛风人群的健康管理体系，必须制定科学合理的健康干预效果评价指标。效果评价取自痛风人群到医院检测的尿酸值或相关症状改变，或者痛风患者自己提供的尿酸值，非药企业健康管理师不做检测。

为医院门诊患者建档的建档率与合格率、相关知识的知晓率、患者随访率、并发症的发生率和控制率等，都是绩效评价体系中的重要参考指标。

对于绩效评价体系，不同专家采用的参考指标是不同的。罗镇根采用的健康知识知晓率，其内容主要包括疾病检测、药物使用、合理运动、健康生活方式、疾病危害、疾病危险因素、疾病认知。他将这些作为无症状患者健康管理的重要评价指标。孙蕾则以用药依从性、自我管理与健康意识作为高尿酸和痛风人群患者作为个体化健康管理效果的评价指标。

非医非药健康服务公司与门店最重要的工作就是要做好健康信息采集，自检表前后对比来评估效果及其改善情况。要认识非医非药健康生活方式和传统养生的重要性，重点做好理念干预、营养干预、运动干预，在睡眠、情绪、饮食、饮水、传统养生等方面帮助其养成良好的习惯。

第二节　非药血管护理高血糖精准健康指导干预指南

糖尿病是多种病因引起的代谢紊乱，是慢性高血糖，伴有胰岛素分泌不足或者作用障碍，导致碳水化合物、脂肪、蛋白质代谢紊乱，造成多个器官的慢性损伤，功能障碍甚至是衰竭。我们要重视此病的预防与治疗工作。

一、糖尿病的诊断

我国采用糖尿病的诊断标准是WHO（1999）糖尿病诊断标准：主要包括糖尿病症状加随机血糖、空腹血糖检测、口服葡萄糖耐量检测（OGTT）两小时血糖、非空腹的糖化血红蛋白检测。以上检查数值高于正常的范围，在四个标准中有一项标准超标，即可以诊断为糖尿病，如图11-2-1。

不同血糖状态及血糖诊断标准值

血糖状态分类	静脉血浆葡萄糖/（mmol.L⁻¹）	
	空腹血糖*	口服75g葡萄糖负荷后2小时血糖
正常血糖	<6.1	<7.8
空腹血糖受损（IFG）#	6.1~<7.0	<7.8
糖耐量异常（IGT）#	<7.0	7.8~<11.1
糖尿病	≥7.0	≥11.1

图11-2-1

国外通用的WHO糖尿病专家委员会提出的诊断标准（1999）：糖尿病症状（口渴多饮，多尿，多食，不明原因体重下降）伴任意时间血浆葡萄糖≥11.1（mmol/L），或者空腹血糖≥7.0，或者OGTT中两小时血糖值≥11.1。需要重复确认一次，诊断才能成立。

以上的空腹指至少8小时没有摄入含能量食物。

1.糖尿病症状加随机血糖。糖尿病患者会出现三多一少的临床症状，即多尿、多饮、多食和体重减轻。随机血糖检测，就是没有刻意不吃饭和随时进行检测所获得的血糖数值，如果检测到的血糖数值≥11.1mmol/L就可以诊断为糖尿病。

2.空腹血糖检测。空腹是指至少8小时内无任何热量摄入。人体空腹的血糖数值检测正常范围是3.9~6.1mmol/L，检测的血糖数值≥7.0mmol/L，就可以诊断为糖尿病。

3.口服葡萄糖耐量检测（OGTT）两小时血糖。空腹口服成人无水葡萄糖检测，在服糖两小时后，血糖≥11.1mmol/L就可以诊断为糖尿病。

4.非空腹的糖化血红蛋白检测。这项检测要通过静脉抽血的方式进行，检查数值HbA1C≥6.5%，基本可以诊断为糖尿病。

二、主要病因及其健康风险因素

1.遗传因素：1型或2型糖尿病均存在明显的遗传异质性。糖尿病存在家族发病倾向，1/4~1/2患者有糖尿病家族史；

2.肥胖或者超重；

3.活动不足；

4.膳食因素；

5.早期营养；

6.糖耐量损失；

7.胰岛素抵抗；

8.高血压，血脂异常因素。急慢性肝炎、脂肪肝、尿毒症、肾小球硬化、嗜铬细胞瘤、甲亢等疾病；

9.吸烟、饮酒、睡眠障碍等不良习惯；

10.在糖尿病发生发展中精神和情绪状态有非常重要的影响；

11.年龄、性别、受教育水平、职业等，也是非常重要的影响因素。

三、症状

血糖升高，尿糖增多等，都可以引发渗透性利尿，导致多尿的症状出现。血糖升高、大量水分丢失，血渗透压也会相应升高，高血渗可刺激下丘脑的口渴中枢，从而导致口渴、多饮的症状出现。胰岛素相对或者绝对缺乏，其体内葡萄糖不能被利用，蛋白质和脂肪消耗增多，会引发乏力、体重减轻症状出现，为了补偿损失的糖分，维持机体活动，就需要多进食。这就形成了典型的"三多一少"的症状：

1.尿多、皮肤干燥、脱水；

2.多饮、多食、极度口渴；

3.恶心、呕吐、腹部不适；

4.消瘦、体重减轻、乏力；

5.心跳快速，呼吸缓且深；

6.视力模糊、水肿、手脚麻木、足疼痛、四肢发凉，皮肤感染等；

7.呼气若有酮臭味（烂苹果味），可能是酮症酸中毒。

四、糖尿病并发症

糖尿病会引发如下一些病变或者并发症：

1.糖尿病肾病；

2.糖尿病性视网膜病变；

3.糖尿病心肌病。

该病还可能会引发神经病变、眼的病变、糖尿病足等。患了糖尿病，就要及时去医院就医，防止并发症的发生。

五、中国2型糖尿病的控制目标

中华医学会糖尿病学分会2010版《中国2型糖尿病防治指南》指出，糖尿病只有实现控制的目标才算是进行了有效治疗，才可能防治并发症。

六、糖尿病干预的原则与方式

1.糖尿病要遵循个体化、综合性、连续性、参与性、及时性的原则。

2.糖尿病治疗的五驾马车为：

第一，饮食治疗；

第二，运动治疗；

第三，健康教育治疗；

第四，自我监测治疗；

第五，药物治疗。

饮食与运动属于非药物干预措施。

糖尿病自检表的自我监测主要包括控制体重、血糖、血压、尿中酮体、戒烟限酒。体重控制在正常范围内（18.5~24），肥胖者和超重者每年减少5%~10%为宜。高血压患者，血压在130/80mmHg以下为佳，具体可见2型糖尿病控制指标和自检表内容。

七、饮食干预

饮食治疗是糖尿病治疗的基础，有些轻型糖尿病患者仅仅用饮食治疗就可以实现控制病情的目标。

糖尿病患者的饮食干预参照《中国糖尿病膳食指南》（2017）：

推荐一：吃、动平衡，合理用药，控制血糖，达到或者维持健康体重的目的；

推荐二：主食定量，粗细搭配，全谷物、杂豆类占1/3；

推荐三：多吃蔬菜，水果要适量，水果种类、颜色要多样；

推荐四：经常吃适量鱼禽、蛋类和畜肉，限制加工肉类食物的摄入；

推荐五：每天要吃适量的奶类、豆类食物，零食与加餐合理选择；

推荐六：清淡饮食，足量饮水，限制饮酒；

推荐七：饮食定时定量，食时要细嚼慢咽，注意进餐顺序；

推荐八：重视与坚持自我管理，定期填写自检表和接受个体化的营养指导。

推荐九：少食多餐。

在饮食方面，糖尿病患者还要注意以下事宜：

1.控制总能量供应。能量过剩所导致的肥胖和超重是糖尿病发生与发展的重要风险因素。实现控制糖尿病的目标，就要控制总能量供应，实现能量供应的平衡。在控制总能量时，要根据患者的年龄、性别、身体活动、体重等确定能量的供应。其中，脂肪占20%~30%的比例，碳水化合物占45%~60%的比例，蛋白质占15%~20%的比例。

2.食盐的摄入量控制在6g以内。

3.糖尿病患者易患动脉粥样硬化，动物脂肪所含的主要为饱和脂肪酸，对糖尿病不利。不饱和脂肪酸有利于糖代谢，n-3有改善胰岛功能，糖尿病患者要食用不饱和脂肪酸含量丰富的食用油。植物油中不饱和脂肪酸含量多，糖尿病患者日常饮食中应以植物油为主。

4.高蛋白可以减少糖尿病发病率，但是糖尿病肾病者应该减少蛋白质的摄入量，每千克体重摄入量以0.8g为宜。肾功能不全者要摄入高质量蛋白质，摄入量以每千克体重0.6g为宜，或者听医嘱。

5.合理控制碳水化合物是控制血糖的关键，碳水化合物以全谷食物和杂粮为主，膳食纤维有利于改善糖尿病，还能降低甘油三酯和控制体重。糖尿病患者还要注意多饮水，保证不脱水。

6.维生素和矿物质是调节生理活动不可或缺的营养素，凡是易发生感染和酮症酸中毒的患者，要注意维生素和矿物质补充。平稳降糖的营养素为维生素B1、维生素B2、维生素C、钙、锌等。增强胰岛素功能的是维生素C，传递分泌胰岛素的是钙，提高胰岛素敏感性的是镁，促进胰岛素原的是锌，微量元素中的胰岛素是硒，延缓食物消化吸收的是膳食纤维。

多数B族均与2型糖尿病相关，维生素B、C、D、E有利于改善糖尿病。不同的维生素有不同的营养功能。下面，进行具体的分析：

（1）预防微血管病变的是维生素B1。补充维生素B1对糖尿病患者的治疗有积极作用。

（2）维生素B2帮助碳水化合物分解代谢，增强机体抗氧化功能。维生素B12缺乏是糖尿病并发症的危险因素，与生物素与血糖调节相关基因的表达密切相关，建议糖尿病患者补充复合维生素B族。

（3）维生素C对于提高体内抗氧化水平和糖尿病的防治有着重要的作用。有研究成果显示，维生素C具有降低糖尿病患者氧化应激的作用。摄入维生素C补充剂可降低2型糖尿病患者的氧化应激水平和血糖值。

（4）维生素D增强胰岛β细胞功能与缓解胰岛素的抵抗。维生素D缺乏会影响葡萄糖介导的胰岛素分泌，适当增加维生素D可改善伴有维生素D缺乏的2型糖尿病患者的胰岛素分泌。维生素D的活性形式1，25-（OH）2D3可以有效保护和增强胰岛细胞的功能，达到辅助治疗糖尿病的目的。

（5）作为脂溶性抗氧化剂，维生素E在降低糖尿病患者体内氧化应激水平上发挥着积极作用。糖尿病患者要适量补充维生素E。

7.矿物质。与维生素一样，矿物质也是调节生理活动不可或缺的营养素，有利于糖尿病控制的矿物质有很多，主要包括铬、锌、硒、镁等。在糖的分解代谢中锌发挥着极其重要的作用。因为锌是3-磷酸甘油脱氢酶、苹果酸脱氢酶、乳酸脱氢酶的辅助因子，它直接参与了糖的氧化供能。锌也能协助葡萄糖在细胞膜的跨膜转运。

在胰岛素的分子结构中有4个锌原子，它们直接影响了胰岛素的合成、贮存、分泌和结构的完整性与胰岛素本身的活性。锌是许多葡萄糖代谢酶的成分与脂质以及蛋白质代谢酶的辅助因子。锌能调节胰岛素与其受体的水平，在维持受体磷酸化和去磷酸化水平以及胰岛素传导方面发挥重要的作用。所以，人体不能缺少锌。

一旦缺锌，就有可能会诱导或者产生胰岛素抵抗，甚至会发生糖尿病。有学者研究发现，糖尿病患者普遍缺锌，血糖升高导致尿锌增多，糖尿病并发症与细胞锌或者锌依赖抗氧化酶的降低有关，比如糖尿病视网膜病变、糖尿病周围神经病变等。

锌能加速伤口溃疡的愈合，减少糖尿病并发症。糖尿病患者根据病情可适量补充柠檬酸酸锌、硫酸锌等含锌营养补充剂。

在物质代谢中，硒发挥类胰岛素的作用，可以调节体内糖代谢，有利于改善糖尿病的症状。血硒水平异常与糖代谢以及脂质代谢紊乱密切相关，严重的低硒状态与血糖水平升高密切相关。可能是由于糖尿病患者血液中硒浓度明显低于正常人，导致自由基清除受阻，胰腺萎缩，胰腺细胞功能发生障碍，胰岛素分泌减少，进而让糖耐量出现异常。用硒化卡拉胶等复合硒和其他营养素综合调理，其降糖效果会更好一些。

8.抗氧化剂。糖尿病是一种慢性代谢紊乱症，与血糖碳水化合物、蛋白质、脂肪代谢紊乱等有关。一些研究表明，氧化应激在多方面代谢紊乱的发病机制中发挥着重要作用，抗氧化剂是一种好的治疗方法。

抗氧化剂的摄入量与降低2型糖尿病的风险有关，饮食降糖可能食品中含有多种抗氧化剂与营养素协同有关。人群实验证明富含抗氧化剂的饮食对胰岛素抵抗和2型糖尿病风险有有利的影响。还有专家研究发现，虾青素与其他抗氧化剂以及一氧化氮（精氨酸）协同作用具有降低血糖的功能。

9.在糖尿病患者中，大力推广DASH与地中海饮食模式。这两种饮食模式对血糖控制发挥一定的作用，同时增强抗氧化的能力。大力倡导糖尿病患者低GI（食物血糖生成指数）饮食，有利于控制血糖，有利于降低血脂。如何才能做到低GI饮食呢？全谷物食品和粗粮杂粮多为低GI食物。动物食物虽然是低GI食物，但是饱和脂肪和胆固醇高，容易引起高血脂，对糖尿病的控制也不利。因此，不建议食用。

糖尿病患者要有良好的进食习惯，吃饭时需要细嚼慢咽，进食速度快，会增加糖尿病发病的风险，少食多餐是糖尿病患者最重要的饮食原则与方式，四餐分配比三餐分配的降糖效果要好一些。

为了减轻胰岛的负担，让其合理地分泌胰岛素，糖尿病患者不仅一日至少要进食三餐，还要定时定量。用胰岛素治疗的患者如果出现低血糖，就要让其在三餐之间增添2~3次加餐。就是从早中晚三餐中匀出一小部分主食（25g），留作加餐食用，这是防止低血糖的有效措施。

除了注意饮食方式与饮食习惯外，糖尿病患者还要食用一些可以控制血糖的食物：

谷物类：适于糖尿病患者食用的五谷有很多，玉米可以稳定血糖，食疗佳品为薏米，餐后稳定血糖的是燕麦，荞麦可以改善糖耐量，黑豆可以防止餐后血糖上升过快，有利于控制糖尿病的病情。

蔬菜类：适于糖尿病患者食用的蔬菜有很多，菠菜刺激胰岛素分泌平稳血糖，莴笋防止糖尿病便秘，芹菜促进糖利用，西兰花为2型糖尿病的理想蔬菜，丝瓜低脂低糖低能量，冬瓜适合糖尿病合并肥胖食用，青椒有利于改善糖尿病症状，苦瓜有利于平稳血糖，黄瓜是糖尿病患者最为理想的蔬菜。还有一些蔬菜适于糖尿病患者食用，比如番茄、洋葱、白萝卜等，这些蔬菜都有利于糖尿病患者的血糖控制或者进行辅助治疗。

肉类：适于糖尿病食用的肉类食物主要有优质蛋白的兔肉、乌鸡、鸭肉等。乌鸡可以降血糖止消渴，鸭肉有利于降低血糖，鸽肉有利于消瘦型糖尿病的病情控制。

菌藻类：适于糖尿病食用的菌藻类主要有金针菇、木耳等。其中，可以抑制血糖升高的是金针菇，平稳血糖的是木耳，改善糖耐量的是香菇，促进胰岛分泌的是海带。

水产类：适合糖尿病患者食用的水产类食物主要有鱼鳝、泥鳅等，糖尿病患者最理想的水产类食物为鳝鱼，保护胰岛细胞的是泥鳅，鳕鱼提高胰岛敏感性，海参降低血糖活性，扇贝修复胰岛细胞，牡蛎减轻胰腺负担，调节血糖。

水果：适合糖尿病患者食用的水果主要有山楂、苹果等。山楂预防糖尿病并发血管疾病，苹果稳定血糖，桑葚可以预防糖尿病并发肾病，番石榴有利于糖尿病病情恢复，柚子属于GI低的水果，橘子可以预防糖尿病视网膜出血。

八、一氧化氮养生法：一氧化氮与糖尿病关系及一氧化氮改善糖尿病及其并发症

诺奖科学家伊格纳罗、穆拉德研究发现，一氧化氮有利于改善糖尿病及其并发症，一氧化氮养生法应用于非医非药对糖尿病的调理，值得学习研究实践推广。糖尿病患者多吃新鲜蔬菜，补充精氨酸和抗氧化剂结合的蓝帽子保健食品，适量运动。开朗的心情，积极的心态对糖尿病患者非常重要，都属于非医非药一氧化氮养生法方案。

1.一氧化氮与糖尿病的关系

一氧化氮与糖尿病的关系非常密切，一氧化氮生物利用度降低与糖尿病大血管以及微血管疾病有关，一氧化氮的减少有可能导致糖尿病与血管内壁功能障碍产生。

一氧化氮是一种潜在的伤口治疗剂，一氧化氮具有调节炎症和消除细菌感染的功能，利用一氧化氮促进伤口愈合。利用一氧化氮促进伤口愈合则要实施内源性释放一氧化氮和外源性补充一氧化氮这两大策略。

专家经过研究发现，一氧化氮对与糖尿病相关的慢性伤口治疗有非常显著的作用。一氧化氮经皮肤给药，通过增加血管舒张对糖尿病周围神经病变和糖尿病伤口溃疡进行治疗，其治疗作用具有可以挖掘的潜力。一氧化氮和其他抗氧化剂协同具有降血糖的作用。

2.一氧化氮改善糖尿病及其并发症

糖尿病与心血管疾病的风险增加有关。高血糖是导致心血管受到损伤的重要因素。心血管受损与高血糖引起的线粒体功能障碍和内质网应激有关，高血糖引起的线粒体功能障碍和内质网应激促进了活性氧（ROS）的积累，进而让细胞产生损伤，并促进了糖尿病并发症的发生和发展。活性氧可直接破坏脂质，蛋白质或者DNA，并调节细胞内信号传导途径，导致蛋白质表达发生变化，从而导致不可逆的氧化修饰。

高血糖症引发的氧化应激则会诱发内皮功能障碍，在微血管和大血管疾病的发病机理中发挥着主导作用。它还可能增加促炎和促凝血因子的表达，诱导细胞凋亡并损害一氧化氮的释放。在大脑中，一氧化氮扮演神经递质的角色。在免疫系统中，一氧化氮则充当宿主防御的介体。在心血管系统中，作为血管扩张剂和内源性抗动脉粥样硬化分子保护血管。

L-精氨酸是一氧化氮（NO）合成的前体。通过一些对照的临床试验发现，长期服用L-精氨酸可以改善心血管疾病的症状，对高血糖症具有一定辅助降血糖作用。

在年轻健康的成年人中，L-精氨酸是内源性产生。一些病理状况因素可能导致L-精氨酸缺乏。所以，高血糖症人群需要补充L-精氨酸。

一氧化氮养生法适合在糖尿病非医非药健康管理中使用，高血糖症人群在保持良好的生活习惯时，建议选择经过实验论证的蓝帽子保健食品。

九、运动干预

运动使热量消耗增加，改善或纠正高血糖和胰岛素抵抗状况，控制病情，预防并发症的发生。

1.运动有利于控制病情并预防并发症

在进行强体力的活动或者运动时，正常人的胰岛素分泌减少，肾上腺素、皮质醇、胰升糖素以及生长激素分泌增多，导致末梢组织对糖的利用率减少，肝糖输出增多。肌肉内的血流速度增快，胰岛素受体的数目有所增多，糖利用明显增多，血糖水平处于正常状态。

经常运动能够增强胰岛素的受体功能，轻型糖尿病病人，特别其是非胰岛素依赖型糖尿病（NIDDM）病人，通过适当的体力活动让过高的血糖下降，改善脂类的代谢。减少所有合并症的发生。

2.可预防低血糖的运动

糖尿病患者在开始运动时，一定要有同伴陪同，并要携带糖果备用。从时间上来看，在饭后0.5~1小时的时间段开始运动为宜。如果运动量较大，要在运动前增加饮食量或者适当减少降糖药物量（包括胰岛素）。运动不宜在降糖药物效用最强的时间进行。如果再用注射胰岛素的方式治疗，这类患者不宜在清晨空腹的情况进行运动，特别不适于在注射胰岛素后马上运动或者进行较大量的运动。随着运动量的增加，血糖会有所下降，就要酌情调整降糖的治疗方案。必须遵医嘱。健康管理师不可以帮助顾客调整降糖药的药量。

在运动时，糖尿病患者还要注意如下方面的运动禁忌：

（1）近期出现了糖尿病酮症酸中毒、糖尿病非酮症性高渗综合征、乳酸性酸中毒和糖尿病低血糖症等急性并发症。

（2）合并各种急性感染。

（3）严重糖尿病肾病。

（4）严重眼底病变。

（5）血糖未得到较好控制（血糖超过14mmol/L）或者血糖不稳定。

（6）新近发生了血栓。

（7）血压超过了180mmHg。

（8）伴有心功能不全、不稳定型心绞痛、心律失常，且活动后会加重等情况。

（9）经常有脑供血不足。

常见糖尿病合并症简易运动处方，如图11-2-2：

合并症	强度	时间	频率	方式
冠心病	低	20-45分钟/天	3-4天/周	太极拳、步行、骑车等有氧运动
高血压	低、中	≥30分钟/天	>4天/周	太极拳、瑜伽、步行等舒缓的有氧运动
心肌病	低	20-45分钟/天	3-4天/周	太极拳、步行、骑车等有氧运动
下肢闭塞性动脉硬化症	中	≥30分钟/天	每天1次	躯干的非受累肢体的牵张训练、手摇车等有氧运动
慢性阻塞性肺病	中	≥30分钟/天	2-5天/周	有氧运动、抗阻训练

图11-2-2

引自：中华医学会糖尿病分会。中国糖尿病运动治疗指南。北京：中华医学电子音像出版社，2012.

　　运动处方的制定应该事先进行科学的评估或者运动耐力的评定，以保证运动安全、有效，并满足患者的需求。

　　糖尿病患者运动的FITT推荐，如图11-2-3：

	有氧运动	抗阻运动	柔韧性运动
频率	每周3-7天	每周至少在不连续的2天进行，最好3天	≥2~3天/周
强度	中等强度（40%~60%VO$_2$R或HRR，或11~13RPE）至较大强度（60%~80% VO$_2$或HRR，或者14~17RPE）	中等（50%~69% 1-RM）至较大强度（70%~85% 1-RM）	拉伸至感觉紧张或者有轻度不适
时间	T1DM：累计中等强度150分钟/周，或较大强度75分钟/周，或两者结合 T2DM：累计中等至较大强度≥150分钟/周，每次不少于10分钟	进行至少8~10种不同动作的练习，每组10~15次，重复1~3组，达到接近疲劳的状态；随着训练的推进可进行每组8~10次，重复1~3组	静态拉伸10~30秒，每个动作重复2~4次
方式	持续性的、有节奏的、运动大肌肉群的运动（如步行、骑车、广场舞），应该考虑个人兴趣和运动目的	机械练习或者自由力量练习器拉伸和（或）PNF拉升	静态拉伸、动态

图11-2-3

1-RM：1次最大重复次数；PNF：本体感觉神经肌肉促进法；RPE：主观疲劳感觉；HRR：储备心率。

十、传统养生方式

1.腧穴按摩

【取穴】取肺俞、脾俞、胃俞、肾俞、胃脘下俞等穴位进行按摩。

【操作方法】按摩时，患者取卧位或者坐位，让其全身放松，用拇指、食指或者中指末节指腹按压于穴位处，带动皮下组织做环形揉动。按摩手法要由轻到重逐渐用力，让患者感到酸麻沉胀为宜。每穴按揉3~5分钟。在操作时，要注意手法，注意要均匀、

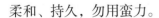

柔和、持久，勿用蛮力。

2.耳穴按压

【主穴】取糖尿病点胰、胆、耳中、内分泌、丘脑、脑垂体、三焦、消化系统皮质下按压。

【配穴】如果口渴，就加取渴点按压；如果易饿，就加取饥点按压；如果多尿，就加取膀胱、尿道按压；如果皮肤瘙痒，就加取过敏区按压，相应部位要点刺放血；四肢麻木，加取枕小神经点、耳大神经点、相应部位按压。

【操作方法】主穴每次取3~4穴，配穴取1~2穴。将王不留行籽或磁珠1粒，置于0.7cm×0.7cm小方胶布上。在选定的耳穴上找到敏感点后，即贴敷其上，用食、拇指捻压，至有酸沉麻木或者疼痛为得气。此后，每日自行按压3次，以有上述感觉为宜。每次贴一侧耳，两耳交替。每周贴2次，10次为1个疗程。疗程间隔5~7天。

3.痧疗

【取穴】取肺俞，脾俞、肾俞、膏、足三里、三阴交、涌泉等穴位。

【操作方法】（1）用圆针疗痧疗器自后背肺俞、脾俞、肾俞沿着双侧膀经进行疏经通理筋。（2）其他穴位采用局部点按、刮拭各10~30次。上述操作以局部皮肤感觉温热、酸舒适感为宜。

4.中药足浴

糖尿病足是糖尿病者在病程中晚期因末梢神经病变、下肢动脉供血不足与细菌感染等多种因素引起的足疼痛、皮肤溃疡，甚至肢端坏疽等病变，一旦并发糖尿病足非常痛苦，也难以治疗。为了预防此病的发生，要提醒患者，每晚临睡前都要坚持用热温水泡脚。因为足浴治疗能够让足部温度升高，促使局部毛细管扩张，这样不仅可以减少酸性代谢产物在足部的积累，加速血液循环，消除疲劳，而且还可以对四肢末神经系统产生一种良性温和的刺激，有利于防治肢端末的植神经病变。

【基础方】生地、麦冬、石斛、玄参。

【配方】肺燥津伤加太子参、天花粉、桑叶等；胃热炽盛加太子参、芦根、牛膝等；胃湿热加苍术、白术、茯苓等；气阴两虚加太子参、知母、葛根等。

【操作方法】将药加水煮沸，连渣带水倒盆中，每晚临睡前泡脚，水量以可以完全浸湿双足为宜，最好是先熏后洗。在泡脚的过程中，如水温下降就再加热水，直到头部微微出汗，或者周身微汗为止，泡脚时间大约需要30分钟。足浴完成后，最好再交替按摩双足底部各5~10分钟。

5.运动

松静功、太极拳、八段锦、瑜伽都是非常好的传统养生方式，适合糖尿病患者练习。

6.药食同源食品饮食

适合药食同源的中药类有很多，主要包括马齿苋、罗汉果、栀子、玉竹、乌梅、荷叶、茯苓、桑叶、黄精、枸杞子、葛根、芡实、桔梗、玉米须、黄芪等这类食品。气虚质的糖尿病患者则要注意多吃益气健脾的食物，比如山药、薯类、鸡肉、豆类、参类、泥鳅、香菇、大枣、桂圆、蜂蜜等食品，同时要少食具有耗气作用的食物。

肾阴是一身阴气的根本，阴虚质糖尿病患者应该多食一些滋补肾阴的食物，以滋阴潜阳为法。比如，要经常吃芝麻、糯米、绿豆、乌贼、龟、鳖、海参、鲍鱼、雪蛤、螃蟹、牡蛎、蛤蜊、海蜇、鸭肉，枸杞、牛奶、猪皮、豆腐、甘蔗、桃子、银耳、蔬菜、水果等。这些食品性味多甘寒性凉，它们都有滋补机体阴气的功效。糖尿病患者也可适当用补阴药膳进行调养。阴虚火旺糖尿病患者，应该少吃辛辣之物。湿热体质者要以清淡为主，多吃新鲜果蔬，不宜肥甘、厚味，比如不宜食用辛辣、大热、大补药物与食物。

十一、糖尿病患者的心理健康

1.坚信保持良好的生活习惯就可以长寿；

2.微笑是一种治疗方法，还能提高一氧化氮含量，糖尿病患者要经常微笑；

3.深呼吸，可以将好的氧气、正能量吸进来，将垃圾呼出去，糖尿病患者要多做腹式呼吸；

4.糖尿病患者要多交友，多交流，多交往；

5.糖尿病患者如有条件要经常去旅游，多读书多学习，爱学习对糖尿病患者战胜糖尿病有积极的意义；

6.糖尿病患者要积极乐观地面对生活，不要被不良情绪困扰。要乐于帮助别人，要传播健康与爱，积极帮助别人。

十二、糖尿病药物治疗

糖尿病的治疗药物主要为：双胍类、磺脲类、苯茴酸类衍生物促泌剂、α-糖苷酶抑制剂、胰岛素增敏剂；胰岛素治疗。要去正规医院找医开药。患者或者家属需要了解与此病相关的知识。糖尿病患者听医嘱掌握口服降糖药物及胰岛素的用法和用量，要了解长期坚持饮食治疗的意义、目的、重要性和具体措施，自觉配合医生，严格控制饮食。制定规律的起居制度，做到劳逸适度。

第三节 非药血管护理减重高血脂精准健康指导干预指南

近年来，随着生活水平提高与饮食结构的改变，高血脂症发病率逐年升高。高血脂症的危害特别大，它是高血压、脑卒中、动脉粥样硬化和冠心病等多种慢病的重要危险因素。对血脂异常人群进行非医非药血脂管理特别重要。相关环境因素，不良饮食习惯、体力活动不足、肥胖、抽烟、酗酒，年龄增加等，都是导致血脂异常的健康风险因素。血脂异常人群需要健康管理，严格落实在一级预防和二级预防基础上进行三级预防，必须在生活方式、运动方式等方面进行干预。

一、高脂血症与其健康风险因素

高脂血症，就是指血脂不正常的疾病。血脂是血液中所含脂类物质的总称。血液中的脂类主要包括甘油三酯、磷脂、胆固醇和游离脂肪酸。血液中大部分胆固醇都是人体自身合成的，少部分是从饮食中获得的。甘油三酯则恰恰相反，大部分甘油三酯是从饮食中获得的，少部分甘油三酯是人体自身合成的。

1.高脂血症

2023版《中国血脂管理指南》指出，在临床术语中，高脂血症统称为血脂异常，这不仅包括血浆中胆固醇和（或）甘油三酯升高，而且还包括高密度脂蛋白胆固醇降低。有高胆固醇血症、高甘油三酯血症、低高密度脂蛋白血症三种中的一种即判断为血脂异常。与临床密切相关的血脂成分主要包括胆固醇和甘油三酯（TG），在血液中与载脂蛋白（Apo）结合形成脂蛋白，包括乳糜微粒（CM）、极低密度脂蛋白（VLDL）、中间密度脂蛋白（IDL）、低密度脂蛋白（LDL）、高密度脂蛋白（HDL）和脂蛋白Lp（a）。

近几十年来，中国人群的血脂异常、血脂异常患病率明显增加，高胆固醇血症的增加最为明显。ASCVD超（极）高危人群的降脂治疗率和达标率较低，亟须改善。由于升高脂蛋白的种类不同，因此临床上就将高脂血症分为以下四种类型：高胆固醇血症、高甘油三酯血症、混合性高脂血症、低高密度脂蛋白胆固醇血症。

高脂血症是一种严重危害人体健康的疾病，它引发多种疾病，比如动脉粥样硬化、冠心病、胰腺炎等。近年来，随着生活水平的提高与饮食结构的改变，高脂血症的发病率呈逐年升高的趋势。流行病学研究显示，高脂血症是造成糖尿病、冠心病、动脉粥样硬化等多种疾病的危险因素。对高脂血症人群进行非医非药健康管理已是势在必行。

2.血脂异常危险因素

高脂血症主要有原发性和继发性两种。原发性高脂血症多与基因突变有关，具有明显的遗传倾向，具有家族聚集性的特点。也有相当数量人群的原发性高脂血症发病原因不明，它有可能是基因突变与环境因素相互作用的结果。

血脂异常可见于不同年龄、不同性别的人群，患病率随年龄的增高而增高，高胆固醇血症高峰在50~69岁之间的人群。50岁以前男性高于女性，50岁以后女性高于男性。某些家族性血脂异常可发生于婴幼儿阶段。多数血脂异常患者无任何症状和异常体征，经常在常规血液生化检查时被发现，影响其发生的环境因素主要有不良饮食习惯、体力活动或者运动不足、肥胖、抽烟、酗酒以及年龄增加，精神长期处于紧张状态。

由其他疾病与已知原因导致的血脂异常称为继发性高脂血症。导致继发性高脂血症的常见疾病主要有糖尿病、肾病综合征、肝脏疾病、甲状腺功能减退、系统性红斑狼疮、多囊卵巢综合征、库欣综合征等。长期服用某些药物也有可能引发高脂血症，比如长期服用糖皮质激素、噻嗪类利尿剂、β受体阻滞剂、部分抗肿瘤药物等。缺少雌激素也可导致高脂血症的发生。

二、血脂异常的临床表现

1.早期：无临床表现；

2.遗传性高脂血症：可出现脂性视网膜、皮肤黄色斑；

3.长期：出现脂肪肝、血液黏稠度高、脑供血不足、动脉粥样硬化；

三、血脂异常的诊断

临床血脂检测的常规项目包括总胆固醇（TC）、甘油三酯（TG）、低密度脂蛋白（LDL-C）和高密度脂蛋白（HDL-C）。载脂蛋白（ApoA1、ApoB），脂蛋白（a）（Lp（a））等已被越来越多临床实验室作为血脂检测项目。血脂检测是发现血脂异常、评估ASCVD风险和确定干预策略的基础。血脂筛查是提高血脂异常早期检出率和知晓率的有效方式。血脂检测的频率应该根据年龄、ASCVD风险与治疗措施监测的需求而定。

1.LDL-C为首要降脂靶点

LDL-C在常用的血脂指标中。评估ASCVD风险的常规血脂指标包括TC、LDL-C、HDL-C和TG。在绝大多数降脂干预研究中，都采用LDL-C作为观察降脂效果与ASCVD风险下降关系的指标。绝大多数国家或者地区的血脂管理指南都推荐LDL-C作为降脂治疗的首要目标。设定不同血脂目标值的依据，主要来源于大规模RCT和荟萃分析的研究结果，也参考了来自孟德尔随机化研究和观察性研究的数据。尽管这些研究没有系统地探索LDL-C的具体目标值，但是这些研究的结果都显示LDL-C降幅越大、持续时间越长，ASCVD风险下降得就越多。多项一级预防临床研究显示，不论中危还是高危患者，用他汀将LDL-C降至6 mmol/L以下，就可以显著降低ASCVD风险或者全因死亡。极高危患者的二级预防临床研究结果表明，LDL-C降至1.8mmol/L以下能够进一步显著降低ASCVD风险。

LDL-C下降＞50%可进一步降低ASCVD风险。他汀联合依折麦布或PCSK9单抗的研究显示，LDL-C降至1.4mmol/L以下可进一步降低SCVD风险，且基线风险越高，绝对ASCVD风险下降越多。FOURIER研究的事后分析显示，即使LDL-C低于1mmol/L，ASCVD风险降低也依然与LDL-C水平呈线性负相关，ASCVD事件降低20%~30%。

2.非HDL-C是次要降脂靶点

所有含ApoB的脂蛋白颗粒都具有潜在致动脉粥样硬化的作用。在富含甘油三酯的脂蛋白（TRL）比例增加的情况下，比如高TG血症、糖尿病、代谢综合征、肥胖、极低LDL-C等，LDL-C作为首要目标具有一定的局限性，而非HDL-C代表全部致动脉粥样硬化脂蛋白颗粒中的胆固醇。虽然在他汀类研究中关注的降脂目标是LDL-C，他汀类可以降低TG和升高HDL-C，但是在对他汀类进行研究时，特别是在分析中发现，ASCVD降低幅度与非HDL-C降低幅度的相关性比LDL-C降低的相关性更好。该指南推荐，非HDL-C适合作为TG轻或者中度升高、糖尿病、肥胖和极低LDL-C等特殊人群的降脂目标。

3.其他靶点：ApoB、TG、Lp（a）、HDL-C

载脂蛋白（ApoA1、ApoB）：空腹血清载脂蛋白（ApoA1）正常值为1.20-1.60g/L。空腹血清载脂蛋白（ApoB）正常值为0.8-1.20g/L。脂肪代谢检测项目，辅助诊断冠心病，心脑血管疾病，肾病综合征，糖尿病，高脂血。脂蛋白（ApoA1）越高，冠心病发病率越低。载脂蛋白（ApoB）具有促进动脉粥样硬化的作用。ApoB不论颗粒大小，所有致动脉粥样硬化脂蛋白颗粒都含一个ApoB。从理论上来说，ApoB检测能够更准确反映致动脉粥样硬化脂蛋白颗粒的数量。目前，ApoB测量尚未推广，检测成本相对较高，且相关临床干预研究的证据缺乏，未来可能会成为糖尿病、代谢综合征、高TG、极低LDL-C患者ASCVD风险干预的次要靶点。

TG：是ASCVD的危险因素，危险分层时也作为ASCVD风险增强的危险因素。LDL-C达标后，TG依然比较高的患者，应该同时做降TG治疗，以进一步降低ASCVD风险。

Lp（a）（脂蛋白a）：大量流行病学和遗传学研究显示，脂蛋白（a）（Lp（a））升高会导致心脑血管疾病的风险增加。轻度升高代表血脂代谢异常。Lp（a）与ASCVD以及主动脉瓣钙化密切相关。目前，Lp（a）主要作为ASCVD风险增强因素受到广泛重视。

多项降低Lp（a）的小RNA药物（TQJ-230、AMG-890、SLN-360）的相关临床研究已经开始，其中TQJ-230的三期临床研究HORIZON预计将在2025年完成。

HDL-C：低HDL-C是ASCVD的独立危险因素，在过去十余年间，多项RCT研究结果显示，通过药物治疗可有效升高HDL-C，但是却不能降低ASCVD风险，因此目前认为HDL-C不是血脂干预的靶点。

与《中国成人血脂异常防治指南（2016年修订版）》相比，《中国血脂管理指南（2023年）》对于血脂管理靶点与目标值的最大改变体现在"超高危"风险等级，以及相应的"LDL-C＜1.4mmol/L"目标值的提出上。其证据主要来源于他汀联合PCSK9单抗的多项研究与其事后分析。此外，Lp（a）、Apo B等其他血脂指标作为新型降脂靶点已经被提出，随着降低Lp（a）单抗与其他相关新药的开发，更多的RCT研究将为我们提供其具体的干预目标值的新证据。

4.总胆固醇（TC）

（1）TC＜5.18mmol//L（200mg/dl）为合适范围；（2）TC在5.1~6.1mmol/L（200~239mg/dl）为边缘升高；（3）TC≥6.22mmol/L（240mg/dl）为升高。

5.甘油三酯（TG）

（1）TG＜1.70mmol/L（150mg/dl）为合适范围；

（2）TG在1.70~2.25mmol/L（150~199mg/dI）为边缘升高；

（3）TG≥2.26mmol/L（200mg/dl）为升高。

6.低密度脂蛋白（LDL-C）

（1）LDL-C＜3.37mmol/L（130mg/dl）为合适范围；

（2）LDL-C在3.37~4.12 mmol/L（130~159mg/dl）为边缘升高；

（3）LDL-C≥4.14mmol/L（160mg/dl）为升高；

（4）LDL-C增高是动脉粥样硬化发生、发展的主要脂质危险因素。所以最好采用LDL-C对冠心病与其他动脉粥样硬化性疾病的危险性进行评估。

7.高密度脂蛋白（HDL-C）

（1）HDL-C＜1.04mmol/L（40mg/dl）为减低；

（2）HDL-C≥1.55mmol/L（60mg/dl）为升高；

（3）若＜0.91mmol/L（＜35mg/dl），称为低HDL-C血症。

有基础研究表明，HDL能够将外周组织如血管壁内胆固醇转运至肝脏进行分解代谢，提示HDL具有抗动脉粥样硬化的作用。

8.血脂检查的重点对象为

（1）有ASCVD病史者；

（2）存在多项ASCVD危险因素（如高血压、糖尿病、肥胖、吸烟）的人群中；

（3）有早发CVD家族史者（指男性一级直系亲属在55岁前或者女性一级直系亲属在65岁前患ASCVD），或者有家族性高脂血症患者；

（4）皮肤或者肌腱黄色瘤与跟腱增厚者。

血脂异常分类比较复杂，常用的有病因分类和临床分类两种，最实用的是临床分类，如图11-3-1：

分型	TC	TG	HDL-C	相当于WHO表型
高TC血症	增高	–	–	Ⅱa
高TG血症	–	增高	–	Ⅳ、Ⅰ
混合型高脂血症	增高	增高	–	Ⅱb、Ⅲ、Ⅳ、Ⅴ
低HDL-C血症	–	–	降低	–

图11-3-1

LDL-C为首要降脂靶点，非HDL-C则为次要降脂靶点，如图11-3-2：

推荐建议	推荐类别	证据等级
LDL-C作为ASCVD风险干预的首要靶点	Ⅰ	A
非HDL-C作为糖尿病、代谢综合征、高TG、极低LDL-C患者ASCVD风险干预的靶点	Ⅰ	B
ApoB作为糖尿病、代谢综合征、高TG、极低LDL-C患者ASCVD风险干预的次要靶点	Ⅱa	C
高TG作为LDL-C达标后ASCVD高危患者管理指标	Ⅱa	B
高Lp(a)作为ASCVD高危患者的管理指标	Ⅱa	C
不推荐HDL-C作为干预靶点	Ⅲ	A

图11-3-2

降脂靶点的目标值如图11-3-3：

风险等级	LDL-C 推荐目标值	推荐类别	证据等级
低危	< 3.4 mmol/L	Ⅱa	B
中、高危*	< 2.6 mmol/L	Ⅰ	A
极高危	< 1.8 mmol/L，且较基线降低幅度 > 50%	Ⅰ	A
超高危	< 1.4 mmol/L，且较基线降低幅度 > 50%	Ⅰ	A

注：非HDL-C目标水平=LDL-C＋0.8 mmol/L

图11-3-3

四、高脂血症的危害

大量的流行病学调查结果表明，血脂异常是高血压、脑卒中、动脉粥样硬化和冠心病等多种慢病的重要危险因素。高脂血是导致动脉粥样硬化的重要因素。过多的脂肪沉积于动脉内膜，形成粥样斑块，这些粥样斑块导致管腔缩小，让供血部位受到缺血性损害，最终让各器官功能产生障碍。引发以下疾病：

1.冠心病（包括心绞痛、心肌梗死、心律失常、心搏骤停等）；

2.缺血性脑卒中（偏瘫、失语、意识障碍、吞咽困难，甚至有生命危险）；

3.肾性高血压、肾衰竭；

4.眼底血管病变、视力下降、失明等。

五、血脂异常的三级预防

从防治角度来看，高尿酸、糖尿病、高血压等所有慢病都需要三级预防。血脂异常的预防同样如此。不同慢病的三级预防措施与步骤都是相同的，但是在内容上有差异。

1.一级预防：主要是非医非药健康生活方式的管理

血脂异常的一级预防内容包括定期进行血脂检测，控制体重，积极治疗原发病；饮食宜清淡，做到粗细搭配，优化生活方式；在饮食结构安排上，多吃绿叶蔬菜、瓜果，少吃动物脂肪与胆固醇含量高的食物；晚餐少吃，最好不要吃甜食；坚持经常参加体育锻炼，比如打太极拳、散步、慢跑等；培养良好的心理，保持积极乐观的心态，尽量避免精神紧张、情绪过激；要避免熬夜、过度劳累、抑郁等。

中国ASCVD一级预防低危人群主要血脂指标的参考标准，如图11-3-4：

分类	TC (mmol/L)	LDL-C (mmol/L)	HDL-C (mmol/L)	TG (mmol/L)	非HDL-C (mmol/L)	Lp(a) (mg/L)
理想水平	–	< 2.6	–	–	< 3.4	–
合适水平	< 5.2	< 3.4	–	< 1.7	< 4.1	< 300
边缘升高	≥ 5.2 且 < 6.2	≥ 3.4 且 < 4.1	–	≥ 1.7 且 < 2.3	≥ 4.1 且 < 4.9	–
升高	≥ 6.2	≥ 4.1	–	≥ 2.3	≥ 4.9	≥ 300
降低	–	–	< 1.0	–	–	–

注：表中所列数值是干预前空腹12h测定的血脂水平

图11-3-4

2.二级预防：主要是非医非药健康生活方式，医药辅助

二级预防是为轻、中度高脂血症患者而设定的，目的在于督促患者进行积极的治疗，以预防高脂血症并发症的发生。高脂血患者脂肪值（脂肪重量/体重）比正常值稍高时，主要依靠饮食疗法和运动疗法来降低血脂，如果这两种治疗方法都不能让血脂降下来，就必须用口服降血脂药物使血脂恢复至正常水平。为了将血脂恢复至正常水平，吸烟的高脂血患者必须戒烟。

3.三级预防：以医药为主治疗，控制病情，建议选择合适健康的生活方式

三级预防是为已经出现了并发症的高脂血症患者制定的预防措施。高脂血症并发动脉粥样硬化、冠心病、胰腺炎等疾病时，应该积极治疗高脂血症及并发症，以保证病情的稳定。

在严格落实一级预防和二级预防的基础上进行三级预防。高脂血患者应该改变忧愁、惧怕、担心与麻痹大意的心理，定期进行检查，按照医嘱认真服药治疗，尽量远离一些诱发因素，比如长期加班或者出差，长期外出旅游和受精神刺激等。

六、血脂异常的健康管理目标

1.减少饱和脂肪酸和胆固醇的摄入；

2.增加能够降低LDL-C食物的摄入（如植物甾醇、可溶性纤维）；

3.降低体重5%~10%，最好达到BMI<24kg/m；

4.增加有规律的体力活动；

5.如果有其他慢病危险因素就要对其进行干预，使其得到一定的控制与改善；

6.将血脂控制在适宜的水平。

中国成人ASCVD总体发病风险评估流程图，如图11-3-5。

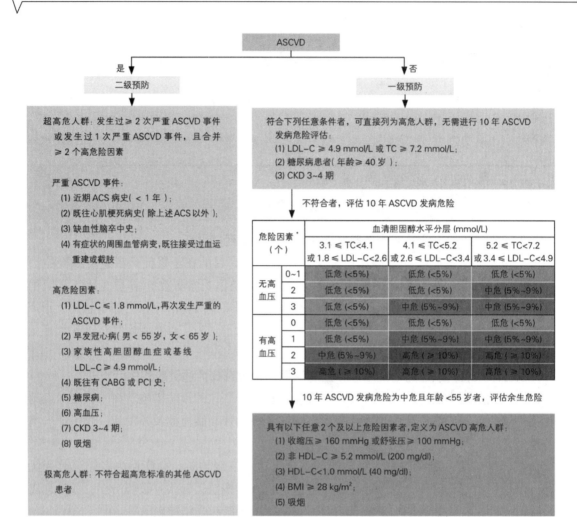

图11-3-5

注：ASCVD：动脉粥样硬化性心血管疾病；ACS：急性冠脉综合征；LDL-C：低密度脂蛋白胆固醇；CABG：冠状动脉旁路移植术；PCI：经皮冠状动脉介入治疗；TC：总胆固醇；CKD：慢性肾脏病；HDL-C：高密度脂蛋白胆固醇；BMI：体重指数。1 mmHg=0.133 kPa。危险因素的水平均为干预前水平。*：危险因素包括吸烟、低 HDL-C、年龄 ≥ 45/55 岁（男性 / 女性）。< 40 岁的糖尿病患者危险分层参见特殊人群糖尿病部分

七、肥胖的危害性

随着人们生活水平的不断提高与生活方式的改变，肥胖的人是越来越多。超重肥胖几乎会伴随甘油三酯偏高，脂肪肝、血压升高。肥胖有什么标准呢？

BMI≥28是肥胖，28≥BMI≥24是超重。BMI在18.5~24之间是正常体重。

遗传、生理、精神、饮食、运动等因素都会引起超重和肥胖，超重肥胖是高脂血、高血压、高血糖等心脑血管疾病的危险因素，会促进多重心血管代谢危险因素的聚集，加重对心脑血管的损害力度。

超重肥胖与2型糖尿病、痛风、脂代谢异常、代谢综合征密切相关，常常是形影不离。超重肥胖还会引发生殖系统疾病，诱发肿瘤，肾脏病，骨关节病，睡眠障碍，情绪

障碍等。保持健康体重是保证健康的重要因素。血压、血糖、血脂、尿酸、血管护理则都需要通过控制热量摄入，通过饮食和运动控制超重和减肥。

八、健康生活方式干预是改善血脂异常的需求，也是保持健康体重的需求

生活方式对血脂的影响，如图11-3-6：

生活方式对血脂影响	推荐类别	证据等级
降低 TC 和 LDL-C		
控制体重	I	A
增加身体活动	IIa	B
降低 TG		
减少饮酒	I	A
增加身体活动	I	A
控制体重	I	A
升高 HDL-C		
增加身体活动	I	A
控制体重	I	A
戒烟	IIa	B

注:TC:总胆固醇;LDL-C:低密度脂蛋白胆固醇;TG:甘油三酯;HDL-C:高密度脂蛋白胆固醇

图11-3-6

降脂治疗的策略包括生活方式干预和药物治疗，如图11-3-7：

推荐建议	推荐类别	证据等级
生活方式干预是降脂治疗的基础	I	B
中等强度他汀类药物作为降脂达标的起始治疗	I	A
中等强度他汀类药物治疗 LDL-C 不能达标者，联合胆固醇吸收抑制剂治疗	I	A
中等强度他汀类药物联合胆固醇吸收抑制剂 LDL-C 仍不能达标者，联合 PCSK9 抑制剂	I	A
基线 LDL-C 水平较高且预计他汀类药物联合胆固醇吸收抑制剂难以达标的超高危患者可直接启动他汀类药物联合 PCSK9 抑制剂治疗	IIa	A
不能耐受他汀类药物的患者应考虑使用胆固醇吸收抑制剂或 PCSK9 抑制剂	IIa	C

注：PCSK9：前蛋白转化酶枯草溶菌素9;
服用他汀类药物者LDL-C≥2.6mmol/L，未服用他汀类药物者LDL-C≥4.9mmol/L。

图11-3-7

目前，我国血脂异常的发病率是居高不下，血脂异常的高发病率严重影响了人们的身体健康和生活质量。

为了将血脂降低，临床上常用药物进行治疗。西药主要用贝特类和他汀类药。虽然这类药的调脂效果较好，却有很多副作用，对肝功有一定的损害，一些病人会有横纹肌溶解等严重不良反应，停药后血脂指标容易反弹，疗效难以持久等。若用中药调理，其煎煮烦琐，且味道苦涩，难以坚持长时间用药。中成药与针灸等方法的持续疗效还有待进一步观察。

现代的"未病学"融入了西方医学的概念与思想，使中医"未病"学在中西方医学的融会贯通中碰擦出新的火花，加大了其得以广泛应用的可能性。将治未病理论应运用于血脂异常的防治，就是通过对生活、饮食、运动等方式进行调整，对血脂异常人群进行健康管理指导，将血脂异常控制于萌芽状态。不仅可以降低其发病率，更能够避免由血脂异常升高而导致的各种严重心脑血管病的发生。在进行健康管理的同时，需要用药的患者必须遵医嘱用药，将医药疗法与非医非药健康生活方式结合是最有效的方案。

高脂血人群进行健康管理与保健服务时，主要采用营养干预的方法。营养干预是控制血脂异常的基础，需要长期的坚持。要制订合理的饮食方案，应用科学的饮食疗法。

高脂血症的饮食疗法首先要满足人体生理需求，在平衡膳食的基础上，设法达到营养素供给量标准，根据血脂异常的临床类型，综合考虑各种营养素对血脂的影响。根据血脂异常的程度、分型与性别、年龄和劳动强度等制定相应的食谱。

选择饮食疗法的标准与目标不尽相同，主要分为如下三类：

1.无冠心病或者其他动脉粥样硬化症，伴有两种以下其他冠心病危险因素者。血清低密度脂蛋白胆固醇的降低目标为<4.1 mmo/l L。

2.无冠心病，伴有两种或两种以上其他冠心病危险因素，血清低密度脂蛋白胆固醇的降低目标为<3.4 mmo/l L。

3.患有冠心病者，血清低密度脂蛋白胆固醇的降低目标为<2.6 mmo/l L。

在饮食方面，高脂血患者要减少饱和脂肪酸摄入（<总热量的7%）和胆固醇摄入（<200mg/d），补充植物固醇（plant sterols，2g/d）和可溶性纤维（10~25g/d），要多摄入水果蔬菜，增加有规律的体力活动和控制体重，保持合适的BMI。改变不健康生活方式，如戒烟、限盐、限制饮酒等。

九、合理膳食不仅有利于血脂异常的改善，也有利于减重与保护健康体重

1.饮食致病因素

从病因上来看，高脂血症的病因分原发性高脂血症和继发性高脂血症，两者的生成都与高能量、高脂、高盐和高糖饮食，过度饮酒等不良的饮食习惯密切相关。

饮食调理和改善生活方式是控制和改善血脂异常的基础措施。无论是否选择药物调脂治疗，还是通过非医非药进行管理，都必须坚持控制饮食和改善生活方式。

2.血脂偏高人群，超重人群营养调理脂肪选择原则

（1）严格控制胆固醇与饱和脂肪酸摄入

①建议每日摄入胆固醇小于300mg，特别是患有动脉硬化性心血管疾病等高危患者，摄入脂肪不应该超过总能量的20%~30%。

如下的食物含胆固醇量较少，血脂异常人群可以适量食用。

植物类食品都是低胆固醇食品。动物类食品胆固醇含量较高一些。在动物类食品中，也有低胆固醇食品。每100g食品所含胆固醇在100 mg以下的食品为：人乳、鲜牛乳、酸奶、全脂牛乳粉、脱脂牛乳粉，海蜇、海参、海鳗、带鱼、鲤鱼、蛤蜊，牛蹄筋、熟猪蹄、瘦牛肉、兔肉、瘦羊肉、蛇肉、盐水鸭、田鸡腿、草鱼、大黄鱼、北京烤鸭、猪油、广东香肠、鸭、鲢鱼。

②在满足每日必需营养和总能量需求的基础上，限制摄入饱和脂肪酸和反式脂肪酸的总量。当摄入饱和脂肪酸和反式脂肪酸的总量超过规定的上限时，应该用不饱和脂肪酸来替代。

③一般人群摄入饱和脂肪酸应该小于总能量的10%；高胆固醇血症患者饱和脂肪酸摄入量应该小于总能量的7%，反式脂肪酸摄入量应该小于总能量的1%。

④高脂蛋白血症患者应减少每日摄入脂肪的总量，每日烹调油应少于30g。脂肪摄入要优先选择富含n-3多不饱和脂肪酸的食物（如亚麻籽油、山茶油、鱼油等）。

（2）少食动物油脂，多食植物油脂

高脂血症者应少吃动物油（如猪油、羊油等），多吃植物油（如豆油、花生油等），预防高脂血症和冠心病。植物油的不饱和脂肪酸含量很高，不饱和脂肪酸具有抗血栓和降胆固醇的功能，达到预防目的。

植物油中油酸和亚油酸的含量高达70%，大豆油、芝麻油、菜籽油与向日葵油等所含的不饱和脂肪酸都在80%以上。动物脂肪则含有较多的饱和脂肪酸和胆固醇。

有相关研究的成果显示，通过改变脂肪膳食，给予低饱和脂肪酸、低胆固醇和高多不饱和脂肪酸膳食，血清胆固醇明显持续地降低，冠心病的死亡率也明显下降。高脂血症患者适当多吃植物油，少吃动物脂肪。

（3）保持理想体重

体重降下来，血脂就会降下来，脂肪肝症状也会减轻，甚至消失。血脂异常人群，需要控制体重、保持理想体重。

保持理想体重要控制总热量的摄入。总热量控制是对碳水化合物和脂肪，饱和脂肪进行控制。脂肪在总热量中的比例降至20%，饱和脂肪酸低于总热量的5%，多不饱和脂肪酸升至总热量10%的比例。

保持理想体重，要控制碳水化合物的摄入。经过一段时间的控制后，如果控制的效果不理想，要进一步减少脂肪的总量与饱和脂肪酸量，至少需要4~6个月时间的缓慢调整。在此期间，应该经常检查治疗效果，每天要量腰围，称体重，计算体脂指数BMI，每一个半月检查血脂1次。进行营养的咨询和教育。

3.超重与血脂异常人群营养元素的摄入

（1）控制能量的摄入，提倡吃复合糖类，如淀粉、玉米。少吃葡萄糖、果糖与蔗糖，这类糖属于单糖，食用后易导致血脂升高。

（2）控制碳水化合物总量，每餐的食用量不超过一个拳头大小的量，加大膳食纤维含量丰富的粗粮比例，每日摄入碳水化合物占总能量的50%~65%。食用富含膳食纤维和低升糖指数的碳水化合物，以替代饱和脂肪酸。

每日的饮食包括25~40g膳食纤维（其中7~13g为水溶性膳食纤维）。膳食纤维促进脂质排泄，吸附脂质物质，降低血清TC，LDL-C水平。血脂异常人群的碳水化合物摄入以谷类、薯类和全谷物为主，尽量减少精细米面碳水化合物的摄入比例。添加糖摄入不应该超过总能量的10%，肥胖和高胆固醇血症患者要求比例更低。

（3）适量摄入蛋白质。每日蛋白质的量为每公斤体重1g为宜。每周吃2~3次鱼类蛋白质，可以改善血管弹性和通透性。蛋白质的构成和氨基酸组成都会影响血脂代谢，L-精氨酸是体内合成NO的原料，补充足量的L-精氨酸，能够降低因高胆固醇血症引发的内皮细胞损伤。

（4）食物添加剂如植物固醇/烷醇（2~3g/d），水溶性/黏性膳食纤维（10~25g/d）有利于血脂的控制。要长期监测其安全性。

（5）适量摄入维生素和矿物元素。矿物元素镁对心脑血管具有保护作用，有降低胆固醇，降低冠状动脉张力，增加冠状动脉血流量作用。补充钙与锌有利于血脂正常。维生素C和维生素E有降低血脂的作用。血脂异常人群可以适量补充。

人体所需的维生素可以分为水溶性维生素和脂溶性维生素。前者主要包括维生素B、C等，后者包括维生素A、D、E、K。脂溶性维生素不溶于水而能够溶于脂肪中。可以与脂类食物共同存在。食用低脂膳食，很容易导致脂溶性维生素吸收减少。血脂异常人群应该注意适量地补充脂溶性维生素。

4.抗氧化剂有降低血脂的作用

维生素C，维生素E等都是抗氧化剂，维生素C可以促进胆固醇降解增加脂蛋白酶活性，降低TC水平，加速VLDL-C、TC的降解。增强血管韧性，防止脂质过氧化反应。

维生素E是脂溶性抗氧化剂，可以抑制细胞膜脂质的过氧化反应，增加LDL-C的抗氧化能力。维生素E能够影响参与胆固醇分解代谢的酶的活性，有利于胆固醇的转运和排泄，对血脂水平进行调节。

有相关研究发现，多酚类植物化学物具有降血脂的作用。花色苷是重要的多酚植物化学物，膳食中花色苷摄入量高的人群，其血清中的HDL-C水平较高，LDL-C较低。黄酮和类黄酮物质摄入量高的人群，血清中TG浓度以及TG/HDL-C比值更低。

干预研究表明，血脂异常患者如果每天补充320mg花色苷，3个月后，其HDL-C水平升高13.7%，而LDL-C水平降低13.6%。非酒精性脂肪肝人群每天补充600mg白藜芦醇，坚持3个月，其总胆固醇和LDL-C的水平可以分别降至0.67mmol/L和0.41mmol/L。适当补充抗氧化剂可以达到减肥与降脂目的，适当补充胡萝卜素、茶多酚、虾青素、硫辛酸、硒，维生素C、E等食品都有很好的降脂效果。虾青素与其他抗氧化剂以及一氧化氮（精氨酸）协同作用，有利于降低血脂。

5.减重，血脂异常食物的选择与膳食、烹调模式

减重与血脂异常人群的饮食模式要遵守《2022中国居民膳食指南》的八大原则。在饮食方面要参考中国居民平衡的膳食宝塔，采用两个拳头蔬菜，一个拳头主食，一个巴掌高蛋白肉或者鸡蛋的211饮食法。

控制血脂异常、脂肪肝，减重，可采用地中海膳食模式、DASH膳食模式、低脂模式等。素食模式、高蛋白膳食模式、轻断食膳食模式、限制能量平衡膳食模式等都有利于降低胆固醇与减重。这些膳食模式都经过了科学的验证，还保证减重与血脂异常人群吃得营养、快乐。要在健康管理师指导下选择适合自己的膳食模式。

在饮食上，减重与血脂异常人群还要注意如下的一些事宜：

（1）食物多样、谷类为主、粗细搭配，适量增加玉米、莜面、燕麦等膳食纤维丰富食物的比例，少食精细米面，单糖、蔗糖和甜食，控制碳水化合物总量。配上红曲粉效果更佳。

（2）多食用新鲜蔬菜与瓜果类食品，保证每天摄入400-500g，以提供充足的维生素、矿物质和膳食纤维。要增加深色或者绿色蔬菜的比例。香菇和木耳中含多糖类物质，有降低血清总胆固醇与防止动脉粥样硬化的作用，可以适量食用。大蒜和洋葱有降低血清总胆固醇，提高高密度脂蛋白胆固醇（HDL-C）的作用，可经常食用。

（3）经常食用奶类、豆类与豆制品。奶类食物营养丰富，含丰富的优质蛋白质和维生素，含有较高的钙量，利用率也高，是天然钙质的极佳来源。高血脂患者以食用低脂或脱脂类为宜。豆类是我国的传统食品，不仅含有丰富的蛋白质、不饱和脂肪酸、钙及维生素B1、维生素B2、烟酸等，还有降胆固醇的功能。高血脂患者可以经常食用豆类及其豆制品。

（4）多吃含钾、钙丰富而含钠低的食品，比如土豆、茄子、海带、莴笋等食品。

（5）经常吃适量鱼、禽、瘦肉。少吃肥肉和荤油。多吃水产品，比如海带、紫菜、海产鱼等。在水产品中，深海鱼有利减重减脂，高血脂患者每周食用2次以上。

（6）肉汤类。食用这类食品时，冷却后将上面的脂肪层除去。少食用动物脂肪，限量食用植物油等。轻度血浆总胆固醇升高者，其膳食胆固醇摄入量<300mg/d。血浆胆固醇中度和重度升高者，其膳食胆固醇摄入量<200mg/d。要禁食肥肉、动物内脏、人造黄油、奶油点心等。

（7）在烹调动物性食品中，要绝对避免油炸。比较适宜的方法是蒸和烤这两种烹饪方式，能使食物中的油脂滴出。

（8）限制盐的摄入量。每日应逐渐减至6g以下，即普通啤酒盖去掉胶垫后，一平盖食盐约为6g。这里的量包括烹调用盐与其他食物中所含钠折合成食盐的总量。适当地减少钠盐的摄入不仅有助于降低血脂，也有利于降低血压。

（9）保持良好的饮食习惯和规律，减脂事半功倍。吃淡吃不咸（减少盐的摄入），

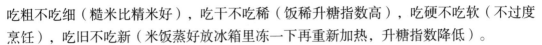

吃粗不吃细（糙米比精米好），吃干不吃稀（饭稀升糖指数高），吃硬不吃软（不过度烹饪），吃旧不吃新（米饭蒸好放冰箱里冻一下再重新加热，升糖指数降低）。

6.有利于降低血脂、减重的食物

降低血脂的食物具备以下条件：食物中所含的脂类物质胆固醇、脂肪所占的比例较小，食物中所含的食用纤维素量所占的比例要比较大，食物中总热量相对较少。

根据上述标准，在保证总热量摄入不过量的前提下，选择如下的植物性食物：蔬菜、水果、豆类食物、燕麦麸（糠）、玉米外皮、琼脂、果胶、海草胶。还可以选择一些动物性食品：海蜇、牛乳（鲜）、酸奶、脱脂牛奶粉、海参（鲜）、牛蹄筋（熟）、蛤蜊、火腿肠、牛肉（瘦）、兔肉、羊肉（瘦）等。

7.血脂偏高人群、超重人群、脂肪肝人群的饮食禁忌

（1）高糖食品，比如糖果、巧克力，含糖饮料等，这类食物都要禁食；

（2）限量饮酒；

（3）少食动物的脂肪与内脏，比如动物油、肥肉、动物内脏、猪油、黄油、鱼子、蟹黄等；

（4）少食油炸食物；

（5）咖啡：咖啡因会增加体内的胆固醇。尽量少喝咖啡，并禁服含有咖啡因的药物。

8.健康管理师的营养建议

（1）单纯性甘油三酯增高、脂肪肝、超重人群要控制总热能。肥胖者应该让其体重减轻，不宜食用蔗糖、果糖、水果糖、蜂蜜、蜜饯、含糖点心、罐头与中药糖浆。在烹调时，不要加糖。胆固醇每日＜300mg。鸡蛋每周三个。可食用瘦肉、去皮的鸡鸭肉、适量鱼虾。多食用豆类食品及新鲜蔬菜。三餐设计要科学。

（2）单纯性高胆固醇血症要限制动物脂肪的摄入。要限制内脏、蛋黄、鸡鸭皮、肥肉等的摄入。要限制胆固醇摄入量：轻度增高每日＜300mg；中、重度每日＜200mg。热能与碳水化合物无须严格控制。多食用豆类食品与新鲜蔬菜。多吃洋葱、大蒜、香菇、木耳、药芹等蔬菜。

（3）高胆固醇与高甘油三酯血症，包括超重，脂肪肝人群都要控制热能、碳水化合物的摄入。限制胆固醇每日＜200mg。少食用高胆固醇食物，不宜吃蔗糖、果糖、水果糖、蜂蜜、含糖点心、罐头等。多食用豆类食品与新鲜蔬菜。做到三餐设计科学、合理。

（4）预防型（中老年人预防心血管疾病的治疗饮食）。中老年人预防心血管疾病，要注意饮食方式，保持膳食平衡。日常饮食中，碳水化合物占热能的60%~70%，蛋白质占总热能的14%~16%，脂肪占热能的20%~25%。晚餐不宜过饱。只有对三餐进行科学的设计，才能控制好血脂。

降脂膳食治疗，如图11-3-8：

推荐建议	推荐类别	证据等级
应限制油脂摄入总量，每日 20 ~ 25 g。采用不饱和脂肪酸（植物油）替代饱和脂肪酸（动物油、棕榈油等）	Ⅱa	A
避免摄入反式脂肪（氢化植物油等）	Ⅲ	A
ASCVD 中危以上人群或合并高胆固醇血症患者应该考虑降低食物胆固醇摄入	Ⅱa	B

图11-3-8

十、肥胖、脂肪肝、血脂异常的运动干预

运动可以减重，降低脂肪肝、降低血脂，有氧运动（快走、慢跑、太极拳、八段锦等）、抗阻力运动（俯卧撑、哑铃、杠铃等）以及肌肉训练的无氧运动，柔性运动等，对减重、脂肪肝和血脂异常具有一定的防控效果。

血脂异常患者在戒烟和饮食控制或者口服降脂药的基础上，要进行适当的运动。不同的身体活动方式、强度、频率等，对于血脂异常患者的血脂防控效果是不同的，健康管理师要从身体活动方式、强度、频率等角度进行综合考虑，并结合血脂异常患者自身的实际情况，为其制订合适的方案，并指导其循序渐进，持之以恒地进行运动。

运动减重，降低脂肪肝，降低血脂遵循以下原则：

1.运动量要适度。运动量是指体育运动给人体带来的生理负荷量。运动要达到个体最大心率的79%~85%。运动以有节奏、重复性、轻中等强度活动为宜，比如步行、慢跑、游泳、跳绳、骑自行车等。

2.合理安排运动时间，特别是持续时间一定要科学、合理。运动前，要做5~10分钟的预备动作。停止运动前也要有5~10分钟的减速期。在运动完之后，如果锻炼者食欲增加，睡眠良好，情绪轻松，精力充沛，即使增大运动量也没有感到疲劳，就是动静结合、运动量适宜的表现；如果运动后食欲减退、头昏头痛、感觉劳累且出很多汗、精神倦怠，说明运动量过大。此时，就应该适当地减少运动量。

3.运动要因人因地、因时而异。每一个人要根据自己的身体状况、年龄段、体质与运动量等综合考虑，选择适合的运动方法和运动量来进行日常的运动锻炼。选择早晨进行运动最好，因为早晨的空气最新鲜。选择适合的运动时间段进行锻炼。在饭前锻炼，至少要休息半小时后才能用餐。在饭后运动，至少要休息1个半小时以上，才能进行运动。

防治血脂异常身体活动建议，如图11-3-9：

人群	目的	建议
健康人群	维持低水平的LDL-C和TG，增加HDL-C水平	增加体育锻炼，每周5天，每天至少30分钟；长时间适当强度的有氧运动（储备心率的70%-80%），并结合50%1RM的低强度抗阻运动
血脂异常	降低LDL-C和TG水平，增加HDL-C水平	增加体育锻炼，每周5天，每天至少30分钟；长时间适当强度的有氧运动（储备心率的70%-80%，最大心率85%），并结合75%-85%1RM的中高强度抗阻运动
血脂异常且运动受限（残疾、年龄较大等）	降低LDL-C和TG水平，增加HDL-C水平	在身体允许的情况下尽可能增加身体活动，对主要肌肉群保持50%-75%1RM的中等强度抗阻运动

摘自：Mann S1，Beedie C，Jimenez A.Differential effects of aerobic exercise training and combined exercise modalities on cholesterol and the lipid profile：review，synthesis and recommendations .Sports Medicine，2014，44（22）：211-221.

注：最大心率=220-年龄；储备心率=最大心率-静息心率；RM是最大重复次数，指在一定负荷下能进行动作的最大次数，1RM代表恰好只能做一次的负荷。

图11-3-9

十一、心理指导的内容

高血脂患者易出现两种极端，一个极端是临床症状不明显，病人对疾病产生的危害认识不足，不太重视疾病的治疗与健康管理；另外一个极端，病人对疾病缺少正确的了解，情绪出现问题，比如会恐惧，进而影响治疗效果。在防治高脂血症的过程中，健康管理师一定要关注患者的心理，设法缓解患者的不良情绪和额外的精神负担。

十二、传统养生方法

1.保健按摩

（1）按摩腹部。在进行按摩时要双手相叠，以肚脐为圆心，双手紧压腹部，慢慢摩动腹部。每分钟30次左右的频率为宜。按摩至腹内有热感为宜，顺时针、逆时针共3分钟左右。

（2）按摩腹部穴位：端坐，用两手拇指分别按摩上脘、中脘、健里、关元、天枢等穴位各1分钟，以酸痛为宜。

（3）擦腰背：两手握拳，用力上下按摩腰背部位，每次按摩2分钟左右的时间。

（4）按摩下肢穴位：端坐，用两手拇指分别按摩点按摩血海、足三里、三阴交、涌泉各1分钟，以酸痛为宜。

2.功法锻炼

八段锦、五禽戏、太极拳（见高血压高危人群预防）。

3.高脂血症患者的保健汤疗法

（1）海带木耳肉汤：取海带、黑木耳各15g，瘦猪肉60g，味精、精盐、淀粉适量。海带、木耳切丝，猪肉切成丝或薄片，用淀粉拌好，与海带丝、木耳丝同入锅，煮沸，加入味精和淀粉，搅匀即成。

（2）百合芦笋汤：取百合50g、芦笋250g，黄酒、味精、精盐和素汤适量。先将百合浸泡、洗净，锅中加入素汤，将泡好洗净的百合放入汤锅内，加热烧开，加黄酒、精盐、味精调味，倒入盛有芦笋的碗中即成。

（3）山楂首乌汤：取山楂、何首乌各15g，白糖20g。先将山楂、何首乌洗净、切碎，然后将它们一同倒入锅中，加适量水，浸泡2小时，再熬煮约1小时，去渣取汤，日服1剂，分两次温服。

（4）山楂银花汤：取山楂30g、金银花6g、白糖20g。先将山楂、金银花放在勺内，用文火炒热，再加入白糖，改用小火炒成糖饯，用开水冲泡，日服1剂。

以上推荐的保健汤如果加L-精氨酸、L-谷氨酰胺、牛磺酸、维生素C（L-抗坏血酸）、维生素E（dl-α-醋酸生育酚、辛烯基琥珀酸淀粉钠、二氧化硅）、柠檬酸锌、硒化卡拉胶为主要原料的配方，每100g含L-精氨酸28g、L-谷氨酰胺14.58g、牛磺酸26g、维生素C6.88g、维生素E1.66g、锌0.35g、硒1.69mg的粉，其效果会更好一些。推荐加入红曲或红曲保健食品，红曲含天然他汀，降脂效果显著。

十三、一氧化氮养生法于非医非药减肥、护肝、减脂中的应用

1.L-精氨酸的降低脂肪作用

高血脂是诱发动脉粥样硬化和心脑血管疾病的重要因素，严重影响人类的健康。高血脂人群要降低血脂。如何降低体内的血脂呢？

《动物学》（Animal）杂志2013年发表了一篇关于补充L-精氨酸降低肉鸡脂肪的报告。

有项实验研究发现，不同浓度的L-精氨酸对鸡上腹部脂肪垫、循环脂质、肝脏脂肪酸合成酶（FAS）的基因表达与脂肪酸β-氧化作用有不同的影响。同时，测试膳食L-精氨酸是否减少体内脂肪沉积相关的脂质代谢基因表达。该测试中共有192只21天大小、平均体重（920±15）g的肉鸡，随机分为4组（每组6只肉鸡和每组重复处理8次）。结果发现，补充L-精氨酸的鸡腹部脂肪含量较低。这一研究结果还显示，添加0.25% L-精氨酸可以通过降低肝3-羟基-3-甲基辅酶A、还原酶mRNA的表达降低血浆TC的浓度。此外，还可以通过抑制肝脏FAS mRNA的表达并增强CPT1和HADH（与脂肪酸的B氧化基因）在心脏的表达，降低血浆三酰甘油和腹部脂肪的含量。

赵保路教授通过精氨酸和抗氧化剂的复合配方降血脂实验发现，能够显著降低小鼠的总胆固醇，三酰甘油，可以显著地降低低密度脂蛋白，提高高密度脂蛋白。体科所尤春英教授发现，让运动员服用一氧化氮产品3周后，运动员的总胆固醇、三酰甘油、低密度脂蛋白都有所降低。

L-精氨酸、L-谷氨酰胺、牛磺酸、维生素C（L-抗坏血酸）、维生素E（dl-α-醋酸生育酚、辛烯基琥珀酸淀粉钠、二氧化硅）、柠檬酸锌、硒化卡拉胶为主要原料的配方，每100g含：L-精氨酸28g、L-谷氨酰胺14.58g、牛磺酸26g、维生素C6.88g、维生素

E1.66g、锌0.35g、硒1.69mg的配方在减肥、保肝动物的实验中都具有非常好的效果。

2.L-精氨酸和他汀类通过一氧化氮途径预防高脂血和动脉粥样硬化

L-精氨酸是组成人体蛋白质的20种氨基酸之一，是内皮一氧化氮合成的前体，它与血管内皮功能关系密切，具有极其重要的生理功能。精氨酸是一种半必需氨基酸，具有重要的营养和代谢作用。L-谷氨酰胺作为人体中含量最多的一种氨基酸，在调节人体蛋白质的合成、抑制蛋白质的降解、刺激细胞生长、激活免疫功能、提高生长激素水平方面都起着重要作用。L-精氨酸是NO的前体，NO参与内皮功能。eNOS在抗动脉粥样硬化中起着关键作用。足够的精氨酸摄入可以调节一氧化氮诱导血管舒张，补充精氨酸的饮食可以有效促进NO的生成。有研究揭示了精氨酸转运体与eNOS的共定位、瓜氨酸的细胞内精氨酸再生、内皮型精氨酸酶和一氧化氮合酶之间的平衡。

他汀类药物可抑制甲羟戊酸的合成，抑制胆固醇的合成。他汀类药物可以增加内皮型一氧化氮合酶mRNA的稳定性。胆固醇的合成和小窝蛋白-1的上调，以及与eNOS的激活之间的合作是非常紧密的，他汀类药物可以改善NO的生成和血管舒张。

*Circulation 2001*指出，高胆固醇血症导致内皮NO依赖性血管扩张缺陷，他汀降低胆固醇，促进NO产量。一项关于兔高胆固醇血症的研究证明，与单一疗法相比，精氨酸与他汀类的联合应用可以阻碍高血脂动脉粥样硬化斑块的扩散，而且非常安全，这种联合应用开辟了治疗策略的新领域。诺奖科学家伊格纳罗指出，含精氨酸的一氧化氮疗法促进他汀药的疗效。这为精氨酸与红曲联合降血脂提供依据。为精氨酸抗氧化剂保健食品与红曲保健食品联合非药调血脂提供依据。

十四、血脂偏高人群的蓝帽子保健食品干预方法

低密度脂蛋白胆固醇（LDL-C）是动脉粥样硬化性心血管疾病（ASCVD）的致病性危险因素。美国科学家布朗和戈尔斯坦因发现胆固醇代谢与调理机制荣获了1985年的诺贝尔生理学或医学奖。布朗和戈尔斯坦认为，胆固醇既可以由身体自动合成，也可以从食物中吸收获取。由于血管壁中的胆固醇堆积会限制血流，就会造成心脏病发作和中风，一种名为低密度脂蛋白受体的分子可以控制胆固醇量。低胆固醇的饮食可以增加低密度脂蛋白受体的数量，降低血液里胆固醇含量。这一发现对遗传型冠心病的治疗，降低血脂治疗，预防动脉硬化，预防心梗、脑梗等心脑血管疾病方面有重要意义。

布朗和戈尔斯坦的发现为一氧化氮类，抗氧化剂类，Q10，红曲等辅助调节血脂、保护心脑血管的非药健康管理提供了依据，为红曲从千年古籍中的传统中草药走向现代医学之路提供了依据。为药食同源的食品发展提供依据。

实验验证精氨酸加抗氧化剂有降血脂效果。笔者通过实践发现：服用精氨酸、抗氧化剂保健食品，或者将精氨酸、抗氧化剂保健食品结合辅酶Q10保健食品服用，或者将精氨酸、抗氧化剂、辅酶Q10保健食品结合红曲类天然食品做成片剂或者红曲类蓝帽子保健食品服用，在颈动脉斑块、调节胆固醇、甘油三酯、低密度脂蛋白方面，都取得较好的效果。在非药血管精准健康上取得好效果。

1.精氨酸与复合抗氧化剂蓝帽子保健食品，有免疫调节与抗疲劳的作用，能够释放一氧化氮。并通过17项实验报告、发现多种功能。

2.辅酶Q10在他汀类药物应用中有保护作用。他汀类药物会抑制辅酶Q10的合成，会降低体内的辅酶Q10水平，因此建议在服用他汀药物时，补充辅酶Q10蓝帽子保健食品。

辅酶Q10缺乏引起线粒体功能紊乱，抑制能量产生，影响细胞正常的氧化呼吸功能，导致细胞能量耗竭，引起血乳酸盐和丙酮酸盐浓度升高而最终导致细胞死亡。

临床试验数据显示，补充辅酶Q10可使肌病症状得以改善。补充辅酶Q10（100mg/d）30d，可以减轻患者肌肉疼痛，改善疼痛对日常活动的干扰。将他汀类药物与辅酶Q10联合应用。不仅会降低血脂，而且还可以改善他汀类药物引起的副作用，甚至可能增强他汀类药物的降脂作用并可以逆转他汀类药物单用引起的心肌损伤。

3.红曲复合物（红曲类压片糖果食品或红曲类保健食品）。（1）红曲是大米接种红曲霉属菌种繁殖而成的一种紫红色米曲。红曲是一千多年的药食同源智慧结晶，是古代中国人民的伟大发明，是中华民族的科学文化遗产。李时珍在《本草纲目》谷部第二十五卷这样记载："红曲、甘、温、无毒、主治消食活血，健脾燥胃，治赤白痢下水谷。酿酒，破血行药势。治女人血气痛及产后恶血不尽，擂酒饮之，良。"红曲是药品、食品、保健食品、中药饮品原料，国药准字Z10950029血脂康胶囊药品主要成分是红曲，功能就具降血脂及改善相应症状。

1992年，中国中医研究院用浙江的红曲做临床试验，证明红曲具有降脂，降糖和降压的功效。红曲比他汀类西药安全，因而被誉为"中药他汀"或者"天然他汀"。

红曲对高脂血症伴肝功能异常患者具有明确的调脂功能，且对受损的肝功能没有影响。红曲煎剂具有活血化瘀、健脾消食之效，同时可以使外周血液中一氧化氮、ET与CGRP的表达水平改善，降低TC、TG等血脂指标水平，甚至让其恢复至正常状态。红曲降低血脂的临床疗效显著，且具有保护血管内皮等作用。

红曲多种代谢产物含有调脂、抗肿瘤、抗氧化、抗炎、抗骨质疏松、降压，抗糖尿病等生物活性，因此它被广泛应用于医药、食品添加剂、发酵食品、生物催化，保健食品等领域。

红曲和纳豆可以制作成有助于维持血脂健康水平的蓝帽子保健食品，也可以制作成压片糖果食品。

（2）纳豆。纳豆是以大豆为原料，接种纳豆芽孢杆菌后经过发酵制作而成，含有蛋白质、氨基酸、纤维素、维生素等，具有很高的营养价值。

纳豆中含有纳豆激酶、纳豆异黄酮等多种生理活性物质，能增强体质，提升机体免疫力。纳豆中的皂青素可以改善便秘，降低血脂，预防肠癌、降低胆固醇、软化血管、预防高血压和动脉硬化，抑制艾滋病病毒。

纳豆具有抗血栓作用。1980年，日本学者须见洋行博士发现了纳豆激酶。纳豆激酶是一种丝氨酸蛋白酶，它具有溶解血栓，降低血黏度，改善血液循环，软化和增加血管弹性等作用，纳豆已经成为治疗和预防血栓的一颗新星。

纳豆具有抗衰老、抗氧化与降低胆固醇、降血压作用。纳豆含有丰富的异黄酮（isoflavones）、卵磷脂，能够降低胆固醇。含有超氧化物歧化酶（SOD）、不饱和脂肪酸、亚油酸等抗氧化物质。经常食用纳豆可以有效降低血脂、胆固醇，调节脂肪平衡，促进血液循环。

（3）红曲类食品与保健食品。红曲纳豆复合物可以降低高脂饮食造成的大鼠的血脂水平，可减轻肝脏细胞脂肪变性。药代动力学实验结果则表明，红曲纳豆复合物的有效成分洛伐他汀在比格犬体内可以被正常吸收、代谢，并在12 h之内代谢完全。这一实验结果为降低血脂纳豆、红曲类保健食品的研发提供了实验依据。

红曲纳豆复合物可以延长凝血、止血时间，并对血栓的生成具有抑制作用。红曲纳豆复合物对大鼠酒精性肝损伤具有一定的改善作用，其机制可能与纳豆红曲降低血清内毒素，下调肝组织CD14和TLR4蛋白表达，抑制下游TNF-α释放，减轻肝脏损伤有关。

国家市场监管总局已经批准多个红曲类蓝帽子保健食品，这些保健食品的功能就是有助于维持血脂健康水平。其降脂与溶栓效果已经得到验证。红曲纳豆复合食品在国内以压片糖果形式存在，不含任何糖分。

红曲类保健食品对颈动脉斑块缩小甚至消失都发挥着非常显著的作用。尤其在降低甘油三酯，胆固醇，低密度脂蛋白方面效果显著。可以改善头晕、头疼、耳鸣、失眠、活动不利等症状，让静脉曲张、高血压、心慌胸闷、心律失常等症状得以缓解。让便秘、胃炎、肾结石、胆结石、脂肪肝的症状有明显缓解，让皮肤瘀斑、老年斑变浅、夜尿次数减少，而且安全性高。但不是药品，不代替药物治疗。

红曲类食品或保健食品与精氨酸复合抗氧化剂、辅酶Q10结合使用，在辅助降低血脂，减轻血栓，恢复内皮细胞功能，减轻或者控制动脉硬化，改善心脏功能等方面，具有更为显著的作用。与良好生活习惯，经络穴位按摩相结合，就会产生更好的效果。这是非常理想的非医非药的血管养护方案，但不代替药品及医院治疗。

4.虾青素降血脂作用。有证据表明，天然虾青素在动物研究和临床试验中有显著的降血脂作用。天然虾青素可以通过降低低密度脂蛋白（LDL，坏胆固醇）和甘油三酯以及增加高密度脂蛋白（HDL，好胆固醇）来帮助改善血脂状况。

有专家在高胆固醇的兔子身上测试了虾青素和维生素E的降血脂效果。为了将摄入维生素E的兔子和对照组有所区别，所有摄入虾青素的兔子被归类为"早期斑块"。经研究发现，这两种补充剂，特别是虾青素，可以改善动脉斑块的稳定性。而第三次动物实验研究则表明，虾青素增加了高密度脂蛋白，同时降低了血液中的甘油三酯和非酯化脂肪酸。

相关研究发现，每天补充6毫克虾青素，持续10天。在10天的疗程结束时，治疗组的血流量会有明显的改善。

中科院赵保路教授曾经研究L-精氨酸与抗氧化剂配方的降血脂作用，在研究时，其中的一组配方除了L-精氨酸外，还有山楂提取物、知母提取物和虾青素。研究是采用喂食高脂饲料导致易肥胖kkay小鼠作为模型，配方为每天灌胃，连续一个月。经研究发现，配方既能够降低总胆固醇（配方低剂量减少大约11.0%，高剂量减少大约15.6%），又能够显著降低三酰甘油（配方低剂量减少大约29.8%，高剂量减少大约35.5%），同时还能够明显降低低密度脂蛋白（配方低剂量减少大约24.6%，高剂量减少大约25.4%）。配方能够升高高密度脂蛋白（配方低剂量升高大约4.8%，高剂量升高大约18.9%）。因此，推荐虾青素为标志性成分的蓝帽子保健食品。

5.银杏叶及提取物银杏黄酮具有抗心律失常和心功能损伤的作用。银杏叶还能够降低血脂，活血化瘀通络，改善心脑血管，防治脂肪肝，有利于青光眼术后的恢复。银杏叶黄酮类化合物具有抗氧化、抗衰老、抗炎症，改善免疫力作用。银杏叶及提取物是药品、保健食品原料。在《中华人民共和国药典》2020版一部有银杏叶（329）、银杏叶提取物（434）、银杏叶口服液（1612）、银杏叶片（1613）、银杏叶软胶囊（1614）、银杏叶胶囊（1615）、银杏叶滴丸药品。

6.植物甾醇。植物甾醇可以降低血清总胆固醇（TC）和低密度脂蛋白胆固醇（LDL-C）。Katan等分析结果显示：成年人平均摄入2g/d的植物甾醇能够使血液中LDL-C的浓度降低10%。还有研究表明，植物甾醇主要是通过减少胆固醇的肠道吸收来降低血液中的胆固醇水平。2g/d的植物甾醇摄入使LDL-C的肠道吸收减少30%~40%。植物甾醇有帮助他汀类降血脂的作用，8个研究的随机对照与meta分析结果表明，1.7~6g/d植物甾醇或者植物甾烷醇与他汀类共同作用，可以更明显地降低总胆固醇和LDL-C。因此，植物甾醇与红曲米搭配降低血脂效果显著。要注意植物甾醇的参考摄入量。

有文献显示，过量植物甾醇摄入可能影响血清维生素A或β-胡萝卜素的水平。因此，植物甾醇要适量摄入。实验证明成人每日口服高达8.6克的植物甾醇，既不会有任何的不良反应，也不影响肠道菌群的稳态和代谢活性。

目前，我国给出的特定建议值SPL是0.9g/d（植物甾醇），1.5g/d（植物甾醇酯）。换言之，人体的可耐最高摄入量是2.4g/d（植物甾醇），3.9g/d（植物甾醇酯）。

7.辅助调节血脂的蓝帽子保健食品，有人体或者动物功能实验，安全性高。是非药健康管理首选产品。推荐国食健，药食同源蓝帽子保健食品。原料：丹参、罗布麻、丹皮、怀牛膝、菊花，其功能是辅助调节血脂，辅助调节血压。

8.绞股蓝有调节血脂功能。绞股蓝为葫芦科植物绞股蓝（Gynostemma pentaphyllum Makin）的多年生落叶草质藤木，又名七叶胆、七叶参等。早在我国《救荒本草》中已有记载。绞股蓝广泛分布于亚热带，我国有15种3个变种，多分布于秦岭和长江以南地区海拔1000~2000m山地。绞股蓝含有多种皂苷，如人参皂苷Rb1、Rb2、Rb等，还含有黄酮类、糖类、脂肪及锌、硒等多种无机元素。绞股蓝是保健食品与药品原料。现代药理证明，绞股蓝的主要药效成分为绞股蓝皂苷，具有抑制肿瘤、防止衰老、降低血脂、增强免疫、抗溃疡等药理作用，广泛应用于治疗气管炎、传染性肝炎以及防治神经、循环、血液、内分泌、消化系统疾病。绞股蓝皂苷具有良好的降脂作用。大量论文科学实

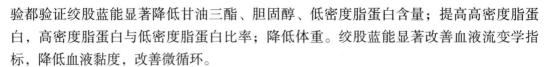

验都验证绞股蓝能显著降低甘油三酯、胆固醇、低密度脂蛋白含量；提高高密度脂蛋白，高密度脂蛋白与低密度脂蛋白比率；降低体重。绞股蓝能显著改善血液流变学指标，降低血液黏度，改善微循环。

保健食品不是药物，不代替药物治疗。

十五、脂肪肝的干预原则

1.脂肪肝的形成

脂肪肝不是胖人的专属，很多看起来比较瘦，滴酒不沾的人也会有脂肪肝。这些人为什么会有脂肪肝呢？非酒精性脂肪肝占比大，原因在于中心性肥胖与节食减肥。节食减肥会"饿"出脂肪肝？因为在饥饿状态下，身体无法获得必要的葡萄糖，于是脂肪和蛋白质就被转化为葡萄糖，从而导致血清中游离的脂肪酸增高。结果大量脂肪酸进入肝脏，又由于缺少脂代谢必要酶类和维生素，脂肪在肝脏滞留，最终形成脂肪肝。

2.中心性肥胖与脂肪肝的关系

中心性肥胖会形成脂肪肝苹果形身材，脂肪肝苹果形身材又称为腹型肥胖或者内脏型肥胖，体脂肪主要分布在腹壁腹腔周围，整个人看起来就是细胳膊细腿大肚子。这是心血管疾病风险的标志。

伴随肝脏脂肪积聚，会在临床上表现为非酒精性脂肪肝。腰围【男性≥90cm女性≥85cm】就是腹部肥胖。如果超过这个数字，建议去医院检查是否有脂肪肝。将腰围和BMI结合来看，如果腰围超标的话，即使体重正常，也需要减肥。

3.减肥是逆转脂肪肝的关键

减肥逆转脂肪肝采取如下三大措施：健康饮食、适量运动、改良生活习惯，减少体重和腰围，以达到改善脂肪肝的目的。改善目标是一年内体重减少7%~10%（3%~5%就可逆转单纯性脂肪肝），腰围控制：男性<85cm、女性<80cm。减肥逆转脂肪肝的指导原则是每日减少500~1000kcal热量摄入，以达到体重的逐渐减轻，每周减1kg的目的。减肥方法是推荐限能量平衡膳食法CRD和地中海饮食模式。

推荐食物是全谷物、绿色蔬菜、富含ω-3不饱和脂肪酸的食物、咖啡。限制含糖饮料、糕点、精加工食品、高果糖水果、酒精、饱和脂肪酸与胆固醇高的食物。

运动建议：每次中等量有氧运动30min，每周5次，或者每天高强度有氧运动20min，每周3次。做8~10组的阻抗训练，每周坚持两次。在生活习惯方面，特别饮食习惯方面，要严格控制晚餐的热量和晚餐后的进食行为，避免久坐少熬夜。

4.少吃高果糖食物

果糖是脂肪肝的重要风险因素，果糖摄入会破坏肠道屏障，导致炎症反应，造成脂肪肝堆积。日常饮食要少吃高果糖食物。在日常饮食中，比较常见的果糖来源主要如下：

（1）甜品，含糖饮料、甜点糕点；

（2）蜂蜜，含各种蜂蜜（包括野生）；

（3）果干，比如葡萄干、芒果干、香蕉干、柿饼；

（4）水果，比如荔枝、苹果、甜柿；

少食高果糖食物外，吃些低果糖食物。推荐的低果糖食物有：水蜜桃、蟠桃、脆桃、葡萄柚、木瓜、桑葚、番石榴、甜瓜、甜橙、樱桃。

5.多吃富含Ω-3不饱和脂肪酸食物

Ω-3不饱和脂肪酸是脂肪酸的一种（主要包括ALA、DHA和EPA），它不仅可以改善胰岛素抵抗、减轻炎症反应，还有利于减少游离饱和脂肪酸的浓度，调节血脂。

不饱和脂肪酸食物主要包括以下这些种类的食物：

（1）植物油：亚麻籽油、芥花油、核桃油、紫苏油、大豆油等；

（2）深海鱼：三文鱼、金枪鱼等（以DHA、EPA为主）；

（3）坚果类：核桃、松子、亚麻籽等（以ALA为主）。

十六、减重与脂肪肝以及高血脂人群营养调理的干预方法

对减重、脂肪肝、血脂偏高人群进行营养干预，可以采用线上健康评估、方案指导、为患者推荐早、中、晚餐食谱与运动指导，并通过打卡形成互动，培养好习惯。

从饮食结构上来看，为其搭配具有辅助降低血脂作用的健康产品，选择能够产生一氧化氮的精氨酸复合抗氧化剂蓝帽子保健食品，选择红曲类降血脂保健食品配合扶阳罐、负压理疗器、艾灸、墨灸、五脏灸等日常技法调理，提升服务效果，培养健康的生活方式。

非医非药调节减重肥胖，调节血脂健康管理设计方案步骤流程方法与第一节高尿酸一样，本节不再进行解读。

第四节 非药血管护理高血压精准健康指导干预指南

高血压是冠心病、脑血管病、慢性肾脏疾病发生和死亡的最主要的危险因素。早期发现、早期治疗高血压病对防止和延缓心、脑、肾等器官损害等具有重要的意义。高血压患者，除了用药物治疗外，也可以为他们提供非药物治疗建议和指导，包括引导他们合理搭配膳食，限制钠盐，减轻体重，戒烟、控制饮酒，加强体育锻炼，保持良好心理状态。

一、什么是高血压

1.高血压定义

血压是血液流动对血管壁产生的压力，血压不在正常的范围之内就是血压异常。我国成年人，在未使用降压药的情况下，非同日3次测量血压，收缩压≥140mmHg和

（或）舒张压≥90mmHg就是高血压。

目前，我国的高血压有两类：原发性高血压与继发性高血压。原发性高血压，又称高血压病，其临床表现一种以血压升高为主，伴有或者不伴有多种心血管危险因素的综合征，占90%以上。继发性高血压，由某种器质性疾病引起的高血压，病因明确，高血压仅是该种疾病的临床表现之一，占5%~10%，如果能够及时治愈原发病，患者血压就可能会恢复正常了。

高血压被称为"无声的杀手"。如果血压长期得不到控制，身体的组织、脏器功能都将受到严重损害。

有调查资料显示，高血压病人心脑血管发病率是血压正常者的4至8倍。长期的高血压易导致动脉粥样硬化，引发冠心病、心绞痛、心肌梗死和心力衰竭，引发脑血栓和脑溢血（中风），轻则偏瘫，重则危及生命。动脉粥样硬化发生后又使血压进一步升高，形成恶性循环。因此，高血压要标本兼治。早期发现、早期治疗高血压病对防止和延缓心、脑、肾等靶器官损害具有重要的意义。

我国成年人血压水平的定义和分类，如图11-4-1：

类别	收缩压（mmHg）	舒张压（mmHg）
理想血压	<120	<80
正常血压	120~139	80~89
1级高血压	140~159	90~99
2级高血压	160~179	100~109
3级高血压	≥180	≥110
单纯收缩期高血压	≥140	<90

摘自：中国高血压联盟，中华医学会心血管病学分会，中国医疗保健国际交流促进会，等。中国高血压防治指南（2018年修订版）。心血管病防治，2019，19，1-44.

图11-4-1

2.高血压可按临床表现分为3期

高血压病患者常有头晕、头痛、心慌、失眠等症状。血压的高低与症状的轻重往往不成正比。无论有无症状，人到中年，尤其是上述高血压的高危人群都应该定期进行血压检测。测量3次非同日血压，如果收缩压均≥140mmHg，及／或舒张压≥90mmHg，就可以诊断为高血压。

从高血压的发展来看，它可以分为如下阶段：

（1）1级高血压：无心、脑、肾并发症。

（2）2级高血压：经X线、心电图或者超声波检查，发现左心室肥大，或者通过眼底检查发现有眼底动脉普遍或者局部变窄，或者蛋白尿及血浆肌酐浓度轻度升高的，即为2级高血压。

（3）3级高血压的临床症状比较严重，经常会伴有下列1项症状：脑出血或高血压脑病，或者左心衰竭，肾功能衰竭，眼底出血或者渗出（下管有无视神经乳头肿）。

由于高血压病是一种综合征，包括高血压，靶器官损害（尤其心、脑、肾及血管），血脂、血糖代谢异常，胰岛素抵抗等，因此它的治疗不仅要有效地控制血压，更要注意逆转靶器官损害，减少并发症，降低病死率。

控制血压要注意以下事宜：

①将血压降至理想水平＜135/85mmHg，有糖尿病者降至120/80mmHg。②逆转靶向器官损害。③减少心血管事件，降低病死率。

3.高血压的高发人群

高血压病是心脑血管疾病的危险因素之一，导致心、脑、肾等重要脏器的严重病变，比如中风、心肌梗死、肾功能衰竭等。

高血压的危害如此严重，需要提前进行预防与筛查。哪些人容易得高血压病呢？根据流行病学统计分析，如下人群属于高血压病的高发人群：

（1）父母患有高血压者

调查发现，高血压患者的子女患高血压的概率明显要高于父母血压正常者。因为高血压是多基因遗传，同一个家庭中出现多个高血压患者，不仅是因为他们有相同的生活方式，更重要的是有遗传基因。

（2）摄入食盐较多者

食盐摄入量多的人容易患高血压，高钠导致血压升高，低钠有利于降低血压。高钙和高钾饮食可以降低高血压的发病率。

（3）摄入动物脂肪较多者

动物脂肪含有较多的饱和脂肪酸，饱和脂肪酸对心血管系统有害，摄食动物脂肪多的人，比食用含不饱和脂肪酸较多的植物油、鱼油的人更易患高血压。

（4）长期饮酒者

流行病学调查显示，饮酒多的人患高血压的概率较高，而且与饮酒量成正比。

（5）精神紧张者

高度集中注意力工作的人，长期精神紧张和长期经受噪声等不良刺激的人更易患高血压。如果这部分人缺少体育锻炼，比如司机、售票员、会计等，他们就更易患高血压。

（6）慎防药物引发的高血压

由于药物本身的药理、毒理作用与用药方法不当，会引发高血压，这类高血压称为医源性高血压。

有研究发现，长期使用生理盐水、血浆制品、抗生素钠盐（如青霉素钠），服用非甾体消炎药，比如消炎痛、炎痛喜康、布洛芬等，可导致高血压或者加重原来的高血压症状。

口服避孕药、肾上腺皮质激素、中药甘草以及其制剂、酒精等，也会通过增加细胞外液升高血压。

痢特灵、胃复安、灭滴灵、红霉素、中药生地和肾毒性抗生素如庆大霉素、林可霉素、链霉素等，也有引发高血压的副作用。因此，不管是健康人还是高血压患者，在用药时都要遵医嘱用药。

二、高血压的危害

高血压是一种以动脉血压持续升高为特征的进行性心血管损害性疾病，是全球人类最常见的慢性病，是冠心病、脑血管病、慢性肾脏疾病发生和死亡的最主要的危险因素。所以，确诊为高血压的病人应该在医生指导下进行积极的治疗，即使是"临界高血压"，也要采取适当的防治措施。

1.常见的并发症

（1）心：冠心病、左心室肥厚，心脏扩大和心力衰竭；

（2）脑：一过性脑缺血、脑卒中（缺血性和出血性）；

（3）肾：肾小动脉硬化、肾萎缩和肾功能不全；

（4）周围血管：动脉粥样硬化；

（5）眼：眼底出血、失明。

2.常见症状和体征

高血压病患者会有如下症状：头疼、头晕，恶心呕吐，眼花耳鸣，呼吸困难，心悸胸闷，出鼻血，四肢发麻，下肢水肿。高血压病患者性情多较急躁、遇事敏感，易激动。心悸、失眠是比较常见的症状。失眠多表现为入睡困难或者早醒、睡眠不实、恶梦多、易惊醒。这些症状的出现与大脑皮层功能紊乱与植物神经功能失调有关。

高血压是引发冠心病、脑卒中、心力衰竭、肾衰竭等心脑血管疾病最重要的危险因素，因此需要积极治疗，要去正规医院治疗，高血压治疗不当，会发生心、脑、肾等严重并发症，具有极高的病死率，高血压并发症的治疗费用非常昂贵。

3.常用的降压药物与药物反应

不同的高血压病人，因其发病原因与病情不同，其治疗原则也是不同的。目前，抗高血压药物种类繁多，机制复杂，普遍认可的原则是：根据病情特点选药和联合用药。

对于轻型高血压患者，在采用镇静药物、体育、物理疗法、针刺疗法等综合性措施无效的情况下，可选择副作用小的中草药或者中西医复方制剂。使用由小剂量多种降压药配伍制成的复方制剂。

在临床上，比较常用的降压药物主要有利尿剂、受体阻滞剂等。不同的药物，患者会有不同的反应。有一些药物会让身体有不良反应。

（1）利尿剂的不良反应主要为低血钾、高尿酸血症、高钙血症、高血糖和高血脂。对肾功能减退的患者有不利影响。

（2）受体阻滞剂的不良反应主要为心动过缓、诱发支气管哮喘、高血糖、高血脂等。小剂量可以治疗某些心衰，大剂量使用，就有可能导致急性心力衰竭的发生。

（3）钙拮抗剂中的硝苯地平导致面部出现潮红，引发头痛、心率加快、踝部水肿。维拉帕米和地尔硫卓会影响心脏传导与窦房结功能，这两种药物不能用于心动过缓和房室传导阻滞者的降压。

（4）α受体阻滞剂。在服首剂药时容易发生体位性低血压，因此首次服药，要在入睡前半量服用，并尽量避免夜间起床。

（5）ACEI血管紧张素转换酶抑制剂。服用该药后，最多见的症状是咽痒、干咳。

（6）血管紧张素Ⅱ受体拮抗剂（ARB）。目前，尚未发现明显的不良反应。

目前，对高血压的治疗主要采用化学合成降压药，由于用化学合成药物降低血压副作用多，而且一旦停药，血压就会出现"反跳"，所以高血压患者要配合医生，坚持用药，不得擅自停药换药。

三、高血压发病的危险因素

高血压主要有如下四个危险因素：

1.高钠低钾膳食：摄入食盐多者，高血压发病率高；

2.体重超重和肥胖者发病率高；

3.饮酒；

4.其他：遗传、性别、年龄，工作压力过重，心理因素，高尿酸、高血脂、高血糖等。

四、高血压患者的用药与建议

高血压患者的治疗以服用常规降压药物为主，用药原则与药物治疗方案则要到医院接受医生的正规治疗，不得擅自用药与停药。

1.高血压的常用降压药物

高血压患者能够选择有效控制血压，并适宜长期治疗的药物就是合理的选择。

在选择服用药物的过程中，不仅要考虑患者靶向器官受损情况和有无糖尿病、血脂、尿酸等代谢异常，而且还要考虑降压药与其他服用药物之间的相互作用。

根据我国的医疗经济现状和较低的治疗率，高血压患者应选择价廉的降压药物。这类药物可以提高治疗率。在提高治疗率的基础上，再逐步提高控制率。

通过降压治疗大幅度地降低脑卒中的发病率与死亡率，临床医师会根据患者的病情选择利尿剂、β阻滞剂、钙拮抗剂、血管紧张素转换酶抑制剂或者血管紧张素Ⅱ受体（AT1）拮抗剂，或者由上述药物组成的固定剂量复方降压制剂。

（1）利尿剂。利尿剂用于轻中度高血压，在老年人高血压或者并发心力衰竭时，小剂量使用可以避免低血钾、糖耐量降低和心律失常等不良反应。痛风患者要禁用，糖尿病和高脂血症患者慎用。

还可以选择使用双氢氯噻嗪12.5mg，每日1~2次；吲达帕胺1.25~2.5mg，每日1次。

呋塞米仅在并发肾功能衰竭时才可以服用。

（2）β-阻滞剂。β阻滞剂主要用于轻中度高血压的治疗，尤其在静息时心率较快（>80次/分）的中青年患者或合并心绞痛时，使用此剂。

心脏传导阻滞、哮喘、慢性阻塞性肺病与周围血管病患者都禁用此剂。胰岛素依赖型糖尿病患者慎用此剂。根据患者病情，选择使用美托洛尔50mg，每日1~2次；阿替洛尔25mg，每日1-2次；比索洛尔2.5-5mg，每日1次；倍他洛尔5-10mg，每日1次。

（3）钙拮抗剂。钙拮抗剂可用于各种类型的高血压，在老年人高血压或合并稳定型心绞痛时，可以适量使用此剂。

可使用硝苯地平或者尼群地平普通片10mg，每日2~3次，但是要慎用硝苯地平速效胶囊。心脏传导阻滞和心力衰竭患者要禁用非二氢吡啶类钙拮抗剂。

在不稳定型心绞痛和急性心肌梗死时，要禁用速效二氢吡啶类钙拮抗剂。可选择使用长效制剂，比如非洛地平缓释片5-10mg，每日1次；硝苯地平控释片30mg，每日1次；氨氯地平5-10mg，每日1次；拉西地平4-6mg，每日1次；维拉帕米缓释片120-240mg，每日1次。

（4）血管紧张素转换酶抑制剂。血管紧张素转换酶抑制剂主要用于高血压合并糖尿病，或者并发心脏功能不全、肾脏损害有蛋白尿患者的治疗。妊娠和肾动脉狭窄、肾功能衰竭患者则要禁用。可选择使用以下制剂：卡托普利12.5-25mg，每日2-3次；依那普利10-20mg，每日1-2次；培哚普利4-8mg，每日1次；西拉普利2.5-5mg，每日1次；苯那普利10-20mg，每日1次；雷米普利2.5-5mg，每日1次；赖诺普利20-40mg，每日1次。

（5）血管紧张素Ⅱ受体拮抗剂。血管紧张素Ⅱ受体（AT1）拮抗剂，例如氯沙坦（Losartan）50-100mg，每日1次，缬沙坦（Valsartan）80-160mg，每日一次。适用和禁用对象都与ACE-I相同。目前，它主要用于ACE-I治疗后有干咳的患者。

2.高血压患者的用药禁忌

高血压病是中老年人常患的疾病，为合理使用降压药，患者在服药时，要注意一些禁忌。

（1）忌擅自乱用药物。降压药的种类有很多，不同的降压药作用不同。有些降压药对这一类型的高血压有效，有些降压药对另一类型高血压有效。要正确降压，高血压患者要在医生指导下服药，才有利于对病情进行控制。

（2）忌降压速度太快。有些人一旦发现自己有高血压症状，就急于把血压降下来，甚至擅自加大药物剂量，结果就易发生意外。由于血压降得太快或者过低会发生头晕、乏力，甚至会导致缺血性脑中风和心肌梗死。所以，短期内降压幅度最好不超过原血压的20%。

（3）忌单一用药。除轻型或者刚发病的高血压患者外，其他患者尽量不要单一用药，要联合用药，复方治疗，协同作用，减少每种药物剂量，减少副作用反应的发生。

（4）忌不测血压服药。有些患者平时不测血压，无不适感觉时少服药，头晕不适就加大剂量。事实上，高血压自觉症状与病情轻重并不一定一致，血压过低也会出现头晕不适。此时，如果继续服药很危险。正确的做法是，定时测量血压，及时调整剂量，维持血压的稳定性。

（5）忌间断服降压药。有的患者在用降压药时总是时服时停，血压一高吃几片，血压一降，马上停药。这种间断服药方式不仅不能使血压稳定，而且还可能使病情有所发展。所以，患者服用降压药一定要遵医嘱。

（6）忌无症状不服药。有些高血压患者平时无症状，测量血压时才发现血压高。用药后如果感觉头昏、头痛，就索性停药。久不服药，会使病情加重，血压再升高，导致心脑血管疾患发生。即使是无症状高血压，也要在医生指导下坚持用药，从而让血压稳定在正常水平。

（7）忌临睡前服降压药。有很多患者会在睡前服用降压药。事实上，睡前服降压药易诱发脑血栓、心绞痛、心肌梗死。而正确的服药时间则是在睡前两小时服药。

五、高血压非药干预原则

高血压干预要遵循个体化、综合性、连续性、参与性、及时性这几个原则。

高血压干预措施有药物治疗和非药物干预。非药物干预主要包括健康生活方式调整，传统养生调理。要有较好的效果，就要将药物治疗和非药物干预结合进行，两手都要硬。药物治疗一定要去正规医院，请医生诊断后再开药，自己不要擅自用药。

在遵医嘱服药治疗的同时，健康管理师要为高血压患者提供非药物干预建议和指导，为其提供合理搭配膳食，限制钠盐，减轻体重，戒烟，加强体育锻炼，控制饮酒，保持良好心理状态等方面的保健服务。

六、高血压非药物膳食的干预措施

1.高血压患者膳食的准则

高血压膳食要符合《2022中国居民膳食指南》平衡膳食宝塔，平衡餐盘标准，平衡膳食准则八条。

（1）高血压患者的膳食要限盐，限制钠，适当补充钾、镁、钙。

盐的摄入量与高血压呈正相关，即盐的摄入越多其血压水平就会越高。减少食盐有明显的降压作用，高血压患者食盐要限制在2~5g。由于限盐的作用存在个体差异，有些人在减少食盐的摄入量后其降压效果并不明显，健康管理师要向高血压患者说明个体差异。

在日常烹饪中，高血压患者如何限盐呢？

①量化妙方。使用限盐勺罐，逐渐减少用量，食盐（包括酱油和其他食物的盐）少于6g。

②替代法。在烹调时，要多用醋、柠檬汁、香料、姜等调味，以减少味精、盐和酱油的食用量。

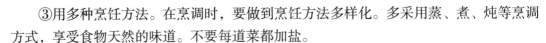

③用多种烹饪方法。在烹调时，要做到烹饪方法多样化。多采用蒸、煮、炖等烹调方式，享受食物天然的味道。不要每道菜都加盐。

④少吃零食。购买零食，要看营养标签，做到拒绝高盐食品。

⑤烹调时，使用低钠盐，低钠酱油，限盐酱油，少放味精。

⑥肾功能良好者，食用含钾的烹调用盐。

（2）高血压患者的膳食要控制胆固醇和饱和脂肪摄入，脂肪要控制在总能量25%以内，饱和脂肪在10%以内，胆固醇限制在300mg以内。

（3）高血压患者要控制体重和热量，肥胖者控制热量摄入，体重达到标准后血压就会随之下降。

（4）高血压患者要适当限制糖的摄入。

（5）除非肾功能不全者外，其他高血压患者都要补充优质蛋白，特别要补充鱼类和大豆类蛋白。

（6）补充维生素等营养素。选择各类营养素与正确的药物治疗能够更好降低血压，预防心脑血管疾病。高血压患者在服药的同时，要补充维生素等营养素。由于高血压患者水溶性维生素丢失多，所以要多补充复合维生素B族和维生素C。叶酸和维生素B6、B12。降低同型半胱氨酸浓度，也有利于降低血压，因此，要注意叶酸和维生素B6的补充。

强化钾、镁、锌的补充。食用一些新鲜水果蔬菜，以增加钾离子和镁离子。钾离子对抗钠离子，促进肾脏排出钠，进一步降低血压。高血压患者需增加钾盐摄入。

补充瓜果中的碳酸氢钾可降低血管阻力，增进动脉扩张，降低血压。每天1.6g碳酸氢钾可以降低收缩压2mmHg，舒张压1.7mmHg。

富含钾的食物主要有蘑菇、紫菜、黄花菜、香菇、木耳、西葫芦、香蕉、甜橙、甜瓜、西瓜、鲜桃、柚子、马铃薯、葡萄。

高血压患者提倡高钙饮食。世界卫生组织建议要补钙800mg以上，老人需要补钙1000mg以上。高钙食品主要有大豆与豆制品。鱼、虾、蟹、蛋、木耳、紫菜、油菜都属于高钙食品。

高血压患者要多吃含镁的食物，含镁的食物主要有糙米、谷类、玉米、花生、核桃、菠菜、绿花椰菜、青豆、南瓜、马铃薯、鱼和脱脂牛奶等。

可以补充镁、锌、钙等营养素的食物有很多。一些营养品保健品可以补充镁、锌、钙，在食用这些营养品补充镁、锌、钙时，一定要注意适量，尤其肾功能障碍者要听医嘱。糖尿病与高血压患者通过食用水果补充镁、锌、钙，要听医嘱，以防止血糖的波动。

（7）抗氧化剂。葡萄籽提取物、槲皮素、茶多酚、白藜芦醇等抗氧化剂能够降低血压，改善血管内皮功能，促进一氧化氮NO的释放，抑制血管壁细胞的炎性反应，抑制氧化应激，促进血管内皮舒张。天然抗氧化剂虾青素与其他抗氧化剂以及一氧化氮（精氨酸）协同有利于降血压。

（8）一氧化氮预防和降低高血压。精氨酸和复合抗氧化剂的动物实验表明，精氨酸和复合抗氧化剂能够降低血压。富含硝酸盐和抗氧化剂的蔬菜水果可以增加一氧化氮的活性，有利于降低高血压和心脑血管疾病风险。赵保路教授《一氧化氮——健康新动力》有详细论述。

为了预防高血压，在30岁以后，就要注意补充一氧化氮。在日常生活中，如何补充一氧化氮呢？一氧化氮来源于运动、快乐心情，使用精氨酸与抗氧化剂复合配方，食用富含硝酸盐和抗氧化剂的蔬菜水果进行调理。

一方面补充各类营养素，一方面正确服用药物，才能更好地将血压降低，预防心脑血管疾病。要重视抗氧化剂、精氨酸等营养素的补充，为顾客提供较好的非医生非药血管护理服务。

（9）Q10具有抗疲劳，提高免疫力，抗氧化的功能，对心脏和降血压有一定作用。

（10）高血压患者宜多吃含优质蛋白的食品。鱼、牛奶、鸡蛋、豆类及豆制品。要多吃可以防治高血压的食物，粗粮、杂粮，蔬菜、水果不仅仅含有钙等矿物元素，还含有纤维素，具有促进排便，防止便秘，降低胆固醇，防止动脉粥样硬化的作用，有利于高血压的防治。

高血压患者要多吃含钾、钙、镁含量丰富的食物。除鱼以外，对其他肉制品要进行控制，特别是经过加工的红肉，要严格限制。提倡用DASH膳食模式、地中海膳食模式、低脂膳食模式。

2.适于高血压患者食用的食物

高血压患者若经常食用以下食物，有利于降血压：

（1）奶制品：牛奶，酸奶（含钙和优质蛋白）；

（2）菌类：灵芝、黑木耳、白木耳、香菇；

（3）叶菜类：芹菜、茼蒿、苋菜、韭菜、黄花菜、荠菜、菠菜等；

（4）根茎类：茭白、芦笋、萝卜、胡萝卜、荸荠、马蹄；

（5）花、种子、坚果类：菊花、罗布麻、芝麻、豌豆、蚕豆、绿豆、玉米、荞麦、西瓜籽、向日葵籽、莲子心；

（6）水产类：海带、紫菜、海蜇、海参、海藻、牡蛎、鱼、虾、蟹、鲍鱼、银鱼（含盐多的水产限制）；

（7）动物类：牛奶（脱脂）、猪胆、牛黄；

（8）水果：香蕉、鲜桃、苹果、西瓜、鲜梅、柠檬。

高血压膳食要符合《2022中国居民膳食指南》平衡膳食宝塔，平衡餐盘标准，平衡膳食准则八条。要注意饮食禁忌，对一切过咸和腌制品，烟、酒、浓茶、咖啡，辛辣刺激食品等，都要进行严格控制。

含糖饮料有增加高血压的风险，禽肉类、加工过的红肉会增加高血压风险。要少食或者不食。

七、高血压控制体重干预

超重和肥胖是引发高血压升高的相关因素，要重视超重和肥胖的干预。

临床上，高血压中60%的人是超重和肥胖，超过理想体重血压危险性提高8倍，BMI≥24高血压患病率是BMI＜24的2.5倍，BMI≥28是3.3倍。因为血容量增加，心输出量增加，外周围阻力没有相应下降，胰岛素抵抗，交感神经兴奋性增强。高血压患者要控制体重，要限制食量，减少能量摄入，将体重控制在理想范围里。控制高血压、高血脂、高血糖、高尿酸都要控制体重。控制高血压，控制血糖，减重，控制血脂的饮食，运动，可以同步进行、同步实现。

八、高血压适量运动干预

1.运动能够增加食欲，促进肠胃蠕动、预防便秘、改善睡眠。每一个人都要培养持续运动的习惯。

运动对高血压的防治有极其重要的意义。运动可以促进血液循环，降低胆固醇，能够增强肌肉、骨骼，防止关节僵硬。

有氧运动具有较好的降低血压的效果。高血压患者不适于高强度的有氧运动，提倡进行中等强度有氧运动，比如长距离步行、慢跑、骑自行车、太极拳、交际舞、爬山、游泳、球类、瑜伽、太极拳、八段锦等。不提倡高血压患者做无氧运动，高血压患者运动要注重个性化。

2.运动时要注意的事项：（1）勿过量或者运动太强、太累，要采取循序渐进的方式来增加活动量；（2）要注意周围的环境与气候，夏天时要避免在中午艳阳高照的时间进行运动。在冬天运动，要注意保暖与防中风；（3）从着装上来看，在运动时，穿着舒适吸汗的衣服，最好是选棉质衣料的衣服，穿运动鞋等。（4）选择安全场所：比如公园、学校内，勿在巷道、马路边运动；（5）运动时，切勿空腹，以免发生低血糖，应该在饭后2小时进行运动。

3.运动的禁忌。（1）生病或者不舒服时要停止运动；（2）在饥饿时或者饭后一小时内，不宜做运动；（3）运动时，不可立即停止，要遵守运动程序的步骤；（4）在运动时，如果出现任何不适现象，就要马上停止运动。

4.高血压运动适于临界、轻度、中度、原发性与病情稳定的重度高血压人群，高血压病情中晚期老年患者，血压不稳定重度高血压患者，运动期间血压不稳定，严重并发症高血压患者等都不能进行运动。这类人群要等病情稳定，且经过医生同意后才可以进行适量的运动。

5.高血压患者在进行运动或者在活动前，要让身体做好充分准备，以防止肌肉黏滞性与血压骤升情况出现，特别是冬天时，更要注意。高血压患者还要避免晨起运动，以防发生意外。在运动时，要注意动作幅度不能过大。在运动后，要充分放松。在运动后，要避免洗凉水澡和过快、过量饮水与饮食，防止血压骤变产生不良后果，如

图11-4-2。

高血压患者运动的FITT推荐

	有氧运动	力量练习	柔韧性
频率	5~7天/周	2~3天/周	≥2~3天/周
强度	中等强度（如：40%~60%VO₂R或HRR，RPE11-13（6~20评分法）	60%~70% 1-RM；可逐渐递增至80% 1-RM较大强度（70%~85% 1-RM）以增加肌肉力量；＜50% 1-RM以改善肌肉耐力	拉伸至感觉紧张或轻度不适
时间	累积或连续进行≥30分钟/天的运动；可分次完成	进行至少8~10种不同动作的练习，肌肉力量：每组8~10次，重复2~4组；肌肉耐力：每组12~20次，重复≤2组	静态拉伸10~30秒，每个动作重复2~4次
方式	持续性的、有节奏的、动员大肌肉群的运动（如步行、骑车、广场舞）	机械练习或自由力量练习器	静态拉伸、动态拉伸和（或）PNF拉升

1-RM：1次最大重复次数；HRR：储备心率；PNF：本体感觉神经肌肉促进法；RPE：主观疲劳感觉。
摘自《中国营养科学全书》第2版，下册17。

图11-4-2

中老年人高血压患者身体活动建议，如图11-4-3：

组成部分	具体内容
身体活动目的	保持或增强体能状况，延缓基本身体素质的衰退
身体活动形式	无负荷的全身性有氧运动（包括长距离步行、慢跑、骑自行车、太极拳、交际舞、爬山、游泳、球类等）
身体活动强度	中等强度（最大摄氧量的40%~60%）每次20~60分钟
身体活动时心率（次/分钟）	50岁：保持85-127；55岁：保持85~123；60岁：保持80~123；65岁：保持78~116；70岁：保持75~113
身体活动频率	每周3~5次

摘自：洪怡，周明成，张卫珍，等。运动康复治疗在老年高血压中应用的研究进展。心血管康复医学杂志，2017，26（6），667-669.

图11-4-3

九、自身预防

1.定期测量血压，在1~2周内，应该至少测量一次血压；

2.治疗高血压应该要有"三心"，即信心、决心、恒心，只有有信心、决心、恒心，才能防止或者推迟机体的重要脏器受到损害；

3.定时服用降压药，自己不随意减量或者停药，可以在医生指导下根据病情进行控制或者调理，以防止血压反跳。在用药方面，一定要听医生用药，不能擅自用药或者停药；

4.如果条件允许，可以自备血压计，并学会自测血压；

5.服用适当的药物外，要注意劳逸结合、饮食适量、适当运动、保持情绪稳定、睡眠充足；

6.老年人降压要慢慢来，不能操之过急，血压宜控制在140~159mmHg为宜，就可以减少心脑血管并发症的发生。

十、传统养生功法锻炼干预

一氧化氮是气血畅通的驱动力，无论是用药食同源的食品活血、降血压，还是用经络梳理的方式稳定血压，都是为了让气血畅通。气血畅通与一氧化氮因子密切相关。

一氧化氮为传统养生的现代化打开了一扇大门，为传统养生注入了科技力量，这也是非医非药健康管理保健服务的特点。

1.降压按摩操

传统养生功法降压，可以选用降压按摩操来进行降压，每日早晚各做1次降压按摩操，每次约20分钟就可以了。该降压按摩操具体操作如下：

（1）准备活动。动作要领：取坐位、双臂自然下垂，身体保持正直，全身放松，两眼轻闭，均匀呼吸；

动作重点：两眼轻闭，均匀呼吸；

功法作用：可以调气息、静心养神。

（2）搓手运眼养睛明。动作要领：将两手互相擦热，拳起四指，贴到眼上，持续1分钟的时间。然后，用左右食指第二节内侧面轮刮眼眶一圈，从印堂穴开始，到太阳穴为止，下面从内眼角起至外眼角止，先上后下轮刮一圈，反复20次。并用大拇指按揉太阳穴的位置，要注意力度适中；

动作重点：四指并拢，轮刮动作轻柔，按揉的力度不宜过大；

功法作用：具有清肝明目、消除疲劳的作用。

（3）十指梳头活经络。动作要领：两手手指分开成爪形，朝前、后、左、右梳理头部，各15次为宜。操作时，四指要并拢，要从前额正中开始，沿发际线经太阳穴，向后推至耳后的风池穴10~15次。要注意的是，在呼气时，两手放松，向身体两侧用力甩。如此反复12次就可以；

动作重点：注意力要集中，但是又不要太过于集中。双手梳头后用力甩一下，放松地置于身体两侧，犹如荡秋千一样；

功法功用：具有疏通经络的作用。

（4）千斤单点百会穴。动作要领：首先右手中指点按头顶正中的百会穴49下，同时紧缩前后阴，后左掌在下，右掌覆于左手背上（女子相反），双手劳宫穴重叠对准百会穴，顺时针半悬空轻摩百会穴9或者21圈，换手逆时针轻摩百会穴9或者21圈，最后用右手指掌将百会穴轻拍108下；

动作重点：周身放松，点按力度不宜过大，有微麻的感觉即可；

功法功用：调畅气机，疏通血脉。

（5）上肢四穴调气血。动作要领：一只手前臂屈曲90度，置于腹前，掌心向里，另一手大拇指置于曲池穴，前后拨动，左右交替，各16次。在操作时，要注意力度适中，以穴位部酸胀为宜。同时，掌心必须倾斜45度，大拇指按在内关穴前后拨动，左右交替，各16次，食指相对按揉合谷、劳宫穴，配合呼吸，持续1~3分钟为宜；

动作重点：指揉用力要均匀，穴位处微有酸胀感为宜；

功法功用：该功法可以调补心肾，清心泻火。

（6）足跟内外向上循。动作要领：将小腿抬起放于另一腿上，四指屈曲，置于足跟部，循小腿内侧（足少阴经）与小腿外侧（足阳明胃经）自下向上做螺旋状摩擦，来回反复5次，重点按揉太溪、昆仑、足三里、丰隆穴等穴位，以有酸麻胀感为佳；

动作重点：注意要以螺旋的方式摩擦，摩擦后所经过的皮肤处要有微热感；

功法功用：该功法通补肾经，调气血。

（7）压敲肝胆两经。动作要领：敲足厥阴肝经，由曲泉穴沿小腿内侧向下经三阴交、中封等穴，敲至太冲穴处。敲足少阳经：由阳陵泉处沿小腿外侧经外丘，敲至悬钟穴处。最后，再沿着足厥阴肝经、足少阳经的循行路线，由上而下地用手拿揉和按摩，以5次以上为宜；

动作重点：敲经脉时要双拳微握，敲的力度不宜过重；

功法功用：该功法可以提升气血，调畅气机。

2.传统养生耳穴按压干预

耳穴是全身信息的一个最重要的控制点，通过刺激耳部特定反射区，以及对神经、体液等多种因素的调节，可以达到调控血压的目的。

操作方法：用棉签消毒所选穴位与周围皮肤，晾干后将磁珠贴于胶布中间，用镊子置于所选穴位之上，用指腹按压选择穴区。在找到敏感点后进行按压，按压后得气（酸麻重感）即可。

每天按压2~3次，每次以3~5分钟为宜。

3.推拿桥弓穴配合耳穴贴压辅助治疗原发性高血压

原发性高血压是常见的心脑血管疾病，有95%以上的高血压都属于原发性高血压。从中医角度来看，原发性高血压属"眩晕""头痛"范畴。中医认为，推拿桥弓穴配合耳穴贴压能够有效地降低原发性高血压患者的血压。因为桥弓穴与十二经脉中胆经、胃经、大肠经、小肠经以及三焦经关系密切。通过推拿桥弓穴可调理这些经脉气血的运行，从而具有平肝潜阳、息风、清脑明目、宁心安神、益气和通的功效。

从现代解剖学来看，颈动脉窦处于桥弓穴带，而颈动脉窦则像压力感受器。由于在推按、拿捏桥弓穴时，能够触及颈动脉窦，就可以调节血压。桥弓穴除了有颈动脉窦感受器外，还有很多复杂的感受器，主要包括颈总动脉、颈内静脉、迷走神经和交感神经等。因此，推拿桥弓穴配合耳穴贴压，可以有效降低血压，而且操作简单，成本低廉。

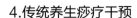

好血管，靠养护：血管精准健康管理新动力

4.传统养生痧疗干预

传统养生有利于降低血压，而高血压患者要想用传统养生功法降压，可以选择痧疗，其操作方法具体如下：

（1）采用圆针痧疗器自印堂穴刮至上星穴，手法轻柔，以皮肤潮红为度；

（2）以百会为中心呈放射状向前后左右刮拭全头部，经过头部各经腧穴和头部额区、顶区、颞区、枕区，同时进行百会、四神聪、风池、风府等穴位的点按。要注意的是，头部刮拭不需使用痧疗介质，不必出痧。在进行痧疗时，要双手配合，辅助手要扶住患者的头部，以方便操作手进行刮拭，并可以保持头颈部的稳定和安全。刮拭时，如果局部有痛、酸、胀、麻等感觉，都是正常的现象；

（3）自上而下刮拭桥弓。在刮拭桥弓时，不能两侧同时刮拭，必须先刮拭一侧。将一侧刮拭完后，再刮拭另一侧。在这里，要注意的是，在刮拭时手法要轻柔，以轻微出痧为宜；

（4）刮颈部胆经风池、肩井至肩峰端与背部膀胱经第1侧线。刮拭背部督脉，要从大椎刮至长强方向，要求须出痧，点按肝俞、肾俞；

（5）按刺激阴陵泉、太溪、太冲、悬钟、昆仑、行间。

十一、传统养生中药足浴

基础方：怀牛膝、川芎、天麻、钩藤、夏枯草等；

辨证加减：肝阳上亢加草决明、牡丹皮等；肝肾阴虚加枸杞、生地、菊花等；痰湿壅盛加苍术、茯苓、泽泻等；瘀血阻络加丹参、红花、桃仁等；

操作方法：将药加水煮沸，连渣带水倒盆中，每晚临睡前泡脚，水量以完全浸没双足为准，先熏后洗，待水温下降后再加适量的热水，直到头部微微汗出，或者周身微汗出为止，足浴大约需要30分钟的时间。在足浴后，再交替按摩双足底部各5~10分钟。

十二、中药里药食同源的食品，蓝帽子保健食品干预

1.精氨酸与复合抗氧化剂蓝帽子保健食品，能够释放一氧化氮，有免疫调节与抗疲劳的功能，可以用于高血压的干预。赵保路教授实验多次验证可降血压。

2.推荐Q10蓝帽子保健食品，它具有抗氧化和增强免疫力的功能。

3.血压偏高，血脂偏高可食用含有丹参、罗布麻、丹皮、怀牛膝、菊花成分的，具有干预血压、血脂的蓝帽子国食健字保健食品。

无论选择药食同源食品做菜做汤，还是选择调节血压的保健食品食用，都要清楚药食同源食品、保健食品不是药品，不能代替药品。

十三、情绪调理

高血压患者在药物降压、饮食与运动之外，要特别注重心理健康和保持快乐的心情。高血压患者要控制急躁情绪，要多听听轻音乐，多看书读报。要多交友，多与人沟

通，多参加社会活动。老年高血压患者要主动参与融入社会，培养乐观情绪，保持精神愉快与气血通畅。这些都有利于血压的稳定。

十四、老年高血压与糖尿病高血压患者的注意事宜

高血压是最常见的疾病之一，不少冠心病人、脑血栓病人与脑出血病人都合并有高血压。当人进入中老年后，有时会莫名其妙地感觉头痛、头晕，注意力不集中或者睡眠不踏实。就要谨防高血压了，要及时去医院检查，尽早明确诊断，以便进行治疗和适当保养。

1.老年高血压的特点与治疗禁忌

老年高血压的特点：

从患病时间与发展的角度来看，一部分老年人高血压，是由成年高血压延续而来，另一部分是因动脉粥样硬化，弹性减退，收缩压升高而来。

（1）老年高血压具有以下特征。①老年高血压患者的血压波动比较大，特别是收缩压，是因为老年患者血管压力感受器敏感性减退所造成的。在服用抗高血压药物治疗的期间应该定期测量血压，随时调整用药量。②老年人高血压以收缩压升高为主，它对心脏的危害性更大，更易发生心力衰竭，更易发生脑卒中。③老年人β受体的反应性降低，对β受体阻滞剂的耐受性更好，有引起心动过缓和充血性心力衰竭的危险。④老年人对血容量减少和交感神经抑制敏感，可能是与老年人心血管反射损伤有关。⑤老年高血压易受体位变动的影响，体位性低血压的发生率较高，特别是在服用抗高血压药物治疗时，更易发生体位性低血压。⑥动脉硬化容易出现假性高血压现象，老年高血压患者对抗高血压药物的耐受性比较差，更易导致严重不良反应和严重的并发症。

（2）老年高血压的治疗原则。①老年高血压慎用能够引发体位性低血压的药物，比如胍乙啶、a1受体阻滞剂、速尿等药物。②老年高血压患者的降压速度不宜太快，也不宜降得太低。在用药物降压时一定要注意药量。老年人高血压的抗高血压药物治疗初始剂量、增加剂量比年轻高血压患者小，间隔时间也应该比年轻高血压患者长。③老年人神经系统功能较低，在用药物治疗时更易发生抑郁症，应该避免用可影响中枢神经系统的抗高血压药物，比如可乐定、甲基多巴等。

2.糖尿病高血压患者的治疗与禁忌

与非糖尿病病人相比，糖尿病病人发生高血压的比率要高出1.5~2倍。糖尿病高血压对心、脑、肾损害程度远大于单纯原发性高血压或者单纯糖尿病患者。1999年世界卫生组织国际高血压学会曾经规定：凡是有糖尿病的高血压患者都为高危或者极高危人群，一经发现，必须立即服用降压药物进行治疗，使血压控制在理想水平。

引发血压升高的因素有很多。欲使血压控制在理想水平，除了要依靠药物治疗外，还要保持健康的生活方式，消除不利诱因，消除生活无规律、过度劳累、睡眠不足、饮食中食盐量过高、吸烟、嗜酒、精神紧张、心情抑郁、缺少运动及肥胖等。否则，即使降压药物用得再多，往往也难以有较好的降压效果。

参考文献

葛可佑.《中国营养科学全书》人民卫生出版社，2006，下册1536.

唐福林.《专家痛风饮食调养一本就够：降尿酸，减疼痛，不复发》北京协和医院；

田惠光，张建宁.《健康管理与慢病防控》人民卫生出版社，2017，378.

国标GB/T3905-2020《健康管理保健服务规范》中国人口出版社，2021，133.

《高尿酸血症与痛风患者膳食指导》（WS/T 560-2017）.

孙长颢，凌文华，黄国伟.《营养与食品卫生学》人民卫生出版社，2017.

国标GB/T3905-2020《健康管理保健服务规范》中国人口出版社2021，133.127.

赵保路，张标.《一氧化氮——健康新动力》上海科学普及出版社，2022，134.

赵保路，张标.《一氧化氮——健康新动力》上海科学普及出版社，2022，140.

赵保路.《天然抗氧化剂虾青素与健康》上海科学普及出版社；

王陇德.《健康管理师》人民卫生出版社，2019，72.

王陇德.《健康管理师》人民卫生出版社，2019，74.

杨月欣，葛可佑.《中国营养科学全书（第二版）》人民卫生出版社，2019，1812.

田惠光，张建宁.《健康管理与慢病防控》人民卫生出版社，2015，41-45.

《国家基本公共卫生服务技术规范》人民卫生出版社，2012，169.

中华医学会糖尿病学分会《中国2型糖尿病防治指南》2010版，北京大学出版社，2010.

王陇德.《健康管理师》人民卫生出版社，2019，72.

向红丁.《糖尿病饮食+运动》中国轻工业出版社，2014，36-50.

杨月欣，葛可佑.《中国营养科学全书（第二版）》人民卫生出版社，2019，下册1816-1817.

张标，赵保路.《一氧化氮——健康新动力》上海科学普及出版社，2022，98.

张标，赵保路.《一氧化氮——健康新动力》上海科学普及出版社，2022，97.

赵保路.《天然抗氧化剂虾青素与健康》上海科学普及出版社，94-189.

杨月欣，葛可佑.《中国营养科学全书（第二版）》人民卫生出版社，2019，1819.

杨月欣，葛可佑.《中国营养科学全书（第二版）》人民卫生出版社，2019，181.

国标GB/T3905-2020《健康管理保健服务规范》中国人口出版社2021，127.

向红丁.《糖尿病饮食+运动》中国轻工业出版社，2014.

伊格纳罗.《一氧化氮让你远离心脑血管病》北京大学医学出版社，2007.

斐里德·穆拉德.《神奇的一氧化氮教你多活30年》译林出版社，2011.

张标，赵保路.《一氧化氮——健康新动力》上海科学普及出版社，2022，89.

张标，赵保路.《一氧化氮——健康新动力》上海科学普及出版社，2022，92-93.

张标，赵保路.《一氧化氮——健康新动力》上海科学普及出版社，2022，98-107.

田惠光，张建宁.《健康管理与慢病防控》人民卫生出版社，2017，299.

中华医学会，中华医学会杂志社，中华医学会全科医学分会等血脂异常基层诊疗指南（2019年）[J].中华全科医师杂志，2019，8（5）：406-416.

田惠光，张建宁.《健康管理与慢病防控》人民卫生出版社，2017，300.

杨力.《养好血管年轻20岁》中国纺织出版社，2017，225.

张俊黎，刘丹茹.《健康体重管理指导》人民卫生出版社；

王陇德.《营养与疾病预防：医学减重管理手册》人民卫生出版社；

杨月欣，葛可佑.《中国营养科学全书（第二版）》人民卫生出版社，2019，下册1796.

全国高等学校教材《临床营养学》（第三版）2010，273.

国标GB/T39509-2020《健康管理保健服务规范》，国家标准实施指南，137.

赵保路，张标.《一氧化氮——健康新动力》上海科学普及出版社出版，2022，59.

杨月欣，葛可佑.《中国营养科学全书（第二版）》人民卫生出版社，2019，下册1799.

田惠光，张建.《健康管理与慢病防控》人民卫生出版社，2017，177.

田惠光，张建.《健康管理与慢病防控》人民卫生出版社，2017，302.

赵保路，张标.《一氧化氮——健康新动力》上海科学普及出版社，2022，56.

赵保路.《一氧化氮自由基生物学和医学》科学出版社，2016，377.

赵保路.《一氧化氮自由基生物学和医学》科学出版社，2016，123.

赵保路.《一氧化氮自由基生物学和医学》科学出版社，2016，369.

国家体育运动研究所尤春英教授优秀乒乓球运动员实验报告。

杨海军.L-谷氨酰胺的生理特性及其应用[J].中国商办工业，2003（02）：42-44.

中国营养学会编著.《中国居民膳食指南》人民卫生出版社2022，2.

伊格纳罗《一氧化氮让你远离心脑血管疾病》北京大学医学出版社，2007，24-26.

Swiderski Kristy, Bindon Rebecka, et al. Spatiotemporal Mapping Reveals Regional [53]Gastrointestinal Dysfunction in mdx Dystrophic Mice Ameliorated by Oral L-arginine Supplementation. [J]. Journal of neurogastroenterology and motility, 2019. J Neurogastroenterol Motil. 2020 Jan 30; 26(1):133-146.

翟静、李军明、张爱兰.辅酶Q10在他汀类药物应用中的保护作用.泰山医学院学报，2019V0130，No.9.

王彤，李京《中药红曲煎剂治疗高血脂症及其对血管内皮保护作用影响》《辽宁中医药大学学报》第20卷第8期2018年8月；

专利《一种保健纳豆的制作方法》发明人，张标，专利号：ZL201510000337.7.专利权利人，上海诺鼎生物科技有限公司；

齐明明，张文萌，印书霞，孙建博《纳豆红曲复合物的降脂作用及药代动力学分析》《现代食品科技》中国药科大学中药学院，江苏南京2021，Vol.37，No.12.

齐明明，印书霞，孙建博《纳豆红曲复合物对抗凝和抑制血栓生成的作用》中国药科大学，《营养学报》南京2021年第43卷第2期；

*王宗玲，卓怡云，吕婧，王子龙，刘颖，梁惠《纳豆联合红曲对大鼠酒精性肝损伤改善作用及机制》《中国公共卫生》2019年9月第35卷第9期；

《纳豆激酶生物活性及其应用研究》北京大学出版社出版；

Rasmusen C, Cynober L, Couderc R. Arginine and statins: relationship between the nitric oxide pathway and the atherosclerosis development. Ann Biol Clin (Paris). 2005，63(5):443-55.

Hussein, G.; Sankawa, U.; Goto, H.; Matsumoto, K.; Watanabe, H. Astaxanthin, a carotenoid with potential in human health and nutrition. J. Nat. Prod. 2006, 69：443-449.

Miyawaki, H. (2005). "Effects of astaxanthin on human blood rheology." Journal of Clinical Therapeutics & Medicines. 21(4):421-429.

高明景，张俊静，赵保路。一氧化氮和天然抗氧化剂对血管稳定性的调节和保护作用食品与营养科学，2016，5(1)，1-11.

刘松青，张梅. 银杏叶提取物对心脑循环功能作用的机制研究概况，解放军第三军医大学西南医院药剂科，中国临床康复，重庆市第7卷2003-11-05出版；

谭华炳、贺琴. 银杏叶提取物保护心血管系统功能的作用，郧阳医学院附属人民医院十堰市人民医院，中国临床康复，第10卷第19期2006-05-20出版；

Jennifer et al."The Effect of Adding Plant Sterols or Stanols to Statin Therapy inHypercholesterolemic Patients: Systematic Review and Meta- Analysis." Journalof the American College of Nutrition (2009).

LlaveriasG.et al."Phytosterols inhibit the tumor growth and lipoprotein oxidizability induced by a high-fat dietin mice with inherited breast can Journal of Nutritional Biochemis. y24112013139-08.

杨月欣，葛可佑.《中国营养科学全书（第二版）》人民卫生出版社，2019，下册1789.

王陇德.《健康管理师》人民卫生出版社，2019，68.

汪芳.《血管清爽不生病》江苏凤凰科学技术出版社，2016，88.

《国家基本公共卫生服务技术规范》人民卫生出版社，143.

王陇德.《健康管理师》人民卫生出版社，2019，96.

王陇德.《健康管理师》人民卫生出版社，2019，97.

《国家基本公共卫生服务》技术规范，人民卫生出版社，2012，152.

《健康管理保健服务规范》124.

路志正.《中医健康管理》中国中医出版社，2019，128.

王陇德.《健康管理师 国家职业资格三级》人民卫生出版社，2019，98.

国标GB/T39509-2020《健康管理保健服务规范》国家标准实施指南，中国人口出版社，124.

杨月欣，葛可佑.《中国营养科学全书（第二版）》人民卫生出版社，2019，下册1791.

伊格纳罗.《一氧化氮让你远离心脑血管病》北京大学医学出版社.

斐里德·穆拉德.《神奇的一氧化氮教你多活30年》译林出版社，2011.

赵保路，张标.《一氧化氮——健康新动力》上海科学普及出版社，2022，108-127.

赵保路.《一氧化氮自由基生物学和医学》科学出版社，2016.

《诺奖大师纵论，生命科学与人类健康，伊格纳罗演讲》

赵保路，张标.《一氧化氮——健康新动力》上海科学普及出版社，2022，425.

杨力.《养好血管年轻20岁》中国纺织出版社，2017.

胡大一.《血管干净不生病》吉林科学技术出版社，2022.

杨月欣，葛可佑.《中国营养科学全书（第二版）》人民卫生出版社，2019，1791.

杨月欣，葛可佑.《中国营养科学全书（第二版）》人民卫生出版社，2019，1792.

国标GB/T39509-2020《健康管理保健服务规范》国家标准实施指南，中国人口出版社，2021，124.

杨月欣，葛可佑.《中国营养科学全书（第二版）》人民卫生出版社，2019，1794.

张丽，杜伟斌，鲍关爱等. 推拿桥弓穴配合耳穴贴压辅助治疗原发性高血压效果[J]. 中国乡村医药，2015，(13)：33-34.

赵保路《一氧化氮——健康新动力》一氧化氮是气血畅通驱动力；

鲍勇.《健康管理学教程》上海交通大学出版社，2015，114-116.

赵保路《天然抗氧化剂虾青素与健康》上海科学普及出版社；

陈翔，白元，秦永文. 高血压的非药物治疗研究进展[J]. 内科理论与实践，2009，4(6)：518-521.

中国高血压防治指南修订委员会. 中国高血压防治指南2010[J]. 中华高血压杂志，2011，19(8)：701.

杨云才，岳阳. 推拿治疗高血压近况[J]. 云南中医中药杂志，2012，33(8)：73-75.

蒿飞. 推拿治疗高血压病60例[J]. 按摩与康复医学，2011，3(25)：35-36.

黄谷，蔡黎，周端. 推拿治疗轻度高血压的临床研究[J]. 光明中医，2010，25(5)：867-869.

罗道珊. 推拿桥弓穴快速降压30例临床观察[J]. 河北中医，2009，31(12)：1847.

娄晓峰，廖品东. 头面部推拿与推桥弓辅助治疗高血压病临床疗效比较[J]. 时珍国医国药，2009，20(10)：2623-2624.

许丽，陈远青. 推桥弓穴治疗原发性高血压的探讨[J]. 中医学报，2013，28(176)：

146-147.

王林华，陈明. 原发性高血压与内皮功能研究进展[J]. 心血管病学进展，2006(1)：64-67.

王静，何芳. NO，Ca与高血压[J]. 国际病理科学与临床杂志，2012，32(5)：410-415.

第十二章　非药血管精准健康管理的健康指导与干预实践指南

　　人体内有一条可以绕地球两周半的通道，这条通道就是血管。有了血管这条悠长的通道，以及在其内流动的血液，我们的生命才得以维持。要从多维度对血管进行护理，血净管通，保障身体健康。

　　本章从血管护理日常保健与干预，传统养生健康指导与干预，心理健康指导与干预三个篇章，从一氧化氮养生法，从理念干预、饮食干预、运动干预、睡眠干预、情绪干预、传统养生理疗干预（非药）、营养品及蓝帽子保健食品干预、生活习惯干预八个方面，论述如何帮助人们做好非药血管精准健康管理，实现血净管通，远离心脑血管疾病。

第一节　非药血管精准健康管理血管护理日常保健与干预指南

在我们的身体内，有一条可以绕地球两周半的血管。在这条悠长的通道内，血液就像是一条神奇的河流在奔腾不息，如此循环，贯穿了生命的始终。

一、血管、血液、血液循环是生命健康的源头

在我们的身体内，血液就像是一条神奇的河流，它一直奔腾不息，不停地通过血管输送氧气和营养物质。同时，将身体产生的废物和垃圾排出体外。如此循环往复，血管、血液、血液循环就构成了生命健康的源泉。

血管、血液、血液循环是如何协作来维持我们的生命呢？它们各自发挥着怎样的作用呢？

1.血管是输送血液的管道

在血管中有动脉和静脉两个管道，动脉是负责输出和回流的管道，毛细血管是血液与组织进行物质交换的场所。动脉源自心脏，不断分支，最后分成大量的毛细血管，分布到全身各个组织和细胞之间。毛细血管再汇合，逐渐形成静脉，最后返回心脏。

动脉、静脉通过心脏相互连通，全身血管就构成了一个封闭的管道。

2.血液是身体搬运与防御的功臣

血液中含有很多种营养成分，主要包括无机盐、氧、细胞代谢产物、激素、酶和抗体等有营养物质，还有抵御病菌病毒的物质，这些物质都具有调节器官活动和防御有害物质，防止病菌病毒侵袭的作用，能够及时消灭人体出现的癌细胞。

骨髓是血液的制造师。血液里的红细胞输送氧气，是氧气的搬运工。白细胞具有吞噬病菌病毒等有害物质和生成抗体保护身体的免疫作用，它是消灭入侵者的忠诚卫队，是身体防御的部队。血小板是最称职的维修师，血浆不仅维持血液平衡，还身兼运输工和清洁工两个职责。血浆的职责就是运输营养物质，代谢废物，参与凝血和免疫作用，它是身体"中庸之道"的功臣。

血液有搬运、止血，缓冲调节体温、防御，体液调节功能。血液的功能多，作用大，要定期到医院做血常规检查，了解血液和身体健康状况。

3.血液循环是生命的运输线

血液循环系统可以分为心血管系统和淋巴系统两部分。淋巴系统是静脉系统的辅助装置，循环系统是指心血管系统。血液循环是生命的运输线，它由血液、血管和心脏组成，是一个由心脏、血管、毛细血管以及血液组成的一个封闭的运输系统。其工作原理为：心脏不停地跳动提供动力推动血液在其中循环流动，为机体的各种细胞提供赖以生

存的物质，比如营养物质和氧气。同时，它将细胞代谢的产物二氧化碳和身体其他代谢废物排出体外。

一些激素与其他信息物质也是通过血液的运输到达其他器官，以此来协调整个机体的功能。免疫细胞、免疫因子是通过血液循环与输送发挥保护人体的作用。血液循环系统处于良好的运行状态，是机体得以生存的一个重要条件。血液循环系统能够正常工作的一个核心因素，就是血压处于正常水平。

人体各组织器官处于正常的状态，让生命活动得以维持，需要心脏不停地搏动以保证血运的畅通无阻。心脏作为一个泵血的肌性动力器官，自身也需要足够的营养和能源。供给心脏营养的血管系统，就是冠状动脉和静脉，也称冠脉循环。

二、血管受损与相关疾病的危险因素

高血压、高血脂、高血糖、高尿酸、冠心病等疾病说明血液、血管、血液循环出了问题。有四高症状的血管则会更为危险一些。高血压在挑战血管负荷，高血脂导致血管硬化，高血糖引发全身血管失控，高尿酸损伤血管。

1."四高"对血管的损害

四高是互为因果的。高血压、高血脂、高血糖、高尿酸将血管受损的风险叠加。血管变脆易导致高血压，会引发脑出血的危险。血管壁增厚可能是动脉硬化，有冠心病的风险。血管变窄，有可能是高血脂，高血脂会让脂质沉积导致血管堵塞。人体血液垃圾如果沉积淤堵血管，就易发生急性心肌梗死。

动脉粥样硬化始发自少儿期，存在10岁血管就开始老化的现象。最初时，没有任何症状，总是在不经意间悄悄地侵入身体。等到病情严重时，就会出现脑梗或者心梗。此时，就不易治疗了。

血管循环疾病会带来比较严重的后果。脑卒中可能会造成四肢瘫痪，甚至会造成终身卧床不起。血管问题可能还会影响男性勃起功能障碍，影响夫妻生活和谐。末梢动脉血管堵塞会导致手脚溃烂，严重者还会导致截肢。平时要关注血管循环问题。

血管堵塞不严重时，对组织或者器官的供血不会产生太大的影响，身体也不会有不适症状出现，难以被察觉。当堵塞面积越来越大，严重影响血液供给时，才会出现比较明显的症状。

根据血管横截面堵塞的情况，将其进行如下的分类：堵塞初期，堵塞30%以下无症状；堵塞中期，堵塞50%左右无症状；堵塞晚期，堵塞达70%以上出现如下症状：

（1）脑血管堵塞，出现头晕、白天发困、记忆力减退；

（2）心血管堵塞，出现胸闷、气喘、心慌；

（3）上身血管堵塞，出现腰背发酸；

（4）肢体血管堵塞，出现手脚发麻、发凉、乏力。

"四高"与其他疾病人群血管很易出现问题。血管出现问题时，通过药物和非药物两种方式降低与"四高"等相关的指标，这是清理血管、保护血管最重要的方式。清理血管、保护血管必须去正规医院接受医生的治疗，也需要非医非药的健康生活方式和传统养生为其提供血管护理方案。

2.亚健康症状与血液、血管、血液循环关系

即使没有"四高"的情况，一些亚健康症状也提示你的血液、血管、血液循环可能出现问题。当身体某些部位水肿或者出现记忆力下降、智力障碍，时常头晕头疼，黑眼圈，肚子肥起来，四肢麻木等，需要高度重视血液、血管、血液循环问题了。如果经常便秘，身体免疫力变差，贫血，易过敏，肩膀酸疼、手脚凉，脱发、头发少等，有可能就是血液脏了。

为了保持血管、血液、血液循环的健康，可以通过自检表，且在健康管理师的指导下分析血管、血液、血液循环健康状况。在健康管理师指导下做未来10年心脑血管疾病风险自测，提前做好血管养护。

3.威胁血管和血液健康的物质

威胁血管和血液健康的物质，如胆固醇、自由基、血尿酸、乳酸、三酰甘油，这些物质称为血液垃圾或者血液毒素。

血液垃圾分为外源与内源垃圾。外源是通过工业污染源进入血液的。内源污染则源自错误的饮食、吸烟、压力、寒湿、运动不足、睡眠不佳等不良生活习惯因素导致。

血液垃圾是血管老化的根源，是血液流速变缓的元凶，不仅会伤害人体细胞组织器官系统，还会降低人体免疫力。"四高"也与血液垃圾惹的祸有关。血液垃圾，血管老化，循环不畅具有知晓率低，治愈率低，可控性低，具有发病率高，死亡率高，致残率高三低三高特征，要高度重视导致血管老化、血液垃圾堆积的七大健康风险因素，做好健康干预。

打赢血管保卫战，就要及早养护血管，从青少年时就要养护血管，父母要关注孩子的血管健康。到了30岁时，就要补充适量的一氧化氮，40岁以后，要定期检查血管健康。老年人更要注重养护血管。

4.脑卒中危险因素

脑卒中是典型脑血管疾病，脑卒中又称为"脑中风"或者"中风"。

脑卒中危险因素除了年龄、性别、种族家族遗传外，还有高血压、糖尿病、心脏病、血脂异常、吸烟、饮酒、颈动脉狭窄、高同型半胱氨酸血症、代谢综合征、缺乏体育锻炼、饮食营养结构不合理、口服避孕药、促凝危险因素等。

5.冠状动脉粥样硬化性心脏病危险因素

冠状动脉粥样硬化性心脏病简称冠心病，又称缺血性心脏病。

冠心病危险因素除了年龄、性别、种族家族遗传外，可干预因素有高血压、糖尿病、心脏病、血脂异常、吸烟、饮酒、超重肥胖、缺乏体育锻炼、饮食营养结构不合理、多种危险因素联合作用等。

中国缺血性心血管病（ICVD）

10年发病风险评估表，如表12-1-1：

表12-1-1

女性			
第一步：评分			
年龄	得分	收缩压（mmHG）	得分
35~39	0	<120	-2
40~44	1	120~129	0
45~49	2	130~139	1
50~54	3	140~159	2
55~59	4	160~179	3
≥60岁，每增加5岁得分加1分		≥180	4
体重指数（kg/m²）	得分	总胆固醇（mg/dL）	得分
<24	0	<200（5.2mmol/L）	0
24~27.9	1	≥200	1
≥28	2		
吸烟	得分	糖尿病	得分
否	0	否	0
是	1	是	2
第二步：计算总得分			
第三步：查绝对危险			
总分	10年ICVD绝对危险（%）	总分	10年ICVD绝对危险（%）
-2	0.1	6	2.9
-1	0.2	7	3.9
0	0.2	8	5.4
1	0.2	9	7.3
2	0.3	10	9.7
3	0.5	11	12.8
4	1.5	12	16.8
5	2.1	≥13	21.7

续表

第四步：与参考标准比较，求得相对危险		
10年ICVD绝对危险（%）参考标准		
年龄（岁）	平均危险	最低危险*
35~39	0.3	0.1
40~44	0.4	0.1
45~49	0.6	0.2
50~54	0.9	0.3
55~59	1.4	0.5

男性			
第一步：评分			
年龄	得分	收缩压（mmHG）	得分
35~39	0	＜120	−2
40~44	1	120~129	0
45~49	2	130~139	1
50~54	3	140~159	2
55~59	4	160~179	5
≥60岁，每增加5岁得分加1分		≥180	8
体重指数（kg/m）	得分	总胆固醇（mg/dL）	得分
＜24	0	＜200（5.2mmol/L）	0
24~27.9	1	≥200	1
≥28	2		
吸烟	得分	糖尿病	得分
否	0	否	0
是	2	是	1
第二步：计算总得分			
第三步：查绝对危险			
总分	10年ICVD绝对危险（%）	总分	10年ICVD绝对危险（%）
＜−1	0.3	9	7.3
0	0.5	10	9.7

1	0.6	11	12.8
2	0.8	12	16.8
3	1.1	13	21.7
4	1.5	14	27.7
5	2.1	15	35.3
6	2.9	16	44.3
7	3.9	≥17	≥52.6
8	5.4		

第四步：与参考标准比较，求得相对危险		
10年ICVD绝对危险（%）参考标准		
年龄（岁）	平均危险	最低危险*
35~39	1	0.3
40~44	1.4	0.4
45~49	1.9	0.5
50~54	2.6	0.7
55~59	3.6	1

摘自王陇德院士《健康管理师》国家职业资格第55页

三、合理膳食，均衡营养，排除毒素，养出年轻血管

人到了30岁以后，就要补充适量的营养成分，来保护血管。合理膳食要参考《2022中国居民膳食指南》，参考《国民营养计划（2017—2030）》。

1.严格执行《2022中国居民膳食指南》的膳食营养宝塔和八个准则，让血管保持年轻化：

（1）保持食物多样化，合理搭配；（2）吃动平衡，保持健康的体重；（3）多吃蔬果、奶类、全谷、大豆；（4）适量吃鱼、禽、蛋、瘦肉；（5）少盐少油，控糖限酒；（6）规律进餐，足量饮水；（7）会烹会选，会看标签；（8）公筷分餐，杜绝浪费。吃好三餐，血液就有活力，限制饱和脂肪酸，让血液更清澈。

2.养出年轻血管均衡膳食指南如下：

（1）每周吃够25种食物；

（2）一天至少1到2次谷类，如玉米小米等，超重肥胖尤其少吃精细米面。粗粮全谷物不少于三分之一，平时做杂粮饭、杂豆饭；

（3）每周至少吃一次鱼，尤其深海鱼，280克到525克，保护血管需要高蛋白和不饱和脂肪酸；

（4）每天12种食物，早餐4到5种，午餐5到6种，晚餐4到5种。每天谷薯杂豆3种，蔬菜水果4种，禽畜蛋加起来3种，牛奶大豆坚果食用2种。零食是红枣，坚果，枸杞，种子类等没有盐和添加剂的1到2种。以当地新鲜食材做三餐；

（5）每天红肉不超过75克，猪牛羊等红肉饱和脂肪酸含量高，容易促进动脉硬化；

（6）每天一把豆制品大豆25克，或者豆腐125克，或者豆腐干45克，或者豆腐丝55克，或者北豆腐75克；

（7）每天一把坚果10克，一周50到70克，富含不饱和脂肪酸，显著降低疾病风险，降低心脏病、癌症、糖尿病死亡风险；有些人群不宜多吃高热量和过多脂肪酸的坚果；

（8）食用油每天不超过20克。植物食用油含不饱和脂肪酸；

（9）每天一杯茶，每月50克茶，绿茶最佳，80度热水泡，不要太烫，绿茶富含茶多酚抑制动脉粥样硬化；

（10）每天一杯鲜牛奶或者酸奶。推荐益生菌酸奶；

（11）少吃高胆固醇食物，每天少于300mg；

（12）211饮食法则。一个拳头杂粮主食，两个拳头蔬菜，一个巴掌蛋白质。这样吃得可口、吃得健康、吃得快乐。慧吃会吃健康幸福一辈子。湿热地区可以加一些辣椒；

（13）正确认知蓝帽子保健食品并养成服用保健食品习惯，针对性调整身体机能。保健食品调整身体机能经过实验验证和有大量科学论文支持。推荐精氨酸和维生素C，维生素E、锌、硒抗氧化剂蓝帽子保健食品。推荐淫羊藿、黄芪、西洋参等补肾补气血药食同源保健食品。推荐虾青素等抗氧化保健食品。针对性选择含镁丰富的多种矿物质营养液。

四、让血管焕发青春的营养素

1.科学饮水让血液更清洁。水分能够清理附着在血管上的油污。人体内不能缺水，一旦缺水，特别是血管内缺水，就会导致血液黏稠。平时要科学饮水，以满足身体与血管对水分的需求，从而防止血管病。

2.适量补充氨基酸营养素，有利于改善血管。补充优质蛋白质能够改善血管的弹性。补充牛磺酸可以增加血管弹性。补充精氨酸，可以产生一氧化氮，一氧化氮可以舒张血管，改善血液循环。大豆蛋白可以防止脂肪在血管壁沉积。纳豆能够清理血液垃圾。上述多种氨基酸营养素有利于保护血管，在补充时，要注意均衡摄取。

3.均衡摄取脂肪，保证血管不堵、有活力。必需脂肪酸可以预防心血管疾病，平时要适当地吃鱼。选对植物油，含有不饱和脂肪酸的植物油有清洁血液作用。

4.膳食纤维是清扫血管垃圾的一把好手。提高膳食纤维的摄入，将膳食纤维炖汤食用可提高膳食纤维的吸收。

5.维生素C能够降低血管脆性，提高铁的吸收率，预防血栓与防心脏病。新鲜蔬果的维生素C含量丰富。新鲜蔬果清洗干净后再生吃，有利于维生素C的吸收。

6.减少血管危险，需要B族维生素的补充。维生素B_1有净化血液作用，维生素B_2预防动脉粥样硬化，烟酸帮助清除血管内多余的血脂，维生素B_{12}预防恶性贫血、叶酸预防贫血和心脏病。

7.维生素E防止血管老化，保护心脑血管组织，维生素E和维生素C是黄金搭档，需要联合补充。将维生素E和维生素C进行联合补充时，要注意标注的含量。

8.钙保证血压的正常和血管的通透性。搭配维生素D可促进钙的吸收，提高吸收率，更好地调节血压，取得更好的血管弹性改善效果。适当晒太阳也可以补钙。钙的备案制蓝帽子保健食品非常多，可以适量进行补充。

9.镁是疏通血管的"好帮手"，有利于改善血管，让人远离"抽筋"的噩梦。要适量补充镁。

10.钠与钾是让血压维持于正常水平的一对"冤家"，铁和维生素C是好兄弟，它们联合起来预防缺铁性贫血，效果会更好。

11.硒防止有害物质在血液中沉积，保护心脑血管健康。硒与维生素E搭配补充，有效地促进血液循环。

12.很多植物营养素，特别是具有抗氧化功能的植物营养素是天然的血管清洁剂。比如番茄红素，β-胡萝卜素，大蒜素，β-葡聚糖，柠檬酸等。虾青素具有预防心血管疾病的作用。

五、好的食材打造干净韧性血管

食物维持生命活动，色香味俱全，具有保护血管，保护健康的作用。最好的药物是食物。

民以食为天。中国人向来爱饮食，中国各地菜肴各具特色，色香味俱全，潮湿地区喜好吃辣、川渝地区喜欢麻辣，广东人喜欢清淡鲜美食物等。饮食与健康有重要的关系。

1.饮食特色与健康的关系

各地饮食都有地域特色，如果重油、重盐、重糖的饮食，就需要调整用量，或者以健康调味品代替盐油糖，这样饮食既健康又具地方特色。

一个优秀健康管理师，要懂得科学饮食与烹饪的重要性。指导他人吃好，吃出健康与快乐。

（1）中国饮食博大精深，一名健康管理师，不仅仅要研究营养素，还要研究中医里的食材属性。做好非医非药健康生活和传统养生血管护理服务。

（2）潮湿地区的人如果吃得太清淡，就可能导致身体湿寒过重，甚至会导致各种疾病发生。一名优秀健康管理师，应该挖掘各地菜肴中有利于健康的因素，或者对各地特色菜略微改动，让其成为保护血管的食谱。

（3）中医传统文化认为，奶粉未必适合所有人，易让人上火。很多中医都反对食用牛奶，鼓励人们食用大豆浆。对于驼奶粉辩证对待。

2.食材对血管的保护作用

一名优秀的健康管理师，要了解不同食材对血管的不同保护作用：

（1）大米具有缓解心血管压力的功能。将大米与不同的食材搭配，就具有不同的保健效果。大米海参粥强健血管，大米薏米南瓜粥促进胆固醇排出。

（2）小米强化、扩张动脉血管。小米红豆煮粥防止脂肪沉积。将小米素炒，健脑、软化血管。

（3）薏米具有防胆固醇沉积、降低血压的作用。薏米山药粥防止血脂沉积。南瓜薏米饭具有辅助降压的作用。

（4）玉米能够让血管保持弹性，椒盐玉米段降低胆固醇。红薯玉米粥预防动脉粥样硬化。

（5）荞麦具有调节心肌的功能，荞麦制作成饸饹经常吃，抗氧化、降血压。荞麦桂圆粥软化血管。

（6）燕麦改善血液循环、补充矿物质。燕麦南瓜粥辅助降压。凉拌燕麦面加速肠胃的蠕动。

（7）黄豆具有扩张血管、促进血液循环畅通的作用。小米黄豆粥防止血管硬化。焖茄豆保护血管、降血脂。

（8）绿豆有利于减小血液对血管壁的压力，小米绿豆粥降低胆固醇。菠菜拌绿豆芽降压、消暑。

（9）黑豆促进胆固醇代谢。燕麦黑豆浆，降低血液胆固醇。莲藕黑豆汤降低血液的黏稠度。

（10）花生增加毛细血管的弹性，五谷豆浆保护心血管。双仁拌茼蒿有利于降血压。

（11）鸡肉舒张血管，竹笋炒鸡丝减少胆固醇的沉积。白斩鸡降低甘油三酯。

（12）兔肉预防动脉粥样硬化的发生，芝麻兔肉预防动脉粥样硬化。陈皮兔肉保持血管弹性。

（13）牛肉具有促进血液循环、降脂降压的功能。牛肉与土豆红烧，软化血管、健脾胃。萝卜炖牛腩保持血管的韧性。

（14）鸭肉降低胆固醇，山药炖鸭具有滋阴补肺的功能。啤酒鸭预防动脉粥样硬化。

（15）鸡蛋软化血管，防止血栓，蛤蜊蒸蛋防止血栓形成；鸡蛋炒丝瓜减少油脂摄入。

（16）鹌鹑蛋是天然的补脑丸，香菇烧鹌鹑蛋养精益血，鹌鹑蛋烧豆腐防止血栓形成。

（17）洋葱让血管保持弹性，洋葱炒鸡蛋让血管保持通畅。猪肝炒洋葱促进人体血液的新陈代谢。

（18）西兰花清洁血管，蒜蓉西兰花减少心血管疾病发生。西蓝花核桃鸡丁是血管清洁剂。

（19）芦笋让血管保持弹性，芦笋鲫鱼汤增强心血管功能。芦笋扒冬瓜降低血脂。

（20）番茄增强血管的韧性，番茄苦瓜汁降低血压。番茄炒土豆片预防动脉粥样硬化。

（21）白菜排出身体中多余的胆固醇，白菜拌海蜇皮有助于控制血压，豆腐干炒白菜调节血脂。

（22）胡萝卜增加冠状动脉血的流量，莴笋炒胡萝卜能够调节血压，胡萝卜炒木耳具有抗血栓、抗血凝的功能。

（23）芹菜清除附在血管壁上的胆固醇，香干炒芹菜降压健脑，什锦芹菜防止血栓的形成。

除了上述的食材外，茄子、苦瓜、茭白、油菜、空心菜、魔芋、鳝鱼、牡蛎、带鱼、金针菇、香菇、紫菜、海带、木耳等蔬菜，以及猕猴桃、苹果、香蕉、桃子、柚子等水果，都有利于保护血管、清洁血液等。

六、药食同源的干预方案与禁忌

一些药食同源的食品、蓝帽子保健食品可改善体质，调理五脏六腑，洁净血管，让气血充足。

用中药调理，要到正规医院让中医开药，并遵医嘱吃药。健康管理师推荐如下药食同源的食品：

1.黄芪补气益血，黄芪当归大枣汤具有补气益血的功能；

2.西洋参抗脂质氧化，参枣桂圆饮降脂、安神；

3.茯苓有利于血脂健康，茯苓玉米粥健康血脂、健脾胃；

4.白术预防高血压、扩张血管，白术肉桂栗子粥具有扩张血管的功能；

5.桂枝调节血液循环，薏米桂枝粥预防高血压；

6.肉桂能够促进血液循环，肉桂酒饮调节血糖；

7.丹参预防高脂血症等血管疾病，丹参红花粥具有调节血压的功能；

8.麦冬增加冠状动脉的血流量，山楂麦冬茶具有降血脂、消食开胃的功能；

9.山楂活血化瘀，山楂红枣莲子粥具有活血化瘀的作用；

10.三七增加冠状动脉的血流量，鲜姜冰糖三七饮具有活血化瘀功能；

11.决明子调节胆固醇，决明菊花粥具有调节血压血脂功能；

12.杜仲降压，枸杞杜仲茶能够持久调节血压；

13.荷叶调节血压、血脂，山楂荷叶茶具有扩张血管功能。

以上食品都具有调节血压、血脂等功能，在进行健康管理服务时，建议顾客自己购买食材烹饪成各种各样的菜肴或者听医嘱。健康管理师不得推荐药材。不得推荐非药食同源的药材。

七、保健食品的选择

红曲类蓝帽子保健食品或压片糖果因含天然洛伐他汀有助于血脂健康水平，保护血管。可以与提高免疫抗氧化蓝帽子保健食品Q10结合食用。

具有提高免疫力和抗疲劳的精氨酸与抗氧化剂结合的注册制蓝帽子保健食品，对非医非药养护血管有非常重要的作用，可以结合服用。保健食品不是药品，不得代替药物治疗。

八、经络穴位疗法养出年轻血管

1.拍打与按摩、刮痧等经络疗法

传统养生法有利于通经络，改善血管老化及其血液淤堵、血脉不畅，让气血充足。方法具体如下：

（1）拍打心经帮助清除血液中的废物。

（2）敲打心包经促使胆固醇剥落排出体外。

（3）按摩身体，预防心血管疾病。按摩手腕调动身体正气，按摩脚脖让血脉通畅，运动脖子预防脑血管堵塞。

（4）刮痧调养辅助降压并养护血管。

（5）穴位艾灸软化血管，预防动脉粥样硬化。回旋灸丰隆，雀啄灸三阴交，雀啄灸内关。

（6）手部健身球可以扩张微小血管。

（7）每周练几小时的太极拳、五禽戏、八段锦让血管不会堵塞。

（8）半蹲练习轻轻松松养血管。

2.推桥弓穴

关节霜应用于颈部穴位的护理，推桥弓穴疏通血管、稳定血压。

推桥弓穴是一种传统的推拿手法。《灵枢·刺节真邪篇》记载："以两手四指挟按颈动脉，久持之，卷而切推，下至缺盆中，而复止如前，热去乃止。"这是有关推桥弓穴治疗手法的最早的文字记录。

桥弓穴具有泻火潜阳的作用。桥弓穴的位置等同于胸锁乳突肌。有相关研究表明，胸锁乳突肌扳机点病变会引发枕下痛、头晕和颈部不适等病症出现。通过手法松解相关的扳机点可以消除其诱发的相应症状。

在胸锁乳突肌下方还有很多复杂的感受器，包括颈动脉窦、颈总动脉、颈内静脉、迷走神经和交感神经节等。通过推桥弓穴的刺激，可以对颈部相应的血管神经进行调节，以改善脑部的血液供应，达到治疗颈源性眩晕的功能，同时也有利于降低血压。

刘元华等将58例高血压病人分为药推组和药物组，通过观察其治疗前后的血压、血浆NO浓度与红细胞膜钠、钙泵活性改变发现，推拿降压有利于改善高血压病人血管内皮细胞功能，增加NO合成与释放，并影响中枢神经系统，通过下丘脑-垂体-肾上腺，提高钠泵的活性，来降低平滑肌细胞对血管内皮收缩因子的反应性，从而具有改善血管的舒张功能。

通过抹桥弓法加按揉风池穴干预高血压病，在血压数值与临床症状方面都取得了比较满意的疗效。从第7个月开始，逐渐由医生的推拿治疗转为医生指导病人自我推拿保健，于是疗效就出现下滑。两方面的原因：一方面，病人多为老年患者，记忆力差，掌握操作要领慢；另一方面，医生督促的间隔较长，易让患者产生懒惰情绪。

在社区高血压患者的管理工作中，以每月1次的面访形式，来指导高血压的自我管理技能。以大约每2周1次的电话回访，督导干预手段的落实情况，要坚持半年以上的时间。至于访视时间，最好能够坚持一年的时间，让病人逐步养成良好的生活习惯，从源头上减少并发症发生的可能。

经络穴位疗法是非医非药传统养生法，在使用这一方法时，如果遇到严重的心脑血管疾病患者，例如颈部动脉斑块较大及有危险的顾客一定要建议其去医院治疗，经过医生确诊后再决定是否可以用经络穴位调理，经络穴位调理一定要回避危重的病人，只有健康、亚健康、病情稳定且没有严重症状的人群，才可以做非医非药经络穴位护理。

九、科学运动排除毒素，给血管血液添活力

运动能够"洁净"血液，提高血管弹性和韧性，增强心脏功能。

三类运动不可或缺，有氧运动、抗阻训练、柔韧度训练。有氧运动有助提高心肺功能，抗阻训练提高基础代谢率，柔韧度训练促进血液循环。要根据自己身体的情况选择合适的运动。

十、除血瘀，保持血净管通

血瘀生百病，血瘀对健康具有很大的危害，要经常了解身体是否有瘀血现象。具体分析如下：

1.衰老就是身体瘀血不断加重的过程

发现身体有瘀血，不要太紧张。中医有很多的调理方法，总有一种方法可以解决瘀血问题。

通过观察舌头、舌下状况就知道是否血瘀。在观察舌象时，年轻人瘀血的舌象很少，老年人的舌头上全是瘀斑、瘀点。说明衰老的过程就是瘀血增加的过程，把体内的瘀血化掉，就能够看起来很年轻。

2.导致身体瘀血的原因

导致身体瘀血的原因有很多，主要包括外伤、手术、生气、气虚、受寒等，这些因素都会导致瘀血。"热"也会导致瘀血。

3.瘀血体质的人易出现的症状

（1）记忆力差；

（2）身体很多部位会出现瘀斑；

（3）经常感觉喉咙干、皮肤干燥、不光洁；

（4）皮肤上有血丝；身体有些地方经常会疼痛。

4.瘀血体质人的舌象

（1）舌尖有很明显的瘀点，说明瘀血正在形成；

（2）如果舌尖偏，体内可能会有瘀血；

（3）舌质颜色发青、发紫，都可能是瘀血导致。

（4）女性的舌头上有瘀血的指征，嘴唇上汗毛很浓，很可能有子宫肌瘤、卵巢囊肿；舌头发紫、发黑，外边罩了一层白苔，就可能是湿气将瘀血罩在里面了。

5.舌下静脉与冠心病关系

冠心病是指因冠状动脉粥样硬化而导致的血管腔狭窄或阻塞，或（和）因冠状动脉功能性改变（痉挛）导致心肌缺血缺氧或者坏死而引起的心脏病，临床以胸闷、心悸、气短、心胸痛、头晕乏力等为主症。中医认为，冠心病发病机制多与"瘀证"相关，而舌下静脉瘀血则是微小血管的瘀血。

舌下静脉亦为外周血管的一部分，舌下静脉与脏腑经络之间有着非常密切的内在联系，能够反映血液的性状、微循环的情况。有研究发现，舌下微循环与心肌梗死密切相关。

祖国医学及现代医学均认为舌下静脉的改变与心脏疾病相关，舌下静脉分度能预测冠脉狭窄，预测血液垃圾和血管老化的硬化。

舌下静脉分度与冠状动脉狭窄的关系，可以说明舌下静脉分度对冠状动脉狭窄具有一定的诊断价值。还有研究发现，舌下静脉分度与冠状动脉狭窄程度呈正相关（$r=0.662$，$P<0.01$），舌下静脉分度越高，冠状动脉狭窄的可能性越大。

舌下静脉分度的观察简便、易于掌握，可以作为诊断冠心病的客观指标之一。虽然它不如通过冠状动脉造影检查诊断准确，可以结合病史、症状、体征等进行，能够反映患者的冠状动脉情况。

舌诊是健康筛查的手段，但是不代表诊断。如果发现患者有问题，要建议其及时就医，请正规中医院或者西医院正规医生诊断为准。健康管理师可以为其提供非医非药传统解决方案，为其提供经络梳理、泡脚，含有精氨酸与复合抗氧化剂的一氧化氮养生法，通气血则为其选择三七，西洋参粉等药食同源活血的食品与红曲类蓝帽子保健食品等，辅酶Q10等。

十一、睡眠与心理干预，让血管越来越年轻

良好的睡眠可以让血管越来越年轻，睡眠障碍会危害心血管的健康，长期失眠的高血压患者，血压多半降下不来。心理问题也会影响血管的健康。在日常生活中，要消除影响睡眠质的不良因素，远离不良心理。

1.设法提高睡眠质量

一个人睡眠是否正常，对血管的健康影响非常大。提高睡眠质量则有利于强化血管降血压。

提高睡眠质量，就要注意睡觉的姿势。要选择合适的床垫与枕头。要睡好"子午觉"，做好早晨起床3个"半分钟"。在睡觉时，要准备3杯水，床头要自备急救药盒。

2.保持良好的心理

一个人总是因血压高而跑医院，可能是与心理、睡眠障碍有关。睡眠不好，可能会抑郁或者焦虑，而抑郁或者焦虑易让血管，甚至是心脏出现问题。呵护心脏心理这个"双心"，才是真正的健康。

心理干预有助于改善心血管疾病。好心情就是一剂良药，情绪激动是血管疾病大忌。为了血管健康，要学会放下心中包袱，为血管减压，多微笑、深呼吸，吸进好空气、吸收正能量，将麻烦呼出去。

十二、增强血管韧性和弹性的综合方案

1.预防血管变脆，避免脑出血、心肌梗死、血脂异常需要增加不饱和脂肪酸的摄入。合适的蓝帽子保健食品有利于保护血管。传统养生功法，比如坚持打太极拳，可增加血管弹性。拍打四肢给血管"按摩"、长期交替冷热水浴都能够软化血管，有利于增强血管的弹性。

2.预防血管壁增厚，避免高血压、脑血栓、动脉粥样硬化、心肌梗死。要合理饮食，每天保证摄入5种以上蔬菜，盐摄入量不超过6克/天，油摄入量少于25克/天。要保持情绪稳定，情绪稳定有利于血管恢复健康。每天坚持30分钟血管按摩操也帮助扩张血管。

3.预防血管压力的增加，避免高血压、脑卒中、心力衰竭等，就要补充营养素。每天钾的摄入量不少于2000毫克，适当进食黑巧克力（14克/天）。每天喝二杯或者三杯绿茶，每天听30分钟轻松的音乐。坚持拉伸运动，经常进行头部穴位的刮痧，帮助降低血管压力。

4.预防血液黏稠，避免血脂异常、斑块，血栓、动脉粥样硬化，需要减少饱和脂肪酸和胆固醇的摄入量。斑块的形成与血脂异常息息相关，预防斑块就是老百姓说的清除血管垃圾。

5.随着斑块的不断长大，就会形成不稳定斑块，脱落后就会形成血栓。血栓堵在脑部就易引发脑梗死，堵在心脏就易引发心肌梗死，必须预防血栓形成。多吃卵磷脂含量丰富的食物，慢跑或者快走有利于降低"血稠"。

6.防止血糖升高过快，避免高血糖症、糖尿病与各种并发症，遵循低GI的饮食法则。采取食物交换份的妙方。食物选择也不能过"细"。

7.预防血尿酸升高，避免高尿酸血症、痛风，就要中低嘌呤饮食，不要食用高嘌呤食材。用豆制品替代一部分鱼、肉。啤酒加海鲜易致尿酸增高，是高尿酸血症人群的禁忌；洗浴能够防止血尿酸升高，下肢刮痧亦可防止尿酸沉积。

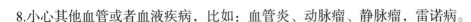

8.小心其他血管或者血液疾病，比如：血管炎、动脉瘤、静脉瘤，雷诺病。

9.远离八个危害心血管健康的坏习惯。

①吸烟会增加夜间猝死风险，要戒烟；②酗酒是中青年死亡的头号杀手，要适量饮酒或者戒酒；③不运动会降低心肺功能，要增加运动量；④不交流的空巢老人易自闭，老年人要多参与社会活动；⑤熬夜不利于血管健康，尽量不要熬夜；⑥大鱼大肉、暴饮暴食都伤血管，要养成科学的饮食习惯；⑦不会科学理性选择正确保健食品或者把保健食品当作药品都不利于身体健康，不要盲目地购买保健品；⑧坏情绪对脏腑有害，要保持良好的情绪。

10.养成有利于心血管健康的好习惯。

①养成良好的饮食习惯；②选择适合自己的运动项目与方式；③保证充足的睡眠，以有利于心脏健康；④营造和谐友善的生活环境；⑤选择适合自己年龄的健康书籍，养成良好的阅读习惯；⑥培养健康的业余爱好，让免疫力加倍；⑦笑容是一支"强心针"，所以要经常笑一笑；⑧坚持记健康日记，学习自己填写自检表，自己量血压、血糖、尿酸、血脂，及早发现身体异常。学习成功的养生养护血管方法；⑨给自己设立一个与健康相关"目标"；⑩主动传播健康知识，让心态更年轻。

十三、动脉硬化、脑卒中风险因素的监测指标

养护血管，要经常检查血管。在检查前，要了解检查事项，要看懂报告，及时发现危险信号。

如果不太了解这些事项，就需要健康管理师的帮助。在健康管理师的指导下，做好健康自检表和体检或请医生诊断。

身体体重和BMI数据，以及血压等，需要每天都测量。身体健康的人，也要半年测一次。血糖，血脂，尿酸要定期检测，健康人至少半年检测一次。

高血压、高血糖、高血脂、高尿酸人群买正规检测设备，以便于经常检测。血液指标、心电图、心脏彩超、冠脉造影，冠脉CTA、心肌酶等，要去医院检查，在通过自检表发现症状后，要有针对性地进行检测。

颈动脉内膜-中层厚度（IMT）参考值及临床意义，如表12-1-2：

表12-1-2

颈动脉变化	颈动脉内膜-中层厚度（IMT）
正常	<1.0毫米
颈动脉内膜增厚	1.0~1.2毫米
颈动脉斑块形成	1.2~1.4毫米
颈动脉狭窄	>1.4毫米

从临床来看，血管可以分为三层：内膜、中膜、外膜。颈动脉内膜-中层厚度（IMT）是指内膜、中膜厚度之和。在检测时，应用彩色多普勒超声检查颈动脉内膜-中层厚度（IMT）。它反映是否有动脉硬化，是否有斑块形成以及斑块大小、多少、软硬性质、有无管腔狭窄、血流动力有没有改变等，为早期治疗提供比较客观的依据。它是判定早期动脉硬化程度最可靠的指标。该检测可以判断颈动脉是否正常，颈动脉内膜是否增厚，颈动脉斑块是否形成，颈动脉是否狭窄。

颈动脉内膜-中层厚度（IMT）与心血管疾病之间的相关性研究还显示，IMT每增加0.1毫米，脑卒中风险就会提高13%。有明确的证据表明，不当的生活方式（错误饮食，吸烟等）与颈动脉狭窄的严重程度相关，脑卒中的相对风险升高25%~50%，健康的生活方式则可以阻止颈动脉斑块的形成。

非医非药血管护理就是通过有针对性功能的蓝帽子保健食品、健康的生活方式和传统养生来预防动脉硬化和预防动脉斑块的形成。具体护理方式如下：建议对＞40岁的人群进行脑卒中危险因素（高血压、血脂异常、糖尿病、心房颤动、吸烟史、明显超重或肥胖、缺乏运动和脑卒中家族史）筛查；对于年龄＞40岁的高危人群（危险因素≥3个）或者既往有脑卒中或者短暂性脑缺血发作（TIA）病史的人群建议进行颈动脉彩超检查。不建议对低危人群进行常规筛查。

通过颈动脉彩超检查，如发现内膜增厚，这类人群先要改变生活方式，比如要戒烟，适量运动和低盐、低脂、低糖、低能量饮食，并每年复查颈动脉彩超1次。

对于颈动脉彩超检查中发现的颈动脉粥样硬化斑块和颈动脉狭窄人群，要确定斑块性质与狭窄程度。

检查颈动脉左侧或者右侧以及左右两侧，若是总动脉硬化，其双侧颈内动脉低弱回声粥样斑块形成就可以确诊为不稳定斑块（包括软斑块或者混合性斑块）患者。这类人群基本都是高胆固醇、高甘油三酯、高血压、高血糖、肥胖、高尿酸一种或者几种危险因素导致的颈动脉斑块。建议其在生活方式改变的基础上服用他汀类药物治疗。很多人改善生活方式，服用精氨酸抗氧化剂，红曲类保健食品也达到好效果。

已经确诊的颈动脉狭窄（狭窄＞50%）患者，要在医生指导下每日给予他汀类药物和阿司匹林。同时，患者要筛查其他可能引发脑卒中的危险因素，并改变生活方式。要在有资质的医院每年复查颈动脉彩超。

当双侧颈内动脉低弱回声变成强回声，就说明不稳定斑块变成稳定的斑块。如果斑块缩小了，就说明药物和生活方式都发挥作用了。

十四、一氧化氮养生法于非医非药养护血管的功能与应用

赵保路教授认为，"以NO诺贝尔奖理论为基础，构筑健康的血管内环境，实行从源头控制心血管疾病的防治战略"，这不仅需要坚实的理论基础，还要发挥社会媒介的效应。

血管内环境的健康与否主要取决于血管内皮细胞的NO合成能力是否健全。如果内皮细胞功能缺失，最初会表现为血管扩张障碍。血管内皮细胞长期功能不全则会严重

影响NO生物可利用度，进而引发高血压、高胆固醇血症、动脉粥样硬化、冠心病等疾病。

血液与血管共同构成了生命的源头，保持血液健康、清澈，保持血管年轻、充满弹性就是在保护身体的健康。一氧化氮能够保持血液与血管的健康，消除血流速度变缓隐患，使血液流通更顺畅、阻止血栓形成、预防动脉粥样硬化，所以它成为人体健康源头的"净化剂"。它也是我们得以长寿的基础。

一氧化氮作为血管内皮舒张因子，让血管平滑肌松弛、血管舒张。它具有如下的四大功能：

1.参与调节血管扩张和收缩平衡，有利于降低血压。

2.调节凝血和抗凝血的平衡，防止过度凝血，预防卒中。

3.调节抗炎平衡，防止动脉粥样硬化症的形成。

4.参与调节氧化和抗氧化的平衡，防止氧化应激。

一氧化氮在预防高血压、高胆固醇血症、动脉粥样硬化、冠心病、脑血管疾病等方面，都发挥着重要的作用，在养护血管方面，以精氨酸和复合抗氧化剂为核心的一氧化氮养生法有着非常重要的意义。精氨酸抗氧化剂与合理膳食，运动相结合，对预防动脉硬化有实效，为非医非药血管护理的实践活动提供了理论基础。

实验发现，天然抗氧化剂与一氧化氮可以协同保护心脑血管健康，预防心脑血管疾病的发生。

JAMA杂志则曾经发表过一篇临床试验报告，该报告证明了食用天然抗氧化剂可可（巧克力）多酚可能促进高血压患者血浆一氧化氮产生，从而具有降压功能。

为了进一步验证上述的这些发现，赵保路教授结合中医的"君臣佐使"理论又进行了研究。研究结果显示，天然抗氧化剂与NO可以协同保护心脑血管健康，预防心脑血管疾病。

天然抗氧化剂与一氧化氮进行协同，或者当作配方应用，具有如下防治血管疾病的可能：

1.对高血脂，高血糖和高血压具有明显的预防与调节作用，保护血管健康；

2.对苯肾上腺素（PE）引发的细胞缺氧损伤和对腹腔注射异丙肾上腺素（ISO）引发的心脏和肺脏损伤都具有较好的保护功能，能够消除心肌梗死的风险，保护心脏；

3.对脑缺氧缺血再灌注损伤具有较好的防护作用，协同预防脑卒中的风险，保护大脑；

4.对阿尔茨海默病具有较好的防护功能。预防阿尔茨海默病风险，推迟阿尔茨海默病的发病时间，保护脑的功能和健康。

综上所述可见，该配方可以有效预防心脑血管疾病。我们要设法对其进行进一步研究与完善。再经过临床试验，将这组配方产业化，这样就可以提供一种安全、有效预防心脑血管疾病的健康产品和药物，从而能够大大减少心脑血管发病的风险，为提高人类的健康水平做出贡献。该实验为2016年获得蓝帽子保健食品批文提供了支持。

赵保路教授在他的著作《一氧化氮——健康新动力》中，着重介绍了一氧化氮的性质和结构特点，系统地阐述一氧化氮的生物功能。并介绍精氨酸与抗氧化剂针对心脑血管实验成果：具有抗癌、增强机体免疫力、预防心血管疾病、抗炎、降血脂、降血糖、抗动脉硬化、心肌保护作用等。此外，它对老年退行性疾病，特别是对阿尔茨海默病、帕金森病及β蛋白诱导的瘫痪行为，以及延缓衰老、改善记忆、保护肝脏、胃、肺、视力系统等方面，都发挥着重要的作用。

第二节　非药血管精准健康管理传统养生健康指导与干预指南

传统养生以"上医治未病"的诊治思想作为指导，来促进与维护人们的健康。传统养生在中国有深厚的历史沉淀，已经有两千多年的发展史，经过两千多年的实践，传统养生，特别是中医养生与保健不仅已经成为一个中医健康管理体系，其应用越来越为广泛，而且在促进人类健康方面具有独特的优势，可以将它应用于非医非药血管护理中。

一、传统养生于健康管理的应用

所谓传统养生，是指从躯体、社会自然环境、心理情志等多维的角度，对个人或者群体进行健康、亚健康和疾病的监测、分析、评估，并根据个体的健康状态提供相应的养生调理、健康教育维护方案。

在中国，传统养生有着深厚的历史与文化积淀，从春秋战国时代到今天，从《黄帝内经》到《伤寒论》，从扁鹊到张仲景等，都非常重视治未病，都将其放在重要的位置。同时，《黄帝内经》《伤寒论》《金匮要略》《道德经》《易经》《坛经》等理论，为人们提供了大量的养生理念、方法。

从中医养生与保健来看，经过两千多年的实践升华，中医养生与保健已经发展成为一个系统的理论体系。中医健康管理与促进的核心理论主要包括天人合一的整体观、因地制宜的辩证观、形神一体的和谐观、以平为期的平衡观、防治结合的未病观、以人为本的治疗观。

中国人一向对传统养生青睐有加，从养生方式来看，传统养生主要包括五音、五色、五方养生，乐疗、香疗、食疗、导引、针推、砭石、药茶膏方等多种养生与保健管理手段。从调理功能来看，传统养主要有调气血，疏通经络，养五脏，祛寒湿，养身、养心、养性等功能。

从对中医学的促进与养生发展来看，传统养生具有如下的促进作用：

1.促进了中医疾病预测的发展；

2.促使卫生习惯不断改善；

3.促进了动静结合养生法的发展；

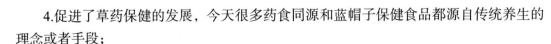

4.促进了草药保健的发展，今天很多药食同源和蓝帽子保健食品都源自传统养生的理念或者手段；

5.促进了针灸、疗、罐疗保健手段的发展；

6.促进了推拿与按摩保健手段的发展；

7.促进了精神调摄、修身养性保健手段的发展。

在道家思想的影响下，古代医学专家非常重视修身养性，调摄情志，以此来防止身心疾病的发生。《素问·上古天真论》认为，"恬惔虚无，真气从之。精神内守，病安从来"。

只要保持乐观豁达的心理，气血自然就充足通畅，有利于身体健康。传统养生涉及了衣食住行、生活起居、心神调护等方方面面，是一种全方位、多角度的具有中国特色的健康管理与促进系统。

传统养生以"上医治未病"的诊治思想作为指导，来促进与维护人们的健康。同时，中医能够客观地描述和评估健康状态的整个变化过程，而并不仅仅局限于对疾病危险因素的简单评估。

传统养生是对个人的健康状态进行综合的衡量，真正体现了预防为主，提前干预全生命周期的健康管理理念。在促进人类健康方面，传统养生具有得天独厚的优势。

有学者认为，传统养生是健康管理的最高境界，是健康服务最好的方式，既能够帮助人们获得健康，也能够让人与人之间和谐相处，让人与自然和谐相处。

中医是中华优秀传统文化的一个核心载体，蕴含着上可医国，下可医人的思想精粹。我们要大力弘扬中医养生，推广传统养生文化。要以开放的心态吸收一切科学的医学理念与健康管理理念，优化与提升中国的健康管理水平。

青岛侯元祥、侯静世代行医，因假药案一家被判重刑到中院发回重审，引起社会对中医合法性大讨论，很多非药健康企业在推广传统养生中因面向老人和慢病人群宣传不当，界限不清被以诈骗罪抓捕，部分企业因律师专业或当地公检法专业最后无罪或者改判虚假广告宣传罪，部分企业仍旧被判诈骗罪、假药罪、非法行医罪。各类非药企业要研究法律，多申请相关资质，在法律范围内工作，不要触碰红线；国家应出台更多相关法律支持保护中医，传统养生，与西医西药界定清晰，不要用西医西药一套制定法律限制中医和传统养生；国家执法机构对中药，食药同源，中医传统养生要有足够宽容度，对没有添加有毒有害西药及有毒有害物质，没有产生重大群体危害生命安全事件，没有大量客户普遍投诉，不能仅仅凭一至二个人或者少数人投诉就轻易用非法行医，假药罪（中医中药)，虚假广告宣传罪，诈骗罪定罪。即使违规也应更多采用行政处罚管控，中国政府中国人要保护支持中医中药，传统养生的发展。中医中药，传统养生是中国优秀传统文化组成部分，弘扬中医中药，传统养生是文化自信重要体现。

二、传统养生的气血与经络调理

气和血既是生命的两大能量源，又是人的后天之本。

中医认为，气血是人体内脏、经络等组织器官进行生理活动的物质基础，没有气血就没有生命。人生百病，皆因气血不通。

1.气血不足，百病生

如果将身体比作一棵树的话，气就是阳光，血就是养料。只有气血充足、通畅，才能百病不生。

人体胃肠肝脾肾等都必须依靠气血滋养，而气血的生成与运行又有赖于内脏生理机能的正常。因此，在病理上，脏腑发病与气血的病变是相互影响的。

气血充足的人头发乌黑，脸上无斑，脸色红润通透，记忆力强。一个孩子气血充足，孩子上课就会注意力集中，记忆力强，成绩好。气血不足就会让人脸色苍白、疲劳易困、贫血，出现缺月牙、手脚冰凉、头晕、颈椎腰椎不适等症状。

《黄帝内经》认为，气血足，百病除。只有气血充足才有利于全身经络的通畅，脏腑功能强大，血液循环畅通。

2.气血相互依存

人体中气与血的关系就相当于汽车与汽油的关系。如果汽车加满油，汽车就能够正常行驶；如果汽油不够，汽车就不能正常行驶。同理，血是气之根，血足才能气旺；如果血不足，气不旺，人体健康就难以保障。

气和血的关系还可以用两句话来概括："气为血之帅""血为气之母"。"气为血之帅"，是因为气有推动、温煦、防御、固摄、营养、气化等作用，并参与血的生成。气能够行血、生血、摄血。血不能自己流动，必须要由气来推动着流动。正是有了气的推动作用，血才能够正常的流动。

血为气之母，就是说血有营养、滋润全身的作用，血能够养气、载气，为气提供营养。而气必须依附于血才能存在体内。如果没有血作为气的依附，就会发生气脱，气就会散了。由此可见，气和血是互相依存的。

3.气血与经络的保健与调理

气血是如何被输送到全身各个地方的呢？这就需要依靠经络进行输送。经络是人体运行气血，联系脏腑和体表与全身各部分的通道。

经络可以分为两部分，即"经脉"和"络脉"。"经，机纵丝也"，经就像织机上的纵线，贯通上下，连接内外，是气血运行的"主路"。"辅路"则是络脉。"络"即网络，是经脉的分支，比经脉细小一些。

我们如何养好气血呢？

中医调理经络穴位就是调气血。调经络，可让气血畅通。通过调理经络穴位保证气血充足外，还要注意生活方式。长期工作、生活不规律，必然会导致气血不足。气血不足，供给五脏六腑的动力和能量不规律，脏腑就会为了维持正常的生命活动而负荷运转，时间一长，就会出现经络不通、肝胆功能减弱，就易引发疾病。保证气血充足，就要保持良好的生活方式。

有氧运动和太极等传统功法有利于养气血。

血要依靠营养（蓝帽子保健食品，食疗，五谷杂粮）来补充，调好气血就必须要养成良好的饮食习惯，保持积极乐观的心理，注意生活起居，早睡早起、保证睡眠充足，多运动、多做传统功法，多喝热水、多泡脚、多做艾灸墨灸等疏通经络、提升身体温度。一氧化氮养生法促进血净管通，是调气血的好方式。

三、祛寒养生就是通经络，补气血，调五脏六腑，祛寒湿体质

中医认为，很多疾病都是湿寒所致，寒湿是百病之源，因此祛除湿寒是传统养生中最为重要的思路与方法。抗击瘟疫多采用祛除湿寒法，效果显著。

中医认为，寒为阴邪，寒在哪里，病就在哪里。寒有内寒、外寒之分。外寒是外界的寒气侵犯到机体，让全身或者局部出现明显的寒象；内寒多为体阳虚，或者熬夜伤阳，导致体内阳气不足、阴寒过盛。寒邪侵入肌表，就会导致感冒、发烧等症状出现。如果寒邪由表入里，寒邪凝结、停滞，就会导致脏腑的气血运行不畅，痹阻脉络而引发一些疾病。从临床上来看，多种呼吸系统疾病、心脑血管疾病、肠胃疾病、妇科病、风湿免疫类疾病等健康问题都与寒邪痹阻有一定的关系。下面，我们进行具体的分析，如图12-2-1：

五行生克制化图

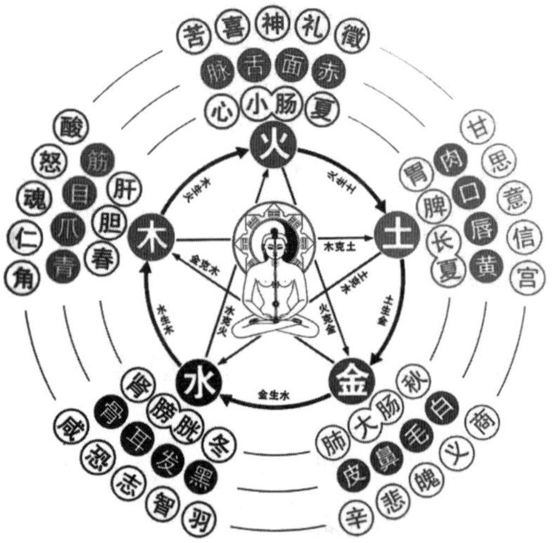

五脏六腑时间排表

肺　经：凌晨3-5点（深睡）
大肠经：5-7点（排便）
胃　经：7-9点（吃早餐）
脾　经：9-11点（造血、喝水）
心　经：11-13点（午饭、午睡）
小肠经：13-15点（吸收、简单运动）
膀胱经：15-17点（排毒、下午茶）
肾　经：17-19点（晚饭）
心包经：19-21点（散步）
三焦经：21-23点（泡脚休息）
胆　经：23-1点（入睡）
肝　经：1-3点（熟睡，要藏血排毒）

图12-2-1

1.寒与病症的位置与关系

（1）膀胱寒：小便频、尿不尽尿无力；

（2）心脏寒：胸闷气短，出冷汗，身上有淤青；

（3）肾脏寒：全身怕冷、夜尿多，腰酸腿软、没精打采；

（4）子宫寒：痛经，白带稀薄量多，小腹寒凉；

（5）肺脏寒：咳嗽、痰多，感觉乏力，易患风寒感冒；

（6）脾脏寒：有小肚子，面色萎黄、易拉肚子。

2.脾虚寒非医非药调理

脾虚寒会表现为面色萎黄，甚至显老，不想吃饭、不爱吃饭，有口水、总是吐不完、睡觉口水流下来。或者会口干，喝水又不解渴，会腹胀、腹痛，容易拉肚子、大便不成形，湿气重。

脾虚寒的人，可以这样调理：

（1）脾虚寒的人宜吃性平、温和的食物，比如莲子、山药、白扁豆、板栗、南瓜、红薯、土豆、玉米、黄豆、大枣、香菇，粳米、薏米、西米，熟藕、胡萝卜、牛肉、牛肚、鲈鱼、葡萄等。在日常饮食中，不吃寒凉、生冷食物。做好保暖工作。

（2）适当运动：脾虚寒的人要根据个人的身体情况，选择合适的运动。每天运动30分钟，每周运动3~5次。

3.肾脏虚寒非医非药调理

肾脏受寒会表现为：全身怕冷，不仅是手脚冰凉，还经常会腰部冷痛，怕冷风吹。在房事后，腰痛会加重，甚至会尿频。虽然每次尿不多，却总是有尿意，夜尿多；性欲低下，在房事时总是力不从心，甚至会伴随着早泄、滑精。

肾脏受寒的人调理如下：

（1）在日常饮食中，肾脏受寒的人宜多吃黄精、桑葚、黑豆、黑芝麻、黑枸杞等黑色食物，黑色入肾。现代研究表明，男性30岁以后，脑垂体就几乎停止分泌精氨酸了（男性精液中80%由精氨酸构成），40岁时，肾气衰、发堕齿槁，出现衰老。因此，男性到了40岁时，要多关注肾脏。

（2）肾脏受寒的人宜多吃富含精氨酸食物，这些食物可以释放一氧化氮调气血。要足量补充，最好是选择精氨酸蓝帽子保健食品，精氨酸只能在蓝帽子保健食品和药品里足量添加，食品里面不许添加精氨酸。可以选择淫羊藿西洋参蓝帽子保健食品，因为它有补肾活血的功能。

（3）肾脏受寒的人要经常晒背，在早上八点到十点，或是下午四点到五点，到太阳底下晒后背。

（4）适当运动：肾脏受寒的人，要根据个人的身体情况选择合适的运动。从时间与频次上来说，以每天运动30分钟，每周运动3~5次为宜。

4.心脏虚寒非医非药调理

心脏受寒，就经常会表现为嘴唇青紫、面色苍白，身上莫名其妙会出现淤青，稍微磕着碰着就会有一大块淤青。总觉得胸闷、气短，深呼一口气就会出冷汗。若遇冷或者在冬天时，心脏就更容易出问题。

为防止心脏受寒，保护心脏如下：

（1）多吃富含精氨酸食物。因为这些食物释放一氧化氮，它有利于舒张血管，调节气血，改善心脏。此外，红曲、银杏叶、纳豆、丹参、黄芪、罗布麻、淫羊藿、西洋参等，以及蛹虫草、红枣、山茱萸、绞股蓝、菊花、丹皮、怀牛膝，含镁丰富的营养品、虾青素和Q10。植物甾醇都对心脏有保护的功能。

（2）心脏受寒的人要坚持适量运动，要根据自己的身体情况，选择合适的运动。平时运动量比较少，先从比较舒缓的运动做起，比如散步、打太极等；

（3）心脏受寒的人要经常晒背，早上八点到十点或者下午四点到五点，要到太阳底下晒后背。多拍打心包经，按摩膻中穴。

5.膀胱虚寒的非医非药调理

膀胱受寒，出现如下表现：尿频、尿不尽、尿无力，下腹部胀痛或者腰背痛。这些表现多见于年老体弱、久病不好的人群。

膀胱受寒的人调理如下：

（1）少吃生冷、刺激的食物，养成良好的生活方式，多喝水、不憋尿，要坚持按摩膀胱经、关元、三焦俞等穴位；

关元穴：四指并拢放于脐下离四指宽；

三焦俞：位于腰部，棘突下，在第1腰椎，旁开1.5寸；

（2）多吃富含精氨酸、抗氧化剂丰富的药食同源食物，这些食物所释放的一氧化氮可以舒张血管，调节气血。此外，西洋参、淫羊藿、黄芪、丹参、怀牛膝、丹皮等的调理效果都不错。

6.子宫受寒的非医非药调理

女性的子宫受寒，就会手脚冰凉、小肚子冷，月经不规律且经量少、痛经、颜色深或发黑、有血块，腰部酸软无力、白带稀薄、量多。女性会表现为气色差、面色蜡黄、易长斑，严重的可能会出现不孕，或者怀孕以后容易流产的情况。

子宫受寒的人可以这样进行调理：

（1）在饮食上，子宫受寒的人要多吃温热食物，少吃或者不吃寒凉食物，常喝姜枣茶。

（2）晒背：子宫受寒的人可以在早上八点到十点，或者在下午4~5点，去太阳底下晒晒后背。

（3）子宫受寒的人要坚持一周至少三次泡脚，泡脚水温控制在40~45度左右，时长控制在15~30分钟左右。

7.肺部受寒的非医非药调理

肺受寒，一般会表现为鼻子不通气，稍微着点凉鼻涕就会像清水一样流下来，同时容易风寒感冒，痰多，夜间严重，有很多白痰，秋冬季容易发作。肺受寒也会总觉得没劲，没力气干活，老想躺着，因此这类人群不太容易出汗，即使是夏天也很少出汗。

肺部受寒的人可以这样进行调理：

（1）可以用生姜或者葱白煮水喝，也可以喝红糖水、黄芪水。少吃寒凉生冷食物。要注意气温的变化，根据气温的变化增减衣服。

（2）适当运动。根据个人的身体情况，选择合适的运动。建议每天运动30分钟，每周运动3~5次。

（3）补充一些营养素，补充锌、硒，维生素C、维生素E，精氨酸等。精氨酸释放的一氧化氮对肺部有非常好的保护功能。

8.用食品驱寒湿

寒湿导致血液垃圾堆积、血流不畅、血管老化现象。中医非常重视食物的驱寒湿功效。药食同源食品有寒、温、平属性，很多人不懂食材属性，吃出寒湿病，得不偿失。不要吃冷饮与寒凉水果，少摄入添加剂和加工过的食品。寒湿地区多吃辣椒有利于祛寒湿。早上一杯姜枣茶有利于祛寒湿。

立足中医开发的药食同源的蓝帽子保健食品，在补充气血、调五脏、通经络、祛除湿、补肾活血等方面效果不错，精氨酸与抗氧化剂有一定的祛除寒湿作用，精氨酸是一氧化氮前导物，一氧化氮是气血驱动力，有利于祛寒湿。要选择蓝帽子保健食品。

身体有寒湿的人，要保证充足睡眠，科学饮食。选择合适自己的温性食品，多运动改善循环，提升阳气。艾灸、墨灸也能提升阳气。避免寒凉食品，避免淋雨，科学使用空调，避免受寒，都有利于驱除身体的寒气。

四、一氧化氮是气血的驱动力

在血液循环系统中，一氧化氮是微循环、气血通畅的驱动力。NO是内皮细胞松弛因子，能够松弛血管平滑肌，防止血小板凝聚。NO作为信号，通过多条通路在身体中发挥各种各样的作用，NO可以参与调节血压、免疫反应和学习记忆等多种活动，NO又与多种疾病有着密切联系。心脏病、脑中风、老年痴呆症、帕金森病、糖尿病、性功能低下和衰老等，都与其缺乏有一定的关系。

中医认为，正常的生命活动是依赖气血。在传统的医学中，有很多方法可以调节经络平衡、疏通经络激发元气、扶正祛邪，提高身体免疫力。也有补肾活血、改善皮肤微循环、略微提高体温改善基础代谢、改善四肢发凉，虚寒怕冷等方法。

促进身体调节与经络平衡，保证气血充足就能够保证人的健康，除湿寒的食药同源的中草药、艾灸、墨灸，气功、太极等，以及经络穴位调理与促进气血畅通的方法，都与一氧化氮密切相关。气血养生是非医非药血管护理的重要方案。在进行健康管理时，要根据顾客的身体情况为其提供个性化的气血调理方案及健康管理方案。

第三节　非药血管精准健康管理心理健康与干预指南

人生活于社会环境中，心理经常受到影响，甚至会受到刺激，会出现心理应激。长期的心理应激会导致各种疾病的发生。

心理应激会引发心血管系统、呼吸系统、消化系统、皮肤系统、肌肉骨骼系统、泌尿系统、内分泌系统、神经系统、生殖系统等方面的疾病。在为顾客进行健康管理时，心理干预及理念干预非常重要。

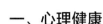

一、心理健康

心理健康是指心理活动一直处于良好或者正常的状态。心理健康主要包括合理的认知活动、适度的情感反应、恰当的意志行为、积极的生活态度、良好的适应状态等，这些都是现代人追求的一种心理状态。

由于一些生活事件，婚姻失败、工作压力、生活压力等的刺激，会有不良的心理与情绪产生，会有悲伤、抑郁、焦虑等心理与情绪，心理会处于异常状态或者不健康的状态。

生物或者躯体因素是某些心身疾病的发病基础，躯体因素是导致身心疾病的发展要素，心理因素是导致心身疾病的关键要素。一个人要想身体健康，就要设法保持心理的健康，远离不良的心理或者情绪。

二、心理健康的标准

心理学家马斯洛认为，心理健康有如下标准：

1.要有足够的自我安全感；

2.要能够充分地了解自己，并能够对自己的能力做出适当的评价；

3.对生活有比较实际的理想；

4.不脱离周围的现实环境；

5.能够保持人格的完整与和谐；

6.善于从经验中学习；

7.能够保持良好的人际关系；

8.能够适度地发泄情绪和控制情绪；

9.在符合集体要求的前提下，能够有限度地发挥个性；

10.在不违背社会规范的前提下，能够满足个人的基本要求。

我国学者也提出了心理健康的标准。心理健康是一个动态、开放的过程。在特别恶劣的环境中，心理健康的人可能也会出现某些异常的行为。因此要判断一个人的心理是否健康，要根据经常性的行为方式进行综合性的评估。

三、传统养生调摄七情与心理健康的关系

在我国传统文化中，有"七情"之说。其中，儒家的"七情"是指喜、怒、哀、惧、爱、恶、欲。佛家的"七情"是指喜、怒、忧、惧，爱、憎、欲。《黄帝内经》的"七情"指的是喜、怒、忧、思、悲、恐、惊。

中医有"一动心，五内俱焚"之说。七情的变化和人的五脏休戚相关。很多的疾病是由七情内伤所致。养生的秘诀就是"勤动脑体，不动心"。

在人的身体中，大脑是首领，是统领行为思考的工具，天天用，脑子就好使，身体就会强健。如果总是将一件事放在心中，吃饭想、睡觉还想，就会影响身体健康。

我国古典四大名著之一的小说《红楼梦》中，王熙凤非常聪明能干。她为什么会患病？她患病的原因就是心机太重，即"机关算尽太聪明，反误了卿卿性命"。小说《三国演义》中的周瑜，周瑜非常聪明，但是嫉贤心太强。别人一比他聪明能干，他就非常生气。他觉得诸葛亮比自己聪明，就总是为此生气，结果就被活活气死了。他的死是因为心态不平衡，心理有问题。

中医不仅仅研究病人和疾病，还把人放在两个圈里。第一圈是自然圈。《黄帝内经》认为，"虚邪贼风，避之有时"。这句话中有"虚邪"一说，中医将风、寒、暑、湿、燥、火太过或者不及，称为"六淫"或"六邪"。是指人和自然界之间不能协调，就会产生疾病，这是疾病发生的第一个原因。

第二圈是社会圈，在讲人的喜、怒、哀、乐、忧、恐、惊七情与人的生命以及健康的关系。肝主怒，肝不好，就爱发脾气；心主喜，喜则气散，不可过度；脾主思，思虑过多会伤脾胃；肺主悲，悲伤过度则会伤肺；肾主恐，恐则会让肾气散。中医养生中有"恬淡虚无，真气从之"之说。当你的心情特别平静的时候，你的气血就会正常地运行；当你的情绪出现异常的时候，气血就会逆乱，进而导致疾病。《丹溪·心法六郁》说："气血冲和，万病不生，一有怫郁，诸病生焉。故人身诸病，多生于郁。"良好的精神状态能够增强人的免疫力，使神经系统和内分泌功能正常，内脏经络组织器官处于良好的状态。所以要家庭和睦，与周围人处好关系，乐善好施，活在当下，智慧健康，内求内照，感恩利他，积极分享美好事物，实现良好的社会圈。

四、心理和血管健康的因果关系

心理疾病和心血管系统疾患互为因果、相互影响。人在焦虑情绪时，血液中凝血因子会增加，血液黏稠度会升高，更易引发血栓。机理则可追溯到人类原始社会。

在原始社会，人们经常会遇到一些野兽。此时，人们就会精神紧张，精神紧张其凝血因子增加，凝血因子的增加有利于被野兽伤后止血。这种生理变化就慢慢地延续了下来。

因为有这种连锁反应，情绪焦虑的支架手术患者术后就更容易发生血栓。有不良生活习惯的人、过度担忧的人，易患血管类疾病。

心理干预有利于改善心脑血管疾病，特别是非医非药的心理干预，能够帮助人们的血管保持健康。总之，抑郁、持久性心理压力、焦虑等精神问题会增加心血管疾病的风险，而正面的心理情绪能够促进心血管健康。

五、像管理资本一样管理好你的心理

人的一生有无数财富，比如健康、智慧、感情、金钱等，每一个人都想拥有很多的财富，在所有的财富中，健康是排在第一位的，是最为重要的财富。没有了它，其他都是零。这就是著名健康1+0定律。要唤醒民众关爱自己的身心健康，要教育民众特别关心心理健康。大部分疾病与心理及情绪有关。

心理健康是让人生活得健康快乐幸福的保障。不管一个人是否有钱，是否有地位，只有拥有积极乐观的心理，才算真正的成功人生。

由于社会因素、家庭因素、工作因素的影响，很多人会出现焦虑与焦虑症、强迫与强迫症、恐惧与恐惧症、创伤后应激障碍、抑郁与抑郁症等，如何面对这些问题，保持健康心理才能应对以上问题。

拥有健康身心能最大化激发自己的潜能，消极情绪和压力的增加而导致的心理问题可以进行调节。所以我们要改变认知，建立新的思维模式，保持内心的宁静、平衡，做到身忙心不忙。

《了凡四训》讲了一个人如何从"听天命"到实现"命自我立"的故事。这个故事说明，一个人的命运是可以在一成不变的重复中被改变的，人的命运可以掌握在自己的手中。

《了凡四训》认为，人的命运都是自己造作的，你的心态是积极、乐观、豁达、慈悲、善良的，你的行为自然会为你带来幸运。这种幸运是通过调理念后，再调身体、调习惯、调生命赢得的。

在生活中，有很多是人人羡慕的幸运儿，他们就好像从没有烦恼，不是他们没有烦恼，而是他们有良好的心态和正确的三观。

无论你处于顺境，还是逆境，都要多学习中国优秀传统文化，学习中医文化。这些文化使人获得身体、心理健康，进一步坚定文化自信。

如果把几十年的人生看成是一次资本运作的过程，应该如何让有限的资本创造出最大的价值？

人生最有价值的投资就是对健康的管理，只有管理好健康，你才有可能成为一个幸运的人。你的人生才能创造最大价值。做好健康管理首先从理念、心理干预开始。

"过劳死"现象越来越多，一度成为社会关注的焦点。"房奴"，"钱奴"，"色奴"在生活中处处可见。很多人感叹活着真累！越来越多的人开始寻找解压的方式，健康管理通过改变心理来获得健康，是很多人都认可的一种方法。

人至中年应保持心情舒畅、情绪稳定。在生活中，对不顺耳的话和不顺心的事要坦然面对。要思想娴静，少贪欲，不为世俗名利所累，使气血通畅，气血和平，脏腑功能活动正常，从而有利于身心健康。

唐代医学家孙思邈博学多闻，却淡泊名利。隋文帝、唐太宗、唐高宗都曾经先后召其为官，结果被他婉言辞谢。他一心致力于医学的研究，不仅成为一代名医，且身心健康而长寿，活到了101岁。

古今长寿之人都心胸豁达、性格开朗。这是人们得以长寿的因素。现代社会，一些人在无尽的欲望驱使下，长年奔波忙碌，精神上少有满足与快乐。所以，调畅七情，保持健康的心理一定要减少欲望，把心理调节到最好的状态，要有宁静、安详、舒适、快乐的心理体验，我们的生活自然就健康、幸福、快乐。

六、心理健康与一氧化氮养生法

平和、积极的心态有利于产生一氧化氮，人在快乐的状态下，全身肌肉会放松，有利于血液循环，刺激内皮细胞释放一氧化氮。

当人坦然面对压力的时候，要有一颗宁静的、干净的心。他的自我感觉是安全、自信、满足的。这个时候，内啡肽和大脑都在亮绿灯，就会释放一氧化氮消灭细菌，缓解疼痛，减轻炎症。保持乐观健康的心理既是一氧化氮养生法的重要部分，也是非药血管精准健康管理重要内容。

七、学习与心理健康的关系

健康的心理，需要多读《道德经》《易经》《论语》《坛经》《黄帝内经》《阳明心学》。中国优秀传统文化作为养育中国人的智慧哲学，渐渐显示出独特而完善的心灵净化作用。在生活中，我们可以从四季轮转、耕耘播种、众缘和合中，得以品味苦甘，冷热，浓淡。积极向善行，革除我执，法执与贪嗔痴等烦恼，培植福德，以获得身心的自由与健康。

每一个人都有处于顺境与逆境的时候。处于顺境时读《论语》，处逆境时读《道德经》或者是《坛经》。修心推荐学阳明心学。这对建立积极人生观有重要的指导作用。

在工作或者在生活中遇到问题，心理素质又比较差的人，健康管理师要及时帮助他，必要时要让他们去看心理医生。对任何个体来讲，都要做好如下工作：（1）多学习中国优秀传统文化；（2）培养健全人格；（3）锻炼应对能力，调节情绪；（4）建立良好的人际关系；（5）积极参加健康的社会活动。

参考文献

斐里德·穆拉德.《神奇的一氧化氮教你多活30年》译林出版社，2011.

赵保路.《一氧化氮——健康新动力》上海科学普及出版社，2022.

张大宁.《张大宁谈保健与养生》科学出版社，2016.

张继传.《气血才是命根子》中国医药科技出版社，2016.

吴中朝.《跟黄帝内经学养生，肾好命就长》福建科技出版社，2020.

吴中朝.《跟黄帝内经学养生，养好脾胃不生病》福建科技出版社，2020.

吴中朝.《跟黄帝内经学养生，养生就要养五脏》福建科技出版社，2020.

吴中朝.《跟黄帝内经学养生，肝好人不老》福建科技出版社，2020.

李秋艳.《养心就是养命》天津科学技术出版社，2016.

路志正.《大病预防先除湿》福建科技出版社，2020.

王寅.《智慧解读黄帝内经》漓江出版社，2010.

斐里德·穆拉德.《神奇的一氧化氮教你多活30年》译林出版社，2011，32.

杨力.《养好血管年轻20岁》中国纺织出版社，2017，22-23.

胡大一.《血管干净不生病》吉林科学技术出版社，2022，6.

李宁，谢洪智.《清血管降三高》江苏凤凰科学技术出版社，2020，46.

胡大一.《血管干净不生病》吉林科学技术出版社，2022，18-36.

肖喜平.《通血管保心脏》江苏凤凰科学技术出版社，2019，789.

杨力.《养好血管年轻20岁》中国纺织出版社，2017，40-41.

肖喜平.《通血管保心脏》江苏凤凰科学技术出版社，2019，8.

李宁，谢洪智.《清血管降三高》江苏凤凰科学技术出版社，2020，28.

李宁，谢洪智.《清血管降三高》江苏凤凰科学技术出版社，2020，2.

斐里德·穆拉德.《神奇的一氧化氮教你多活30年》译林出版社，2011，42.

杨力.《养好血管年轻20岁》中国纺织出版社，2017，50-56.

胡大一.《血管干净不生病》吉林科学技术出版社，2022，50-52.

胡大一.《血管干净不生病》吉林科学技术出版社，2022，110-126.

王彤，李京.中药红曲煎剂治疗高脂血症及其血管内皮作用影响[J]辽宁中医药大学学报，2018-8-8（20）.

齐明明，张文萌，印书霞等.纳豆红曲复合物的降脂作用及药代动力学分析[J]现代食品科技，2021，Vo1.37，NO.12.

齐明明，印书霞，孙建博等.纳豆红曲复合物对抗凝和抑制血栓生存的作用，营养学报，2021，第43卷第2期；

赵保路.《一氧化氮自由基生物学和医学》科学出版社122-124，201-309.

专利证书号2687614，一种调节心脑血管和减少心脑血管疾病风险的保健品；

中华中医药学会推拿分会第十四次推拿学术交流会2013年10月·深圳：推桥弓配合推拿治疗颈源性眩晕20例疗效观察；

刘元华，洪明星，刘明雪等.传统手法治疗高血压的机理探讨[J].中医外治杂志，2005，14（2）：32-33.

黄谷，蔡黎，沈晔等.抹桥弓法联合按揉风池穴干预轻中度高血压的临床研究[J].中西医结合心脑血管病杂志，2016，14（8）901-903.（基金项目：上海市基层中医药服务能力提升工程社区中医药特色项目经费支持（No. Shjczyynlts-sqzyyts-24）.

张丽，杜伟斌，鲍关爱等.推拿桥弓穴配合耳穴贴压辅助治疗原发性高血压效果[J].中国乡村医药，2015，（13）：33-34.

俞建锋.针刺结合推按桥弓穴法治疗肝阳上亢型高血压病30例疗效观察[J].上海医药，2014，（17）：28-30.

张学森，秦钰萍，姜大春等.舌下静脉分度对冠心病的预测价值[J].西南国防医药，2014年8月，（8）.

家罗大伦.《图解舌诊》江西科学技术出版社，2018，102-112.

肖喜平.《通血管保心脏》江苏凤凰科学技术出版社，2019.

李宁，谢洪智.《清血管降三高》江苏凤凰科学技术出版社，2020.

胡大一.《血管干净不生病》吉林科学技术出版社，2022.

肖喜平.《通血管保心脏》江苏凤凰科学技术出版社，2019，143.

赵保路.《一氧化氮自由基生物学和医学》科学出版社，303.

斐里德·穆拉德.《神奇的一氧化氮教你多活30年》译林出版社，2011，57.

伊格纳罗.《一氧化氮让你远离心脑血管病》北京大学医学出版社；

伊格纳罗.《诺奖大师纵论生命科学与人类健康》科学出版社；

赵保路.《一氧化氮自由基生物学和医学》：科学出版社，2016，121-138.

赵保路.《一氧化氮——健康新动力》上海科学普及出版社，2022，12.

国民营养科普丛书，《心血管疾病膳食指导》人民卫生出版社；

国民营养科普丛书，《健康体重管理指导》人民卫生出版社；

王陇德.《营养与疾病预防医学减重管理手册》人民卫生出版社；

中国健康知识传播激励《血管保卫战，把胆固醇管起来》人民卫生出版社；

卢晟晔.《高血脂调养三部曲》天津科学技术出版社；

赵保路.《天然抗氧化剂虾青素与健康》上海科学普及出版社；

郭清.《健康管理学，全国高等学校教材》人民卫生出版社，356.

郭清.《健康管理学，全国高等学校教材》人民卫生出版社，355.

第十三章 非药血管精准健康管理的
特殊保健与干预指南

人体中，因为有免疫系统，人体才有免疫力，才有一道防护墙。血管血液的健康与提高免疫力以及抗疲劳互相促进。在日常生活中，食用一些国家批准的蓝帽子保健食品来提高免疫力，既不容易感觉疲劳，又利于保护血管血液的健康。本章论述提高免疫力与抗疲劳指南、保健食品规范指南等内容，并着重介绍了一氧化氮的作用及一些营养素的功能作用。

第一节　非药血管精准健康管理免疫力与抗疲劳干预指南

血管血液的健康与提高免疫力以及抗疲劳互相促进，血管血液的健康有利于提高免疫力，不容易疲劳。提高免疫力，不容易疲劳，精力旺盛有利于血净管通。一氧化氮有助于提高免疫力、抗疲劳，一氧化氮有助于血净管通，人类健康的关键因子之一就是一氧化氮。

一、人体的免疫系统与组成

在人体的免疫系统中，免疫器官、免疫细胞和免疫分子与血液、血液循环、血管弹性密不可分。人体的免疫系统如下：

1.中枢免疫器官

中枢免疫器官是免疫系统的司令部。中枢免疫器官主要包括骨髓和胸腺，骨髓是所有免疫细胞的发源地和B细胞发育、分化和成熟的地方，而胸腺则是T细胞分化、发育和成熟的场所。

2.外周免疫器官

外周免疫器官主要由脾和淋巴结组成，是淋巴细胞的定居地和免疫应答的场所，它被称为人体内的钢铁长城。

3.免疫细胞

在免疫系统中，有很多的免疫细胞，免疫细胞是免疫系统的功能单元。有人体内的特种兵之称。绝大多数免疫细胞是由造血干细胞分化而来。

根据功能的不同，将免疫细胞分为固有免疫细胞和特异性免疫细胞。固有免疫细胞家族庞大，包括中性粒细胞、单核巨噬细胞、嗜酸性粒细胞、嗜碱性粒细胞、肥大细胞、树突状细胞、自然杀伤细胞、NKT细胞等。此外，γsT细胞、B1细胞和固有淋巴细胞也属于固有免疫细胞。特异性免疫细胞则包括T淋巴细胞和B淋巴细胞。

4.免疫因子

免疫因子是免疫球蛋白抗体，有人体内空降兵之称。抗体分为免疫球蛋白A（IgA）、免疫球蛋白G（IgG）、免疫球蛋白M（IgM）、免疫球蛋白E（IgE）和免疫球蛋白D（IgD）。五类五种免疫球蛋白各具特色。

（1）免疫球蛋白A既是黏膜免疫的主要抗体成分，又是人体化学免疫屏障的重要组成分子。

（2）免疫球蛋白G是人类血清中含量最多的抗体，是适合人类免疫的成分，通过胎盘进入胎儿体内，为刚出生的婴儿提供免疫保护。

（3）免疫球蛋白M是人类最早出现的抗体，是感染早期出现的抗体，它的出现则意味着病原体正在感染人体。免疫球蛋白G、免疫球蛋白M是病菌病毒和毒素的天敌。在肠道，支气管黏膜中，免疫球蛋白G、免疫球蛋白M都在英勇地抵御着病毒侵入，在对抗呼吸道，消化道病原微生物的感染与百日咳、肺炎球菌等感染上，它们发挥着巨大的作用。

（4）免疫球蛋白E是血液中含量最低的抗体成分，它与抗寄生虫感染免疫应答和过敏性休克、哮喘，以及荨麻疹等速发型超敏反应的发生有关。

（5）免疫球蛋白D是很神秘的一种抗体。在临床上使用的抗体药物主要包括单克隆抗体药物和人免疫球蛋白制剂。在紧急的情况下，可以将康复期患者的血浆用于传染病的治疗。

在免疫细胞之间，细胞因子发挥着信号联络的作用，它是协调免疫细胞功能与行为的信息"语言"，并确保整个免疫系统协调一致，有效进行工作。比较常见的细胞因子有干扰素、白细胞介素，趋化因子等。

白细胞分化抗原是免疫细胞的身份标志。免疫器官，免疫细胞和免疫分子的活力离不开强大的造血功能与畅通的血液循环。

二、人体的免疫屏障

人体免疫力通过血液循环输送。对于人体的免疫力来说，血管、血液、血液循环都特别重要。人类的免疫力有如下的屏障作用：

1.免疫屏障

人体是一个由各种细胞组成的有机整体，所有的细胞都能够在人体内进行正常的生理活动，以维持人体的生命与健康。如果把人体比喻成一座城市的话，这个城市的围墙就是机体的体表免疫屏障。在人体中，大脑等特殊器官需要更有力地保护，很多器官就有了自己的免疫屏障。这些免疫屏障就像是城中之城。

根据免疫屏障所处的位置，我们将免疫屏障进行分类，将其分为物理屏障、化学屏障和生物屏障。在人体内，这些屏障具有保护环境或者保护特定器官生理环境稳定的免疫功能。

（1）物理屏障

在皮肤和黏膜表面，有由致密上皮细胞组成的皮肤和黏膜上皮组织。它就像是一道高大而坚固的城墙，将病原体彻底挡在机体外面。皮肤的表皮还有角质化的上皮细胞和毛发等附属物，增强了其物理的机械阻断能力。无论是皮肤还是黏膜，都可以有效阻挡病原体的入侵。

（2）化学屏障

在皮肤中有汗腺和皮脂腺，黏膜中也有一些外分泌腺体和分泌细胞，可以产生汗液、皮脂和唾液、黏液等分泌物。在人体中，这些分泌物如同城墙外面的护城河和壕沟一样，大大增加了病原体感染人体细胞的难度。皮肤和黏膜的分泌物含有大量的杀菌和抑菌物质，杀死病原体或者能够抑制其生长，形成防御和抵抗病原体感染的化学屏障。

（3）生物屏障

在人体体表的皮肤和黏膜上，有大量的细菌、酵母等微生物。这些微生物不会引发疾病，它们被称为正常菌群。人体正常菌群的数量很大，一个人携带的正常菌群的细菌总数与这个人体内细胞数量的总和是相同的。它们通过物理占位与病原体竞争结合上皮细胞、竞争消耗营养物质等方式，或者通过分泌抗生素等杀菌和有抑菌功能的物质，对致病的病原体进行防御和抵抗。

2.适应免疫

适应免疫，指淋巴细胞对某一种特异性抗原，产生与之相对应的抗体或者有局部性细胞反应，以清除进入机体的病原体或者异物的过程，这个过程也被称为获得性免疫或者特异性免疫。

适应免疫具有反应性、特异性和记忆性的特点。人体的适应免疫是由T细胞和B细胞，以及抗体组成的。在血液中，淋巴细胞则按照其发生和功能的差异进行分类，淋巴细胞可以分为T淋巴细胞和B淋巴细胞。按照参与成分和功能，将适应免疫应答分为两种类型：细胞免疫和体液免疫。

（1）T细胞是免疫系统的协调员。T细胞具有高度的异质性，参与机体特异性细胞免疫应答的发生，在抗原诱导的抗体与其参与的体液免疫应答中，发挥着极其重要的辅助调节作用。

（2）B细胞是抗体的制造者。B细胞是人体内非常重要的一种适应免疫应答细胞，是人体适应免疫的重要组成部分。

（3）抗体。在机体防御和抵抗病原体感染的第一线，抗体既是当之无愧的人体免疫明星，又是人体具有免疫力的标志。

（4）细胞免疫主要是由T细胞来实现的。在血液中，这种细胞占据了淋巴细胞总数的80%-90%。T细胞在受抗原刺激变成致敏细胞后，它主要有三个免疫作用：直接接触并攻击有特异抗原性的异物，比如肿瘤细胞、异体移植细胞；分泌多种淋巴因子，破坏含有病原体的细胞或者抑制病毒的繁殖；B细胞与T细胞协同作用，一起杀灭病原微生物。

（5）体液免疫主要是通过B细胞来实现的。B细胞受到抗原刺激就会产生多种抗体，这种抗体就是免疫球蛋白，以应对不同的抗原。由于B细胞内有丰富的粗面内质网，蛋白质合成充足，通过与相应抗原发生免疫反应，抗体能够中和、沉淀、凝集或者溶解抗原，消除对抗体有害的物质。

3.固有免疫

固有免疫又称非特异性免疫、天然免疫。人一生下来就有固有免疫。固有免疫是与生俱来的。固有免疫系统主要包括如下屏障或者免疫分子：

（1）组织屏障，包括皮肤和黏膜系统、血脑屏障、胎盘屏障等；

（2）固有免疫细胞，包括吞噬细胞杀伤细胞、树突状细胞等；

（3）固有免疫分子，包括细胞因子、酶类物质等。

固有免疫细胞有如下的功能：①中性粒细胞吞噬和杀灭细菌，参与急性炎症反应；②单核巨噬细胞吞噬病原微生物和内化抗原，发挥吞噬杀菌和抗原加工的双重作用，内源性抗原加工对T细胞、B细胞的发育、成熟、活化、增殖、分化等具有重要的作用与影响；③嗜酸性粒细胞抗寄生虫感染，调节I型超敏反应；④嗜碱性粒细胞和肥大细胞参与I型超敏反应；⑤自然杀伤细胞是抗感染和抗肿瘤免疫的第一道天然防线。

固有免疫的获得需要有一个过程。猪瘟在猪群中传播的很快，但是与人类无关。人类不会患这种病，炎症反应是人类与生俱来的能力。

固有免疫对入侵的病原微生物能够快速地反应，固有免疫应答是宿主抵御病原微生物入侵的第一道防线，它启动和参与适应免疫应答，如图13-1-1。

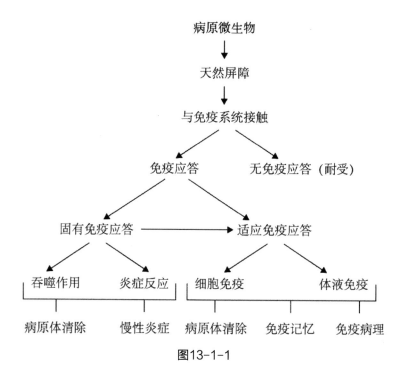

图13-1-1

人体免疫系统有各种屏障与免疫功能。免疫功能通过血液循环发挥作用。

三、免疫系统的作用

免疫系统主要有三大作用。

1.免疫防御。指人体抵御病原体与其毒性产物侵犯，让人避免患上感染性疾病。

2.免疫自身稳定。人体组织细胞不停地新陈代谢，随时有大量新生细胞代替衰老和受损伤的细胞。免疫自身稳定指免疫系统能够及时地把衰老和死亡的细胞识别出来，并将它们从体内清除出去，保持人体细胞的稳定。

3.免疫监视。免疫系统具有识别杀伤，及时清除体内突变细胞，防止肿瘤发生的功能，这一功能就是免疫监视。免疫监视是免疫系统最基本的功能之一。

免疫系统三大作用的正常发挥离不开的一个前提，这个前提就是血液干净，血管有弹性韧性，血净管通，血液循环畅通，如图13-1-2。

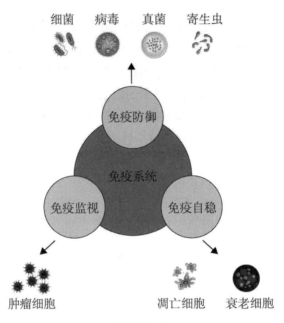

图13-1-2

四、群体免疫和群体免疫屏障

当人体感染了某种病原体，在痊愈后，就会获得或多或少的免疫力，就能够在一定时间内不再反复感染该病原体。在某个特定人群中，随着病原体的不断传播，人群内的个体也会逐渐获得对该病原体的免疫力。自此后，便不再发生感染，病原体的传播越来越困难，RO值会越来越低。这种由每个个体免疫力叠加形成的群体抵抗病原体传播的能力，称为群体免疫。

随着群体免疫能力的不断增强，最终病原体无法在这个群体中继续传播。群体的免疫强度称为群体免疫屏障。在历史上，天花、鼠疫和霍乱等很多传染病都是周期性暴发或者流行的。在一次大流行后，由于群体免疫和群体免疫屏障的作用，该传染病就会出现流行强度的减弱，甚至会出现多年不流行的情况。

群体免疫是人类群体中个体免疫力的总和。它通过如下两种方式获得：自然感染和疫苗接种。2022年12月初，中国放开新冠封控后，到2023年元月春节前后大部分人都阳过了。之后，就很少有人再感染新冠，这就是群体免疫发挥了作用。

五、如何提高免疫力：四大基石筑牢健康

人的身体就像是一个不停地在运转的系统，随着运转时间的不断加长，系统会出现

这样或者那样的问题。此时，为了维持系统的平稳，就要多关注健康与免疫的问题。

如何提高免疫力，如何保证身体的健康呢？世界卫生组织提出健康四大基石，四大基石是提高免疫力，保持身体健康的基础。

1.合理膳食，科学合理地安排自己的一日三餐，有助于改善自身的免疫力，养护血管。

为此，我们要积极学习健康饮食知识，做到会吃慧吃。

选择当地自产的新鲜食材作为一日三餐的食材。保持限盐限油限饱和脂肪酸烹饪的健康烹饪方式。坚持饮食多样化，每天食用12种以上食物，每周食用25种以上食物，具体参考《2022中国居民膳食指南》的八个原则以及食物宝塔。

少吃或者不吃添加物多的零食，各种含有添加剂的食品等。一定要看食品标签及添加剂后再决定是否购买。

补充一些不含添加剂的营养素或者补充天然营养补充剂。国家市场监管总局批准的蓝帽子保健食品，在选购时，要看是否清晰标注了标志性成分并要求看第三方权威检测报告。

饮食无节，一日饮食时间与次数都没有规律，不利于血管的养护与身体的免疫力提高。很多人吃饭不正常，一些人为了减重，用加工的代餐粉代替三餐，破坏了身体组织细胞，导致身体的免疫力下降，以致出现了各种疑难杂症。在正确的时间做正确的事，一日三餐有节非常重要。

2.适量运动有利于改善免疫力、养护血管。有利于改善免疫力、养护血管的运动主要为有氧、无氧抗阻运动，柔性运动。三种运动交叉进行。从运动量来看，每天运动一小时的时间，既可以保证健康又可以享受快乐。运动得法才能强身健体，盲目运动则会自伤其身。

3.保持心理的平衡。环境变化、生活与工作压力、社会的变化，与人相处出现矛盾，若处理不当等，都会导致一些心身疾病，要学会处理心理的问题，要悦纳自己。在与人发生矛盾时，要学会宽容他人。

4.保证充足的睡眠，早睡早起，不仅自己做到这一点，还要督促家人这样做。无论中医还是西医都非常重视睡眠质量，因为良好的睡眠有利于调养五脏，提高免疫力。体内垃圾的排除与清理都与充足的睡眠有关。

一年四季，春夏秋冬如期更替，要遵循大自然的规律，不能违背大自然的规律。规律是客观存在的，大自然的规律有很多，最需要遵循的就是生活起居的规律。

遵循什么样的起居规律呢？《黄帝内经》强调日出而作，日落而息。

提高免疫力或者改善血管，就要养生物钟。养生物钟是让身体恢复健康的核心因素。如何做才能养生物钟呢？如何做才能真正做到起居与作息有规律呢？

把握起居与作息有规律，就要了解人体重要器官的工作原理。人体的五脏六腑就像流水线一样，在不同的时间，会有不同的脏器在发挥作用。在正确的时间有正确的行为，做了正确的事情就是养生，违背了它就是伤身。

　　我们使用一些生活用品，比如电冰箱、洗衣机、电视机等。都有使用说明书。按照说明书上标注的正确方法使用，这一物品就能使用较长的时间。如果没有按照说明书上的正确方法使用，它们很快就会被损坏。

　　人体器官也有使用说明书，按照说明书上的正确的方法去使用，就会少生病或者不生病，可以延长生命。详见图12-2-1的五脏六腑时间排表。

　　十二经络及五脏六腑时辰养生表就是人体健康生物钟，就是人体健康使用说明书，把握好养生生物钟就能通经络，气血足，养好五脏六腑。一定要记得什么时间该干什么事情。

　　6.精准喝水：水本身就是重要的营养素。营养物质靠水分才能摄入，营养物质靠水分参与代谢，体内垃圾物靠水分排出，血管血液健康、血液循环离不开充足的水。喝40-50℃的白开水或者适合体质的茶水，大口喝小口咽！每天饮2000ml左右水，含三餐汤。

　　早起6点：喝水800ml（大肠经：排泄）；上午10点：喝水800ml（脾经：造血消化吸收调节）；下午3点：喝水500ml（小肠经：消化吸收）；下午4点30：喝水800ml（膀胱经：泌尿系统）；晚上8点：喝水300ml（心包经：调节血液循环）。人体本身有调动水的能力，长时间不用，用进废退，功能就会退化，按规律饮水才能发挥水的健康作用。按规律饮水是二便正常、人体正常排毒的重要保证。

　　养生提高免疫力养护血管归纳为六步：第一步通经络，调气血，调五脏六腑养好生物钟；第二步畅通人体八大排毒口，精准饮水排除毒素；第三步坚持适量运动；第四步均衡营养，科学三餐加天然药食同源食品。天然营养素，提高免疫力抗疲劳及调节血压血脂的蓝帽子保健食品；第五步心理平衡；第六步严格执行人体生物钟，调出好睡眠，养出好习惯。

六、提高免疫力的营养素

　　适量补充营养素，可以养护血管，提高免疫力，有利于身体健康。根据身体的实际情况，补充如下营养素。

1.L-谷氨酰胺

　　L-谷氨酰胺占人体游离氨基酸的61%，是人体最不可缺乏的条件性必需氨基酸。人体中的L-谷氨酰胺主要贮存于肌肉中，肌肉里含量最丰富的氨基酸就是谷氨酰胺，其次是牛磺酸。而血液里含量最多的氨基酸则是谷氨酰胺。

　　当身体的其他器官需要L-谷氨酰胺时，肌肉中所含的高浓度的L-谷氨酰胺就会向血液中释放。

　　（1）L-谷氨酰胺的功能

　　L-谷氨酰胺有如下功能：①是肌肉得以保持新陈代谢与结构的关键；②是免疫系统的基本燃料与能量来源；③是脱氧核糖核酸（DNA）合成与细胞分化以及成长所需的营养成分，也是创伤恢复与组织修复所需的营养成分，有利于脱氧核糖核酸（DNA）

合成及细胞分化与成长，有利于创伤恢复与组织修复；④是胃肠管腔细胞的基本营养来源，有利于胃肠管腔的健康。

1995年，美国人朱迪·夏波特医师和南希·厄利什出版了专著*The Ulti-mate Nutrient Glutamine*（蒋朱明主译.基本营养素谷氨酰胺.人民卫生出版社）。该书内容丰富，不仅有谷氨酰胺研究的最新进展，还有最新的科研数据与医学报告等。

L-谷氨酰胺抗消化道溃疡。胃肠道是消耗谷氨酰胺的主要器官，但是胃肠道既不能合成，又不能贮存谷氨酰胺，因此就需要依靠外部供应。

胃肠上皮细胞（黏膜）一旦被破坏，有了损伤，细菌就会在被破损的胃肠壁上生长，并形成溃疡，最终它还会进入人的血液而感染其他器官。当胃肠上皮细胞（黏膜）有了损伤就需要及时进行修复。修复需要L-谷氨酰胺。

（2）L-谷氨酰胺的应用

修复破损的黏膜，需要大量的谷氨酰胺。谷氨酰胺在临床上的使用量比较大。据估计，在消化道系统药物中谷氨酰胺的用量在500t/年以上。国内被纳入医保的药"谷参肠安"，其主要成分就是谷氨酰胺。

L-谷氨酰胺仅作为药品和保健食品的原料。额外获取L-谷氨酰胺，要么去医院，让医生根据病情开含有L-谷氨酰胺的药品，要么在进行非医非药健康管理时，选择服用含有L-谷氨酰胺的蓝帽子保健食品。蓝帽子保健食品会清晰标注L-谷氨酰胺的含量。

L-谷氨酰胺的功能很多，是保护我们健康的一种重要营养素。很多科学家都意识到这种营养物质的重要性，并对它进行了深入的研究与实践，它的应用范围也越来越广泛。L-谷氨酰胺在以下人群中的应用效果较好。

①L-谷氨酰胺适于运动员与重体力劳动者。谷氨酰胺有显著的保护肌肉量的作用。当运动员与重体力劳动者从事激烈运动或者进行劳作时，会因为缺氧代谢而产生大量乳酸，谷氨酰胺则可以中和这些乳酸，及时补充谷氨酰胺防止乳酸中毒和减少肌肉的分解。

谷氨酰胺和免疫系统有密切关系，运动员与体力劳动者补充谷氨酰胺能够强化免疫系统，减轻疲劳感，避免因过度疲劳而导致上呼吸道感染和创口延迟愈合等疾病。世界上很多国家都在广泛使用由L-谷氨酰胺、L-精氨酸等配伍而成的运动营养制剂，在提高运动的成绩方面，发挥着非常重要的作用。尤春英教授通过优秀乒乓球运动员实验，验证效果显著。

②谷氨酰胺适用于老年人。谷氨酰胺能提高人体激素水平，维持和支持谷胱甘肽消除自由基、帮助肝脏和肾脏清除体内废物，延缓衰老的速度；

③谷氨酰胺适于儿童与特殊群体；

④谷氨酰胺有利于提高儿童智商；

⑤它可以减轻抑郁、愤怒和疲劳感。

⑥对酗酒者有一定保护效果，还可以防止艾滋病人群免疫功能下降。医学界相关专

家正在进行让艾滋病病人补充谷氨酰胺，以增强其免疫功能的研究。

在日本和欧美的一些发达国家，把谷氨酰胺结晶（或粉末）胶囊、片剂或者瓶装饮料作为营养保健品出售，谷氨酰胺营养保健品的用量每年约有2000多吨。

氨基酸类免疫营养素主要是精氨酸和谷氨酰胺。谷氨酰胺可以为淋巴细胞、吞噬细胞提供能源，改善肠道免疫功能，具有免疫调节作用，推荐量是每天0.2~0.4g/kg。

2.精氨酸

L-精氨酸的功能和应用，如表13-1-1。

表13-1-1

功能	应用
被用来合成控制血管收缩及扩张的物质 维持婴儿的营养平衡 激励免疫系统 刺激内分泌系统中的激素（激素、胰岛素的分泌） 促进血管舒展，有利于血液流动和降血压 促进人体的解毒 保湿 平衡pH	在增强性功能配方中添加 在婴儿营养配方中添加 是提高免疫力的营养剂，运动补充 糖尿病人的康复，内分泌系统的诊断工具 抗脑缺氧，抗高血压药物 抗疲劳，营养输液，提高肾功能 化妆品，头发护理 pH平衡剂，酸性药物如阿司匹林、头孢拉定注射液、胶囊的中和剂

L-精氨酸的生理功能。L-精氨酸的生理功能有很多。精氨酸不仅是治疗男性病与不育症的保健氨基酸，还是动物人工授精液的稳定剂。如果体内缺少精氨酸不仅会使性成熟延缓，而且会导致分泌的精子量减少，甚至可能发生阳痿。

L-精氨酸在体内代谢后最终会产生一氧化氮。补充L-精氨酸促进EDRF的生成则可以防治某些心血管病。高血压病人口服者或者肌内注射L-精氨酸，降压的效果比较明显。近年来，L-精氨酸已被用于临床的降压。

动脉粥样硬化与防治是心血管领域的重大课题之一。很多专家都在进行研究。有研究发现，摄入丰富的L-精氨酸可以降低冠心病的发生率，可以治疗冠心病心绞痛，并抗动脉硬化。为患者提供L-精氨酸可以舒张血管，防治心肌缺血损伤，对缺血性心脏病的治疗具有一定的作用。

精氨酸能够提高免疫力。精氨酸可以增加T细胞的数量，促进免疫应答。精氨酸具有防止胸腺退化的功能。补充精氨酸能够增加胸腺的重量，促进胸腺中淋巴细胞与CD细胞（在免疫学中是指白细胞分化抗原）的增长。患者在手术后若每日补充精氨酸，就可以刺激其体内CD细胞的生长，从而达到提高他免疫力的目的。

补充精氨酸可以让患肿瘤病的动物减少肿瘤体积，降低肿瘤转移率，提高其存活的时间和存活率。中科院大学陆忠兵教授通过实验证明这一观点。对于肿瘤患者来说，是一大福音。相关专家的精氨酸推荐量是每天0.2~0.3g/kg。

精氨酸对消化道溃疡、糖尿病、伤口愈合等，也都有一定的治疗效果，对肾功能具有保护作用。口腔患者可以适量补充精氨酸，对口腔的愈合有显著的促进作用，它促进胶原组织蛋白的合成，因而能够修复伤口。

精氨酸是形成一氧化氮的前体，一氧化氮在内皮细胞合成，是血管松弛的因子，它可以改善伤口周围的微循环，使伤口早日愈合。它有利于消化道溃疡的治疗。

精氨酸能够刺激胰脏产生胰岛素，有利于恢复正常的葡萄糖耐量曲线，适于糖尿病患者用以日常保健。

精氨酸在肌肉代谢的过程中非常重要，它能够促进肌肉的增加与减少脂肪，在减肥上，精氨酸起着重要的作用。

精氨酸与其盐类都具有保健功能，因而被广泛用作氨中毒性肝昏迷的解毒剂和肝功能的促进剂。精氨酸可以增强肌肉的活力，对急性肝中毒和对注射利尿剂引起的肾功能损害有较好的保护功能。添加精氨酸的功能性口服液或者保健饮料，可以保肝、护肝。

精氨酸是药品原料成分，也是国家市场监管总局批准的蓝帽子保健食品原料及其标志性成分。我们仅仅推荐蓝帽子保健食品。如果食品宣传有精氨酸就是非法添加，欺诈宣传。

3.维生素E

维生素E通过影响核酸和蛋白质的代谢，影响淋巴细胞膜结构与流动性，从而影响免疫功能。缺少维生素E就会损害体液和细胞免疫的功能。要补充适量的维生素E。

4.维生素C

维生素C对胸腺、脾脏、淋巴结等组织器官生成淋巴细胞有较大的影响。通过提高人体内抗氧化物的水平而增强机体免疫功能。维生素C对呼吸道感染有一定的预防作用，促进吞噬细胞的吞噬杀菌功能、促进免疫球蛋白G（IgG）、免疫球蛋白M（IgM）的产生。

体内缺少维生素C，就抑制淋巴组织的发育、白细胞对细菌的反应、吞噬细胞的吞噬功能、异体移植的排斥反应。要及时补充维生素C。

5.锌

锌是80多种金属酶的辅酶，它不仅参与蛋白代谢，而且对免疫系统发育和正常免疫功能的维持发挥着重要作用。如果身体缺少锌，就会影响体液与细胞免疫，从而引发免疫器官组织萎缩，T细胞数量减少与活性下降、抑制迟发型过敏反应等。对于任何人来说，补充锌都非常重要。

6.硒

在细胞免疫和体液免疫中，硒都具有极其重要的作用，硒有较好的免疫增强和抗肿瘤作用。缺少硒会影响T淋巴细胞对有丝分裂原刺激的反应性，进而影响细胞增殖、降低吞噬细胞的趋化性和氧化还原状态、导致血清IgG和IgM浓度下降、中性白细胞杀菌能力下降。

7.牛磺酸

牛磺酸是一种丰富的游离氨基酸。1827年，首次从牛胆汁中分离出来的一种生物活性物质。"牛磺酸"这个词也由此而来。

牛磺酸有如下功能：（1）抗氧化作用；（2）对心脑血管和肝脏有保护作用，对中枢神经有营养作用，可以保护视网膜神经；（3）可以延缓衰老、改善记忆和老年认知能力；（4）对糖尿病与并发症有改善作用；（5）对大脑发育有影响，对大脑疾病的治疗有作用；（6）增强免疫力和抗疲劳功能，牛磺酸具有抗疲劳作用，同时可以增强免疫力和单核细胞吞噬的能力。由于牛磺酸是机体的内源性抗损伤物质，其主要作用机理与清除自由基、抗脂质过氧化有关。任何进口、国产食品、口服液食品、营养粉中如果加入牛磺酸都是违法的。如果食品宣传有牛磺酸，那么，就是非法添加，欺诈宣传。牛磺酸只能用于药品与保健食品中。

七、传统养生与免疫力

中医中药学是中国古代科学的瑰宝，是打开中华文明宝库的金钥匙，是一门蕴含了健康科学和生活智慧的艺术。它不仅有通俗易懂的谚语、生活妙招，还有固本培元、扶正祛邪、治未病等非常专业的理论知识。很多理论知识与现代医学改善免疫力的理论以及方法如出一辙。比如，道法自然、天人合一、阴阳平衡等。中医里的非医非药部分、药食同源部分，有利于提高免疫力。

1.中医学中的"免疫力"

在中医学与其养生文化里，免疫力改善几乎贯穿了始终。在面对一些突发的公共卫生事件时，强调身心一体化的中医学能够给出一些实操性强又容易理解的方法和路径，通过免疫力的改善来为人们的健康保驾护航。

"免疫力"是现代医学的名词。免疫力是人与生俱来的一种能力，它的强弱关系着我们是否能在不断变化着的环境中健康地存活。

中医学将免疫力称为"正气"。《黄帝内经》记载："正气存内，邪不可干""邪之所凑，其气必虚"，这里所说的"邪气"就是有害健康的一些致病因素，而"正气"就是指人体的生理活动能力、环境适应能力、抵抗疾病的能力，以及患病后自我修复和康复的能力。这里所提及的"正气"就相当于是"免疫力"。在《黄帝内经》里，"正气"也叫作"真气"。

"阴平阳秘，精神乃治"是中医的一个养生学的说法，指的是一个健康的身体状态。阴阳平衡，人的精气神就正常，可以维持人体各个组织器官的功能处于一个最好的状态。除了人体的身体状态以外，也包括人的心理状态处于最好状态，即正气充足。

当正气亏虚，或者相对外邪来说更加虚弱时，人的抗病能力就会下降，邪气就会乘虚而入。要有健康的身体，就要保养、保护正气、真气，这是改善免疫力的关键。

2.中医和西医的区别

中医和西医是两个完全不同的系统，在认识疾病和治疗上都有很大区别，它们所占据的位置不一样，看问题的角度不一样，看到的风景自然就会有所不同。

中医和西医有一个共同的敌人，就是疾病。中医在整体观的指导下对患者进行治疗。我们一定要明白这一点，否则，就会闹出很多笑话。新型冠状病毒肺炎，中医不知道引发这种传染病的病毒是什么，中医却知道它能够给人体带来什么样的病证变化。中医可以根据这一特点准确地施治，不治邪毒而邪毒自退。我们要用传统养生改善免疫力，就要多学习传统养生文化，学习中医中药，增强文化自信。

3.情志与免疫力

健康情绪是最好的免疫力。要抛弃"坏情绪"，远离负面情绪，培养正向情绪，培养积极乐观的心态，才有利于提高免疫力。

4.修心养性是长寿秘方

如何修心养性呢？就要学习优秀传统文化。中国优秀传统文化可以给心理注入强大的正能量。无论在什么时代，中华优秀文化都是中国人健康快乐的精神家园，我们要主动学习中华优秀文化，并借助中华优秀文化的能量修心养性，通过道家修身，佛家修心，《黄帝内经》精神内守，静心、净心。通过阳明心学修光明心。这样才能提高自己的修养，并在生活中保持专注、愉悦、轻松、智慧的状态，做一个快乐的人。

5.药食同源是养生的基础

药食同源是中医药长期形成的鲜明特色之一，最好的药物是天然的新鲜的食物，也就是中医强调的地域新鲜食材。

中医认为，吃好三餐最为养生。吃好三餐就要限盐、限油、限糖，注重食物多样化。中医认为，五谷为养、五果为助、五畜为益、五菜为充，气味合而服之，以补益精气。

在食疗方面，中医讲究"因人而异、对证施养"，首先要辨识其体质、状态和发病情况，辨别食物的四气五味属性；其次要因人而异制订个性化的饮食调理方案。

食物被摄入体内后，酸味先入肝、辛味先入肺、苦味先入心、咸味先入肾、甘味先入脾，如此才能维持五脏之间的平衡。在饮食上不能过食。过量食用某味，某脏功能则比较旺盛，就会打破平衡，导致人体出现相应的疾病。

在人体器官的职能分配中，饮食的摄入、消化、吸收主要是由脾胃负责的，这里说的脾胃，与西医讲的解剖学中的脾胃是不一样的。中医所讲的脾胃囊括了西医的消化系统，既有解剖的内涵，也有对功能的概述。

如果脾胃出了问题，很多疾病都会随之而来。比如"湿"，新型冠状病毒肺炎患者表现出的一个典型问题就是痰湿过重。通过健康饮食，增强脾胃功能，就可以减少痰湿在体内的堆积。在日常生活中，我们要做到：饮食有洁、饮食有节、寒温适宜，以药食同源的食品进行养生。就可以避免"湿"缠身。

6.传统强身健体法

传统理疗和传统功法可以强身健体，根据自己身体的实际情况选择艾灸、脐贴、墨灸、颈动脉护理、八段锦太极拳、升阳功、助肺操等实现通经络，补气血，调五脏的健康目标。

八、一氧化氮是免疫调节因子

一氧化氮是体内非特异性防御反应系统的一个组成部分。在体内的巨噬细胞、中性粒细胞等细胞因子和细菌性内毒素脂多糖的刺激下，就可以启动一氧化氮合酶合成大量的一氧化氮。一氧化氮不仅对细菌、真菌寄生虫、肿瘤细胞有杀伤作用，而且还对体内的肿瘤细胞有毒性作用。在其发生免疫作用的同时，也对那些表达一氧化氮合酶的细胞自身与周围其他细胞也有毒性作用。

一氧化氮是抗炎症分子，可以促进组织急性炎症反应，参与组织损伤和伤口愈合，补充适量的一氧化氮有利于免疫反应的精准调节。

九、一氧化氮有利于抗疲劳

疲劳是机体内所发生的一系列复杂的生化变化过程。国际运动生化会议对疲劳的定义为：机体的生理过程，不能将机能保持在某一特定水平或各器官不能维持其预定的运动强度时，称为疲劳。疲劳是防止机体发生威胁生命的过度机能衰竭所产生的一种保护性反应，产生疲劳时即提醒应减低工作强度或终止运动，以免机体损伤。

当机体高强度运动时，存在着严重的缺血和缺氧，同时作为一种应激，较大负荷的运动也会引起机体各部分组织血液供应的重新分配。而血液供应与细胞中氧和营养物质的供给以及代谢产物的排出密切相关。提高机体抗缺血、缺氧的能力是提高运动能力和抗疲劳的有效方法之一。

疲劳与一氧化氮有着密切的关系。在外周疲劳机制中，高水平一氧化氮能扩张骨骼肌血管，保证骨骼肌血流量的提高，降低氧消耗，维持较高的氧摄取率，有利于延缓运动疲劳的产生。在中枢神经系统中，一氧化氮能降低较强运动负荷引起的脑组织内皮素-1信使核糖核酸（ET-1mRNA）的表达，从而改善大脑局部缺血、缺氧反应，有利于调节中枢疲劳的产生。由于一氧化氮的双重作用，所以为机体补充精氨酸与抗氧化剂产生一氧化氮能够发挥抗疲劳的作用。已有相关蓝帽子保健食品批文面市。

十、精氨酸和抗氧化剂复合配方

为了验证L-精氨酸与抗氧化剂在增强免疫力和缓解体力疲劳方面的作用，一些专家做了大量的相关研究。这些实验都取得了非常好的效果。

赵保路教授将L-精氨酸和天然抗氧化剂山楂提取物、知母宁山楂提取物和虾青素进行合理搭配，通过实验，获得如下重大发现：

1.L-精氨酸和天然抗氧化剂对机体免疫力，改善心脑血管有一定的协同、增强作用，在细胞和组织体系中，既可以产生一定量的NO，又可以清除氧自由基。

2.NO和天然抗氧化剂可以调节T细胞免疫能力。NO和天然抗氧化剂可能参与其他血象改变，比如增加循环中的网状红细胞、白细胞和中性粒细胞。

3.NO是NK细胞杀伤靶细胞的调节剂，可以调节NK细胞的功能，能够提高或者抑制肥大细胞和中性粒细胞的活化。

4.L-精氨酸和天然抗氧化剂的搭配组合既可以降低高脂食物喂养导致的大鼠血脂和血压的升高，又可以降低转基因小鼠血糖的升高，对心肌梗死和脑卒中有较好的防治作用。同时，对老年痴呆症和帕金森病有明显的延缓作用。

这些重大的发现，为研制和开发保护血管，防治高血压、高血脂和高血糖的健康食品和药物提供了有价值的参考。后来，专家们研发出了健康食品，并成功申请了发明专利。

另一组L-精氨酸-抗氧化剂配方：主要包括L-精氨酸、L-谷氨酰胺，牛磺酸、维生素C（L-抗坏血酸）、维生素E（dl-α-醋酸生育酚、辛烯基琥珀酸淀粉钠、二氧化硅）、柠檬酸锌等原料。配方中，每100g含：L-精氨酸28g、L-谷氨酰胺14.58g、牛磺酸26g、维生素C6.88g、维生素E1.66g、锌0.35g、硒1.69mg。经验证具有增强免疫力和抗疲劳功能，并获得国家市场监督管理总局蓝帽子保健食品批文。

体科所尤春英教授用氨基酸NO新动力胶囊做优秀乒乓球运动员实验也取得好的效果，氨基酸是指精氨酸、牛磺酸、谷氨酰胺，该胶囊不仅可以消除机体炎症，提高机体免疫力，还可以改善有害物质代谢、氧代谢和离子代谢、血脂代谢，降低尿酸、改善血液循环，促进运动员机能恢复，辅助提高运动员抗疲劳和运动能力。

第二节　非药血管精准健康管理保健食品规范与指南

很多人不清楚什么是蓝帽子保健食品。有人将食品当作蓝帽子保健食品宣传，有人将保健食品（包括食品）当作药品宣传，给蓝帽子保健食品造成了不良影响。让社会及消费者全面科学认知蓝帽子保健食品是健康管理师和健康从业者的责任。

蓝帽子保健食品是非药健康管理重要组成部分。蓝帽子保健食品中的原料，标志性成分，批准的24种功能都经过科学实验反复验证，有权威期刊发表的论文作为依据支持，是安全有效的特殊食品，值得需要健康的消费者选择。

一、保健食品的定义与特点

我国《保健食品管理办法》中规定："保健食品系指具有特定保健功能的特殊食品。即适宜于特定人群食用，具有调节机体的功能，不以治疗疾病为目的的特殊食品。不是药品，不代替药品治疗"。

国家标准GB16740-1997《保健（功能）食品通用标准》定义保健（功能）食品既有一般食品的共性，又有调节人体的功能，适用于特定人群食用。

国家市场监督管理总局批准蓝帽子保健食品的功能有24个，这些功能是国家市场监管总局通过科学实验，专家评审，市场验证确定的。

"保健食品"一词是在中国的名称。保健食品有蓝帽子标志，其标志的颜色为天蓝色图案，图标下半部分标有保健食品字样和批准文号，简称为蓝帽子保健食品。

具有特定保健功能的蓝帽子保健食品有如下特征：

1.蓝帽子保健食品以中国传统养生保健理论和现代医学理论为指导，以满足人民群众的保健需求、促进人体健康为目的。

2.蓝帽子保健食品功能的定位为调节机体功能，降低疾病发生的风险因素，针对特定人群，不以治疗疾病为目的。

3.蓝帽子保健食品功能被科学界公认，具有科学性、适用性、针对性，功能名称要科学、准确、易懂。国家市场监管总局已经批准的功能有24种。

4.蓝帽子保健食品功能的调整和管理根据科学发展、社会需求和监管的实际需求，按照相关的程序，进行动态化的管理。功能已由27种调整为24种。

5.蓝帽子保健食品注重安全性和功能性，不是药品，不代替药物治疗。

二、蓝帽子保健食品功能

2023年8月15日国家市场监管总局、国家卫生健康委、国家中医药局联合发布《允许保健品声称的保健功能目录非营养素补充剂（2023年版）》及配套文件的公告，规范了保健功能声称管理，由27种保健功能调整为24种。24种如下：有助于增强免疫力；有助于抗氧化；辅助改善记忆；缓解视觉疲劳；清咽润喉；有助于改善睡眠；缓解体力疲劳；耐缺氧；有助于控制体内脂肪；有助于改善骨密度；改善缺铁性贫血；有助于改善痤疮；有助于改善黄褐斑；有助于改善皮肤水分状况；有助于调节肠道菌群；有助于消化；有助于润肠通便；辅助保护胃黏膜；有助于维持血脂（胆固醇/甘油三酯）健康水平；有助于维持血糖健康水平；有助于维持血压健康水平；对化学性肝损伤有辅助保护作用；对电离辐射危害有辅助保护作用；有助于排铅。

绝大部分保健食品，产品没变、配方没变，但是功能上加了"有助于"。有助于有三个作用。（1）对产品属性的表述更加精准。避免消费者误解，消费者不会产生错误认知。（2）对企业违法宣传有所约束。夸大宣传是保健食品企业最大的问题，新规打消了有不法意图的企业玩文字游戏、搞虚假宣传的念想，避免保健食品保健功能与药品疾病治疗作用混淆，堵塞了保健功能声称被虚假夸大宣传的漏洞，销售保健食品企业，个人无法做到隐瞒真相，无法做到虚假宣传，无法做到保健食品当药品宣传。既规范企业合法经营，也保护企业合法经营。避免销售正规合格蓝帽子保健食品的企业或者专营店其他信息真实，交易正常但在宣传上触犯刑法被定性为虚假广告宣传罪甚至诈骗罪。（3）引导消费者正确认知，正确选择购买蓝帽子保健食品，消费者不会把保健食品当作药品，也不会期望保健食品是药品，消费者仅仅把蓝帽子保健食品当作有助于某种功能的养生产品，作为非药健康管理一部分，消费者只要看产品标签就不会被虚假宣传忽悠，标签上还有最大字体提示保健食品不是药品，不代替药物治疗，消费者不会产生错误认知。保护了消费者利益。

2023年8月14日，保健食品行业迎来新规，国家市场监管总局正式发布2023第37号《保健食品新功能及产品技术评价实施细则（试行）》的公告，对以往保健食品功能声称评价管理模式进行了创新，正式放开保健食品新功能的申报管理，保健食品针对原料，标志性成分可以申请新的功能，推动了保健食品新功能的创新研发。一些有科技属性，传统养生公认，机理明确清晰，且经过科学实验验证有新功能的保健食品迎来新的发展机遇。国食健注G20160036穆拉德牌精氨酸牛磺酸谷氨酰胺胶囊除了有国家批准的增强免疫力，缓解体力疲劳功能外，2020年还通过三所大学16项动物保健功能实验（非药品治疗实验），就是发现了16个新保健功能或者健康功能。为积极探索新功能做基础科学实验。

三、注册制蓝帽子和备案制蓝帽子保健食品的区别

注册制保健食品除了对24种功能作出明确规定外，还要对功能做实验验证，包括动物实验，人体实验，实验验证有详细的要求，必须在国家指定的权威实验室中进行验证，达到标准才可以通过审核。在验证通过后，再提交专家委员会进行讨论论证。通过专家委员会讨论论证过的产品报国家市场监管总局审批。通过审批后确定了保健食品原料，标志性成分，功能，批号。这时正式成为国家承认的注册制蓝帽子保健食品。

近年来，国家对注册制蓝帽子保健食品的审批要求越来越严格、越来越高。一个保健食品注册制的批文一般需要5年以上的时间，甚至需要10年的时间。

一些维生素，矿物质类的保健食品配方开始实施备案制，备案制就是无需实验手续，简化审批手续，由国家市场监管总局审批下放到省里审批，在三个月到半年的时间就可以获得备案制蓝帽子保健食品批文。例如辅酶Q10是备案制保健食品，六个月的时间就可以申请到免疫调节、抗氧化的备案制保健食品批文；灵芝孢子粉是备案制保健食品，六个月的时间就可以申请到免疫调节备案制保健食品批文。备案制蓝帽子保健食品申请门槛大大降低。

在领取了保健食品批号后，生产工厂还需要半年时间申请生产许可证，上证后才可以生产和销售保健食品。生产蓝帽子保健品，国家明确规定要在具有GMP车间的工厂生产。生产工厂必须向地方质量检验局提供相关的质量标准、生产厂房的卫生证明和申请生产许可证。

只有将所有手续准备齐全之后，才能生产蓝帽子保健食品，成为销售商正式销售的保健食品。国家对蓝帽子保健食品，特别对注册制蓝帽子保健食品的审批与生产要求非常严格。国家市场监管局每年要抽检蓝帽子保健食品合格率。

四、保健食品功效成分与标志性成分

保健食品标志性成分（功效成分）指在保健食品中能够调节人体特定生理功能，并且对机体不产生不良影响的活性物质。消费者要特别关注标志性（功效成分）成分，这是消费者选择保健食品重要依据。保健食品标志性成分（功效成分）必须符合如下两个

条件：

1.可以在保健食品中稳定存在，在食品的加工与贮存过程中不会被破坏，而且要具有特定存在的形态和含量；

2.在进入人体后，它必须能够对机体的生理功能有调节作用，有效改善机体的健康情况。

国家标准GB16740-1997《保健（功能）食品通用标准》根据保健（功能）食品功效成分将保健食品进行了分类。这是官方机构的分类，具有一定的权威性。

保健食品标志性成分（功效成分）和含量在产品标签上必须清晰标注出来。消费者在购买蓝帽子保健食品时，要根据标志性成分和含量来判断保健食品的品质与功能，以及自己是否需要，不要轻信销售人员夸大宣传的功能，保健食品不能用于疾病治疗，有病去医院，不要耽误病情。消费者不要相信宣传预防治疗改善癌症的保健食品与食品。销售人员对保健食品中没有标注的原料，标志性成分，功能不宜进行宣讲和介绍。

保健食品销售人员有意忽略标志性成分（功效成分）和含量，功能。在原料方面误导消费者，易涉嫌夸大或者虚假宣传。涉及原料效果功能的健康教育不要与具体产品放在一起宣讲，不要做在一张海报，一个幻灯片，一个短视频等资料里，不要让消费者产生错误认知。例如硒是食品，保健食品原料，硒有抗氧化等很多功能，做硒健康教育不要与任何含硒的食品，保健食品放在一个资料中宣讲。任何含硒的食品不得宣传任何功能。很多含硒的保健食品没有批准抗氧化功能，就不能因为该保健食品含硒就宣讲该保健食品抗氧化，如果该含硒的保健食品有抗氧化实验证明，或者抗氧化批准功能才能宣讲。这类违规由市场监管局进行行政处罚，不宜按虚假广告宣传罪，更不宜按诈骗罪刑事处罚。如果宣讲某保健食品，食品中不存在的原料，检测不出来的原料涉嫌违法，根据实际情况进行刑事或者行政处罚。

五、保健食品与普通食品的区别

2015年，我国修订了《中华人民共和国食品安全法》（以下简称新《食品安全法》），该法将食品定义为：指各种供人食用或者饮用的成品和原料，以及按照传统既是食品又是中药材的物品，但是不包括以治疗为目的的药品。预包装食品（羊奶粉，驼奶粉，益生菌粉，各类营养粉，各类压片糖果，各类食品、口服液）没有保健食品严格审批程序，只要没有非法添加，企业就可以自行组织生产或者销售。

保健食品与普通食品区别如下：

1.保健食品具有特定保健功能，而食品没有任何保健功能标注，不许宣传食品的任何保健功能，普通食品标签标注蛋白、钠、碳水化合物以及一些维生素矿物质含量。保健食品标注标志性（功效性）含量。

2.在服用量上，保健食品有相关要求，普通食品没有服用量的要求。

3.根据保健功能的不同，保健食品有特定适宜人群和不适宜人群，例如调节血压的保健食品适用于高血压人群或者高血压潜在人群，有免疫调节功能的保健食品适合免疫力低下人群，抗疲劳功能的保健食品适于各类疲劳人群食用。普通食品不进行区分。

4.预包装食品和压片糖果，比如各类营养粉、代餐粉、羊奶粉、驼奶粉、益生菌粉、各类营养口服液（饮品）等食品，不得含有毒、有害物质，不得添加仅仅限于药品的原料，不得添加仅仅限于保健食品的原料。不得添加仅仅限于药品与保健食品的原料，例如精氨酸、谷氨酰胺、牛磺酸、淫羊藿、绞股蓝等物质只能做保健食品和药品原料。不能做普通食品原料。保健食品原料有规定和要求，保健食品不得添加有毒有害物质或者仅仅限于药品物质。

5.保健食品可以制作成胶囊状，普通预包装食品不能做成胶囊状。普通食品生产企业可以自行制定配方，无需任何审批。进口食品营养品也是普通食品。

六、保健食品与药品的区别

《中华人民共和国药品管理法》定义药品用于预防、治疗、诊断人的疾病，有目的地调节人的生理机能，规定了适应证或者功能主治、用法和用量等的物质。药品主要包括中药材、中药饮片、中成药、化学原料药与制剂、抗生素、生化药品、放射性药品、血清、疫苗、血液制品和诊断药品等。详见《中华人民共和国药典》。

保健食品与药品的主要区别如下：

1.使用目的不同。一般来说，保健食品不以预防、治疗疾病为目的，仅仅是用于调节机体机能，提高人体抵御疾病的能力，改善亚健康状态，降低疾病发生的风险。适合用于非药健康管理。药品则是指用于预防、治疗、诊断人的疾病，有目的地调节人的生理机能，有适应证或者功能主治、用法和用量的相关规定。

2.对身体的作用不同。保健食品不能给人体带来任何急性、亚急性和慢性危害。在进行非药健康管理服务时，虽然保健食品用法用量要求不严，但是不能超过营养素上限。药品有毒副作用，患者听医嘱按照规定的药量服用。

3.使用方法不同。保健食品仅仅是口服，药品的应用方法有很多，既可以口服，注射，又可以涂抹等。

4.保健食品与药品所使用的原料有相同也有不同。有毒与有害的物质不得作为保健食品原料。有些药材原料明确规定不得用于保健食品，特别是化学性药品原料。

5.保健食品，食品不是药品，不得代替药品治疗。

七、保健食品、食品、药品，药食同源的关系

药食同源物质指的是具有食品营养属性和安全属性，且列入《中华人民共和国药典》的物质。国家高度重视药食同源物质，出台多部药食同源相关法律。

2015年《中国食品与安全法》对药食同源专门论述。针对《按照传统既是食品又是中药材物质目录》在2002年《卫生部关于进一步规范保健食品原材料管理的通知》，卫法监发（2002）51号87种。2014年国家卫生计生委对《药食两用物质名单进行修定》（国卫食品函（2014）975号），14种。2023年11月9日，国家卫健委与国家市场监管总

局联合发布《将党参等9种物质作为既是食品又是中药材物质管理》。规定一些《中华人民共和国药典》物材既是药品又是食品，保健食品。是药材有药性且有很多药品批文；有保健食品功能且有很多保健食品批文；有食品营养和安全属性且广泛存在食品中。例如西洋参、黄芪。一些原材料只能是药品，不能是保健食品，食品原料。一些只能是保健食品，药品原料，不能是食品原料。例如绞股蓝，淫羊藿等。

穆拉德精氨酸牛磺酸谷氨酰胺胶囊（国食健注20160036）是国家市场监管总局批准增强免疫力，抗疲劳的蓝帽子保健食品，其原料及标志性成分精氨酸、牛磺酸、谷氨酰胺、维C、维E、锌来自2020最新《中华人民共和国药典》，在国家批文的药品中广泛存在这些物质，确实属于药品，国家市场监管总局对该保健食品批文技术要求按《中华人民共和国药典》标准生产。L-精氨酸应符合《中华人民共和国药典》；L-谷氨酰胺应符合《中华人民共和国药典》；维C应符合《中华人民共和国药典》；锌也符合《中华人民共和国药典》；胶囊应符合《中华人民共和国药典》。该保健食品企业标准也应符合《中华人民共和国药典》技术标准，按《中华人民共和国药典》标准生产成国家市场监管总局批准的蓝帽子保健食品。可以合法销售。因该保健食品本身具备药品属性，是将《中华人民共和国药典》中药品物质当保健食品生产销售。该产品体现出药性效果，食品营养安全，保健食品功能都是科学真实的。该保健食品17项保健功能实验（不是疾病治疗实验）报告也验证这点。该产品不存在将保健食品当作药品生产销售问题。但是该产品明确是保健食品，在产品包装上以最大字体印刷保健食品不是药品，不代替药品治疗。

维生素C、维生素E、锌、精氨酸、牛磺酸、谷氨酰胺这几个物料在2020最新《中华人民共和国药典》是药品。在保健食品里是有功能的保健食品，在保健食品里有免疫力调节，抗疲劳等功能，在食品里是人体组织细胞不可或缺的维生素、矿物元素、氨基酸等营养物质。精氨酸、牛磺酸、谷氨酰胺只能是药品，保健食品原料，在食品里有严格限定量，是少量添加剂，超过定量就是非法添加。

药食同源物质有大量科学文献，权威试验，权威论文支持其科学性、真实性。药食同源物质具有药品效果性，食品营养安全性，是药品也是食品，这是中国独特养生文化和传统文化决定的，是中国特色的文化。学习药食同源知识和药食同源法规，学习传统养生中医书籍，现代药品食品保健食品权威论文书籍，科学实验报告才能有信心有能力做好大健康产业，为人民健康，健康中国，文化自信做出贡献。

生产销售药食同源产品必须遵守相关法律和坚持真实，真诚原则。必须企业真实，个人身份真实，产品真实，宣讲内容真实且有科学依据。如果有效果好的客户信息也必须真实，通过文字视频论证真实性，且得到客户签字确认，且保留相关资料。放在健康管理效果评估流程中。

药食同源产品，其药性效果客观科学真实。药食同源产品如果是食品，蓝帽子保健食品批文，就要明确规定食品，保健食品不是药品，不代替药物治疗，有疾病必须去医院接受医生正规治疗，在产品标签上以最大字体标注出"保健食品不是药品，不代替药品治疗"。

八、保健食品的基本要求

保健食品有两个基本特征：安全性与功能性。

1.安全性。新《食品安全法》要求保健食品首先要安全，不得对人体产生任何危害，包括急性、亚急性或者慢性危害。

2.功能性。新《食品安全法》规定保健食品要具有特定保健功能，应用于特定人群，对机体功能具有一定的调节作用，但是不能治疗疾病，不能取代药物。

保健食品的选择与消费，必须在消费者自愿的前提下进行，在销售保健食品中，销售人员宣讲的内容必须真实，要讲明适宜人群、不适宜人群、标志性成分与其含量，功能。在介绍产品的功能和成分时，必须与标签一致。消费者购买蓝帽子保健食品时，要认真看产品标签，以标签上的内容为准。

九、保健食品的正确认知与宣传禁忌

保健食品有保健功能，属非医非药健康管理的用品。顾客对此须有正确的认知。

门店销售保健食品，必须在店里悬挂警示标志，顾客购买保健食品时签订自愿购买协议和相关合同，多角度确保顾客有正确的认知。不会把食品、保健食品当药品购买。

1.保健食品的宣传禁忌

健康企业的生产者与经营者要严格遵守新《食品安全法》《中华人民共和国广告法》等。

保健食品不得宣传如下内容：

（1）不得宣传与疾病治疗功能相关的作用；

（2）不得在宣传时与药品、其他保健食品进行比较；

（3）不得在宣传时编造未经考证的虚假效果进行推荐、证明；

（4）不得宣传法律、行政法规所规定或者禁止的其他内容。保健食品广告应该标明"本品不是药品，不能代替药物"。

健康企业在对产品进行宣传时，要让消费者明白保健食品不是药品，保健食品虽然有调节机体的24种功能，但是不是以治疗疾病为目的，是非医非药健康管理部分。消费者在选择保健食品时，根据自己身体状况进行选择，消费者要学会科学理性地购买保健食品，在购买保健食品时，看批文、看产品标签上的内容。

2.保健食品包装的真实性

生产蓝帽子保健食品的健康企业，包装必须印上特有的蓝色标志和批号。包装上品牌，品名，原料，标志性成分，功能，适用及其不适用人群，厂址，电话都必须清楚标注，产品包装上必须印有保健食品不是药品，不代替药品治疗的最大字体，销售保健食品的药店，专卖店必须要有蓝帽子保健食品专柜，专柜上必须要用醒目字体标注蓝帽子保健食品不是药品，不代替药品治疗疾病。既是提醒消费者，也是保护蓝帽子保健食品的经营者。

看清了店面的标示与产品的标签内容，在买了蓝帽子保健食品后，依然感觉对该产品理解有误或者想退货，销售商必须无条件退货。无条件退货，产品真实，企业及其经营场地真实，员工或者健康管理师身份真实确保不是非法牟利重要证明。

保健食品的外包装及其标签都有严格规定，确保消费者有正确认知，确保销售人员无法隐瞒真相，无法编造虚假信息欺骗消费者。消费者要认真阅读标签，根据产品标签选购自己需要的保健食品，不要听销售员不实宣传。

3.保健食品的成分与功能的真实性

蓝帽子保健食品标志性成分和营养素必须达标，不得含有毒有害物质。宣传保健食品原料和标志性成分必须真实，且与标签一致。标签上没有显示的营养素或者成分，必须有第三方权威检测机构的检测报告。保健食品的功能宣讲必须是批准的功能，如果没有批准的功能，必须有权威科学实验证明。

健康管理师在做健康教育健康讲座时，小组座谈（小分享），健康咨询时，在介绍任何药食同源，保健食品原料或者营养素的功能作用时，信息必须来自权威科学家权威书籍与论文，不能编造虚假功能，不要与任何产品在一起介绍。例如不能宣讲含硒的食品或者保健食品，灵芝孢子粉或者灵芝孢子油保健食品能够抗癌，轻的可能是行政处罚，重的可能是刑事处罚。任何企业、个人不能制作任何食品，保健食品未经批准的功能材料，或者没有任何科学实验验证功能的材料。不能宣讲任何产品未经批准或者经过验证的功能。无论什么真实功能都要明确告知食品、保健食品不是药品，不代替药物治疗。确保消费者有正确认知，确保企业，店或者个人不违法违规。食品、保健食品比较合适成为非药健康管理里的健康干预部分，安全且合法。

蓝帽子保健食品的管理，功能审批、生产、销售都非常严格。蓝帽子保健食品如果仅是围绕原料且有依据地夸大宣传，而企业、人员身份、产品都真实应由市场监管局行政处罚。不宜按虚假广告宣传罪或者诈骗罪进行刑事处罚。特别药食同源及传统养生项目。食品、压片糖果、粉剂、口服液（饮品）等预包装食品不用标注更多营养素，食品销售中虚假宣传等违规行为更加猖狂。甚至宣讲该食品不存在或者检测不出的营养素和成分。食品虚假或者夸大宣传效果功能，无论对其进行行政处罚，还是虚假广告宣传罪等刑事处罚都容易清晰界定。

4.保健食品生产、销售人员必须身份真实

保健食品生产销售企业的企业营业执照真实、人员身份真实、产品蓝帽子批文与生产情况真实，产品合格，没有非法添加。

蓝帽子保健食品的销售人员为了销售欺骗消费者会导致员工身份造假，不是博士说博士，不是医生说医生，不是健康管理师说是健康管理师，企业宣传造假，产品造假等，经过市场监管局鉴定后决定是行政处罚还是移送公检法处理。

由于环境与土壤质量恶化，不良生活习惯等因素影响，食品所含的营养素已经无法满足人体健康的需求，导致隐性饥饿，补充功能确定的蓝帽子保健食品就成为热爱健

康，需要健康的人的选择，且成为健康生活方式的一部分。销售蓝帽子保健食品的员工应该真实宣传保健食品作用。放在健康管理范围里推广保健食品。

蓝帽子保健食品销售企业，尤其健康门店个体户比较多，要保留账目，保留费用和利润，保留退货记录及其退货原因，改变人们认为保健食品是暴利行业的错误认知，笔者调查多家保健食品销售门店，保健食品销售服务周期长，宣传周期长，尤其引入健康管理服务后，门店租金高，服务人员成本高，服务成本高但是服务没有收费都计算到保健食品里，导致保健食品价格虚高但是实际利润很难超过社会各类企业平均利润，税前利润超过20%的不多，而且非常容易亏损。极少数企业员工收入还可以，大部分门店人员收入低于社会平均收入。但是很多门店因为是个体户，不保留财务账目，服务等其他费用没有考虑或者显示出来，出现价差大给社会造成保健食品是暴利的错误认知。蓝帽子保健食品企业门店应该由产品销售转型为非药健康管理保健服务，以产品为中心转型为以人的健康为中心，强化非医非药的健康管理服务宣传和销售，将免费服务改为服务收费，将服务的价格价值体现出来，保健食品也是服务一部分，真实体现保健品企业门店的服务价值，健康管理价值，淡化甚至无需宣传食品、蓝帽子保健食品的功能。因为服务收费，保健食品无需加价太高，这样有利于改变社会错误认知，这是保护消费者利益，也是保护企业员工合法经营。

蓝帽子保健食品的生产企业或者销售公司，要以服务收费合同、自愿购买协议来确保顾客利益，确保从业者合法经营，确保顾客有正确认知，明确双方责权利，从而做到为人民健康、健康中国做出贡献。

参考文献

张文宏，王贵强，王力祥.《免疫力就是好医生》人民卫生出版社；

全国高等学校教材，国家卫健委"十二五"规划教材《医学免疫学》人民卫生出版社；

李先亮.《免疫力是第一生命力》辽宁科学技术出版社，2020.

斐里德·穆拉德.《神奇的一氧化氮教你多活30年》译林出版社；

赵保路.《一氧化氮自由基生物学和医学》科学出版社；

赵保路，张标.《一氧化氮——健康新动力》上海科学普及出版社，2022.

杨力.《养好血管年轻20岁》中国纺织出版社，2017.

胡大一.《血管干净不生病》吉林科学技术出版社，2022.

孙长颢，凌文华，黄国伟. 全国高等学校教材《营养与食品卫生学》第八版，人民卫生出版社，2017.

李文濂.《L-谷氨酰胺和L-精氨酸发酵生产》化学工业出版社.

张文宏，王贵强，王力祥.《免疫力就是好医生》人民卫生出版社，2020.

李文濂.《L-谷氨酰胺和L-精氨酸发酵生产》化学工业出版社，2021，116—118.

伊格纳罗.《诺奖大师纵论生命科学与人类健康》，101，《有利于人体健康的基于科学的健康饮食与锻炼》，1998.

赵保路.《一氧化氮自由基生物学和医学》科学出版社，2016.

尤春英.一氧化氮新动力氨基酸胶囊在优秀运动员中的应用研究；

斐里德·穆拉德.《神奇的一氧化氮教你多活30年》译林出版社；

伊格纳罗.《一氧化氮让你远离心脑血管病》北京大学医学出版社，2018.

赵保路专利：《一种调节心脑血管健康和减少心脑血管疾病的保健品》，专利号，ZL 201410827372.1.

孙长颢，凌文华，黄国伟. 全国高等学校教材《营养与食品卫生学》第八版，人民卫生出版社，2017，268.

张文宏，王贵强，王力祥.《免疫力就是好医生》人民卫生出版社，2020.

全国高等学校教材《临床营养学》第三版：246页；

张文宏，王贵强，王力祥.《免疫力就是好医生》人民卫生出版社，2020，19—20.

赵保路.《一氧化氮——健康新动力》上海科学普及出版社，2022，12.

陈文.《生命润滑剂——牛磺酸》长江出版传媒，湖北科学技术出版社，2.

郑昱.《牛磺酸增强免疫力和抗疲劳实验》[J]2016（20）：期药物研究，《人人健康》，河南人民医院药学部。展[J]. 心血管病学进展，2006（1）：64-67.

伊格纳罗.《诺奖大师纵论生命科学与人类健康》《有利于人体健康的基于科学的健康饮食与锻炼》110页；

赵保路.《天然抗氧化剂虾青素与健康》上海科学普及出版社；

于健春.《临床营养学》人民卫生出版社，2021，246.

汪杨.《保健食品安全监管务实》中国医药科技出版社，2017.

范青生，龙洲雄.《保健食品功效成分与标志性成分》中国医药科技出版社，2007.

陈敬.《保健食品监管法律法规》中国医药科技出版社，2011.

王陇德.《健康管理师》人民卫生出版社，2019，173.

国标GB/T3905-2020《健康管理保健服务规范》中国人口出版社，2021，133.

第十四章　有利血管健康的饮食

保护血管最好的方式之一就是注意饮食。好血管的饮食需要多样化、科学化、健康化，根据《2022中国居民膳食指南》《清血管降三高》等制定三餐护血管食谱。注意烹饪方式，做到好看、好吃，好健康，做到会吃、慧吃。真正发挥饮食干预的作用。

第一节 有利于保护血管、血糖、血脂、血压的三餐食谱

要想活得好，先要吃得好。在物质生活比较丰富的今天，"吃得好"并不仅仅是要摄入更多的能量，而是要"吃得健康"，要根据自己身体的实际情况，有选择、有频率地摄入。

什么样的饮食是健康的？要因人而异。在参考了众多专家的相关论著，如《2022中国居民膳食指南》和北京协和医院营养科主管营养师李宁、心内科主任医师谢洪智《清血管降三高》等，我们编制了有利于保护血管、血压、血脂、血糖的三餐食谱。这些食谱都有一些共同的特性：（1）多吃新鲜蔬菜，有利于一氧化氮的产生；（2）多吃抗氧化剂丰富的食品，有利于保护血管的健康；（3）配备一些蓝帽子保健食品，比如精氨酸、谷氨酰胺、牛磺酸、红曲等。其他的特殊功能食品、含镁丰富的天然饮品，药食同源食品可以根据自身需求、喜好合理地进行选择。

一、清血管食谱

第一周清血管食谱，如表14-1-1：

表14-1-1

日期	早餐	午餐	晚餐
星期一	牛奶 全麦面包 芹菜拌香干	二米饭 （粳米＋小米） 清蒸鲈鱼 西蓝花拌黑木耳	鸡丝荞麦面 豌豆炒虾仁 香菇青菜
星期二	豆浆 花卷 金针莴笋丝	南瓜软饭 玉米排骨汤 白灼芥兰	枣莲三宝粥 凉拌豆腐干 麻酱素什锦
星期三	橙汁 香煎茄饼 蛤蜊蒸蛋	阳春面 下饭蒜焖鸡 杏仁苦瓜	燕麦南瓜粥 青椒土豆丝 豆皮炒肉丝
星期四	牛奶 菜包 煮鸡蛋白	米饭 西红柿炖牛腩 紫菜汤	无糖酸奶 煮玉米 清炒藕片
星期五	三鲜馄饨 醋熘萝卜皮	米饭 爆炒猪肝 蒜蓉空心菜	韭菜鸡蛋饺 紫菜汤 苹果

续表

日期	早餐	午餐	晚餐
星期六	荞麦香菇粥 花卷 苹果	红豆饭 黑椒鸡腿 凉拌黄瓜	杂粮饼 蔬菜沙拉 酱牛肉
星期日	牛奶 三文鱼三明治	米饭 白菜羊肉片 干贝汤	雪菜肉丝面 橙子

第2周清血管食谱，如表14-1-2：

表14-1-2

日期	早餐	午餐	晚餐
星期一	脱脂牛奶 玉米面窝窝头 凉拌金针菇	米饭 肉圆冬瓜汤 茭白青椒	杂粮馒头 清炒藕片 西红柿蛋汤
星期二	南瓜粥 萝卜粉丝包 水煮蛋	米饭 鸡肉炒花菜 素炒空心菜	米饭 海米烧豆腐 凉拌海带丝
星期三	豆浆 葱油饼	南瓜拌饭 芹菜炒豆干 黑椒鸡腿	鸡丝荞麦面 清炒圆白菜
星期四	无糖酸奶 香煎菜盒	米饭 蒜蓉粉丝蒸大虾 清炒茄丝	青菜鸡丝粥 花菜炒肉片
星期五	红豆薏米粥 紫薯包 猕猴桃	米饭 炒鳝丝 素炒西葫芦	素三鲜包 丝瓜鸡蛋汤
星期六	脱脂牛奶 全麦面包 凉拌豇豆	米饭 素炒菠菜 莲藕排骨汤	西红柿鸡蛋面 干煸圆白菜
星期日	绿豆汤 玉米面发糕 煮鸡蛋白	黑米红枣饭 茭白炒肉丝 洋葱炒鸡蛋	馒头 青椒炒山药 蔬菜汤

第3周清血管食谱，如表14-1-3：

表14-1-3

日期	早餐	午餐	晚餐
星期一	紫薯粥 黑米糕	米饭 红烧鲫鱼 清炒莴笋丝	二米饭 （粳米＋小米） 西葫芦炒鸡丝 蒸茄条

续表

日期	早餐	午餐	晚餐
星期二	豆浆 葱花饼 芒果	米饭 彩椒牛肉片 紫菜鸡蛋汤	牛肉粉丝汤 烧饼 芝麻拌菠菜
星期三	杂粮粥 煎茄子饼 凉拌黑木耳	米饭 松子玉米 秋葵拌鸡丁	杂粮馒头 豆芽炒肉丝 蜜桃沙拉
星期四	豆浆 蛋煎馒头 香蕉	米饭 香菇油菜 竹笋炒肉丝	米饭 煎三文鱼 蒜蓉西兰花
星期五	豆腐脑 千层饼 凉拌苦瓜	小米蒸排骨 荷塘小炒	芹菜瘦肉水饺 凉拌黄瓜
星期六	脱脂酸奶 鳄梨三明治	黑豆饭 鱼香肝片 三鲜炒春笋	什锦饭 油菜炒肉片 芦笋口蘑汤
星期日	豆浆 土豆饼 葡萄	米饭 芒果牛柳 炒三脆 （西兰花、胡萝卜、银耳）	胡萝卜糙米粥 茄汁花菜 三丝木耳 （瘦肉丝、黄甜椒丝、黑木耳丝）

第4周清血管食谱，如表14-1-4：

表14-1-4

日期	早餐	午餐	晚餐
星期一	粳米绿豆南瓜粥 蔬食蛋饼 圣女果	米饭 蒜香豆腐 香菇油菜	扬州炒饭 芥菜干贝汤 清炒芥兰
星期二	山药豆浆粥 小白菜锅贴	米饭 土豆烧鸡块 黑木耳炒大白菜	家常鸡蛋饼 多福豆腐袋 冬瓜蛤蜊汤
星期三	脱脂牛奶 香煎豆渣饼 香蕉	米饭 蛤蜊蒸蛋 炒扁豆	杂粮馒头 藕蒸肉 素炒青菜
星期四	豆浆 芝麻饭团 蔬菜沙拉	什锦香菇饭 南瓜蒸肉 炒花菜	西红柿疙瘩汤 芹菜腰果炒牛柳
星期五	枣莲三宝粥 海米海带丝	米饭 松子玉米 黑木耳炒山药	白萝卜粥 双椒里脊丝
星期六	香菇肉丝粥 西葫芦饼	米饭 蒸龙利鱼柳 双味毛豆	杂粮饭 杏鲍菇炒西兰花 三丁豆腐羹 （豆腐、西红柿、豌豆）

续表

日期	早餐	午餐	晚餐
星期日	豆浆 土豆饼 葡萄	米饭 百合炒牛肉 丝瓜炒金针菇	西红柿菠菜鸡蛋面 豌豆炒虾仁

二、专家订制4周降血压食谱

第1周降血压食谱，如表14-1-5：

表14-1-5

日期	早餐	午餐	晚餐
星期一	大白菜粥 素炒胡萝卜 香蕉	米饭 酱牛肉 素炒豇豆	素三鲜水饺 苹果
星期二	粳米粥 全麦面包 清炒冬笋	米饭 平菇炒肉丝 紫菜汤	花卷 山药炒肉片 大白菜炒粉丝
星期三	煎饼 凉拌豆芽 苹果	米饭 清蒸鲈鱼 西红柿炒鸡蛋	小米粥 清炒藕片 毛豆炒肉丝
星期四	牛奶 花卷 清炒西兰花	米饭 红烧草鱼 青椒炒土豆丝	米饭 韭菜炒虾仁 南瓜紫菜鸡蛋汤
星期五	豆浆 花卷 煮鸡蛋白	米饭 清蒸大黄鱼 素炒苋菜	萝卜牛肉包 虾皮菠菜汤
星期六	牛奶 玉米面饼 猕猴桃	米饭 香菇炖鸡 炒茼蒿	米饭 素炒萝卜丝 酱牛肉
星期日	无糖酸奶 煎茄子饼 煮鸡蛋白	米饭 鱼香茄子 水煮虾	粗粮馒头 洋葱炒鸡肉 素炒圆白菜

第2周降血压食谱，如表14-1-6：

表14-1-6

日期	早餐	午餐	晚餐
星期一	豆浆 三鲜包子	米饭 胡萝卜炖羊肉 黄瓜蛋汤	烧饼 清蒸鲈鱼 大拌菜 （生菜、彩椒、紫甘蓝、 西红柿、黄瓜）

续表

日期	早餐	午餐	晚餐
星期二	南瓜粥 全麦面包 黄瓜	米饭 排骨汤 素炒青菜	猪肉蒸饺 紫菜汤 手撕包菜
星期三	无糖酸奶 豆沙包子	米饭 醋炝绿豆芽 土豆炖排骨	馒头 黑米粥 洋葱青椒炒鸡蛋
星期四	玉米糁粥 全麦面包 煮鸡蛋白	米饭 鱼头豆腐汤 凉拌海蜇皮黄瓜片	米饭 芹菜肉丝 清炒芦笋
星期五	杂粮粥 凉拌藕片 煮鸡蛋白	米饭 清炒河虾 素炒菠菜	牛肉面 苹果
星期六	葱花饼 凉拌花菜 猕猴桃	米饭 茭白炒鸡丁 平菇油菜汤	米饭 鸡腿菇炒肉片 蒜蓉空心菜
星期日	馄饨 煮鸡蛋白 桃子	米饭 黑椒鸡腿 素炒娃娃菜	玉米面窝窝头 酱牛肉 西红柿菠菜汤

第3周降血压食谱，如表14-1-7：

表14-1-7

日期	早餐	午餐	晚餐
星期一	燕麦粥 煮鸡蛋白 凉拌豆芽	米饭 清蒸鲫鱼 清炒苦瓜	麻酱拌面 茄汁鸡片 青菜汤
星期二	红豆粳米粥 素炒苋菜 芒果	米饭 洋葱爆牛肉 凉拌黑木耳黄瓜片	馒头 韭菜炒豆干 柚子
星期三	无糖酸奶 全麦面包 苹果	米饭 莴笋炒肉片 素烧豆腐大白菜	瘦肉大白菜包 红枣银耳莲子汤
星期四	绿豆粥 烧饼 猕猴桃	米饭 胡萝卜炖牛肉 清炒油麦菜	米饭 红烧鲫鱼 清炒茄丝
星期五	无糖酸奶 煮玉米 凉拌油菜	米饭 芹菜炒肉丝 胡萝卜炒鸡蛋	虾仁饺子 葡萄
星期六	豆浆 馒头 蚝油生菜	米饭 大白菜炖瘦肉 黑木耳炒山药	阳春面 百合芥兰炒牛肉 白灼金针菇
星期日	牛奶 全麦面包 凉拌黄瓜	米饭 海带排骨汤 西红柿炒鸡蛋	米饭 香煎带鱼 金针莴笋丝

第4周降血压食谱，如表14-1-8：

表14-1-8

日期	早餐	午餐	晚餐
星期一	玉米椮粥 煮鸡蛋白 凉拌菠菜	米饭 香菇豆腐塔 鱼香茭白	绿豆薏米粥 荷塘小炒 香蕉
星期二	豆浆 素菜包子 煮鸡蛋白	米饭 虾仁西兰花 五彩玉米羹	二米粥 （粳米＋小米） 玉米面窝窝头 蒜苗炒瘦肉丝
星期三	脱脂牛奶 鳄梨三明治	米饭 春笋炒肉片 芦笋口蘑汤	米饭 清蒸鳕鱼 青椒炒茄丝
星期四	玉米胡萝卜粥 西葫芦饼 火龙果	糙米饭 青椒炒肉丝 豆腐鱼头汤	南瓜调味饭 莴笋炒口蘑 三丝木耳 （瘦肉丝、黄甜椒丝、 黑木耳丝）
星期五	香菇肉包 拌包菜丝	米饭 莴笋炒鸡肉 清炒油菜	芝麻饼 老鸭萝卜汤 柚子
星期六	黑米红豆粥 凉拌金针菇 橘子	米饭 茄子烧肉 豆芽汤	馒头 彩椒牛肉粒 清炒苦瓜
星期日	豆浆 玉米面饼 素炒大白菜	米饭 平菇炒肉 红烧冬瓜	二米粥 （粳米＋小米） 凉拌海带丝 芹菜炒肉片

三、专家订制4周降血糖食谱

第1周降血糖食谱，如表14-1-9：

表14-1-9

日期	早餐	午餐	晚餐
星期一	豆浆 高粱面馒头 苹果	米饭 凉拌花菜 白萝卜焖羊肉	雪菜肉丝汤面 清炒豇豆 凉拌西红柿
星期二	玉米面窝窝头 素炒扁豆 煮鸡蛋白	米饭 蒜苗炒肉 素炒萝卜丝	牛奶燕麦粥 白灼虾 素炒菠菜
星期三	薏米粥 三鲜包子	米饭 素炒茼蒿 清蒸鲈鱼	鸡丝面 蔬菜沙拉

续表

日期	早餐	午餐	晚餐
星期四	玉米汁 紫薯馒头 素炒丝瓜	米饭 酱牛肉 素炒绿豆芽	芹菜瘦肉饺子 凉拌黄瓜
星期五	豆浆 紫菜饼 煮鸡蛋白	米饭 芹菜炒肉丝 西红柿炒鸡蛋	米饭 冬瓜虾皮汤 胡萝卜炖排骨
星期六	牛奶 全麦面包 橙子	玉米面窝窝头 鲫鱼豆腐汤 素炒茄子	米饭 大白菜炒肉丝
星期日	无糖酸奶 杂粮馒头 素炒青菜	米饭 韭黄炒鳝丝 丝瓜金针菇	鸡汤馄饨 香煎豆渣饼 猕猴桃

第2周降血糖食谱，如表14-1-10：

表14-1-10

日期	早餐	午餐	晚餐
星期一	牛奶 豆腐包子 大豆拌芹菜	米饭 莴笋炒鸡肉 素炒西葫芦	荞麦面条 胡萝卜黄瓜炒肉丁
星期二	牛奶 全麦面包 茶叶蛋	米饭 红烧鸭肉 清炒苦瓜	金银卷 肉末炒豇豆 虾皮紫菜汤
星期三	牛奶燕麦粥 凉拌黄瓜	二米饭 （粳米＋小米） 清炒苦瓜 炖排骨	大白菜瘦肉水饺 拌青菜
星期四	无糖酸奶 韭菜饼 橙子	米饭 素炒圆白菜 酱鸭肉	玉米面窝窝头 芹菜炒豆干
星期五	豆浆 杂粮馒头 素炒青菜	糙米饭 红烧鸡块 蒜蓉空心菜	鸡丝手擀面 大拌菜 （生菜、彩椒、紫甘蓝、 西红柿、黄瓜）
星期六	二米粥 （粳米+小米） 烧饼 凉拌菠菜	米饭 多福豆腐袋 芥菜干贝汤	荞麦面条 笋片炒瘦肉片
星期日	南瓜粥 全麦面包 苹果	米饭 豆腐鱼头汤 口水杏鲍菇	紫米发糕 双椒里脊丝

第3周降血糖食谱，如表14-1-11：

表14-1-11

日期	早餐	午餐	晚餐
星期一	豆浆 土豆饼 煮鸡蛋白	二米饭 （粳米＋小米） 红烧黄鳝 素炒莴笋丝	烧饼 牛肉菠菜汤
星期二	脱脂牛奶 全麦面包 黄瓜	米饭 素炒西蓝花 扁豆炒瘦肉	紫菜鸡蛋面饼 海米炒芹菜
星期三	无糖酸奶 紫薯馒头 橘子	米饭 花菜炒鸡肉 丝瓜鸡蛋汤	双面发糕 平菇炒肉丝 拌莴笋片
星期四	牛奶燕麦粥 素炒豇豆	米饭 蒜苔炒肉丝 平菇青菜汤	馒头 海带炖排骨 芝麻拌菠菜
星期五	豆浆 芝麻烧饼 煮鸡蛋白	米饭 香菇炖鸡 素炒绿豆芽	阳春面 茄汁花菜 酱牛肉
星期六	豆浆 杂粮馒头 茶叶蛋	米饭 大白菜烧鸡翅 丝瓜鸡蛋汤	米饭 黄瓜炒虾仁 素炒油麦菜
星期日	糙米粥 凉拌花生黄瓜丁 煮鸡蛋白	米饭 香菇炒芥兰 卤鸡腿	二米饭 （粳米＋小米） 红烧鲫鱼 清炒苦瓜

第4周降血糖食谱，如表14-1-12：

表14-1-12

日期	早餐	午餐	晚餐
星期一	豆浆 黑米面馒头 凉拌菠菜	米饭 茴香炒鸡蛋 肉末豆腐小白菜	牛肉面 大拌菜 （生菜、彩椒、紫甘蓝、 西红柿、黄瓜）
星期二	无糖酸奶 全麦面包	米饭 韭菜炒虾仁 香菇豆腐泡	米饭 红烧大黄鱼 蒜蓉芥兰
星期三	苋菜糙米粥 茶叶蛋	米饭 青椒炒茄丝 红烧鸡块	二米饭 （粳米＋小米） 豆角炒肉丝 冬瓜汤
星期四	花卷 凉拌芹菜豆干	米饭 海米白菜汤 鱼香肝片	二米饭 （粳米＋小米） 炒苋菜 红烧黄鳝

续表

日期	早餐	午餐	晚餐
星期五	薏米玉米渣粥 水煮鹌鹑蛋 拍黄瓜	米饭 清蒸鲈鱼 蚝油生菜	荞麦面条 素炒豇豆
星期六	豆浆 花卷 彩椒拌花生仁	金银卷 豌豆炒虾仁 凉拌菠菜	米饭 瘦肉炒花菜
星期日	脱脂牛奶 杂粮面包 桃子	米饭 蒜苗炒瘦肉 凉拌西红柿	红豆米饭 竹笋炒鸡肉 蒜蓉生菜

四、专家订制4周降血脂食谱

第1周降血脂食谱，如表14-1-13：

表14-1-13

日期	早餐	午餐	晚餐
星期一	脱脂牛奶 全麦面包 煮鸡蛋白	米饭 虾皮烧豆腐 黑木耳熘鸡肉	芝麻饼 素炒空心菜 口蘑炒西红柿
星期二	小米粥 凉拌金针菇	米饭 韭菜炒绿豆芽 白灼虾	二面窝头 （白面＋玉米面） 排骨莲藕汤 素炒菠菜
星期三	豆浆 素菜包子	米饭 西兰花炒肉丁 紫菜汤	青菜荞麦面 红烧鸡腿
星期四	无糖酸奶 全麦面包	米饭 海米烧豆腐 扁豆炒肉片	米饭 清蒸鲈鱼 素炒胡萝卜
星期五	小米粥 煮鸡蛋白 橙子	米饭 凉拌海带丝 鸡肉炒花菜	米饭 洋葱炒猪肉丝
星期六	豆浆 花卷 凉拌西红柿	米饭 清炒大白菜 香菇炒肉片	米饭 黑木耳拌芹菜 平菇鸡蛋汤
星期日	豆浆 茶叶蛋 烧饼	米饭 山药炒瘦肉 青菜汤	西红柿鸡蛋面

第2周降血脂食谱，如表14-1-14：

表14-1-14

日期	早餐	午餐	晚餐
星期一	豆浆 芝麻饼 素炒洋葱	荞麦面馒头 鸡肉炒莴笋	二米饭 （粳米＋小米） 胡萝卜黄瓜炒肉丁
星期二	低脂牛奶 全麦面包 煮鸡蛋白	米饭 素炒莴笋 红烧鸭肉	玉米面窝窝头 肉末炒豇豆
星期三	杂粮粥 低脂酸奶 凉拌莴笋丝	二米饭 （粳米＋小米） 炖排骨 清炒苦瓜	大白菜瘦肉水饺
星期四	低脂酸奶 韭菜饼	米饭 清炒圆白菜 清蒸鱼	杂粮馒头 紫菜青菜虾皮汤 酱牛肉
星期五	豆浆 素菜包子 青椒土豆丝	糙米饭 炒青菜 土豆烧鸡块	三鲜炒饭 西红柿鸡蛋汤
星期六	低脂牛奶 台式鸡蛋饼 凉拌菠菜	米饭 卤鸭腿 蒜蓉娃娃菜	麻酱鸡丝面 荷塘小炒
星期日	低脂酸奶 全麦面包 苹果	米饭 口蘑炒肉片 炝萝卜皮	山药粥 牛肉蒸饺 大拌菜 （生菜、彩椒、紫甘蓝、 西红柿、黄瓜）

第3周降血脂食谱，如表14-1-15：

表14-1-15

日期	早餐	午餐	晚餐
星期一	豆浆 煎茄子饼 煮鸡蛋白	二米饭 （粳米＋小米） 莴笋炒肉片 玉米排骨汤	青菜虾仁面
星期二	脱脂牛奶 全麦面包 拍黄瓜	米饭 素炒西兰花 扁豆炒瘦肉	米饭 茄汁花菜 卤鸡腿
星期三	豆浆 青菜包 煮鸡蛋白	米饭 香菇炒鸡肉 丝瓜汤	杂粮馒头 肉片炒平菇 素炒大白菜
星期四	南瓜粥 凉拌豇豆 橙子	米饭 干烧黄鱼 拌黄瓜	山药粥 杂粮馒头 家常豆腐

续表

日期	早餐	午餐	晚餐
星期五	豆浆 杂粮煎饼 大豆拌芹菜	米饭 素炒绿豆芽 黑木耳炒山药	荞麦面条 西红柿炒茄子 香菇炒青菜
星期六	豆浆 香煎米饼 苹果	米饭 鸡翅烧土豆 青菜汤	米饭 胡萝卜炒虾仁 香菇炒青菜
星期日	小米粥 茶叶蛋 拍黄瓜	米饭 香菇炒芥兰 菠菜肉片汤	米饭 红烧鲫鱼 清炒生菜

第4周降血脂食谱，如表14-1-16：

表14-1-16

日期	早餐	午餐	晚餐
星期一	豆浆 玉米面发糕 煮鸡蛋白	米饭 茄子烧肉 凉拌藕片	二米饭 （粳米＋小米） 肉末豆腐青菜
星期二	无糖酸奶 豆沙包子 草莓	米饭 宫保素三丁 （土豆、黄瓜、甜椒） 茄汁大虾	雪菜肉丝面
星期三	苋菜粳米粥 茶叶蛋	米饭 青椒炒茄丝 红烧鸡块	二米饭 （粳米＋小米） 西蓝花炒虾仁
星期四	豆浆 花卷 水煮鹌鹑蛋	米饭 香煎带鱼 素炒空心菜	米饭 炒苋菜 红烧黄鳝
星期五	薏米粳米粥 水煮蛋 凉拌黄瓜	玉米面窝窝头 清蒸鲈鱼 蒜蓉生菜	杂粮粥 肉末豇豆
星期六	三鲜馄饨 苹果	米饭 芹菜牛肉丝 丝瓜金针菇	莲枣三宝粥 煎茄子饼
星期日	低脂牛奶 银鱼鸡蛋饼	米饭 香煎三文鱼 芥兰腰果炒香菇	南瓜粥 荷塘小炒 黑椒鸡腿

第二节 有利于降尿酸的三餐食谱

高尿酸带来的身体疼痛，可以用药物来控制，但是降低尿酸，低嘌呤食物是关键。对于尿酸患者来说，如何健康饮食至关重要。我们参考了北京协和医院风湿免疫科主任张奉春教授《痛风，饮食调养一本就够》，《逆转降尿酸防痛风》两本书籍，并遵守"多低嘌呤食物，适量中嘌呤食物，少高嘌呤食物"的原则，为高尿酸、痛风患者制订了持续2周的三餐健康饮食计划，其中还包括下午的加餐。该方案可以循环使用6个月的时间。

第一周（素食谱）

周一

早餐：蔬菜玉米饼（鸡蛋1个，玉米面粉、胡萝卜各50克），凉拌三丝（土豆、白菜、柿子椒各50克），牛奶燕麦粥（牛奶200毫升，燕麦30克）

午餐：彩椒拌面（面条50克，彩椒30克），芹菜炒土豆（芹菜100克，土豆150克），紫甘蓝拌豆芽（紫甘蓝150克，绿豆芽50克）

加餐：薏米柠檬水（薏米30克，柠檬10克）

晚餐：二米饭（大米、小米各25克），番茄炒蛋（鸡蛋1个，番200克），凉拌黄瓜（黄瓜100克），蒜蓉茄子（茄子200克，大蒜20克）

周二

早餐：紫薯南瓜馒头（紫薯、南瓜、面粉各50克），牛奶小米粥（牛奶300毫升，小米20克），凉拌苦瓜（苦瓜200克），西葫芦炒鸡蛋（西葫芦100克，鸡蛋1个）

午餐：二米饭（大米、小米各25克），洋葱炒土豆（洋葱100克，土豆150克），蒜香茼蒿（茼蒿100克，大蒜20克），手撕圆白菜（圆白菜200克）

加餐：薏米莲子雪梨汤（薏米、莲子各10克，雪梨50克）

晚餐：菠菜鸡蛋面（菠菜20克，面粉50克，鸡蛋1个），蒜蓉冬瓜（冬瓜200克，大蒜20克），山药炒芥兰（山药200克，芥兰100克）

周三

早餐：蒸红薯（红薯200克），牛奶小米粥（牛奶300毫升，小米30克），鸡蛋羹（鸡蛋1个），核桃仁拌西芹（核桃仁20克，西芹100克）

午餐：双色花卷（南瓜、面粉各50克），玉米汁（玉米150克），青椒炒山药（柿子椒200克，山药100克），凉拌白菜心（白菜100克，胡萝卜30克）

加餐：哈密瓜蔬果饮（哈密瓜100克，橙子、青菜各50克）

晚餐：二米饭（大米、黑米各25克，番茄炒鸡丁（番茄100克，鸡丁150克），黄瓜鸡蛋汤（黄瓜100克，鸡蛋1个）

周四

早餐：莲子米粥（莲子10克，小米20克，大米30克，牛奶馒头（牛奶150克、面粉50克），凉拌素三丝（黄瓜、白菜、胡萝卜各100克）

午餐：二米饭（大米、小米各25克），土豆炖萝卜（土豆150克，青萝卜50克），葱油萝卜丝（白萝卜300克，葱丝20克）

加餐：苹果白菜柠檬汁（苹果150克，白菜心100克，柠檬25克）

晚餐：红薯粥（红薯50克，大米25克，洋葱炒鸡蛋（洋葱200克，鸡蛋1个），凉拌苋菜（苋菜100克），青椒炒圆白菜（柿子椒100克，圆白菜150克）

周五

早餐：莲子米粥（莲子10克，小米20克，大米30克，牛奶馒头（牛奶150克、面粉50克），凉拌素三丝（黄瓜、白菜、胡萝卜各100克）

午餐：豆角拌面（豆角150克，面粉50克），凉拌彩椒（柿子椒、红彩椒各50克），蒜蓉冬瓜（冬瓜300克，大蒜20克）

加餐：牛奶杏仁露（牛奶300毫升，杏仁10克）

晚餐：茄鸡蛋面（鸡蛋1个，番茄、面粉各50克），蒜蓉空心菜（空心菜200克，大蒜20克），紫甘蓝拌豆芽（紫甘蓝150克，绿豆芽50克）

周六

早餐：牛奶燕麦粥（牛奶300毫升，燕麦30克），鸡蛋土豆三明治（鸡蛋1个，土豆50克，全麦面包2片），双色菜花（西兰花、菜花各100克）

午餐：薯花卷（紫薯、面粉各50克），多彩蔬菜羹（油麦菜50克，胡萝丁30克，彩椒20克），凉拌苦瓜（苦瓜300克）

加餐：薏米莲子雪梨汤（薏米、莲子各10克，雪梨50克）

晚餐：绿豆百合粥（大米25克，百合、绿豆各10克），蔬菜玉米饼（鸡蛋1个，玉米面粉、胡萝卜各50克），凉拌三丝（土豆、白菜、柿子椒各50克），黄瓜炒鸡蛋（黄瓜100克，鸡蛋1个）

周日

早餐：山药八宝粥（山药50克，大米30克，米、绿豆、莲子各10克，蒜蓉西兰花（西兰花200克，大蒜20克），麻酱馒头（芝麻酱20克，面粉50克）

午餐：南瓜米饭（薏米20克，南瓜、大米各50克），番茄炒鸡丁（番茄100克，鸡丁150克），萝卜汤（白萝卜100克）

加餐：水果捞（香蕉、苹果各30克，酸奶200毫升）

晚餐：二米饭（大米、小米各25克），百合蒸南瓜（百合10克，南瓜150克，素炒芹菜（芹菜100克），丝瓜鸡蛋汤（丝瓜100克，鸡蛋1个）

第二周食谱

周一

早餐：鸡蛋番茄三明治（鸡蛋1个，番茄50克，全麦面包2片，牛奶小米粥（牛奶100毫升，小米30克），双色菜花（西兰花、菜花各100克）

午餐：红豆玉米饭（红豆、玉米各20克，大米50克），瘦肉炒圆白菜（瘦肉50克，圆白菜100克），凉拌芦笋胡萝卜（芦笋100克，胡萝卜150克）

加餐：坚果（核桃2个，大杏仁10克）

晚餐：小米百合粥（小米30克，百合10克），玉米面发糕（玉米面75克），清蒸鱼（鱼50克）

周二

早餐：南瓜馒头（南瓜100克，面粉50克），凉拌三丝（土豆、胡萝卜、柿子椒各50克），牛奶燕麦粥（牛奶200毫升，燕麦20克）

午餐：二米饭（大米、小米各25克），羊肉炖萝卜（羊肉50克，白萝卜200克），腰果拌西芹（腰果30克，西芹200克），番茄茄丁（番茄、茄子各100克）

加餐：苹果玉米沙拉（苹果50克，玉米30克）

晚餐：油菜面（面粉50克，油菜100克），丝瓜炒鸡蛋（丝瓜100克，鸡蛋1个），苦瓜炒鸡片（苦瓜100克，鸡胸肉50克），白菜拌海蜇皮（海蜇皮50克，白菜200克）

周三

早餐：小白菜清汤面（小白菜20克，面粉50克），肉末蒸蛋（瘦肉20克，鸡蛋1个），凉拌双耳（干木耳、干银耳各5克），清蒸草鱼（草鱼50克）

午餐：什锦饭（大米、小米各25克，甜豌豆、牛肉各30克，胡萝卜丁20克），蔬菜沙拉（生菜30克，苦菊10克，黄瓜、紫甘蓝各20克，黑芝麻5克），番茄烧牛肉（番茄200克，牛瘦肉50克）

加餐：水果捞（橙子、香蕉、草莓各20克，酸奶100毫升）

晚餐：蔬菜玉米饼（玉米、面粉、韭菜、胡萝卜各50克，蒜蓉100克），冬瓜鸡蛋汤（冬瓜100克，鸡蛋3个）

周四

早餐：菠菜猪肝粥（大米、菠菜各20克，猪肝30克），茄子馅包子（面粉120克，茄子100克），蒜香海带丝（海带100克，大蒜20克）

午餐：二米饭（大米、小米各25克），苹果炒鸡柳（苹果、鸡胸肉各100克），土豆片炒青椒（土豆150克，柿子椒100克），冬瓜肉丝汤（瘦肉50克，冬瓜100克）

加餐：牛奶杏仁露（杏仁10克，牛奶300毫升）

晚餐：玉米粥（玉米、大米各25克），洋葱炒鸡蛋（洋葱100克，鸡蛋1个），百合蒸南瓜（百合10克，南瓜100克）

周五

早餐：红薯玉米粥（红薯、玉米各25克），肉末鸡蛋羹（鸡蛋1个，瘦肉20克），花生米拌菠菜（菠菜200克，花生米50克）

午餐：二米饭（大米、小米各25克），红烧鲤鱼（鲤鱼100克），冬瓜薏米海带汤（冬瓜150克，水发海带50克，薏米20克），双色菜花（西兰花、菜花各100克）

加餐：牛奶核桃露（核桃10克，牛奶300毫升）

晚餐：小米面发糕（小米面50克），香菇炒油菜（香菇50克，油菜200克），山药炖鸡块（山药200克，鸡腿肉50克），凉拌萝卜丝（白萝卜100克，胡萝卜50克）

周六

早餐：猪肉韭菜饺子（瘦肉50克，韭菜、面粉各100克），小油菜汤（小油菜100克），木瓜鲜奶露（木瓜200克，牛奶250毫升）

午餐：二米饭（大米、小米各25克），醋溜白菜（白菜200克），青椒炒鸡蛋（柿子椒200克，鸡蛋1个），牛肉炖土豆（牛肉50克，土豆100克）

加餐：橙子（100克）

晚餐：绿豆百合粥（大米50克，百合10克，绿豆20克），双色花卷（南瓜、面粉各50克），凉拌鸡丝（鸡胸肉、柿子椒各50克），蒜蓉菠菜（菠菜200克，大蒜10克）

周日

早餐：牛奶燕麦粥（燕麦20克，牛奶250毫升），双色花卷（南瓜、面粉各50克），腰果拌西芹（腰果10克，西芹100克）

午餐：鸡丝汤面（面粉100克，鸡胸肉50克），青椒炒丝（柿子、各50克）木耳炒猪血（猪血300克，柿子椒、水发木耳各100克）

加餐：柚子（100克）

晚餐：绿豆米饭（绿豆20克，大米50克），菠菜拌丝（菠菜、莲子各50克），肉片炒黄瓜（瘦肉100克，黄瓜200克）

第十五章 非药健康管理之健康教育传播实用指南

　　健康教育是健康管理的重要环节，是健康干预健康指导重要方式，通过开展形式多样的教育活动，进行健康知识传播、技能培训，是健康管理师、营养指导员开展健康教育常用的工作方法。本章论述了健康教育的目的、对象与内容，营养教育与促进的内容及其策略，对常见传播形式、常见传播媒介的特点进行阐述，健康教育重点在行为改变，在于健康好习惯的养成，行为干预是健康教育的重点与难点，需要在理论指导下，学会分析影响行为的倾向因素、促成因素、强化因素促成行为改变，提升干预效果。

　　健康教育活动形式主要有：小组讨论，又称座谈会，茶话会，小分享；健康咨询；健康知识科普讲座；技能示范；看图讨论。新媒体的应用大大提高了小组讨论、健康咨询、健康知识讲座等健康教育的效率，丰富了健康教育方式。

第一节　健康教育与传播实践指南

一、健康教育的目的、对象与内容

健康教育是疾病预防、健康管理最经济、最有效、最具成本效益的首选策略和措施，在卫生健康领域处于先导地位。

开展健康教育的目的是提高目标人群的健康意识，引导其树立科学的健康观，掌握健康相关知识与技能，养成健康的行为与生活方式，提升应对健康问题的能力，力争不得病、少得病、晚得病，最终提升全民健康水平。

健康教育的对象是全人群，既包括健康人群，也包括高危人群、重点人群和患者。

健康教育的内容覆盖全生命周期，从一对青年男女计划结婚开始，婚前检查、优生优育、孕期保健、住院分娩、新生儿护理、婴幼儿、儿童、青少年、青年、中年、老年直至临终关怀，在生命周期的每一个阶段，都有需要关注的重点人群和健康问题，都需要用健康教育理论和方法，提高不同人群的健康知识和技能，提高个人应对健康问题的能力，让每一个人都健康地度过每一个生命阶段，享受健康美好人生。

作为健康管理师、营养指导员，要面向服务对象大力开展健康教育，让其了解营养与食品安全基础知识，掌握相关技能。让服务对象树立合理膳食（平衡膳食）、适量运动、心理平衡等健康好理念，培养服务对象养成健康饮食的行为、适量运动的坚持、充足睡眠的准时、快乐心情的保持、饮食卫生的注重、保健食品的科学选择、健康管理的正确把握等一系列的健康好习惯。针对服务对象营养与健康方面的问题，提出合理建议，指导其更好地维护和促进健康。

二、营养教育与促进

1.营养教育

营养教育是健康教育的重要组成部分，指在营养与健康问题的评估基础上，通过信息传播、教育、行为干预等方法，帮助个体或群体树立营养健康观念，掌握营养健康知识与技能，改变不健康饮食行为从而改善其营养与健康状况而开展的一系列活动及过程。

通俗地讲，营养教育是指针对具体的个体或群体所面临的具体营养健康问题，通过普及营养与健康知识，提高人们的营养健康意识，改变与营养有关的不健康的饮食行为和生活方式，调整膳食结构，实现合理膳食、均衡营养，针对性选择蓝帽子保健食品，富含人体需要矿物元素等营养食物（营养饮品），达到改善营养状况、预防营养相关疾病的目的，从而提高人们的健康水平和生活质量。

蓝帽子保健食品、富含多种矿物质营养品（营养饮品）、药食同源食品的健康教育、科学规范选择也属于营养教育内容。例如，成分教育必须限定在标签标注的成分和真实检测的成分，不得含有任何对人体有毒有害物质，消费者要养成检查第三方权威检测报告的习惯，特别既是药品又是保健食品、食品的物质，虽然具有药品效果、保健食品功能和食品营养安全属性，但是必须明确不是药品、不代替药品治疗，健康管理师、营养指导员在这方面教育不得虚假宣传，不得隐瞒真相，不得欺骗公众或者客户，这方面健康教育必须坚持真实、科学、规范，确保健康教育造福人类健康。为健康中国、人民健康做出贡献。

2.营养健康促进

营养健康促进是指应用健康促进的策略和理念，解决营养与健康相关问题的过程，其核心是通过政府、社会、个人（家庭）共同采取措施，不断改善人们的营养与健康状况，减少营养相关疾病的发生。

倡导、赋权、协调也是营养健康促进的三大基本策略。通过社会倡导，就营养与健康问题达成社会共识，凝聚各方力量共同解决营养与健康问题；通过赋权，加强个人和社区能力建设，增强个人和社区处理营养与健康问题的能力；通过协调，使各方目标一致，齐心协力，共同推进营养健康促进目标的实现。

健康管理心理、运动、传统养生（中医养生）教育促进也是健康促进的重要组成部分，其步骤流程参考营养教育与促进。

三、健康传播的形式及媒介特点

1.常见传播形式

（1）人际传播

人际传播也称人际交流，是指人与人之间直接进行信息沟通的一类交流活动。这类交流主要是通过语言来完成，但也可以通过非语言的方式来进行，如动作、手势、表情、信号（包括文字和符号）等。人际传播是人类最早的也是最基本的信息传播形式。

人际传播的特点：①直接的人际传播不需要任何非自然的媒介，简便易行，不受机构、媒介、时空等条件的限制。②在同一次人际传播活动中，交流的双方可以互为传播者和受传者。③反馈及时，交流充分。④相对大众传播而言，人际传播覆盖范围较小，传播速度较慢。⑤在人际传播活动中，特别是在多级人际传播活动中，信息容易失真、"走样"。

人际传播的主要形式有：交流指导、小组讨论、讲座、咨询、培训等。

（2）大众传播

大众传播是指专业性传播机构或个人、组织、团体通过广播、电视、电影、报纸、期刊、书籍、网络等大众媒介和特定传播技术手段，向范围广泛、为数众多的社会人群传递信息的过程。

大众传播的特点：①传播者是专业性的传播机构和人员，且需借助非自然的特定传播技术手段。②信息是公开的、公共的，面向全社会人群。③信息扩散距离远，覆盖区域广，速度非常快。④传播对象虽然为数众多，分散广泛，互不联系，但大体可以确定。⑤传统大众媒介多为单向传播，反馈不及时且缺乏自发性，而网络媒体很好地改变了这些不足。

大众传播媒介主要形式有：互联网、广播、电视、电影、报纸、杂志、书籍等。此外，标语、传单，以及置于公共场所的宣传栏、画廊等，也都属于大众传播媒介的范畴。

（3）新媒体传播

新媒体是相对于传统媒体而言的，是在报刊、广播、电视等传统媒体以后发展起来的、在数字科技和网络技术支撑体系下出现的新的媒体形态，是利用数字技术、网络技术、移动通信技术，通过互联网、无线通信网、卫星等渠道以及电脑、手机、数字电视机等终端，向用户提供信息、娱乐和商业服务等的传播形式和媒体形态。

与传统媒体相比，新媒体具有即时性、开放性、互动性、分众性、融合性、信息海量、检索便捷等特征，其本质是技术上的数字化、传播上的互动性和快捷性。

健康讲座，健康小组讨论（小分享），健康咨询目前通过手机在线上已经广泛使用，跨越时间空间障碍，效率大大提升。微信群（社群）的建立使健康教育精准性大大提高。

新媒体的主要形式有：数字电视、移动电视、智能应用程序（APP）、交互式网络电视（IPTV）、自媒体/社交媒体（social media）、博客（blog）、播客（podcast）、微信（Wechat）、公众号、门户网站、搜索引擎、公共场所视频（公交车、地铁、楼宇等）等。新媒体主要在电视，电脑，公共场所屏幕，智能手机上展示。直播，短视频的使用越来越多。人工智能的飞速发展，AI数字技术的发展大大促进健康教育的发展。

2.常见传播媒介及特点

（1）电视：优点是传播速度快，覆盖面广，信息量大，有声音和图像（形象生动），对受众文化水平要求较低，易于普及。缺点是制作成本高，受时空条件以及信号覆盖面的限制，网络电视的出现使时空条件的限制越来越小。

（2）报刊：优点是信息可被反复阅读，可多人、多次阅读，信息量比较大；缺点是对受众的受教育水平有一定要求，需要受众具有一定的阅读能力。另外，报刊上的信息一般字多图少，缺少吸引力。

（3）广播和收音机：分有线广播和无线广播两种。有线广播可以由社区和村镇比较自主地传播信息，由当地广播员播音，受众很容易听懂，在小范围内传播信息速度快。无线广播需要通过收音机、电视机、电子设备等无线终端来接收，因此信息的传播和接收会受条件限制，但受众广泛。

（4）画册/画片/折页：文图并茂，形象生动，感染力强，易于理解，容易受到读者的喜爱。缺点是受版面限制，信息量较少。

（5）视频材料：有画面、有声音、有动作，直观形象生动，对受众文化程度要求较低，传播效果好，而且播放次数不限，可以单人看也可以多人看。以前的缺点是制作成本较高，需要电视机、数码播放器等设备，使用受到一定限制。但是智能手机的使用以及技术突破，特别是人工智能和AI数字技术的发展好多限制和缺点不复存在。

（6）数字媒体：数字媒体是伴随信息技术发展而出现的媒体新形式，主要有数字报纸、数字杂志、数字广播、数字电视、网络信息、手机短信、微信、直播、短视频、AI等。数字媒体的优点是传播速度快和形式多样，受众可以灵活选择。新媒体信息易于被多次、多级再传播，可以在短时间内迅速扩散，影响力大。特别是智能手机的使用，快速性，及时性大大提高，缺点是信息碎片化易导致片面看待问题，对受众的受教育程度、信息素养水平有一定要求。人工智能和AI数字技术发展可能会解决这些缺点。

在健康传播过程中，传播者是信息的主动发出者和媒介的控制者，在传播过程中担负着信息的收集、加工和传递任务。传播者既可以是个人，如专业人员、健康管理师，营养指导员等，也可以是集体或专门的机构，如公共卫生机构，电视台等。也可以是各类企业。具体而言，传播者的任务包括：①收集信息：选择有价值的信息；②加工制作信息：将收集到的信息进行加工处理，转化为目标人群易于理解、接受和实践的健康信息。加工应力求做到准确、易懂、适用；③发出信息：将制作好的信息通过传播渠道传递出去，使目标人群建立起与自己一致的认识，采取相同的态度或行动；④收集与处理反馈信息：了解传播效果，即目标人群接收信息后的心理或行为反应，以便不断调整传播行为。

任何媒体传播的健康信息和健康教育内容必须真实、科学、有依据。保健食品功能、营养食品（饮品）营养素的介绍务必严格按照标签内容介绍，只能介绍产品检测出的真实存在的营养物质。如矿物质和维生素、蛋白质等。严格执行相关法律，不得虚假宣传，夸大宣传。营养品（饮品）、保健食品不是药品，不得宣传任何治疗功能。健康教育内容最好与营养品（饮品）、保健食品等产品内容介绍分开，材料不要做在一起，不要混在一起宣传。健康信息和健康教育严格遵守广告法。

四、行为干预

1.行为干预的概念

在健康教育中，行为干预指运用传播、教育、指导、说服、鼓励、限制等方法和手段，帮助个体或群体改变不健康行为和生活习惯，自觉采纳健康行为，养成有利于健康的行为生活方式。健康管理的目的就是采取正确有效干预措施帮助大众远离健康风险因素，获得健康。行为干预不是医院治疗，不得代替疾病在医院的正规治疗，不得代替药品治疗，也不得用药品进行干预。健康管理师、营养指导员应该明确告诉服务对象，不得隐瞒真相，不得让服务对象产生错误认知，可以以服务合同、录音录像确保服务对象没有产生错误认知。

2.行为影响因素分析

行为影响因素的分类方法有多种。依据格林模式，可分为倾向因素（即产生某种行为的动机、愿望，或是诱发某行为的因素）、促成因素（即促成某种行为得以实现的条件）和强化因素（即激励行为维持、巩固的因素）。根据来源，可分成三类，即生理或生物因素、心理因素和社会环境因素。

3.行为影响因素分析在健康指导中的应用

一个人膳食行为的养成，睡眠习惯、运动习惯、心理状态、健康理念与其家庭环境、生活环境、工作环境密不可分。生活地区的传统饮食文化对个人饮食习惯的影响是潜移默化且持续发挥作用。但这并不代表着膳食行为一旦形成后，就不能改变。人的饮食行为是后天养成的，理论上讲，后天养成的行为都是可以改变的。大量研究和实践充分证明：人的饮食行为是可以改变的。通过让目标对象了解不健康饮食的危害、健康饮食的好处，掌握基本的营养与健康知识和技能，坚持良好的饮食习惯，改变不健康的饮食习惯，是健康管理师、营养指导员的职责和使命。心理、运动、睡眠等习惯都可以改变，都可以由坏习惯改成好习惯。

劝说、指导目标对象改变不健康的饮食习惯、运动习惯、睡眠习惯、心理状态、理念认知是健康教育的核心工作内容——行为干预。要想做好行为干预，就需要了解行为变化的规律，掌握指导行为改变的技能，在理论指导下开展工作。

有些人认为，理论晦涩难懂，作为健康管理师、营养指导员，不需要掌握理论，知道一些基本的健康管理知识、慢病知识、营养知识就行了，这种想法是错误的。理论来源于实践，反映了实践的本质，是对实践发生发展过程的一个高度总结，对实践有很强的指导作用。

比如前面讲到的行为的倾向因素、促成因素和强化因素，看上去很抽象很难理解，其实对应到实际工作中，就非常具体。例如，一个中年女性，身体超重接近肥胖，对自己的体型不满意，产生了节食减重的想法，这就是倾向因素。目标对象产生行为改变的想法不一定都是围绕健康提出来的，但只要她产生了控制体重的意愿，就是具备了行为改变的倾向因素。比如，看到电视上说超重肥胖的人更容易得高血压、冠心病、糖尿病等慢性病，从而产生控制体重的想法等，这是健康信息促使目标对象产生控制体重的意愿。作为健康管理师、营养指导员，发现目标对象有了控制体重的想法，就要抓住时机，推动她去采取行动，引导其按照科学的方法去实现愿望，此时，要主动向她介绍超重肥胖的危害，这就是下危机，帮助她分析超重肥胖的原因、讲解吃动平衡的重要性、传授合理膳食知识及技能、讲解节食的危害等，指导她科学控制体重，这就是给希望。以上是健康管理师、营养指导员的重要工作内容，这些工作一方面可以坚定目标对象的信念，增强自我效能，进一步强化倾向因素，同时，健康管理师、营养指导员的指导与帮助在客观上是促成行为改变的重要支撑条件，这就是促成因素。在服务对象采取行为改变之后，要及时跟进指导，充分肯定与表扬，坚定其信心，激励她坚持下去，这就是强化因素。最终，通过循序渐进、持之以恒坚持下来，获得健康收益，就是一个成功的行为干预。

五、健康素养

1.概念及意义

健康素养是指个人获取、理解、处理基本的健康信息和服务，并利用这些信息和服务，做出有利于提高和维护自身健康决策的能力。

提升公众健康素养，有利于激发公众对健康的内在需求，强化个人健康责任，有利于公众形成自主自律、符合自身特点的健康生活方式，有效控制影响健康的生活行为因素，形成热爱健康、追求健康、促进健康的社会氛围。提升公众健康素养，是推进健康中国建设的重要内容，是提升全民健康水平最基本、最经济、最有效的措施之一。

2.健康素养的评价

目前，我国主要从以下三个方面评价一个人是否具备健康素养：（1）是否具备基本的健康知识和理念；（2）是否具备健康生活方式与行为；（3）是否具备维护和促进健康的基本技能。

作为一名健康管理师、营养指导员，主要的工作任务就是向服务对象传播健康知识、培训、传授食物搭配、烹饪技巧、能量估算、同类互换等健康饮食技能，掌握健康管理步骤流程和关键点，促使其养成规律饮食、均衡饮食、规律锻炼、戒烟限酒、身心愉悦等健康的生活方式与行为，提升个体的健康素养，帮助个体更好地维护和促进自身健康。

第二节　健康教育小组讨论实践指南

小组讨论又称为小分享，座谈会，茶话会。小组讨论分为线下和线上两种形式，而线上小组讨论（小分享）跨越时间、空间障碍，效率进一步提高，使用越来越广泛。小组讨论是指根据工作需要，选择6-10名符合特定条件的目标人群组成一个小组，在主持人的引导下，对有关的话题进行深入讨论的一种定性研究方法。在小组讨论中，小组成员之间可以相互提问、探讨、交流，有利于激发小组成员的参与意识和学习兴趣，趣味性强，记忆深刻，学习效果好。近年来，小组讨论在营养教育、科学保健、健康管理、效果评估、健康习惯、健康干预、健康理念、慢性病防治、传染病防治、妇幼卫生等诸多领域广泛应用。

一、前期准备工作

1.确定讨论主题和核心信息。根据目标人群的健康需求，确定要讨论的健康主题和内容，如母乳喂养、辅食添加、食物搭配、低盐低油低糖饮食制作等等。需注意，每次小组活动只选择一个主题，2~3个核心知识或健康技能，不要涉及内容过多。

2.根据确定的健康主题和内容，确定参加小组讨论的人员。凡是与讨论主题关系密切、对所讨论问题有较大影响的人员，都应该列为目标对象。

如讨论母乳喂养时，选择孕产妇作为目标对象；讨论辅食添加时，选择0-3岁儿童的母亲或儿童的看护人作为目标对象；讨论低盐低油低糖饮食制作时，选择家庭负责做饭的人作为目标对象。必要时，将男性与女性分组讨论。

3.拟定讨论提纲。根据确定的讨论主题和内容拟定讨论提纲，列出核心问题，数量一般为5~8个为宜。问题可以先从日常生活、最近刚发生的事等目标人群熟悉的场景开始，再随着讨论进程，逐渐深入。讨论提纲要通俗易懂、简单明了。

4.确定小组讨论的地点和时间。讨论场所要安静，相对封闭，不受外界因素干扰，应选择参加讨论的人感到方便的地方；座位排列应为圆圈形（O形）或马蹄形（U形），大家要相互看得见。讨论时间尽量安排在所有参加讨论的人都认为比较合适的时间。

5.提前准备好所需工具。如笔、记录本、示范案例、测试仪器、传播材料、实物、小组讨论参与人员签到表等。

二、小组讨论的步骤

小组讨论包括如下步骤：开场白→初步讨论→深入讨论→结束语。

1.开场白

开场白是在正式讨论之前的一个简短的互相介绍和营造讨论气氛的过程。如果营养指导员是小组讨论的发起者，就要承担整个活动的组织工作，并担任主持人角色。主持人要说明小组讨论的目的和意义，打消小组成员的顾虑，营造宽松、愉快的讨论气氛。好的开场白应该简单明了、灵活多变，最好有幽默感，为大家都能够踊跃发言创造良好的氛围。

2.初步讨论

也叫热身讨论。通过主持人询问小组成员一般性不敏感问题，如进行自我介绍、简单介绍生活情况、家庭及子女情况等，自然地进入主题。如果所要讨论的问题比较敏感，可以设计一个小游戏，对小组成员进行脱敏。

3.深入讨论

这是小组讨论的核心部分。主持人要围绕讨论提纲进行引导和提问，要善于运用沟通技巧，处理讨论中遇到的冷场、跑题、发言冗长等问题。常用的方法有：用简短的"好"、"说得不错"等语言鼓励积极发言；用"从你开始吧"、"请下一位接着说"、"有谁能告诉小王"等语言保持讨论的持续性和热烈性，打破僵局，避免冷场；用"你说得不错，做得也很好"等礼貌性语言，及时地控制健谈者发言。

4.结束语

讨论结束时，主持人对讨论的问题作简要的总结，特别强调本次讨论的核心信息、关键技能，并对讨论中的一些错误认识和做法进行纠正。例如健康管理效果评估主题讨论分享，很多参与者因为坚持健康管理或者使用保健食品取得好的健康效果，主持人要归纳"健康管理干预取得的好效果不是医院治疗，不代替药品和医院治疗"，所有参与讨论的人对健康管理保健服务要有正确科学的认知。总之，主持人要确保讨论的主题合法、真实，确保讨论分享的内容真实、科学、有依据，最后对大家的参与表示感谢，如果准备了小纪念品也可以发放小纪念品。讨论时间控制在1小时左右为宜。

第三节　健康咨询

健康咨询活动是指针对目标人群主要健康问题和健康教育需求，结合各种健康主题宣传日，面向目标人群开展的以义诊、咨询等为主要内容的一种健康教育活动形式。健康咨询有面对面咨询和电话、网络咨询等形式，健康管理师、营养指导员可以根据需要选用。线上视频一对一咨询方式使用越来越多。

一、面对面咨询

面对面咨询包括个别咨询、集体咨询、门诊咨询、街头咨询等。在开展咨询活动时，健康管理师、营养指导员要做好组织、发动工作，并尽可能为咨询对象提供适宜的信息，满足咨询者的需求。

1.面对面咨询实施步骤

（1）问候。真诚地问候前来咨询的辖区居民，语气、语调要亲切自然，面带微笑地请咨询者坐下。

（2）询问。自然提出问题，应注意多提开放性的问题，尽可能让咨询者说出其全部想法或者其所面临的健康问题。要耐心倾听，对没听清或不理解的问题可以进一步追问。如果对方谈话内容偏离主题，应巧妙地引导其回到咨询主题上来，但不要生硬打断。

（3）分析。在交谈过程中要不断对收集到的信息进行分析整合，归纳出咨询者问题所在。

（4）讲解。在了解了咨询者目前的健康问题或疾病状况后，如不能完全做出判断，可建议咨询者到正规医院进一步检查确诊；如果问题已明确，而且生活方式及行为改变能起到较大作用时，则要具体指导咨询者应如何去做，必要时可做健康行为或技能演示。务必将医院治疗药品治疗与非药健康管理分开，务必让公众或者客户明白健康咨询是调健康风险因素的因，不是治疗疾病的果，是健康干预不是疾病治疗。

（5）预约回访。对于在咨询过程中就做出了行为改变决定的咨询者给予肯定和鼓励。对咨询过程中没有做出行为改变决定的人，可让其回去后再认真考虑。如有需要，可预约下次咨询。

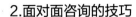

2.面对面咨询的技巧

面对面咨询是双向交流的过程，健康管理师、营养指导员要充分运用人际沟通技巧，在认真听取咨询者的问题后，使用其能够理解的语言和能够接受的方式回应其关注的问题。需要注意以下几点：

（1）健康管理师、营养指导员自身要加强学习，掌握必要的健康知识，增强咨询的科学性、准确性。

（2）注意仪容仪表，态度端正、亲切，给人以充分的信任感。

（3）充分听取对方的讲话，收集到一定的信息后要适度提出问题。尽量采用开放式和探索式提问，交谈过程中做适当停顿，给对方以提问和思考的机会。

（4）交谈过程中使用建议性语言，而不是命令或者告诫性语言，提供的信息应尽量做到清楚、具体而又审慎。把握谈话分寸，避免把话说得太绝对。

（5）结束咨询时要给予恰当的表扬和鼓励，促进咨询者树立解决问题的信心。微笑、点头、目光注视对方或者某些身体接触，如用手拍拍对方肩膀、竖起拇指等都是用来表示支持、鼓励、赞赏的非语言强化技巧，可根据实际情况适当运用。

（6）对于自己不会回答的问题，不要勉强给予答复，应建议咨询者到专业机构及时咨询。

（7）适当穿插其他现场活动，增加吸引力。可以开展测量身高体重、测量血压等简单的活动，或者现场体验活动，让咨询者直观地感受某种健康风险或健康危害，吸引咨询者参与互动，传播健康知识与技能，营造现场气氛。

二、电话和网络咨询

随着电话、网络的普及，通过电话和网络在线咨询逐渐增多。电话和网络咨询，线上视频一对一，一对多，多对一或者多对多咨询具有便捷、个体化和保密性的特点。对于交通不便的偏远地区居民，时间或者身体条件不允许面对面咨询者，或对敏感性健康问题或心理问题的咨询者尤其适用。

1.电话咨询技巧

由于电话咨询少了直接观察和目光接触的沟通，因此听和讲是非常重要的。亲切、热情和明确肯定的声音在电话咨询中具有吸引、信服、抚慰及支持等作用。营养指导员在使用电话进行咨询或者随访时，要注意以下几点：

（1）语言通俗、态度友好。接听咨询电话时话语要热情友好，尽量使用咨询者能够理解的语言；语调温和、语速中等、适当停顿，以便让咨询者说出其主要问题。用话语表现出对来访者的真诚，建立信任关系。

（2）学会倾听并适时反馈。收集信息时要倾听对方诉说，多使用鼓励性的语言，不要轻易打断对方的讲话，必要时可以适当地引导，对咨询者的讲话要适时地做出恰当的反应，确认对方要表达的内容。

（3）做好记录。电话旁边应备有笔和纸，随时记录重要信息，以备能快速组织对话，并保证没有遗漏。

（4）结束谈话的礼节。结束咨询前必须确认咨询者是否明白，待对方确定并挂断电话后，再挂电话。

2.网络（视频）咨询技巧

网络咨询是一种通过书面语言或者视频对话在线与网络用户交流的咨询方式。书面语言没有动作、手势、语调、语气和语境的辅助，或者某些人书面表达能力弱，因此往往不像口语表达那样轻松明白。视频对话有效克服这些缺点，得到广泛使用。

所以除咨询的一般技巧外，还需要一些解答的技巧。

（1）在线咨询解答的语言应该简洁、明晰、准确，并尽量采用规范的语言和适当的语体。

（2）对于不会回答的问题，营养指导员不要勉强给予答复，应建议咨询者到专业机构及时咨询。

（3）受自身认知水平的影响，营养指导员在网络信息的提供过程中可能会有偏差，因此在网络咨询时给予的答复不能太绝对和肯定，应尽量想到可能发生的情况。

（4）设立问答集锦。为减少对重复性问题的解答，可将常见咨询问题及答案汇集成"问答集锦"，遇到相同问题时，可直接用"问答集锦"中的答案进行回答或根据需要稍作修改后进行回答，可大大节省时间，避免重复性工作。

三、开展咨询的原则

健康咨询要取得良好的效果，需要遵循以下几条基本原则：

1.友好性原则。健康管理师、营养指导员要和蔼可亲，以诚待人，使咨询者能够打消顾虑，乐于谈论自己的问题，并听从建议。

2.针对性原则。每个人的问题不一样，产生问题的原因也不一样，身处的环境条件也不一样。健康管理师、营养指导员应了解问题的特殊性以及相关背景，有针对性地运用不同的咨询方法。

3.保密性原则。健康管理师、营养指导员要尊重咨询者的权利和隐私，不要和其他人随便谈论咨询者的问题，这是健康管理师、营养指导员最基本的职业道德。

4.平等性原则。健康管理师、营养指导员要避免以教育者自居，居高临下地进行交谈。当了解到咨询者有不正确的认知和行为时，不应随意评判或者责备；在还没有清楚咨询者真正的问题或需要自己做出决策前，不应急于提出建议或劝告。

5.合法性原则。健康管理师、营养指导员身份真实，所在机构（企业）真实。传播信息真实科学有依据，不得传播虚假信息，让咨询者明确健康管理不代替药品、医院治疗，有疾病去医院。遵守相关法律。

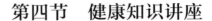

第四节　健康知识讲座

　　健康知识讲座是指健康管理师、营养指导员等专业人士借助教学用具，运用教学的方式向辖区居民或者机构（企业、协会、医院等）客户传播健康知识和技能的一种健康教育活动形式。健康教育有线上直播、线下讲座两种形式。健康知识讲座简便、成本低，是比较有效且受欢迎的健康教育方法之一。尤其线上健康直播跨越空间时间障碍，使用越来越广泛。健康讲座必须做到机构（协会、医院、企业等）真实，健康讲座的健康管理师、营养指导员、专家身份真实，健康讲座的知识必须真实、科学，健康知识必须来自权威专家权威书籍权威论文，健康知识不得是虚假信息或者未经考证信息。

一、讲座组织流程

　　1.确定培训的目标人群和主题。培训的对象和主题并非随意确定，而是在充分评估对象的营养问题和需求的基础上决定，也就是要在培训前开展需求评估，分析对象面临的主要营养与健康问题，健康管理问题，了解培训对象的需求，包括关注哪些健康问题，目前的健康知识、相关技能水平如何等，确定是否需要培训、谁需要培训及培训什么。根据培训对象不同的层次、不同的需求，可开展分类培训。

　　2.落实讲座健康管理师，营养指导员或者专家。根据健康讲座的目的、内容、讲座对象的层次以及时间、地点和经费等综合因素，来确定适合讲座的人员。

　　通常讲座的人员应具有与讲座内容相关的专业背景或工作经验，熟悉所传授的知识和技能；对讲座目的、内容重点有明确的了解；讲座人员还需具备良好的人际交流技巧，能根据讲座的内容和对象的不同，灵活运用不同的讲课方法。讲座人员的健康管理师、营养指导员、营养师、中医调理师、医师等专业证书，医学院、中医学院生物学、食品学、康复理疗、运动康复、健康管理等相关学历必须真实可查。

　　3.编写教案。通过讲座，明确告知目标人群就讲座主题应该掌握的知识和技能，应该形成的健康行为。根据目标人群的特点，设计讲座内容和方法。把整个授课内容分若干有逻辑关联的部分；列出各部分需讲授的要点；组织好相关素材；确定各部分的授课技巧。

　　一般的教案可由讲课的健康管理师、营养指导员、专家来准备，但是组织者应该事先与讲座人员密切沟通，并告知其讲座的需求和培训对象的基本情况，帮助其完善教案。如健康管理师、营养指导员编写教案时必须亲自查阅有关文献资料，不得抄袭其他人材料和不得制作未经考证的材料，不得制作虚假材料，特别是在网络上查询信息，要注意出处的权威性，尽量到卫生健康行政部门官方网站，国家、省级健康教育专业机构、疾病预防控制机构、妇幼保健机构等专业机构网站上查找资料。

　　健康管理师、营养指导员等不得把食品保健食品当作药品宣传，不得宣传任何治疗作用。对科学真实权威材料可以根据培训的对象和主题，进行适度加工，但要保证科学性真实性，核心观点不得改变。不建议将健康知识与食品、保健食品放在一起宣传。食品、保健食品单独宣传，必须限制在标签范围内，必须规范合法，不得虚假与夸大宣传食品、保健食品。教案内容描述应科学、准确、实用，讲座内容展现要有条理性和逻辑性，文字表达要科普化、通俗化，易于目标人群接受。幻灯片形式被广泛使用。

健康管理师、营养指导员为销售保健食品、健康管理、中医养生机构客户进行健康讲座时，采用读书会，即读正规出版社正规专家书籍论文方式进行健康讲座值得推荐，确保客户能够有正确认知，能够树立正确健康理念，掌握正确健康方法技能。健康企业要远离保健食品、食品夸大宣传，虚假宣传现象。企业要规避灵芝、灵芝孢子油，硒、免疫球蛋白，多肽等食品、保健食品违法宣传预防甚至治疗肿瘤癌症问题。保健食品功能中就没有预防肿瘤癌症的功能。

4.落实培训场地和设备。寻找适合培训的场地，如社区活动室等场所，足够容纳培训对象，既不拥挤，也不要过分空旷。做好会场的准备工作，如确定音响、电源、照明等设备以及多媒体、投影仪等教学辅助设备是否正常；根据培训内容和方式合理摆放座椅等。

5.组织发动。可采取多种形式将讲座的通知发送到目标对象，并明确强调讲座的时间、地点和主要内容。尽量选择目标受众方便的时间和熟悉的地方。

6.讲座的实施。讲座前要提前到达讲座场所，做好相应的准备工作，如背景板、海报、宣传单、展板、宣传册、签到表、效果评价问卷等。讲座中注意现场的掌控，灵活运用培训方法，突出重点，关注讲座对象的反馈，适时纠正存在的问题，以保证讲座的顺利完成。有条件可以在讲座前后结合讲座内容进行简单的测试。可准备一些健康传播实物，如限盐勺、控油壶等，既可用来演示讲座中相应的内容，也可以作为礼物送给参加讲座者，作为后续健康行为形成的支持性工具。

7.填写讲座记录。讲座结束后要做好记录，重点内容包括讲座时间、地点、内容、师资、参与人员和数量，小结等。最好附上讲座现场的照片、课件等。请参与的代表签字。

二、讲座的技巧

虽然讲座形式相对单调，听讲者在学习过程中参与程度低、比较被动，较少有实践机会，可能会影响培训效果；但另一方面，由于在讲座中健康管理师等专业人士占有主导地位，如果健康管理师等专业人士具有较丰富的讲课经验、良好的表达和沟通能力，精心策划讲座内容，使用合适的讲授方法，还是可以取得良好的效果。除了举办讲座前做好必要的准备工作外，举办讲座时应注意：

1.讲座前做简单的测试，或者用"快速反应法"，了解培训对象对要讲述问题的知晓程度和关注度，引出讲授的主题，使讲座更具有针对性。

2.注意讲课的条理性，突出重点和难点。根据授课要点充分组织好素材，讲座内容要有科学性和一定的新意，通俗易懂，所引用的实例要贴近群众的生活。讲座要有条理，前后内容具有逻辑性，层层展开，把培训对象的注意力吸引到讲座的主题上；突出重点和难点，把需要培训对象掌握的信息要点讲述清楚。

3.授课者应声音洪亮、口齿清楚、语言精练生动。可通过适当的提问，引发大家的关注和思考。讲座时应根据培训对象选择所使用的语言用词，语言应生动准确，多用描述和例证，尽可能将晦涩难懂的专业术语转换成当地居民都能听懂的话表述出来。适当运用手势、神态、眼神等身体语言，增加讲座的趣味性，吸引听众的注意力。

4.灵活运用参与式方法。尽可能采取参与式方法，安排提问和互动环节，充分调动听众的积极性；涉及技能培训时最好结合演示和实操练习；讲课过程中可以穿插一些与讲课内容有关的活动或游戏，活跃课堂气氛。

5.掌握时间节奏，准时开始，按时结束，合理分配各部分所需时间。一般而言，针对普通居民的健康知识讲座，一小时左右为宜。讲座结束前留出一点时间，了解培训对象是否有问题，进行简单的小结，再次强调需要掌握的核心知识点。

6.合理运用教学辅助设备。尽可能使用直观的教具，如照片、图片或挂图等，如有条件可使用多媒体教学设备，恰当运用图片、漫画、视频、动画等元素，帮助培训对象理解、记忆讲解的内容。切忌简单地念稿子。如有相关的材料发给大家，对照讲解，效果也不错。

第五节　健康教育技能示范

公众需要学习、掌握多种必备的健康技能，如食物搭配、母乳喂养、婴幼儿辅食制作、控油、控盐等，健康管理师，营养指导员需要掌握技能示范方法，用简单、易操作的方式教会公众实用技能。

一、做好课前准备

1.分析目标人群的营养与健康问题及相关行为现状，找出关键行为、需要掌握的健康技能，如孕产妇母乳喂养、婴幼儿辅食添加等。

2.事先撰写训练指导，内容包括：目的、内容和要求，具体的操作步骤、操作标准及评估方法。

3.准备好必要的示范用具，包括技能示范录像、图片、道具、文字材料等。

二、技能示范操作步骤

1.向参与者介绍技能示范与训练的目的、需要掌握的技能、操作步骤、动作要领、观察要点，强调容易出错的地方和注意事项。

2.面向全体参与者进行示范，保证每个人都能观察到正确的操作步骤。演示时应边说边做，鼓励学员随时提问。必要时，重复示范，保证学员看清楚、看明白。参与人数较多或技术动作较为复杂时，可分组进行或请助手帮忙。

3.指导参与者独立或分组按照要求和操作要点进行练习，反复练习，直到完全掌握。学员练习过程中，指导老师多鼓励，并注意观察操作细节，有问题及时指出并纠正。

4.指导老师对大家的操作质量和结果进行总结，表扬大家的积极参与、支持配合，对学员练习操作中出现的问题进行讲解和指导，再次重复操作中的关键环节和动作要领，强化重点信息。

三、技能示范操案例

示范内容：每日食盐摄入量的估算

示范者：营养指导员王梅

参与者：社区居民

地点：居委会健康教育活动室

王梅：大家好。今天我给大家讲解如何估计家人的每天食盐摄入量。

据调查，我国居民76%的食盐摄入来自家庭烹饪，6.4%来自酱油，其余来自外出就餐、包装食品等。由此可见，家庭烹饪是食盐摄入的主要来源。下面我给大家说一说如何估算家庭成员每日食盐摄入量。

首先，记录食盐摄入量。最好是新买一袋盐，记下包装袋上显示的重量，如400克，同时记下购买日期，写在提前准备好的专用记录本上。

第二，记录调味品的摄入量。测量酱油容器的高度，根据外表装标示的酱油净含量、酱油实际液面的高度与酱油容器的高度之比，估算记录前酱油的含量。估算味精、鸡精的重量（如果使用的话）。

第三，每天记录一日三餐在家就餐的人数。记录每餐饭菜中其他来源的盐，并估算盐含量，如咸鸭蛋、咸菜、火腿肠、熟肉制品等，大家可以根据发给大家的"常见食物含盐量表"进行估算，并记录下来。

第四，估算一段时间内盐的总摄入量。以吃完一袋盐为一个时间段进行估算。比如，一家3口人，用30天吃完一袋400克的盐，那么，这个时间段就是30天。

根据食盐的来源，分别估算每类来源的食盐摄入量。

预包装食品含盐量估算：通过预包装食品中的营养成分表标注的是钠含量，摄入1克钠相当于吃了2.54克盐。如一根100克的火腿肠，含有1400毫克（1.4克）钠，吃完1根火腿肠就相当于摄入了1.4×2.54=3.56克盐。经估算，30天内经预包装食品摄入盐约为120克。

酱油中的盐含量估算：酱油中的盐含量大约是15%，用吃完的酱油体积（毫升）乘以15%就是其中所含的盐量（克）。经过实际测算：30天内共用完350毫升酱油，那么，经酱油摄入的含盐量约为350毫升×15%=52.5克。

根据味精、鸡精消耗情况，据估算，30天内经味精、鸡精来源的盐约为20克。

第五，估算人均每天盐摄入量。将不同来源的摄入盐进行相加，即为30天内一家人食盐摄入的总量。用食盐摄入总量除以天数，再除以家中平均每天就餐人数，就可粗略估算出人均每天食盐摄入量。除去在外就餐，30天内3人在家实际用餐天数约为25天。

家庭人均每天食盐摄入量=（400+120+52.5+10）克÷3人÷25天=7.8克/人天。

第六节　健康教育看图讨论

看图讨论，顾名思义，即组织目标人群，针对体现某一核心信息的图片进行讨论，使目标人群更直观地了解核心信息所表达的知识要点。很多知识传播无法讲清楚写明白，用图片就非常容易讲清楚写明白讨论到位。例如精氨酸在内皮细胞产生一氧化氮的机理，一氧化氮作为一种看不见的气体，大气中不容易存在的气体如何在生物体、人体内发挥细胞信使功能就特别适合看图解读和讨论。1998年研究一氧化氮获得诺贝尔医学生理学奖科学家穆拉德博士介绍精氨酸、一氧化氮信使作用就是使用看图解读，大家非常容易理解。看图讨论步骤流程与小组讨论、小分享类似。

下面我们来具体介绍如何组织看图讨论活动。

1.准备图片材料和讨论提纲。一般来说，讨论提纲包括开场词和围绕图片提出的一系列问题，这些问题是根据图片所体现的知识要点提出来的。

2.目标人群选择和约访。一般来说，参加小组讨论活动的目标人群以6~8人为宜。我们可以预约10个人作为候选，因为有些人即使答应参加，也可能会在讨论当天因为各种原因迟到或不到。

3.会场布置。建议选用稍小的会议室，布置时可以让大家能够围成一圈，可以拉近主持人和参会人员的距离，有利于面对面地交谈。

4.开场词。开场词主要是向参会人员介绍看图讨论活动的目的、意义和重要性，开场词应通俗易懂、简单明了，并充分调动参会者的讨论积极性。主持人可通过幽默的语言或让参会者自我介绍的方式来活跃现场气氛。

5.图片讲解。主持人对图片内容及文字说明进行讲解，联系目标人群生活之际及存在问题，采用举例、对比、解释、比喻等方法，准确讲解内容，让目标人群听得懂，用得上。

6.讨论过程。讨论过程中，主持人需注意控制发言者不要跑题，并能够将其引导到正确的话题上来；当访谈对象发言时，主持人需要用表情或动作表示关注，不能死盯着对方看，也不能埋头做记录，要两者结合，同时可以用"点头"或"微笑"等方式表示赞许；需要适当控制"爱说的人"，同时激发"不爱说的人"，只有这样才能得到全面的了解。

7.总结。每张图片讨论结束后，主持人应及时将图片所体现的知识要点进行总结，以巩固参会者对知识要点的记忆。整个讨论结束的时机要在时间允许的前提下适当把握，切忌粗暴地打断发言人，并应对大家的积极参与表示肯定和感谢。

第七节　健康教育新媒体应用

新媒体是相对于报刊、户外媒体、广播、电视等传统媒体而言的，是基于数字化技术和网络技术支撑下发展起来的媒体形态，包括网络媒体、手机媒体等。下面介绍一下如何利用微信群（社群）开展健康教育与指导。

一、微信群（社群）管理

1.建立简单明确的群名称。便于群成员记忆和分享群信息。如xx健康体重管理小组，xx健康美食群，xx护眼群，xx非药血管养护群。

2.明确微信群目标和用途。健康教育微信群是一个由健康教育目标人群（社区居民、患者等）和传播者（医生、健康管理师、营养指导员等职业证书，或者医学、健康管理等专业大学毕业人员）组成的一个合作团队。"团队"的共同目标是——让人们朝着更健康的方向发展。要实现这个共同目标，首先需要在团队中建立一个共识，使每个成员参与其中，做力所能及的事情。

3.制定群规则。俗话说"没有规矩，不成方圆。"真实、科学、合法的信息传播与分享是基础。科学规章制度的建立，能够规范组织成员的行为，保证良好的秩序，促进组织有序的发展。比如，规定群成员不能发未经同意的广告。不能涉黄与不能涉及政治言论，不得传播发布虚假和未经考证的信息。不得做传销，不得涉及金融理财，不得利用社群欺诈销售，不得夸大虚假宣传。不得夸大食品，保健食品功能，不得把食品，保健食品当作药品宣传。

4.指定群主或管理员。指定专人负责微信群运转，负责信息发布，包括发布信息，解答和反馈等；管理群成员，包括吸纳新的成员和剔除无关人员等；收集群内成员们的意见和建议，及时进行改善。

5.制订微信群（社群）宣传计划。定期发布健康宣传信息，线上直播和线下健康讲座，线上或者线下小组专题讨论（小分享）信息发布等。及时回复群成员提问，组织线上、线下交流活动等，有助于提高微信群的活跃度和群成员的稳定度。

二、信息来源

针对目标人群需求，开发有针对性的内容，且内容要定期更新。内容可以是原创；

可以根据主题，把收集来的素材进行有机整合、改编，形成一篇新的文章，但对于素材的来源要注明出处；优先转载权威专业机构、政府网站等发布的信息。

三、易于阅读

要尽可能图文并茂，可视化内容尽量占到30%以上的比例，可提高阅读兴趣，文章文字量太多，容易造成视觉疲劳，很难吸引长时间的关注。如经费允许可以制作H5页面。现在特别推荐健康科普短视频。

四、内容多样

可包括营养与健康类新闻、科普文章、科普讲座、科普视频、科研成果、政策法规、公益广告或其他宣传素材等。

五、引导与反馈

有意识抛出话题，供大家讨论，保持群的活跃度。及时解答群里提出的问题，对错误言论及时纠正。

中篇

非药血管精准健康管理实用指南

第十六章　非药健康管理之健康教育材料制作使用指南

　　通过非药健康管理的健康教育材料向服务对象传播健康知识和技能，是健康管理师等教育工作中经常使用的手段。本章详细介绍了平面传播材料的设计制作要求和设计流程，重点讲解海报、折页和小册子的设计制作要求、使用范围和讲解注意事项，为健康管理师，营养指导员设计制作、使用、讲解健康教育材料提供指导。

　　健康教育材料必须来自国家法规文件，权威专家权威论文权威书籍。不得提供制作虚假信息，夸大宣传信息。健康教育的海报、折页和小册子不得有某预包装食品，营养品（饮品）功能宣传内容，不得有超出保健食品功能的内容，预包装食品，保健食品材料制作内容就是标签内容。不得将食品，保健食品做成药品资料当做药品宣传。

　　健康教育材料主要包括平面传播材料（印刷材料）和音像传播材料两大类，这两大类材料在设计、制作、使用和评价等方面均有很大不同。健康教育平面传播材料和音像传播材料的设计制作需要专门的设备和较高的专业技术要求，绝大多数营养指导员不具备自身设计制作健康教育资料的能力，因此，不建议健康管理师、营养指导员自己设计制作健康教育资料。但是内容必须由健康管理师、营养指导员提供，内容必须真实科学有权威出处。健康管理师、营养指导员需要了解平面宣传资料的设计原则和基本要求，会选择、使用健康教育资料，指导设计人员完成传播材料设计。

第一节　平面传播健康教育材料的种类

健康教育平面传播资料又称印刷资料，指用纸质媒介作为健康知识传播载体的一类传播材料。常见的形式有海报、折页和小册子等。

一、海报

海报是通过色彩、构图、文字、空白的搭配，形成强烈的视觉效果，目的是吸引人们的注意力，引起关注，营造氛围。海报尺寸通常为570mm×840mm。

海报的特点是有强烈的视觉效果，文字、构图具有较强吸引力，画面留白占整张海报的1/3～1/2左右，信息简单明确，字数少、字号大，多张贴在公共场所。对于正常视力者，4米处能看清标题，2米处能看清正文内容。行人路过时，通过短暂的目光扫视，就能获得传播信息。海报配合小册子使用，传播效果更佳。

二、传单/单页

健康教育传单/单页是指印有健康教育信息的单页纸。一般情况下，一张传单只围绕一个主题展开叙述，信息比较简单。设计上，传单主要由文字或少量插图组成。

传单/单页的优点是设计简单、制作快捷、成本低廉，缺点是不易保存，吸引力差。最适用于时间紧、任务急、大批量发放时使用，如发生突发公共卫生事件时。在日常工作中，可放在门诊或候诊大厅供辖区居民或就诊者取用，也可在开展义诊、举行大型健康知识讲座时集中发放。

三、折页

折页一般是指正反面都印有健康教育知识的单页，通常为彩色印刷。常见的形式有二折页和三折页。二折页尺寸一般为210mm×190mm，三折页尺寸一般为210mm×285mm。折页正文字号一般不小于5号字，不大于4号字。

折页的特点是设计精美、图文并茂，有较强的吸引力；内容板块清晰，信息简单明了；便于携带和保存；设计要求、制作成本显著高于单页。在日常工作中，和单页一样，可放在门诊或候诊大厅供辖区居民或就诊者取用，也可在开展义诊、举行健康知识讲座时集中发放。

四、小册子（手册）

小册子是指介于折页与图书之间的一种科普读物。一般是就某一营养健康主题或疾病问题，开展系统、全面的阐述，让受众对该营养健康主题或疾病问题有一个比较全面的认识。常见的版本为32开或48开，页码一般在8～48页之间。

　　小册子的特点是信息量大、内容系统完整，图文并茂、可读性强、便于携带。受众可以长时间、反复阅读，有保存价值。如《糖尿病患者营养指导》《小学生营养读本》等。

第二节　传播健康信息材料的设计制作

一、内容要求

1.健康信息不宜过多

研究表明，普通记忆力的人，一次可以清晰记忆3～5条独立信息，3条为佳；记忆力较强的人，一次可以清晰记忆7条独立信息。因此，每个版块传播的核心信息3～5条为宜。

2.信息要简单明确

人们对信息的理解、记忆及应用能力，与受教育水平密切相关。文化水平低的人群，在接受复杂信息时有困难。信息阅读与理解的难易程度应与初中毕业水平相适应（我国实行的九年制义务教育）。因此，在编制健康教育信息时，应把复杂的信息进行分解，制作成简单、明确、通俗易懂的信息，方便目标人群更好地理解和接受。信息内容必须真实有权威出处。不得编造虚假信息。企业健康管理师和营养指导员将健康教育信息材料与食品，保健食品信息材料分开。

3.有明确的行为建议

健康教育的最终目的是改变人们的健康危险行为，健康风险因素。因此，健康教育资料仅仅进行健康知识的传播是不够的，必须有明确的行为建议。行为建议要具体、实用、可行，明确告诉目标人群应该做什么及怎么做。行为必须真实真诚，不得隐瞒真相，不得编造虚假信息，不得让公众或者企业客户产生错误认知，行为必须合法，必须有国家法律、文件，权威论文书籍支撑。真正为健康中国、人民健康做贡献。

4.插图具有关联性和自明性

插图能够帮助人们更好地理解和记忆信息，因此，在健康教育资料中常常配有插图。一幅好的插图必须具备两个特征：关联性和自明性。插图的关联性是指插图所表现的内容、信息等必须与文字内容相关，是为了更好地说明或展现文字内容，而不是可有可无或仅起美化修饰作用。插图的自明性是指插图可以不依赖于正文而存在，能够独立传递或表现特定的内容、信息等。

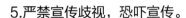

5.严禁宣传歧视，恐吓宣传。

对社会弱势群体、某些疾病患者（如艾滋病、乙肝）、有生理缺陷者（聋、哑、肢体残疾、智力低下等），不可以有歧视性语言或态度。不得编造虚假信息恐吓宣传。

6.适宜目标人群的社会文化

尊重不同地区、不同民族的文化差异和风俗习惯，吸收当地群众喜闻乐见的文化元素，用目标人群熟悉的语言进行表达。

二、设计要求

1.主题选择

围绕国家三减三健、健康121、健康中国行动之合理膳食行动、健康中国行动之心脑血管养护文件，围绕居民的健康需求、围绕中国居民膳食指南、健康管理保健服务国家标准等权威书籍、标准来选择主题。

2.传播信息的确定

主题确定后，应该确定与主题相关的传播信息，传播信息要科学准确、通俗易懂；信息数量一般不超过5条，3条为宜；表达形式要与当地的社会、文化与风俗习惯相适应。

3.有明确的行为建议

健康教育资料只有健康知识的宣传是不够的，要有明确的行为建议，且行为建议要具体可行。既要告诉辖区居民或者企业客户"为什么要做"，还要告诉辖区居民或者企业客户"应该怎样做"。在传播资料中，技能指导和行为建议非常重要，没有技能指导或行为建议的传播资料是不合格的健康教育资料。要真正将健康管理落地。

4.语言

语言要通俗易懂，表达准确、规范，避免口语化。专业术语要有解释，不使用英文或英文缩写（特殊情况除外）。阅读难度以初中毕业水平为依据。

5.版块设计

将健康教育内容分成3～5个版块，按照一定的逻辑有序排放。各部分信息量要相对均衡。每一部分要有一个明确的标题，重点内容放在段首。

6.制图

平面传播材料中常用的插图有漫画、演示图、分解图、表格、统计图等。漫画、演示图、分解图等插图的目的是使文字内容形象化、具体化、可视化，帮助目标对象更好地理解内容，掌握要点，形成深刻印象，便于理解和记忆。表格、统计图等插图的目的是提供数据支持，强化循证。

插图必须与内容密切相关且具有自明性；插图不能影响文字阅读；美化页面的插图最好不要，避免分散目标对象注意力。插图为照片时，照片大小在2M以上为宜。

7.布局排版

布局和排版是影响传播材料吸引力的重要因素。精美的布局和排版能够吸引目标对象的注意力，激发阅读兴趣，有助于对内容的理解和对关键点的把握。

布局要有明确的板块划分，方便目标对象阅读。可以借助底纹、边框、箭头等将目标对象的注意力引向特定知识点或关键内容，帮助目标对象强化关键知识点。

字体以宋体或黑体为主，题目避免使用变形字、艺术字或繁体字。以A4纸为例，正文字号以五号字或小四号字为宜，不宜过大或过小。行间距要适当，避免拥挤或稀疏，推荐1.25～1.5倍行距。文字和纸张之间要有较高的对比度，便于清晰阅读。

三、海报/招贴画的设计制作

一个完整的海报包括题目、构图、关键信息、单位落款等。

1.布局：海报最突出的特点是通过颜色、构图、文字、空白等因素的搭配形成强烈的视觉效果。海报的信息简单直白，构图强调视觉效果，空白占整张海报的1/3～1/2左右。

海报构图效果与A4纸上效果相同，可在A4纸上设计好构图后，等比例放大到海报大小即可。

2.题目：题目应该横穿海报的顶部，字体大小应该保证正常视力者在4米处能够清晰阅读。

3.正文：一般只体现1个或2个重要的核心信息。使用1种或最多2种字体；对于正常视力者，2米处能看清正文内容。如果是活动告知类海报，请写明活动时间、地点和参加人员。

4.插图：可使用图片、表格、色彩等帮助目标对象理解信息或吸引读者注意力。

5.署名：注明单位落款。

四、折页设计制作

一个完整的折页包括封面、题目、正文、插图、单位落款、制作日期等。

1.封面设计要吸引人，反映主题内容。封面显示题目、单位落款和制作日期。

2.字数：二折页字数在800～1200字左右为宜，三折页字数在1500～2000字左右为宜。

3.内容版块：单面折页内容包括2～3个版块为宜。每个版块围绕一个分主题进行叙述。

4.有插图。插图要与内容相关且具有自明性。

5.正文字体推荐宋体或黑体，字号推荐使用五号或小四号字为宜。

6.推荐正文1.25～1.5倍行间距。

7.彩色印刷，推荐105g以上铜版纸印刷。

五、小册子的设计制作

一本完整的小册子包括书名、封面、目录、正文、插图、单位落款和制作日期等。

1.纸张选择与装订。常用的纸张为双胶纸和铜版纸。小册子一般厚度较薄，采用无线装订（胶装）或骑马钉。骑马钉通常适合小型出版物，总体页码必须是4的倍数，这样才能做出折叠样式的小册子。

2.封面。封面设计要简洁大方、色彩饱和、不刺激，图片与主题内容相关。封面显示题目、单位落款和制作日期等。

3.目录。小册子通常配有目录，尤其是页码较多时。通过目录，让读者对小册子的内容一目了然，便于读者迅速查阅相关内容。

4.正文。根据主题，将正文分为几个部分。各部分按照一定的逻辑有序陈列。各级标题的字体、字号和颜色要保持一致。

5.字体字号。推荐使用宋体、黑体。小册子中的文字原则上以一种字体为主，其他字体为辅。同一版面通常只用2~3种字体。字号以五号或小四号字为宜。用于儿童与老人的小册子可适当采用较大号的字体。

6.插图。插图可以把抽象的描述具体化、可视化，便于读者更准确地理解和记忆。插图必须与内容相关，且具有自明性。

7.书眉。如果设有书眉，书眉上的书名必须与封面一致且要完整。

六、短视频的特点制作

短视频是新媒体背景下的新型健康信息传播材料，具有以下几个优点：

1.节约时间：短视频的时长一般在数十秒到几分钟之间，可以快速吸收信息，省去浏览冗长视频或者读长篇文章的时间。

2.短小精悍：短视频需要通过简洁有力的语言和画面来表达主题，可以更容易地抓住观众的注意力，获得更多曝光度和传播度。

3.互动性强：短视频常常融入话题或者互动元素，可以帮助用户更好地沟通和交流，增加社交互动的次数和意义。

4.参与度高：观众可以通过点赞、评论、转发、送礼等行为参与到视频创作中，增强用户的参与体验和归属感。

短视频的内容要有创意，制作编制要能迅速捕捉观众眼球，音乐选择与视频内容匹配，拍摄和摄影技巧要有好的视觉效果，这些要素要形成一个整体才能构成成功的短视频。

七、实用案例分析

根据《中国居民营养与慢性病状况报告（2015）》，2012年中国居民平均每天烹调用盐10.5克，超过WHO推荐摄入量（5克）的2倍。长期吃盐过多，会显著增加高血压、肥胖等多种慢性病的患病风险。我国2.6亿人患高血压，长期高盐饮食会增加高血压患者罹患脑卒中的风险。2018年，国家卫生健康委员会启动了"三减三健"专项行动，明确提出"减盐减油减糖"。2019年，国务院健康中国行动推进委员会出台《健康中国行动（2019-2030年）》，提出了人均每日食盐摄入量不高于5g的倡导性指标。通过健康教育，使公众认识到长期吃盐过量的危害，掌握减盐知识和减盐技巧，是实现减盐目标的重要策略。为向全社会提供科学适用的减盐健康科普材料，推进减盐健康知识普及工作开展，中国健康教育中心牵头开发了减盐系列科普材料，供各地各部门开展减盐健康教育工作时免费使用。

开发减盐传播材料之前，工作人员做了文献检索。根据研究报道，中国居民76%的食盐摄入来自家庭烹饪，6.4%来自酱油，其余来自外出就餐、包装食品等。针对我国居民食盐的主要来源，最终确定以家庭烹饪、外出就餐、超市购买食品为重点，开发了减盐海报、折页和手册等传播材料。

1.系列减盐海报

一共开发了5张系列海报，主题分别是：警惕"藏起来"的盐；在家"炒菜时，请少放盐"；在外就餐"点餐时，请要求少放盐"；"点外卖时，请要求少放盐"；在超市购买食品时，要"阅读营养标签，选购低钠食品"。

5张海报既各有侧重，又相互联系，分别针对家庭烹饪、外出就餐（含点外卖）、超市购买食品三个盐的主要来源进行设计。

海报设计采用真人实景拍摄，构建日常生活环境，有很强的代入感；1张海报1个主题，每个主题都是1项具体行为建议，具有很强的行为指导性；核心信息突出，简洁明了，通俗易懂；色彩搭配和谐，有较强观赏性；利用名人效应，有利于引起关注，提高传播效果；适用于城乡公共场所的大众传播，应用范围广泛。

2.系列减盐折页

减盐折页一套三张，主题分别是"食盐与健康""家庭减盐技巧"和"减盐常见问题问答"。

三张折页围绕各自主题，以问题为导向，分别就减盐相关知识进行了简明扼要的介绍，信息较为全面系统，信息量明显大于海报。

折页"食盐与健康"，分别从"认识食盐、人的生命活动离不开食盐、吃盐多的危害、推荐食盐摄入量、读懂营养成分表尽量选择低钠食品、粗略估算每日食盐摄入量、警惕藏起来的盐"等7个方面，向公众介绍食盐与健康的相关知识。

折页"家庭减盐那些事"，向公众介绍了"食盐摄入的主要来源、什么是高盐食物、常见的高盐食物有哪些、家庭减盐小技巧"等4个方面，向公众介绍了盐的主要食物来源以及家庭减盐的常用方法和技巧，提高公众的减盐技能。

折页"减盐常见问题解答"，围绕"食盐是不是越贵越好?放盐少了，会不会影响食物的美味?使用低钠盐做饭时，是否可以多放点?吃盐少了，会不会疲乏无力?"等公众关心的问题及减盐误区进行解答，针对性强，信息准确，通俗易懂，起到了很好的传播效果。

3.减盐健康教育手册

手册内容包括4大部分35个方面的知识和技能，核心内容与折页基本相同，但信息

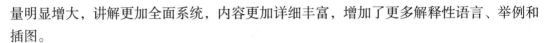

量明显增大，讲解更加全面系统，内容更加详细丰富，增加了更多解释性语言、举例和插图。

4.减盐健康短视频拍摄

视频美感强，内容充实，能够迅速吸引眼球，让观众最短时间理解减盐重要性。容易做到减盐。而且可以不断转发，传播迅速且传播面广。

从上面的例子，我们可以看出海报、折页和小册子，短视频联系与区别。从内容上来看，四种传播材料都紧紧围绕家庭烹饪、外出就餐、超市购买食品三个居民食盐摄入的主要环节开展宣传，重点突出，信息准确，通俗易懂，宣传的核心信息具有高度一致性，但具体内容及表述方式又不尽相同。海报信息简单，信息量最少；折页信息简单明了，但较为系统、全面，信息量较大；小册子信息量大、内容系统完整，让目标人群对该健康主题或疾病问题有一个全面的认识。短视频内容充实，操作步骤清晰，指导性强，观众易于学习和掌握减盐知识与方法。

从设计上来看，海报的特点是有强烈的视觉效果，文字、构图具有较强吸引力，信息简单，字数少、字号大，多张贴在公共场所，也可用于面对面讲解，通过短暂的目光扫视，就能获得海报的主要内容。折页的特点是设计精美、图文并茂，内容板块清晰，有较强的吸引力，便于携带和保存，在日常工作中可放在咨询室供咨询者取用，也可在开展义诊、举行健康知识讲座时集中发放。小册子的特点是信息量大、内容系统完整，图文并茂、可读性强、便于携带，有较强的保存价值。短视频形象生动，冲击力强，迅速认知，而且可以不断转发，传播迅速且传播面广。

第三节　传播材料的使用

一、海报的使用

1.张贴或悬挂。海报可以作为一种大众传播的材料，张贴或悬挂在人群集中的地方，方便人们自主选择观看。

2.现场讲解。海报可以作为一种群体传播的材料，用于针对某类特定人群的现场讲解，如培训班现场、咨询义诊现场、健康讲座现场、同伴教育活动等。

3.张贴注意事项。海报应张贴或悬挂在光线明亮的地方，方便引起人们的注意和观看兴趣。在张贴或悬挂的环境上，尽可能保证海报张贴背景色彩单一，防止因背景杂乱而降低海报的吸引力和观看舒适度；保持海报周围有较多的空间，方便多人同时观看，同时避免被其他物体遮挡，干扰目标人群对海报信息的获取。在张贴或悬挂的高度上，海报的中心位置应与成人平视的目光高度一致，方便目标人群阅读。

二、折页和小册子的使用

1.自行取阅。折页和小册子可放在营养指导员的工作室，供有兴趣的服务对象自行取用。

2.集中发放。折页和小册子可以在组织活动、开展义诊、举行健康知识讲座时集中发放。

3.入户发放。传播材料充足时，为了增加折页与小册子的覆盖面，可以组织人员入户发放，也可根据不同家庭的需求，有针对性地发放。

4.使用时注意事项。首先，使用前要熟悉材料内容。其次，要了解材料适用人群。不同健康主题的折页和小册子，适用于不同的人群，如《孕期营养保健知识读本》适用于已怀孕或准备怀孕的妇女家庭，《高血压患者该如何吃》适用于高血压人群，《纠正儿童偏食》适用于学龄前后的儿童家长等。折页内容少，传达的信息相对简单集中，并配有图片，适合文化水平不高的人阅读；小册子信息量大、内容系统性强，适合有一定知识水平和理解力的人阅读。

三、短视频的使用

短视频可以在机构（企业，医院，协会等）APP，或者微信公众号里发布，也可以在百度等各大门户网站发布，短视频信息量大、内容系统性强，形象生动，观众易于接受，适合任何人群在任何时间学习收看，而且任何人能够简单方便转发，覆盖面广，打破时间空间障碍，健康知识传播，健康教育效率大大提高。健康视频直播，视频小组讨论，小分享，视频健康咨询。短视频将会成为健康教育主要方式。

第四节　传播材料的讲解

一、海报的讲解

海报的讲解主要用于开展健康教育活动时，如在健康讲座、咨询义诊、人群集会等活动时。海报可以临时挂在固定的地方，也可以由讲解人拿着海报来回走动，流动讲解，让在场的每个人都能看得到。

1.讲解人的基本条件。讲解人要具备较好的专业知识，有一定的讲解经验，了解讲解的技巧；语言清晰，表达准确，说话有逻辑。

2.熟悉讲解内容。讲解人需要对讲解的内容进行提前准备，熟悉海报本身的内容和需扩展讲解的内容。

3.场地选择。讲解场地要相对安静，避免外界声音或事情分散在场人的注意力。场地大小与参加的人数相适宜，参加的人不宜过多；人数较多时，可以分批、分期讲解。

4.讲解过程中的注意事项。

（1）在讲解前，让每个人都有机会仔细看清海报的内容，方便讲解时对方心中有印象。

（2）海报放置的地方应当光线比较明亮，同时防止阳光或灯光的反射，以便在场的人能够清楚地看到海报的内容和图案。

（3）讲解时，讲解人身体不要挡住海报，让每个人都能看到讲解的内容，同时念出海报中的文字。

（4）适时询问在场的听讲者是否理解，并有针对性地提出问题，让听讲者有独立思考的时间和机会，同时对大家不清楚的地方做进一步的解释。

（5）如果海报中涉及相关技能，讲解人可以带领在场的人一起练习，对掌握不正确的人要及时指出，并向大家讲解错误的原因。

二、折页小册子的讲解

折页和小册子内容较多，不能像海报那样，把所有文字都要念一遍，需要重点讲解。一般情况下，首先要介绍折页和小册子的主题；然后介绍折页和小册子的内容结构，并对每一部分内容进行简要介绍，让目标对象对折页和小册子内容有一个整体认识；之后，再根据目标对象的具体问题，对需要其重点关注的知识和技能进行讲解；最后，要求大家回去认真阅读折页或小册子，按照要求去做，看不懂的地方随时咨询。

营养指导员的任务就是让服务对象尽可能全面了解折页手册内容，并指导他们将学到的营养健康知识转化为行动，改善或解决自身营养健康问题。

1.讲解人的基本条件。讲解人要具备较好的专业知识，有一定的讲解经验，了解讲解的技巧；语言清晰，表达准确，说话有逻辑。

2.熟悉讲解内容。对宣传材料进行通读，看一看有没有自己不理解和需要弄明白的内容，以便向目标对象进行准确讲解。

3.讲解过程中的注意事项。

（1）向目标人群强调该材料与健康的重要关系，引起对方的重视。

（2）提示或重复折页或小册子中的重点内容，引导对方加强学习记忆。如折页的哪几句话，或小册子中的哪部分应该重点关注。

（3）演示和指导需要对方掌握的具体技能或操作方法，如油盐糖的估算方法、清淡菜品的制作方法等。

（4）就重点内容询问对方是否理解，并有针对性地提出问题，对不清楚的地方做进一步的解释。

（5）提示目标对象把掌握的知识与家人、朋友和社区居民进行分享。

三、实训案例分析折页讲解

活动主题：家庭减盐小技巧。

讲解材料：健康教育传播材料，一张三折页，主题是："家庭减盐技巧"

讲解人：王梅，社区营养指导员。

参加人员（目标人群）：家庭主厨。

地点：社区活动室。

情境：社区营养指导员王梅手里拿着准备好的家庭减盐健康教育折页，与三名先到的家庭主妇聊家常，等到人齐或者约定好的时间后，正式开始向大家介绍家庭减盐相关知识与技能。时间到了，王梅向大家做一个简单的开场白。

王梅：大家好，我是社区营养指导员王梅，大家可以叫我小王。首先欢迎大家来参加这次家庭减盐技巧学习活动。这次召集大家来，主要想和大家讲一讲有关家庭减盐的事。今天的学习材料是一份减盐健康教育折页，现在我把折页发给大家，一人一张。

今天来的人，有相互认识的，也有不认识的，在正式学习减盐知识之前，先请每个人做个自我介绍，大家相互认识一下。

（按照座位顺序，参与活动的成员逐一做了自我介绍。王梅将有关情况作了记录。随后，王梅根据提前准备的学习提纲，引导大家进行学习和讨论。）

王梅：下面我们就一起学习减盐知识和技巧。今天发给大家的健康教育材料是一个三折页，题目是"家庭减盐那些事"。大家一看题目就知道，今天的学习内容就是要告诉大家如何做到少吃盐。

俗话说"盐为百味之首"，是家庭烹饪中最常用的调味品，如果饭菜中少了盐，后果大家可想而知。更为重要的是，盐是维持人体正常生理功能的重要物质，人的生命离不开盐。但是长期高盐饮食，会给健康带来危害，可导致高血压、心脑血管疾病，还会增加发生肥胖、肾病、胃癌等疾病的风险。由此可见，盐对于人体来说，是一个双刃剑，没有不行，吃多了也不行。

王阿姨：吃了一辈子盐，还不知道有这么多说法呢。

李阿姨：我们家吃的就咸，我老伴和儿子都有高血压，老伴的口味尤其重，稍微放盐少了，就说菜没有味道、肉不香，几乎顿顿还要吃咸菜。这可怎么办啊？

王梅：李阿姨，像您家这种情况，可要注意了。对于高血压患者，更应该少吃盐，因为吃盐多了，会增加血容量，加重高血压。

李阿姨：（着急的表情）小王，那该怎么办啊？

王梅：李阿姨，别着急。今天咱们就是要学一学如何在家庭中做菜"减盐不减味"。今天发给大家的折页，一共讲了四方面内容，分别是食盐摄入的主要来源、什么是高盐食物、常见的高盐食物有哪些，以及家庭减盐小技巧。前两个内容比较简单，重点是第三、第四部分内容。下面我们逐一来看一看。

王梅：（折页第一部分讲解）根据调查结果，我国居民76%的食盐摄入来自家庭烹饪，6.4%来自酱油，其余来自外出就餐、包装食品等。由此可见，家庭烹饪是食盐摄入的主要来源，减少家庭烹饪用盐是我国减盐的主要策略和途径。

（折页第二部分讲解）为了让大家对食物含盐量多少有一个相对清晰的认识，研究人员根据食物中含盐量的不同，把食物分为高盐食物、中盐食物和低盐食物三大类。所谓"高盐食物"就是指每100克食物中含盐量超过1.5克或含钠量超过0.6克；"低盐食物"就是指每100克食物中含盐量低于0.3克或含钠量低于0.1克；介于两者之间的就是"中盐食物"。

李阿姨：这么多数字，我可记不住。

王阿姨：是啊，我也记不住。

王梅：大家不要着急。这些数字记不住没有关系，只是告诉大家有这么一些概念。今天，大家知道有"高盐食物"这个概念就行了。

张姐：小王，生活中哪些是高盐食物呢？你给我们讲一讲吧。

王梅：好的。这第三部分讲的就是生活中的高盐食物，让我们一起来看一看吧。

（王梅逐一讲解折页上的高盐食品……）

李阿姨：只知道酱油、咸菜中盐含量高，没想到火腿肠和豆腐干也含有这么多盐。

张姐：平时吃面包、饼干，并没有感觉出有咸味啊？

王梅：其实，我们平时吃的面条、大饼中，也都含有很多盐。吃起来很甜的糕点中也含有盐。也就是说，除了炒菜用盐外，我们还有很多其他食物来源的盐，是很容易吃过量的。所以，提醒大家炒菜时要少放盐，也少用酱油、鸡精、海米等含盐量高的调味品。

（大家齐声说）知道啦。

王梅：好的。那下面我们来看一看第四部分，讲的是生活中有哪些减盐小技巧。（王梅向大家——介绍折页上的减盐小技巧，给大家展示限盐勺、限盐罐的使用，介绍低钠盐的特点和适用人群，炒菜出锅时再放盐，使用葱姜蒜等天然香料为食物提味等。）以上是我今天为大家介绍的内容。大家看一看，是否还有没听明白的内容？

（大家齐声说）听明白啦。

王梅：好，下面我来考一考大家。谁给我来说说限盐勺和限盐罐该如何使用？（目光环顾听讲人群，落在一个没怎么发言的中年妇女身上）那就请这位大姐来说说吧。（中年妇女站起来发言。王梅面带微笑，不时点头，直到中年妇女讲完。）王梅：讲得非常好，你已经掌握使用限盐勺和限盐罐的方法了。请坐下，谢谢。（王梅接着又提了2~3个问题，让听讲者回答，并进行点评。）

王梅：通过刚才的问答，我了解到大家对今天的讲解内容掌握的都很好。最后，提两点要求：一是大家要行动起来，回家后把今天学到的减盐知识技能与家人进行分享，制定一个家庭减盐小目标，并努力实现这一目标；二是把学到的减盐知识技能与朋友、同事等进行分享，让更多人受益。大家说，好不好？

（大家齐声说）好。

王梅：今天讲解到此结束，谢谢大家。

2：案例点评

1.王梅的开场白，简单明了，言简意赅，直奔主题。既介绍了自己是谁，又点出了本次活动的主题。

2.对折页的讲解重点突出，有详有略。弱化"高盐食物"概念的讲解，把重点放在认识"生活中的高盐食物"和"减盐技巧"讲解。

另一方面，在讲解"高盐食物"时，弱化"高盐食物""中盐食物""低盐食物"中盐含量的具体数值范围，但强调目标人群记住"高盐食物"这一说法，知道有"高盐食物"这么一个概念。

3.注重互动和反馈。在讲解过程中，能够自如掌控活动进展，互动性强，对目标人群的问题积极反馈、引导。

4.及时总结。每讲完一部分，会询问大家是否听明白了，有无问题，及时了解目标人群对讲解内容的理解和接受情况。

5.开展讲解效果评价。讲解结束后，对重点知识和技能进行提问，请目标人群进行回答和示范，并做出点评。

6.对目标人群提出明确要求。强化行为改变，倡导知识分享和传播。可以将海报，单页，折页内容做成短视频进行传播分享。线下健康知识讲座也可以同时现场直播，一个手机就可以完成直播，效率大大提升。线上和线下结合的健康教育将是主流方式。

下篇

健康
测量表

第十七章　健康管理的健康测量与评价

健康测量是指通过医学技术方法和手段对健康进行主观和客观检测评价的过程。本章主要论述健康测量的指标与方法、评价等。要注意的是，测量与方法以及评价指标等都不是一成不变的，随着社会经济的发展与居民对健康需求的日益增加，健康测量手段不断在更新。

第一节　健康测量的理论和技术概论

衡量一个人或者一个群体是否健康，最好的方式就是进行健康测量。所谓健康测量是指通过医学技术方法和手段对健康进行主观和客观检测评价的过程。西方国家都普遍通过采集残疾人数量、人口出生总数、教育数量占比、犯罪人数、失业人数、工作人数、经济收入、公共关系等数据，来测定某一个区域或者个人的健康指数。这是早期的也是较为原始的健康测量。随着社会经济的发展与居民对健康需求的日益增加，健康测量手段不断在更新。同时，健康指标也一直处于不断演变和发展的过程中，健康测量结果越来越接近实际的情况。

一、健康指标的进化

在人类的进化历程中，死亡是衡量一个人是否健康的标志，因此最早用来测量人群健康的指标就是人群的死亡率。这种指标数字可靠，指标清晰，所以在很长一段时间内都在使用。随着社会经济的发展，人群对健康的认识发生了很大的变化，一些旧的指标就慢慢被抛弃，一些新的指标被纳入到测定范围之中。以前经常将婴儿死亡率（IMR）当作健康测量指标。后来，随着婴儿死亡率的大大降低，这个指标也就失去了监测的意义。人们开始寻找新的指标来代替婴儿死亡率，这就是"洋葱头原则"。

健康指标的选择并不是随意的，它往往反应人群实际的健康状况与当下社会关心的问题。健康指标的选择和公布具有反映和指导社会的目的。一个指标的公布可以引起人们对这个问题的重视，形成一种社会导向。一旦一个指标发生变化，将影响人口的健康。如此周而复始，健康测量指标就在一个开放、循环的状态中不断发生着变化，以适应新时代的变化。

二、健康测量的类型

18世纪以来，人们认为健康就是没有疾病，在这一健康理念的影响下，人们习惯从"疾病"的角度来评价个体或者人群的健康状态。对于疾病防治措施的有效性评价采用发病率、患病率、病死率、生存率等统计指标，对患病个体采用痊愈、显效、好转、无效等指标。应用这些评价指标来测量健康状况是必要的，但不能表达健康的全部内涵。为此，我们需要从三种不同维度对健康进行分类与测量：基于功能、描述、方法等分类与测量。

1.功能性分类

通过功能分类进行健康测量有三个目的，即对个体健康情况开展诊断、预后和评价。比如，测量个体的血压以判断与临床诊断的关系、筛检实验、评分等，同时也包括预测病人经过康复在社区独立生活的可能性。对个体进行健康测量，既表示测量时的健康状况，也表示健康状况可能发生的变化，这既可用于个体的测量，也可用于群体的测量。

2.描述性分类

通过描述对人体健康进行测量并不是一个容易的事情，因为它涉及的范围很广，比如对器官的工作状态进行描述，对诊断方法进行描述、对社会功能症状进行描述。

3.方法学分类

健康测量有很多方法，比较常见的是主观测量和客观测量。方法不同，效果不同，效益也不同。主观测量是指由临床医生、病人或者病人家属作出的主观判断，比如"今天没有昨天疼了"、"今天感觉好多了"、"胃口变好了"等，通过测量者个体主观上的认识而得出的结论。这种评价方法有可靠、过程简单、成本低、经济效益好的特点，在日常的健康测量中被广泛应用。客观测量是指通过科学的仪器、设备、实验室检查得出数据，并进行判断的方式。这种测量数据较为准确，评价比较客观，但是缺乏主观评价，在实际测量中，仅仅作为一种辅助手段。在实际的健康测量过程中，两种测量方法根据需求配合使用。

三、健康测量的基础和基本方法

1.心理物理学是健康测量的基础

心理物理学简称心物学，是研究心物关系并使之数量化的一个心理学分支，通过心物学的测量，人们可以感知和判断物理生物现象，比如线的长度、声音的大小，以及疼痛的强度大小等，有效避免健康测量的绝对主观化，同时对健康状况进行等级分配。该技术是费希纳于1860年提出的，他认为，主观判断任何刺激，并非是简单的事件反映。比如，让一个人在1盎司上增加4盎司，他很容易就感觉到变重了，如果在40盎司上增加4盎司，他往往感觉不到这种重量的增加。

在健康测量中，有的个体原本健康，在针扎时却感觉很疼痛，甚至会有无法忍受的情况。如果他此时正在承受骨折、骨裂的疼痛，即便再增加几倍针扎的疼痛，他可能也感觉不到。费希纳将刺激和感知进行了分化，并形成了一个公式：$R = K \times S^b$。其中，R是反应强度，K是常数，S是刺激的水平，b是指数；当指数不变时，刺激和反应是线性的。通过这个公式，人们就可以采用统一的标准，比如用数量方法对健康测量进行评价，减少主观因素的影响。

2.等级方法测定健康

在对患者进行健康测定时，往往患者无法准确说出自己的健康情况。比如，在患者在评价自己的状态时，往往用"还好、难受、非常难受、特别难受"等形容词来表示。其实，这种判断是模糊的，且根据不同人对病痛耐受程度的不同，也会有不同的结果。为此，人们可以通过简单分级的方法进行判定，即在一个定长的范围内，比如在一个

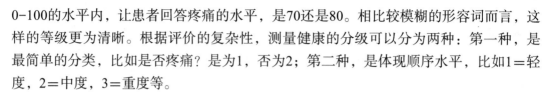

0-100的水平内，让患者回答疼痛的水平，是70还是80。相比较模糊的形容词而言，这样的等级更为清晰。根据评价的复杂性，测量健康的分级可以分为两种：第一种，是最简单的分类，比如是否疼痛？是为1，否为2；第二种，是体现顺序水平，比如1＝轻度，2＝中度，3＝重度等。

鉴于上述情况，人们进一步研究出了一个等距评分方法，即评价指标被设计成连续性的特征，并用顺序的数字或者字母进行代替，比如温度可以写成这种等距A－B＝C－D，这样就可以计算平均值了。

3.心理测试方法

（1）比较技术方法。通过比较的方法以判定心里的感受。比如，对于疼痛的判断，通过列举"疼痛使我不能睡觉"、"疼痛使我很烦"和"我要用药抑制我的疼痛"的选项，让患者用"非常同意、同意、不同意、很不同意"的分类水平进行界定，通过这种比较，就可以很好地反馈患者的实际情况。

（2）等级估计方法。由于在心理学实验中，人们对刺激等级的判断更加准确，因此通过等级试验的估计，来测量健康情况就叫作等级估计法。近年来，这种方法多被应用于经济学评价中。

4.经济学方法

所谓经济学方法是指通过研究利用物理单位，以效果和利用来反映效益，从而实现合理配置卫生资源、比较每个医学投资而获得的健康效益的目标。这种测量方法和早期的经济学评价有所不同。早期的经济学评价是研究通过治疗而减少因失能和丧失生产能力的效益，现在的经济学评价则是通过"成本—效用"的分析，根据生命质量和数量的指标进行测定。一般来说，比较常用的是质量调整生命年。

"调整生命年"是指通过医学干预后而获得的平均生命年限。这种生命年限和实际的生命年并不一样，比如一个因失能而存活一年的病人，仅相当于健康人的0.75年。

第二节　生理失能和障碍评价

由于生理失能或者生理障碍涉及的健康问题比较多，如果以此对健康进行测量，评价方法有很多，比如疾病、损伤、失能、障碍等，大约有50个量表。这些量表有的是针对住院病人，有的是针对门诊病人，两者并不一样。

一、生理失能测量的评价

生理失能测量有个循序渐进的过程：首先，是损伤水平的评价，比如能否保持平衡、感觉能力是否丧失、运动范围等；其次，是测量失能，比如全身运动或者自助；最后，是评价生理障碍，包括是否能完成社会角色、是否具有动作能力、是否能自主进行居家活动等。

生理损伤的测量（ADL）由Katz于1957年创造并使用，主要针对老年人和慢性病患者，测量内容为洗澡、穿衣、用洗手间和在房间周围活动的实际情况。到了1970年，各国普遍开展老年卫生服务，Katz在原来的基础上，对评价内容进行了扩展，并且增加了运动、购买东西、做饭、算账等机械性运动或者日常活动的内容。每个国家的评价体系并不完全一致，并且具有国家区域之间的个性和共性。

二、ADL和IADL评价质量比较

一般说，ADL量表包括6种类型，IADL量表包括9种类型，这些量表的应用范围、质量评价，如表17-2-1：

表17-2-1　ADL和IADL量表的分类评价

分类	量表	条款	应用	实施对象和时间	可靠性评价	真实性评价
ADL	PULSES profile（Moskowitz，1957）	6	临床	职工	++	++
	Barthel Index（Mahoney，1955）	10	临床	职工（2-5'）自己10'	+++	+++
	Index of ADL（katz，1959）	6	临床	职工	+	++
	Kenny self-care Evaluation（Scnoening，1965）	85	临床	职工（2）	+	++
	Physical self Maintenance scale（Lawton，1969）	6	监测	职工、自我	++	++
	Functional status Rating	30	临床	自我（15-20'）	++	−
	System（forer，1981）					
	Medical outcome study physical	14	监测	自我	+	++
	Functioning Measures（Stewart，1992）					
IADL	Rapid Disability Rating Scale（linn，1982）	18	研究	职工（2'）	++	+
	Functional Status Index（Jette，1980）	45	临床	职工（60-90'）	++	++
	Patient Evaluation Conference system（Harvey，1981）	79	临床	职工	+	+
	Functional Activities Questionnaire（Patrick，1981）	10	监测	自我	+	+
	Lambeth Disability Screening	25	监测	自我	+	+
	Disability Interview Schedule（Bennett，1970）	17	监测	职工	+	+
	OECD Disability Questionnaire（OECD，1981）	16	监测	自我	+	+
	Health Assessment Questionnaire	20	临床研究	自我、职工（5-8'）	+++	+++
	Functional Independence Measure（Granger，1987）	18	临床	专家	+++	++

三、ADL量表的分类介绍

如前所述，ADL有6种量表，具体如下：

1.The PULSES Profile（PP）

（1）目的。PP主要是一个调查问卷，内容为慢性病人或者老年人日常生活的独立功能，以个体执行日常活动情况进行评价，经常被用于预测康复情况、评价病患预后和帮助他们制定康复规划。

（2）描述。上述PULSES是一个组合性的指标，每个字母代表不同的内容。P代表生理功能，U代表上肢功能，L代表下肢功能，S代表感觉功能（说、看、听），E代表排泄功能，S代表精神和情感状况。

该量表主要通过回顾医学记录或者与病人交谈的方式进行测量填写，一般按照1，2，3，4分对每一个项目进行打分，比如总体＞12分即表示有明显的损伤，＞16分即有严重的失能。

（3）可靠性和真实性。使用该量表的可靠性在0.87~0.95之间，即便是对严重失能的成人进行测量，其真实性也能够得到保证。

（4）实用问卷。PP实用问卷模板，如表17-2-2：

表17-2-2

A.P：生理功能
（1）要求医学或者护理指导有3个月左右的间隔；
（2）要求医学或者护理指导基本要小于3个月的时间，但是不是每个星期都有医学或者护理指导；
（3）如果本人有卫生问题，就要改为每周需要医学和护理指导；
（4）如果本人有卫生问题，每天就都需要医学和护理指导；
B.U：上肢功能（主要依靠上肢功能的活动，比如吃饭、穿衣、洗澡等）
（1）没有上肢的损伤，可以自己照顾自己；
（2）尽管有一定程度的上肢损伤，但是仍然能够照顾自己；
（3）没有上肢的损伤，但是要依靠他人照顾；
（4）既有上肢的损伤，也要依靠他人照顾；
C.L：下肢功能：运动（包括搬椅子、去洗手间、上楼梯等，主要依靠下肢功能）
（1）没有下肢的损伤，可以独立自我照顾；
（2）尽管有一定程度的下肢损伤，但是依然可以自我照顾；
（3）没有下肢的损伤，但是要依靠他人照顾；
（4）既有下肢的损伤，也要依靠他人照顾；
D.S：感觉功能，即听、说、看的功能
（1）没有损伤，可以自己进行交流；
（2）虽然有一些损伤，但是可以独立交流，或者是通过戴眼镜和助听器进行交流；
（3）有的时候，要依靠他人帮助进行交流；
（4）必须依靠他人才能进行交流；
E.E：排泄功能（主要指大、小便）
（1）完全自主控制大小便；
（2）基本能够控制大小便；
（3）在特殊情况下，有可能无法控制大小便；
（4）经常不能控制大小便。
F.S：支持因素（主要考虑情感和协调性（来自家庭的支持））
（1）能够完成一般的任务，并执行常规的工作；
（2）在完成经常性的任务，并执行常规工作方面，要进行一些变革；
（3）有一些经常性的任务，需要社会和家庭的支持；
（4）在执行经常性的任务与常规工作时，必须要有他人的支持。

2.Barthel指数

（1）目的。该问卷的主要目的是测量个体照料和运动的功能独立性，通过该问卷，可以了解病患在治疗前后发生的变化，以及是否有改善。

（2）描述。该问卷由两部分组成，第一部分由10个问题组成，第二部分由15个问题组成。通常，需要医务人员通过直接观察或者通过病患自我评价才能得到结果，结果要通过等级测量的形式展示。

问卷第一部分主要调查的内容是个人照顾和运动方面，如果分数在0~20之间认为完全依赖，在21~60之间即认为有较强的依赖性，分数在61~90之间表示有中度的依赖，分数在91~99之间表示有轻度的依赖性。通常，分数越高，越表明独立性较强。

问卷的第二部分调查的主要内容是扩展的Barthel指数，一种包括吃、喝等方面的扩展。0~19分表示完全依赖，20~59分表示在自我照顾方面欠缺，60~79分表示在轮椅上需要帮助，80~89分表示在轮椅上可以独立，90~99分表示基本上能够完全独立。

（3）调查表与评价。

①The Barthel指数，如表17-2-3。

表17-2-3

项目	有帮助	独立
1.饲养	5	10
2.从轮椅上走下来并上床	5-10	15
3.个人化妆（包括洗脸等）	0	5
4.进出洗手间	5	10
5.洗澡	0	5
6.在水平面行走（如不能走为0分）	10	15
7.上下楼梯	5	10
8.穿衣	5	10
9.大便控制	5	10
10.小便控制	5	10

②修正的Barthel指数，如表17-2-4。

表17-2-4

项目	独立		依赖	
	完全（Ⅰ）	有限（Ⅱ）	有帮助（Ⅲ）	完全（Ⅳ）
1.拿杯子喝水，用盘子吃饭	10	5	0	0
2.穿上衣	5	5	3	0
3.穿下衣	5	5	2	0
4.系鞋带	0	0	−2	0
5.化妆	5	5	0	0
6.洗澡	4	4	0	0
7.小便控制	10	10	5	0
8.大便控制	10	10	5	0
9.去洗手间解衣服	4	4	2	0
10.搬椅子	15	15	7	0
11.去洗手间	6	5	3	0
12.搬水桶	1	1	0	0
13.水平走50米	15	15	10	0
14.上下楼梯	10	10	5	0
15.在轮椅上移动50米	15	5	0	0

3.生理自我维持水平

（1）目的：该量表主要用于对社区老年病人失能情况进行评价。

（2）概念基础：该量表为ADL和IADL的综合形式。

（3）描述：PSMS包括ADL和IADL的项目，主要有6项内容，每项都有5个等级水平，每个分数从6~30分（6、12、18、24、30），最终等级越低，说明独立性越好。

（4）量表共A-F共6项，如表17-2-5。

表17-2-5

A.洗手间
（1）在洗手间内，完全能够照顾自己；
（2）在洗手间内，自己可以照顾自己，且很少出现意外；
（3）每周在睡眠时，可有多次大、小便失禁；
（4）每周在清醒时，可有多次大、小便失禁；
（5）大、小便失控。

B.饮食
（1）在吃饭时，无需他人帮助；
（2）在吃饭时，需要一定的帮助，或者是在吃特别的饭时需要帮助；
（3）在吃饭时，需要一定的帮助，而且吃得很不干净；
（4）每次吃饭时，都要人提供很大的帮助；
（5）自己不能进食。
C.穿
（1）穿衣、脱衣自如，能够从衣柜中选衣；
（2）能够穿衣、脱衣，但是在特殊情况下，需要帮助；
（3）在穿衣、脱衣和选衣时，需要一定的帮助；
（4）在穿衣、脱衣和选衣时，需要较多的帮助，但是可以配合他人的帮助；
（5）完全不能自理。
D.修饰（包括清理卫生、洗发、剪指甲、洗手脸、洗衣服）
（1）上述工作，自己完全能够做到，无需帮助；
（2）基本上能够自理，不过，遇到个别修饰，比如在洗发、修面时需要帮助；
（3）在进行上述修饰时，需要一定的帮助；
（4）在进行上述修饰时，需要得到很大的帮助；
（5）对于上述工作，完全不能自理。
E.体力活动
（1）可以在城内四处走动；
（2）可以在所住街区内四处走动；
（3）要在一定的帮助下，才能走动；
（4）可以坐在轮椅上走动；
（5）有半数时间要躺在床上。
F.洗澡
（1）自己洗澡，无需帮助；
（2）在进出浴池时，通常需要帮助；
（3）自己只能洗手、脸，不能洗澡；
（4）要在别人的帮助下洗澡、洗手、脸；
（5）洗澡完全需要别人的帮助。

4.日常生活独立活动指数或是ADL指数

（1）目的。人们一般用ADL指数来测量老年慢性病病人的生理功能，或者鉴定慢性病的严重性，从而对治疗效果进行评价，同时对某些特殊疾病的预后进行评价。

（2）描述。ADL指数是通过医护人员对病患进行观察、交谈，对病患实际情况进行测定后得出的数据，主要针对有猝睡和骨折的慢性病人进行。评价内容主要包括六种活动：洗澡、穿衣、进出洗手间、从床上转到椅子上、自控和饮食等。评价得出的指数越低，表明生理功能越好。

（3）评价表，如表17-2-6。

表17-2-6

A.洗澡：海绵皂、盆浴、淋浴
（1）无需他人帮助；
（2）在洗背时，需要他人帮助；
（3）在洗澡时，大部分环节都需要帮助或者根本自己不能洗澡。
B.穿衣：也包括脱衣、固定衣带等
（1）无需他人帮助；
（2）除穿鞋外，其他方面无需他人帮助；
（3）基本上不能自己穿衣等。

C.入厕：入厕大小便，并能自己擦净，并能穿好衣服
（1）无需他人帮助；
（2）需要一定的帮助；
（3）不能自己入厕。
D.移动
（1）无需帮助，就可以自由上下床，坐和离开椅子；
（2）在一定的帮助下，才可以上下床，坐和离开椅子；
（3）不能起床。
E.自控力
（1）大小便能够完全自控；
（2）偶尔，会有大小便失控；
（3）大小便不能自控。
F.饮食
（1）自己完全可以进食；
（2）除不能切面包或者切肉外，其余的都可以进食；
（3）在进食时，需要他人的帮助。

5.Kenny自我照顾评价表

（1）目的。和传统的ADL相比，该量表通过对在家里或者在一个保护的环境中病人的独立生活能力进行功能评价，对治疗效果进行预后评价，能够获得更加准确的测量结果，被更多人所采用。

（2）描述。Kenny量表主要测量患者的7个方面的活动：床上运动、转动、移动、穿衣、个人卫生、大小便与饮食。详见Kenny自我照顾评价表，如表17-2-7。

表17-2-7

	项目	动作	评价日期	进展程度
床上运动	床上运动	转动姿势 向左转 向右转 斜卧 仰卧		
	起来和坐下	起来到坐的位置 维持坐的平衡 腿到床的一边 到床的边上 将腿再返回床上		
转动	坐立姿式的移动	在轮椅上的姿势 刹车问题 胳膊的依靠休息问题 腿的依靠休息问题 腿的姿势 维持平衡的问题		
移动		走 上楼梯 轮椅		

项目		动作	评价日期	进展程度
穿衣等行为	上擘动作	戴眼镜		
		开门		
		拉把手		
		擦汗		
	下躯干动作	脱下衣		
		扣皮带		
		扣鞋带		
个人行为	洗脸等	洗脸		
		洗手		
		刷牙		
		剃胡髭		
洗手间		管理和把握设备 解衣 穿衣		
洗澡		自己去拿洗澡盆等浴具 借助浴室把手		
大小便	大便	使用便通情况（药物）		
		使用器械情况		
		自己可以擦干净		
	小便	自我控制情况		
		刺激后的反应		
		自己可以擦干净		
饮食		用适当的器械帮助		
		可以用器具		
		从容器内倾倒		
		喝		

6.医学生理功能测量

（1）目的。本量表是ADL量表的扩展，由于对测量的生理功能较为敏感，因此经常将它用于对病患进行健康监测或者出院病人预后结果进行评价。

（2）描述。本量表共需要调查9项内容，其中前4项评分有标准，后5项没有标准，完全按照事实来打分，分数从0-100分，分数越高，表示功能越好。

（3）量表具体如下，见表17-2-8。

表17-2-8

医学生理功能测量表
（1）自我照顾功能
A.吃饭：包括饮食的所有方面的活动，比如切肉，使用多种辅助工具等；
B.个人功能：包括起床、口腔护理、洗脸（手）、梳头等功能；
C.入厕：包括自行入厕和收拾干净等；
D.洗澡：包括淋浴、盆浴等环节；
E.大便管理：包括能够手工排便、控制扩约肌；
F.膀胱控制：有能力管理小便；
G.皮肤管理：能够对皮肤进行护理；
H.床上活动：包括翻身、维持平衡等。
（2）运动时功能状态
A.移动：包括上、下床，去厕所，上、下轮椅等；
B.轮椅技术：比如掌握刹车技术，过通道技术等；
C.登高功能：上、下楼梯，去四周的环境平台等；
D.散步：即在水平面上短距离行走的状况。
（3）交流功能
A.了解口语与书面语言；
B.阅读理解能力；
C.姿势语言的理解；
D.书写交流。
（4）心理社会协调功能
A.情感协调：包括压抑、焦虑、交往等方面；
B.与家庭和社会环境问题：慢性问题的频率；
C.协调限度：愿意学习新的技能，采取适当的安全措施；
D.判断能力；
E.记忆力：长短期记忆；
F.解决问题的能力。
以上4项评分

内容	自我照顾和运动条款	交流	心理社会功能等
分数	评价	分数	评价
1.0	无能力，全部依赖	1.0	非常严重
1.5	要1-2个人的帮助（全力）	1.5	严重
2.0	中等帮助	2.0	中度严重
2.5	较小帮助	2.5	中度损伤
3.0	很少帮助	3.0	轻度损伤
3.5	监测即可	3.5	较小损伤
4.0	独立	4.0	无损伤

续表

活动	有限制	有少许限制	无限制
A.激烈活动：包括跑、举重、参加重体力的运动	1	2	3
B.中等运动：搬桌子、打高尔夫球	1	2	3
C.提杂物	1	2	3
D.上楼梯	1	2	3
E.弯腰	1	2	3
F.可以走一英里路	1	2	3
G.自己洗澡或者穿衣服	1	2	3

（6）对您能够做的活动满意度是
完全满意是1分　　2分　　3分　　4分　　5分　　完全不满意6分
（7）当你在社区周围活动时，由于健康问题您是否需要一些人帮助你？
是的，所有时间都要帮助1分　　2分　　3分　　4分　　无需帮助5分
（8）您的健康问题，是否会导致您大部分时间都在床上或者在椅子上？
是的，每天1分　　2分　　3分　　4分　　从没有5分
（9）你能够乘坐公共交通工具吗？
不能（由于健康问题）1分　　2分　　3分（能够使用交通工具）

四、IADL量表

如果你要对严重失能人群开展监测，则需要填写IADL量表，它是ADL量表的扩展。

1.快速失能等级评价

（1）目的。本量表一般用于老年慢性病人的生理功能和精神状况的测量，既可以是住院病人，也可以是社区病人，其测量方法和结果是一样的。

（2）描述。测量时，需要通过护士或者熟悉病患的家属进行询问，同时要对病人功能报告情况进行观察，并根据通过询问而掌握的情况进行测量。通常，分数越高，失能情况愈严重。

（3）量表见表17-2-9。

表17-2-9 快速失能等级评价

项目	需要帮助情况			
饮食	无需	要一些	要很多	静脉内给，或鼻饲
步行	无需	要一些	要很多	不能走
可用软椅在周围走动	无需	要一些	要很多	不行
洗浴	无需	要一些	要很多	需要他人帮助洗浴

项目	需要帮助情况			
穿戴	无需	要一些	要很多	需要他人帮助穿戴
入厕	无需	要一些	要很多	不能自己入厕
梳理头发	无需	要一些	要很多	需他人来梳理
适应性工作（掌管钱、钱物、电话等）	无需	要一些	要很多	不能管理
失能程度				
交流	没有问题	有一点	有很多	不能交流
听力	没有问题	有一点	有很多	无听力
视力	没有问题	有一点	有很多	无视力
饮食	没有问题	有一点	有很多	不能饮食
白天在床上	没有	有一点	有很多时间	总卧床
大小便	没有问题	有一点	有很多	失禁
医学帮助	没有	有一点	有很多	一直
特殊问题				
精神紊乱	无	有一点	有很多	很严重
协作	无问题	有一点	有很多	不能协作
抑郁	无	有一点	有很多	很严重

2.病人评价相关系统

（1）目的。本量表主要对愈后病人的生活、心理和社会功能进行评价，因此可以判断愈后是否还需要继续治疗，或者判定某一种治疗方案是否合适。

（2）描述。本量表需要熟悉病患的护工或者家属进行配合，总共有15项、67个功能评价条目，每个项目是0-7，共8个水平，0水平是无法测量的水平，1水平是依赖性特强，7水平是完全独立性。

（3）量表0是最低水平，7是最高水平，如表17-2-10。

表17-2-10

（1）康复医学（MED） A.运动功能丧失，包括肌肉虚弱和肢体缺陷； B.关节限制； C.感觉缺失情况； D.认知缺失情况； E.相关医学问题。

（2）康复护理
    A.大小便执行功能；
    B.自我照顾的责任心问题。
（3）生理活动
    A.四周活动；
    B.轮椅活动；
    C.处理环境障碍的能力（梯子、电梯等）；
    D.旅游问题。
（4）ADL
    A.饮食功能；
    B.梳理功能；
    C.家政管理；
    D.穿戴功能；
    E.起动。
（5）交流
    A.理解说话能力；
    B.组织语言；
    C.阅读能力；
    D.写作能力；
    E.听力；
    F.理解能力；
    G.演讲能力。
（6）医学照顾
    A.医学知识；
    B.医学技术；
    C.医学利用情况。
（7）营养
    A.营养状况；
    B.营养知识；
    C.营养和饮食技巧；
    D.营养利用。
（8）辅助设备：
    A.辅助设备的知识；
    B.辅助设备操作技巧；
    C.辅助设备利用。
（9）心理学
    A.压抑；
    B.无助；
    C.自我指导学习技巧；
    D.态度和方式的自控；
    E.群体关系技巧。
（10）神经心理学
    A.短期记忆的损伤；
    B.长期记忆的损伤；
    C.注意力技巧的损伤；
    D.口语语言的损伤；
    E.视力的损伤；
    F.智力的损伤。
（11）社会功能
    A.解决问题和利用资源的能力；
    B.家庭交流和资源；
    C.失能的家庭理解力；
    D.经济资源；
    E.独立生活的能力；
    F.生活安排。
（12）职业教育活动
    A.积极参与职业教育计划；
    B.获得与工作有关活动的能力；

C.能够坚持所规定的职教学习的时间数；

D.工作的生理功能。

（13）娱乐

A.参加群组活动；

B.参加社区活动；

C.和其他人的相互交流；

D.个体休闲活动的参与和满足感；

E.体育锻炼的参与。

（14）疼痛

A.疼痛方式；

B.生理无活力；

C.社交退缩；

D.站立忍受；

E.走路耐受。

（15）肺功能恢复

A.肺功能恢复规划的知识；

B.肺功能恢复规划的技巧；

C.肺功能恢复规划的利用。

3.功能活动问卷

（1）目的。本问卷主要调查正常老年人的轻度老年痴呆患者，了解老年人的活动功能。

（2）描述。该问卷并非由患者自己填写，而是需要医院护士（工）、调查对象的家属或者实际照顾者填写，即填写者需要与被调查者很熟悉。

（3）量表，如表17-2-11。

表17-2-11

（1）写账单，付钱币，记账

A.已由其他人完全取代了这项工作；

B.现在，需要他人的帮助才能做，而这以前则不需要他人帮助；

C.没有他人帮助，就难以做好这项工作；

D.在做这项工作时，不需帮助和劝告；

E.以前从未做过这项工作，一开始做就有点困难；

F.以前从未做过这项工作，最初做这工作时没有什么困难。

（2）做保险，掌握文书，帮助租金登记等

A.已由其他人运作，本人已经不能动作；

B.虽然是自己在做这项工作，但是与过去相比，现在却需要很多的帮助；

C.虽然是自己在做这项工作，但是与过去相比，现在却需要一定的帮助；

D.做这项工作无需他人帮助；

E.从未做过这项工作，但是现在做起来却有一定的困难；

F.完全可以做。

（3）独自去商店买东西，或者到杂货店购买日用品

A.已由其他人进行运作，本人已经不能动作；

B.虽然是自己在做这项工作，但是与过去相比，却需要很多的帮助；

C.虽然是自己在做这项工作，但是与过去相比，却需要一定的帮助；

D.做这项工作无需帮助；

E.从未做过这项工作，但是现在做起来却有一定的困难；

F.完全可以做这一工作。

（4）玩一种游戏，比如下棋、画图、集邮等

A.已由其他人进行运作，本人已经不能动作；

B.虽然是自己在做这项工作，但是却需要很多的帮助；

C.虽然是自己在做这项工作，但是却需要一定的帮助；

D.做这项工作无需帮助；

E.从未做过这项工作，但是现在做起来有一定的困难；

F.完全可以做这一工作。

（5）烧水，做咖啡或者茶，关炉子

A.已由其他人进行运作，本人已经不能动作；

B.虽然是自己在做这项工作，但是却需要很多的帮助；

C.虽然是自己在做这项工作，但是却需要一定的帮助；

D.做这项工作无需他人的帮助；

E.从未做过这项工作，但是现在做起来却有一定的困难；

F.完全可以做这一工作。

（6）准备一个平衡餐，比如肉、鸡或鱼、青菜、沙拉

A.已由其他人进行运作，本人已经不能动作；

B.虽然是自己在做这项工作，但是与过去相比，却需要很多的帮助；

C.虽然是自己在做这项工作，但是与过去相比，却需要一定的帮助；

D.在做这项工作时，无需他人帮助；

E.从未做过这项工作，但是现在做起来却有一定的困难；

F.完全可以做这一工作。

（7）在看完电视一个小时后，与一些朋友讨论电视中的某些情节

A.不记得，或者是已很混淆；

B.可以发表一些意见，但是记不住其中的有些情节；

C.可以发表一些总的意见，可以记住其中一些特别的情节；

D.可以记住一些情节；

E.可以记住很多的情节；

F.可以记住大部分的情节。

（8）对一些邻里和国家大事，能够保持信息畅通

A.不记得，或者总是混淆；

B.有一些总的意见，记不住有些情节；

C.有一些总的意见，可以记住一些特别的情节；

D.可以记住一些情节；

E.记住较多的情节；

F.记住大部分情节。

（9）对家庭工作、汽车修理、家庭事件、医学照顾等

A.不记得，或者总是混淆

B.有一些总的意见，记不住有些情节；

C.有一些总的意见，可以记住其中一些特别情节；

D.可以记住一些情节；

E.可以记住较多情节；

F.记住了很多的情节。

（10）用飞机、火车等方式旅游

A.完全不可能；

B.有可能在邻近地区玩就迷路；

C.能够与以前一样在四周漫步；

D.远途出游困难；

E.远途出游有一些困难；

F.能够远途出游。

4.OECD长期失能问卷

（1）目的。通过该调查问卷，总结疾病对基本生活活动的影响，并通过对失能变化的比较，指导失能的治疗。

（2）描述。本调查问卷共有16个问题，其中10个是核心问题，且可进行国际间的比较。本问卷与患者失能时间的长短无关，只涉及被调查者近日来所做的事情，被调查者只需要回答：没有困难、有较小困难、有较多困难、没有能力做这项工作即可。

（3）OECD长期失能问卷，如表17-2-12。

表17-2-12

长期失能问卷
（1）您的视力是否能够阅读看报？ （2）您的视力是否能够看到4米以外的脸？ （3）在3-4个人交谈时，您能够听到他人都在说什么吗？ （4）当您正在和别人交谈时，能够听到另一个人在说话吗？ （5）您说话有困难吗？ （6）您能够带着5公斤的物体走10米吗？ （7）您能够跑100米吗？ （8）在不休息的情况下，您能够连续走400米吗？ （9）您能够在两个房间之间走动吗？ （10）您不需休息就能够走上和走下飞机的悬梯吗（或者3层楼梯吗）？ （11）您能够自由上、下床吗？ （12）您能够自由穿衣、脱衣吗？ （13）您能够剪自己的指甲吗？ （14）您能够弯腰在地提上自己的鞋子吗？ （15）您能够切碎您的食物吗（肉、水果等）？ （16）您能够咀嚼坚硬的食物吗？

5.独立功能测量

（1）目的。本测量问卷（FIM）是通过对照顾的负担情况来评价被照顾者的生理和认知失能情况，通过该问卷，临床和非临床医生可以评价总的恢复情况，并以此为依据指导病人的预后工作。

（2）描述。FIM问卷包括18个项目，可以分为生理条款和认知条款。其中，生理条款包括能否自我照顾、是否合理控制排泄、日常活动、日常运动。而认知条款则包括人际交流和社会认知等方面，主要是对被调查者社会交互反应、问题解决和记忆等进行测评。该问卷一般由内科医生、护士或者是由治疗师完成，测评的方法主要是对被调查者进行观察，与他进行交流，调阅他的医学记录等。

（3）独立功能测量量表，如表17-2-13。

表17-2-13

A.自我照顾 1.包括用适当的餐具，并将食物送入口中、咀嚼、吞咽； 2.修饰：包括口腔照顾、头发梳理、洗手和脸； 3.洗澡：从颈到背进行自己洗澡，可以用盆浴、淋浴或者是海绵浴，安全性好； 4.穿上衣； 5.穿下衣； 6.入厕：包括入厕和用盆厕后卫生情况打扫好，并整理好衣服。 B.括约肌控制 1.小便管理：包括膀胱控制和使用器械的控制； 2.大便管理：包括直肠控制和使用器械的控制。 C.活动： 1.床上、椅子上、轮椅上的移动，是否稳定和有安全感； 2.入厕和出厕； 3.进入和走出盆浴和淋浴。 D.运动

1.走或用轮椅；
2.上楼梯（12-14级）。
E.交流
1.理解情况；
2.表现情况。
F.社会功能
1.社会交往；
2.解决问题能力；
3.记忆力。

第三节　社会健康的测定

社会健康，就是指区域内的每一个居民都能够享受同等的权力、社会福利，能够获得同等的机会，参与社会经济的分配和公共的决策，需要对个体与个体之间、个体与组织之间的关系和协调的高难度进行评价。与个体生理、心理健康测量相比，社会健康测量有一定的难度，它包括福利、协调、操作与社会功能几个层面，是近年来才开始实施的测定项目。

一、社会调适和社会角色

为什么会有社会健康测量的研究？就在于随着社会经济的发展，非精神病患者因个人或者社会调适等问题开始频繁地寻求医疗卫生的帮助。从某种程度上来看，这部分人群的社会协调和反应的适当性反映出了社会健康的问题。由此，社会学家和心理学家就进行综合研究，并出现了社会健康测量的研究。

社会调适测量的满意度、幸福感与社会健康之间没有明显的界线，我们在测量时，可以用不满意、不幸福和焦虑进行测量。不过，在使用这种测量方法时，最大的难度就是如何选择一个适当的标准，毕竟每个区域的文化、经济、风俗习惯不同，测量的时间不同，这些都有可能影响最终测量的结果有所不同。

在社会角色的协调性研究中，其评价标准，往往是看一个人所做的事情能否满足他所扮演的社会角色的功能。比如，家庭工作、职业、社区环境，父母角色、闲暇活动等。如果不能满足，则会被认为是社会失能。这个概念的缺点是没有界定什么是标准化，即无法准确地判断出在什么样的情况下是满足了角色功能，在什么情况下是没有满足角色的功能。

二、社会支持

社会支持是指一定的社会网络运用一定的物质和精神手段对社会弱势群体进行无偿帮助的行为的总和。一般是指来自个人之外的各种支持的总称，是随着弱势群体的存在而出现的社会行为。该理论由Berle于1952年最早提出。有相关研究表明，社会支持能够降低紧张事件的影响、对社会协调进行辅助，从而降低疾病的发生，支持儿童和成人的个性发展。

目前，社会支持的研究主要集中在婚姻方面、社会分布方面等，主要包括5个层面的支持：提供情感的支持；提供条件的支持；提供信息的支持；提供自我评价的支持；在闲暇时间提供陪护的支持。

三、社会支持量表的功能比较

表17-3-1

项目	应用	评价	可靠性	真实性
社会关系量表 （Social Relationship Scale）Mcfarlane，1981	研究	自我，交流	++	+
社会支持问卷 （Social Support Questionnaire）Sarason，1983	研究	自我	++	++
兰特社会健康问卷 （Rand Social Health）Bahery Rand，1978	调查	自我	+	+
社会支持调查 （Medical Outcomes Study Social Support Survey，Sherbourne，1991）	调查	自我	++	++
Duke-UNC社会功能支持问卷 （Duke-UNE Functional Social Support Questionnaire，Broadhead，1988）	临床	自我	++	++
Duke社会支持和紧张水平量表 （Duke Social Support and Strss Scale，Parkerson，1989）	研究	自我	+	+
卡特协调水平问卷 （Katz Adjustment Scales，Katz，1963）	临床	自我 （45-60'）	++	++
社会功能方案 （Social Funcitioning Schedule）	临床	专家 （10-20'）	++	++
社会反应方案 （Interview Schecule for Social Function，Henderson，1980）	临床	交流 （45'）	++	++
社会协调 （Social Adjustment Scale-Self-Report）	临床	自我 （15-20'） 交流 （45-60'）	++	++

表17-3-1 社会功能量表有10个，现将这10个量表逐一进行分析。

1.社会关系量表

（1）目的。社会关系量表主要用于测量个人在社会关系网络中的作用与在缓解生活压力方面所获得的帮助。

（2）描述。要想进行社会量表的测量，首先需要被测量者明确经常与之讨论的家人或者亲戚，然后通过4个等级回顾与这个家人或者亲戚谈论帮助的情况。

社会关系水平量表，如表17-3-2：

表17-3-2

家人或亲戚	一点没有帮助	有一点帮助	有较多帮助	帮助很大

2.社会支持问卷

（1）目的。用于评价个体在社会支持方面的满意度和可行性。

（2）描述。本量表共有27个评价项目，每个项目都要填写两项内容：一是按顺序填写被问询者所相信的人，比如父母、兄弟姐妹、亲戚、朋友、同事或者其他人。二是被问询者对他们相信的程度，最后计算平均值。

评价水平：①很不满意。②相当不满意。③有点不满意。④有点满意。⑤相当满意。⑥非常满意。

个体在社会支持方面的满意度和可行性，如表17-3-3：

表17-3-3

序号	项目	依赖哪一个人（选三项）相信程度（仅选一项）
1	如果有一个您认为是个好朋友的说不想再看到你，你最想请哪个人来帮助你	
2	当你需要聊天时，你最不想找哪个人说话	
3	你认为，你是哪一个人的生活中最重要的部分	
4	如果你结婚后又离婚了，此时谁能帮助你	

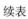

续表

序号	项目	依赖哪一个人（选三项） 相信程度（仅选一项）
5	当你处于危难中，谁能够帮助你	
6	哪个人，在你与他谈话时不必考虑其他问题	
7	谁能够让你感到自己的价值	
8	当你感觉压抑时，你真正能够依赖的人是谁	
9	当你需要帮助时，你真正可以依赖人的是谁	
10	如果你被解雇，谁能够帮助你	
11	和谁在一起，你具有个性感	
12	谁经常会赞扬你	
13	谁经常帮助你、提醒你，让你不要犯错误	
14	谁能够倾听你的内心感受	
15	谁能够经常安慰你	
16	如果你的一个好友出车祸或者是住院，谁能够帮助你	

序号	项目	依赖哪一个人（选三项） 相信程度（仅选一项）
17	当你感觉压抑时，谁能够让你感到舒心	
18	如果一个家庭亲密成员死亡，谁能够帮助你	
19	哪个人能够认可你的优点，包容你的缺点	
20	如果发生什么事情，你能够指望谁来照顾你	
21	当你生气时，哪一个人能够听你诉说	
22	当你需要劝告时，哪一个人能够帮助你	
23	当你感到难受时，谁能够为你分享	
24	谁最爱你	
25	当你处于混乱时，谁能够帮助你	
26	当你要对某件事做出决定时，哪个人能够支持你	
27	当你被激怒时，谁能够来帮助你	

3.兰特社会健康问卷

（1）目的。用于对被调查者的社会人群进行监测。

（2）描述。本调查表包括两个部分，第一部分有8个问题，第二部分是对分数进行测定，分数越高，表明社会功能越好。

（3）量表

①兰特社会健康问卷（次数）

兰特社会健康问卷，如表17-3-4：

表17-3-4

项目	问题
1.有多少邻居与你经常保持联系	数字：
2.你有多少个亲密的朋友能够与你分担一切痛苦与快乐	数字：
3.一年时间内，和你的朋友与亲戚相互拜访的频率	一周数次　一周一次　一月几次　一月一次　没有
4.一年时间内，你与亲近朋友电话问候的频率	一周数次　一周一次　一月几次　一月一次　没有
5.一年时间内，你与亲近朋友写信问候的频率	一周数次　一周一次　一月几次　一月一次　没有
6.一年时间内，你参加宗教活动的频率是	一周数次　一周一次　一月几次　一月一次　没有
7.一年时间内，你参加社区活动的频率是	一周数次　一周一次　一月几次　一月一次　没有
8.一年时间内，你参加社团活动的频率是	一周数次　一周一次　一月几次　一月一次　没有

表17-3-4　注：一周数次5分，一周一次4分，依次类推。

②分数评定方法（人数）

表分数评定方法，如表17-3-5：

表17-3-5

项目	评分规则							
能够伴随的邻居	0＝0	1＝1	2＝2	3＝3	4＝4	5~10＝5	>11＝6	
亲密朋友和亲戚	0＝0	1＝1	2＝2	3＝3	4＝4	5~9＝5	10~20＝6	21~25＝7	26~35＝8
相互拜访的朋友和亲戚	1~3＝1	4＝2	5~6＝3	>7＝4				
电话的人数	0＝0	1＝1	2＝2	3＝3	4＝4	5~9＝5	10~20＝6	21~25＝7	>26＝8
写信的人数	0＝0	1＝1	2＝2	3＝3	4＝4	5~9＝5	10~20＝6	21~25＝7	>26＝8

4.社会支持调查

（1）目的。本量表经常用于对社区人群进行研究，可以分为情感支持、信息支持、经济支持、正性社会功能支持和正性影响5个部分，用5个等级来表示，没有为1分，所有时间都是5分。最后评价通过平均分来最终测定。

（2）量表

社会支持调查，如表17-3-6：

表17-3-6

项目	评定
1.如你生病卧床，有人来照顾你	①②③④⑤
2.你想与人说话，有人来陪你说话	①②③④⑤
3.在危急时，有人给你忠告	①②③④⑤
4.你需要去医院时，有人陪你看医生	①②③④⑤
5.有人爱你	①②③④⑤
6.有人与你共享好时光	①②③④⑤
7.有人给你信息（提供信息帮助）	①②③④⑤
8.有人帮你处理目前存在的问题	①②③④⑤
9.有人拥抱你	①②③④⑤
10.在你闲暇时，也有人陪伴你	①②③④⑤
11.如果你不能做饭，有人会帮助你	①②③④⑤
12.有人劝你要去做什么	①②③④⑤
13.有人做的事情可以让你感到安慰	①②③④⑤
14.如果你生病的话，有一些人能够照顾你的日常生活	①②③④⑤
15.有人能够分担你的最大烦恼	①②③④⑤
16.有一些人经常给你忠告	①②③④⑤
17.有一些人会与你一起做一些高兴的事	①②③④⑤
18.有一些人会理解你的处境	①②③④⑤
19.有一些人会让你想念	①②③④⑤

5.Duke-UNC社会功能支持问卷

（1）目的。该量表适应于临床，用来测量社会支持对个人的影响和功能问题。

（2）描述。本表有8个问题，设置5个评价水平：最可能、相当可能、比较可能、

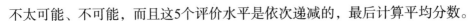

不太可能、不可能，而且这5个评价水平是依次递减的，最后计算平均分数。

（3）量表

社会功能支持量表，如表17-3-7：

表17-3-7

序号	项目	评价
1	当你需要照顾时，一些人能够及时照顾	①②③④⑤
2	一些人会对你有影响	①②③④⑤
3	你能够和某些人谈自己的工作和家庭问题	①②③④⑤
4	能够和你信任的人谈你的个人问题	①②③④⑤
5	能够和一些人谈你的经济问题（个人）	①②③④⑤
6	你能够和一些人共事	①②③④⑤
7	有些人给你特别有用的劝告	①②③④⑤
8	当你因生病卧床时，有人照顾你	①②③④⑤

6.D社会支持和紧张水平量表

（1）目的。该量表通过个人与家庭内外的关系的评价，以对个体得到支持和紧张的水平进行测评。

（2）描述。该量表分为两部分：一部分，是社会支持问题，评分由低（0分）到高（2分）计算，没有这种问题的人评分为0分；另外的一部分是紧张性问题，评分由高（2）分、中（1）分到低（0）分，没有这种问题的人可以评为0分，最后平均分数。

（3）量表

家庭成员在社会支持方面的情况，如表17-3-8：

表17-3-8

序号	项目	家庭成员支持人的数量			没有这样的人
		无人	有一些人	很多人	
1	你的妻子（丈夫）或者其他重要的人				
2	你的子孙				
3	你的长辈				
4	你的兄弟姐妹				
5	你其他的亲戚				
6	你配偶的亲戚				

家庭成员或者亲朋让你感觉紧张程度增加的情况，如表17-3-9：

表17-3-9

序号	项目	家庭成员支持人的数量			没有这样的人
		无人	有一些人	很多人	
1	你的妻子（丈夫）或重要的其他人				
2	你的子孙				
3	你的长辈				
4	你的兄弟姐妹				
5	你其他的亲戚				
6	你配偶的亲戚				

7.卡特协调水平问卷

（1）目的。该问卷用于测量精神病人的精神病症状、社会行为、家庭与休闲活动等社会功能协调问题。

（2）描述。该量表包括一套内容、两种询问方法。其中，一套是由病人自己填写，可以分为3个水平：即没有在做、再做一点、做得较多；另外一套是由家人负责填写，可以分为3个阶段：没有期待做、期待做一点、期待做很多。

（3）量表

卡特协调水平问卷，如表17-3-10：

表17-3-10

序号	项目	家庭成员支持人的数量			没有这样的人		
		没在做	再做一点	做得很多	没期待做	期待做一点	期待做很多
1	帮助家人进行家务劳动						
2	访问朋友						
3	访问亲戚						
4	在家招待朋友						
5	自己穿戴						
6	帮助家庭进行理财						
7	记住做一些重要的事情						
8	和家庭成员相处很好						

续表

序号	项目	家庭成员支持人的数量			没有这样的人		
		没在做	再做一点	做得很多	没期待做	期待做一点	期待做很多
9	参加社交活动						
10	帮助家庭购物						
11	照顾和教育孩子						
12	去教堂						
13	进行业余活动						
14	和邻居友好相处						
15	工作						
16	支持家庭						

8.社会功能方案

（1）目的。主要用于评价院外精神病人的治疗情况。

（2）描述。本量表可以分为工作行为和工作压力两个部分；每个问题分为4个等级，即无资料可寻、0、1、2。最后，计算分数。

（3）量表

社会功能方案，如表17-3-11：

表17-3-11

分类	项目	评价			
		无资料可寻	0	1	2
工作行为	1a.执行：一直在工作吗？有什么困难吗？		无	减少工作	没有能力工作
	1b.保证时间：经常及时工作吗？		能	迟到1-2小时	迟到很长时间
	1c.过度活动：工作太多吗？		无	工作时间较多	晚上和周末也工作
工作紧张问题	2a.兴趣的满意，喜欢工作吗？对工作有过抱怨吗？		工作满意	不太满意	不满意
	2b.工作紧张度，感到工作紧张吗？		无	有一点	多数时间
	2c.工作关系，和其他工作人员协调吗？		是	有点不协调	完全不协调
	2d.工作歧视，在工作时曾经受过歧视吗？		无	有点	有很多

9.社会反应

（1）目的。通常情况下，人们用该量表监测精神病发生发展的社会因素，用以评价社交关系的适应性和支持质量，评价精神科病人的照顾结果。

（2）描述。该量表是一个人的监测数据，而且可以将其分为亲密和情感关系的有效性、亲密和情感关系的适应、社会协调的有效性、社会协调的适应性四个部分的内容。

10.社会协调

（1）目的。主要对病人在经过药物和心理治疗后的效果进行客观的评价，或者用于对人群的监测。

（2）描述。本表项目较多，需要多一下耐心进行认真的填写。

社会协调水平，如表17-3-12：

表17-3-12

目前你是一名：（1）工作者（2）家庭妇女（3）学生（4）退休者（5）失业（6）其他	
1.上两个星期，你有几天没有工作	①一直工作 ②只有一天休息 ③有一半时间没有工作 ④至少工作一天 ⑤一天也没有工作 ⑥在休假中
如果你没有工作一天，请转向回答第7题	
2.你在工作时的情况如何	①工作很好 ②工作时会出点小问题 ③半数时间不能很好地工作，需要他人帮助 ④大多数时间不能很好工作 ⑤所有时间不能很好工作
3.上两周的工作情况您感到羞愧吗？	①从不感到羞愧 ②有少许羞愧 ③一半时间感觉羞愧 ④大多数时间感觉羞愧 ⑤所有时间感觉羞愧
4.上两周你和一些人发生过争论吗？	①没有争论，相处很好 ②有一点争论，仍然相处很好 ③有一些争论，相处还可以 ④有较多的争论 ⑤不断与别人争论
5.上两周，你在做工作时，有不舒服等的感受吗？	①无 ②1~2次 ③一半时间 ④大多时间 ⑤一直这样
6.你对你的工作有兴趣吗？	①是的 ②有一些兴趣 ③一半时间没有兴趣 ④多数时间没有兴趣 ⑤一直对工作没有兴趣

续表

如在家里没有工作，请回答7—12，否则回答13。	
7.上两周，你做家务的时间是	①每天 ②大多数天 ③一半时间 ④常不做家务 ⑤不能做家务 ⑥上两周我外出了
8.上两周你在家里做饭、打扫卫生、购物等做得好吗？	①我做这些工作很好 ②很少有些问题 ③一半时间做不好 ④大多时间做不好 ⑤一直做得很差
9.上两周，你工作（家务）时感到羞愧吗？	①从不感到羞愧 ②有少许羞愧 ③一半时间感到羞愧 ④大多数时间感到羞愧 ⑤所有时间都感到羞愧
10.上两周，你和营业员或者是邻居有过争吵吗？	①没有争吵，相处很好 ②有少许争吵，仍然相处很好 ③有一些争吵，相处还可以 ④有较多争吵 ⑤不断地与他人争吵
11.上两周，你在做家务时会感到不舒服吗？	①无 ②1—2次 ③一半时间 ④大多时间一直这样
12.上两周，你对做家务有兴趣吗？	①是的 ②有一些兴趣 ③一半时间没有兴趣 ④多数时间没有兴趣 ⑤一直没有兴趣
如果有半数时间上学，请回答13—18，否则请回答19。	
上学时间：满时，3/4时间上学，半数时间上学	
13.上两周，你缺了多少天课程	①一直上课 ②缺了几天课 ③缺了一半课 ④至少上了一天课 ⑤没有去上课 ⑥我休假了
14.你在上课时情况如何？	①上课很好 ②上课时有点小问题 ③半数时间不能很好地上课，需要他人帮助 ④大多数时间不能很好地上课 ⑤所有时间不能很好地上课
15.上两周，你上课时对自己表现有什么样的感觉？	①从不感觉羞愧 ②有少许羞愧感 ③一半时间感觉羞愧 ④大多数时间感觉羞愧 ⑤所有时间都感觉羞愧

续表

16.上两周，你在学校与人发生争吵了吗?	①没有争吵，与人相处得很好 ②有少许争吵，仍然与人相处得很好 ③有一些争吵，与人相处得还可以 ④与人有较多的争吵 ⑤不断在与他人争吵
17.上两周，你在学校感到很压抑吗?	①无 ②1—2次 ③一半时间 ④大多时间 ⑤一直这样
18.上两周，你对学校的课程有兴趣吗?	①是的 ②有一些兴趣 ③一半时间没有兴趣 ④多数时间没有兴趣 ⑤一直没有兴趣
主要是回答空闲时间问题，每个人均要回答	
19.上周，你和多少个朋友打过电话和聊过天?	①>9人 ②5—8人 ③2—4人 ④1人 ⑤无人
20.在上两周，你对你的一个朋友谈你的感觉和问题了吗?	①常常谈 ②大多数时间能够谈 ③半数时间能够谈 ④不能谈 ⑤没有能力谈 ⑥我没有朋友
21.上两周，你有多少次和朋友交往? 比如一起看电影、去餐馆吃饭等	①>3次 ②3次 ③2次 ④1次 ⑤没有一次
22.上两周，你有多少时间在从事业余活动? 比如：保龄球、缝纫、在花园看花、看电视等	①每天大多数时间都在进行行业余活动 ②每天都有一些时间在进行行业余活动 ③每天仅有不多时间在进行行业余活动 ④每天很少进行行业余活动 ⑤每天没有时间进行业余活动
23.上两周，你和朋友有过公开的争论?	①没有争论，相处很好 ②有少许争论，仍然相处很好 ③有一些争论，相处还可以 ④有较多争论 ⑤不断在与朋友争论
24.上两周，你的一个朋友伤害了你，你对此有什么反应?	①一点也没影响我 ②几小时后，我就平静了下来 ③几天后，我就平静了下来 ④一星期后，我才平静了下来 ⑤我用1个月的时间让自己平静下来
25.上两周，你与一些人在一起，感到不舒服吗?	①没有 ②开始有点不舒服，但是过一会儿就好了 ③一半时间我感觉不舒服 ④我经常感觉不舒服 ⑤我总是感觉不舒服

26.在上两周，你感到孤单且希望有更多的朋友吗？	①从未感到孤单 ②有几次感到孤单 ③有一半时间感到孤单 ④我经常会感觉孤单 ⑤我总是感觉孤单，希望有更多的朋友
27.上两周，你在空闲时间会感到厌倦吗？	①从未感到厌倦 ②有几次感到厌倦 ③一半时间感到厌倦 ④我经常会感到厌倦 ⑤我总是感到厌倦，且希望有更多的朋友
如果没有异性和你住在一起（离异、单身），请答28—29，否则答30。	
28.上两周，你有多少次约会？	①>3次 ②3次 ③2次 ④1次 ⑤一次都没有
29.上两周，你对约会有兴趣吗？如你没有约会你想去约会吗？	①我总是对约会有兴趣 ②大多时间都有兴趣 ③一半时间都有兴趣 ④很少时间有兴趣 ⑤我是对约会完全没有兴趣
如果你一直和你的家庭习惯（父母、兄弟姐妹和亲戚）接触，回答30—37，否则回答36。	
30.上两周你经常和亲戚发生争论吗？	①没有争论，相处得很好 ②有少许争论，仍然相处得很好 ③有一些争论，相处得还可以 ④有较多的争论 ⑤不断地与亲戚人争论
31.上两周，你和你的亲戚谈你的个人问题了吗？	①常常谈 ②大多数时间都可以谈 ③半数时间可以谈 ④不能谈 ⑤没有能力谈这一问题
32.上两周，你和你的亲戚接触的频率是	①常常 ②至少一次 ③我在等我亲戚来 ④我回避接触 ⑤我从不接触他们
33.上两周，你依赖你的亲戚（在钱、劝告等方面）了吗？	①从不需要依赖他们 ②很少时间依赖他们 ③一半时间我要依赖他们 ④大多数时间我要依赖他们 ⑤我完全依赖他们
34.上两周，你做的事与你的亲戚想的相反，你一直反对他们的想法吗？	①从不想反对他们 ②有1—2次我反对他们 ③半数时间我想去反对他们 ④大多数时间我想反对他们 ⑤我总是反对他们
35.上两周，你没有理由地担心过你的亲戚吗？	①没有理由，从不担心 ②我担心过1—2次 ③一半时间我都在担心 ④大多数时间我都在担心 ⑤所有时间我都在担心

每个人回答36—37题	
36.上两周，你使你的亲戚感到失望了吗？	①从来没有 ②有时会有一点 ③一半时间有 ④大多数时间都有 ⑤总是有
37.上两周，你的亲戚使你感到失望吗？	①从来没有 ②有时有一点 ③一半时间有 ④大多数时间有 ⑤总是有
如你和你的配偶与异性长期生活在一起，请回答38—46，否则回答47。	
38.上两周，你和你的配偶争论吗？	①没有争论，相处得很好 ②有少许争论，仍然相处得很好 ③有一些争论，相处得还可以 ④有较多争论 ⑤不断地在争论
39.上两周，你和你的配偶谈过个人感觉吗？	①经常谈 ②大多数时间能够谈 ③半数时间能够谈 ④不能谈 ⑤没有能力谈
40.上两周，你总是坚持你自己的生活方式吗？	①从来没有 ②有一些坚持 ③一半时间有坚持 ④大多时间有坚持 ⑤总是有坚持
41.上两周，你总是被你的配偶控制？	①从没有 ②有时会有 ③一半时间都有 ④大多时间都有 ⑤总是如此
42.上两周，你对你的配偶有何依赖程度？	①从来没有依赖 ②有时会有依赖 ③一半时间有依赖 ④大多时间都有依赖 ⑤一直在依赖他
43.上两周，你对你的配偶有什么样的感觉？	①总是感到受他影响 ②常常感到受他影响 ③一半时间受影响，一半时间不喜欢 ④常常不喜欢 ⑤一直不喜欢
44.上两周，你的性生活次数	①>2次／周 ②1—2次／周 ③1次／周 ④<1次／周 ⑤没有
45.上两周，在性生活时，有什么问题吗？（如痛）	①没有 ②1—2次 ③一半时间有 ④大半时间有 ⑤总是有

46.上两周，你对性生活的感觉	①很享受它 ②经常享受它 ③一半时间在享受它 ④经常不享受它 ⑤从不享受它
如你和一些孩子生活在一起，请回答47—50	
47.上两周，你一直对你的孩子所做的事情感兴趣吗？	①很感兴趣，积极参与 ②经常感兴趣 ③一半时间感兴趣 ④多不感兴趣 ⑤从不感兴趣
48.上两周，你在与你2周岁以上孩子的说话时能够认真听吗？	①一直可以很好地与他们交流 ②多数时间可以与他们交流 ③一半时间可以与他们交流 ④少数时间可以与他们交流 ⑤从没有时间与他们交流
49.上两周，你与你的孩子争论吗？	①没有争论，相处得很好 ②有少许争论，仍然相处得很好 ③有一些争论，相处得还可以 ④有较多争论 ⑤不断地与他争论
50.上两周，你对你孩子有什么样的感觉？	①总是感到受他影响 ②经常感到受他影响 ③一半时间受影响，一半时间不喜欢 ④常常不喜欢 ⑤一直不喜欢
全部人回答51	
51.你有足够的维持你家庭生计的钱吗？	①有 ②有时会有经济问题 ③一半时间有经济问题 ④大多时间会有经济问题 ⑤一直经济很困难

第四节　总的健康状况和生活质量测定

一、概述

　　总的健康状况测定是从生活质量评价基础上发展起来的，它以一种综合量表的形式表达。将其称之为"健康状况的描述"，或者是"与健康有关的生活质量的评价"。很多人并没有意识到综合量表的缺点：比如不能将生活质量和健康状况一视同仁。

　　生活质量是临床概念，健康状况是社会概念，两者的内涵并不完全一致。生活质量测量是用于评价病人生命延续情况的，是一种临床学意义上的评价，而健康状况是社会评价，即用来衡量一个人幸福度的指标。

正是因为两者有区别，专家们始终将生活质量评价与个人的幸福、满意度进行区分。随着社会经济的发展，生活质量不仅包括物质环境方面的内容，而且还包括满意度、幸福感、个性发展等内容，从而给生活质量赋予新的含义。近年来，对于慢性病人和社区老年人来说，其生活质量评价又新增了情感、福利和生活满意度等方面的评价内容，从而成为一个比较标准的常模。

量表综述，如表17-4-1：

表17-4-1

量表	应用	实施	可靠性	真实性
EORTC 生活质量问卷 （EORTC Quality of life Questionnaire EORTC，1993）	临床 研究	自我评价 （12'）	+	++
COOP初保问卷 （Coop Charts for primarycare practice Nelson，1987）	临床	自我评价 （5'）	++	++
功能状况问卷 （Functional Status Questionnaire，Jette，1986）	临床 监测	自我评价 （15'）	++	++
DUKE健康问卷 （DUKE Health Profile，Parkerson，1990）	临床	自我评价	++	++
36条短健康监测 （Short-Form-36 Health Survey，Ware1990）	监测	自我评价 （5—10'）	+++	+++
EuroQd生活质量评价 （EuroQd Quality of Life Scale，EuroQd Group，1990）	研究	自我评价	++	++

二、分类量表

1.EORTC生活质量问卷

（1）目的。为调查癌症病人的日常生活质量，看一下是否需要附加特殊诊断，特此制作了本问卷。

（2）描述。本量表共设置30个条款，包括了生理、角色、认知、情感、社会功能等的方方面面，每个功能又包括不同的问题，由被调查者自行完成即可。

（3）问卷

生活质量问卷，如表17-4-2：

表17-4-2

项目	计分			
	是否			
1.你在购买商品，提大（重）的东西有问题吗？	12			
2.走远路（5公里以上）有问题吗？	12			
3.在户外短距离行走有问题吗？（1公里以上）	12			
4.大多时间是在床上或者在轮椅上度过吗？	12			
5.在吃、穿、入厕等方面需要他人帮助吗？	12			
6.做家务等有限制吗？	12			
7.是否完全无能力工作了？	12			
	很多	相当多	有一些	没有
8.经常有气短的感觉吗？	1	2	3	4
9.经常会痛吗？	1	2	3	4
10.需要休息吗？	1	2	3	4
11.睡眠有障碍吗？	1	2	3	4
12.感到虚弱吗？	1	2	3	4
13.会缺乏食欲吗？	1	2	3	4
14.会感到恶心吗？	1	2	3	4
15.会有呕吐情况吗？	1	2	3	4
16.有便秘情况吗？	1	2	3	4
17.你有腹泻吗？	1	2	3	4
18.你会感觉疲劳吗？	1	2	3	4
19.疼痛干扰了你每天工作吗？	1	2	3	4
20.看电视、读报时你能够集中精力吗？	1	2	3	4
21.你会感到紧张吗？	1	2	3	4
22.你担心吗？	1	2	3	4
23.会被激怒吗？	1	2	3	4
24.会感到压抑吗？	1	2	3	4
25.记住事情有困难吗？	1	2	3	4
26.你的生理功能和治疗情况影响了你的家庭生活了吗？	1	2	3	4
27.你的生理功能和治疗情况影响了你的社会交往了吗？	1	2	3	4
28.你的生理功能和治疗情况会引发你的家庭经济困难了吗？	1	2	3	4
按从最差至最好7个等级进行评价（最差）2、3、4、5、6、7（最好）				
29.上两周，你的生理功能情况如何？				
30.上两周，你的生活质量情况如何？				

2.COOP初保问卷

（1）目的。对初保病人的功能情况进行评价，以便更好地完成常规的临床实践。

（2）描述。描述的主要内容包括生理适应性、感觉、每天活动、社会活动、痛苦、健康改变、总的健康变化、社会支持和生活质量9个方面，每个测评项有5个等级。通常，分数越高，功能越差。

（3）量表

COOP初保问卷，如表17-4-3：

表17-4-3

项目	评价条款	评分
过去四周，你能做2分钟最重的工作	快跑，或者提重东西（10公斤）上楼梯 慢跑，或者不提重物上楼梯 平地走，携一个10公斤重物 携一个轻物5公斤平地走 能够在家里做点家务，比如洗碗等	1 2 3 4 5
过去四周，你在做的工作情况如何	没有困难 有少许困难 有一些困难 有较多困难 不能做	1 2 3 4 5
过去四周，社交活动情况如何	没有问题，非常好 有少许困难 有一些困难 有较多困难 不能进行社会活动	1 2 3 4 5
过去四周，是否有焦虑、压抑、激怒等方面的情感问题	无 有少许 有一些 有较多 非常多	1 2 3 4 5
过去四周，身体有痛苦的部位吗	无 有少许 有一些 有较多 非常多	1 2 3 4 5
过去四周，健康情况改变了多少或者说有变化了吗	更好 有一些好 没有变化 有一点糟 更糟	1 2 3 4 5
过去四周，身体总的健康情况如何	好 较好 一般好 有点差 很不好	1 2 3 4 5

续表

项目	评价条款	评分
过去四周，社会支持情况（比如，在孤独时、生病时需要人进行谈话时，有人来帮助你吗？）	是的，只要我需要 有一些人 有几个人 有个别人 没有人	1 2 3 4 5
过去四周，总的生活质量	很好 较好 一般 较差 很差	1 2 3 4 5

3.功能状况问卷

（1）目的。对临床病人进行生理、心理、社会功能的评价与社区初级保健的监测。

（2）描述。该量表涵盖ADL、IADL、心理功能、工作执行情况、社会功能、社会交往等测评内容，是对被调查者过去的一个月的各种功能进行评价。通常，分数是0—100分，分数越高功能越好。

（3）量表

功能状况问卷，如表17-4-4：

表17-4-4

范围	项目	条款	评分（5个等级）		
			不能做	可做（程度不同）	完全可做
生理功能（过去1个月）	基本生理功能（ADL）	在吃、穿、洗澡等方面照顾自己，在床上和椅子上的运动，在户外的走动			
		走几个街区、上楼梯、做家务、上街购买货物、坐汽车、剧烈活动			
过去1个月心理功能		感到神经紧张、平静感、失望感吗？自我感觉你是一个幸福的人吗？会很压抑吗？	一直有	多有 · 平时没有 · 少有	没有
过去1个月的社会功能	工作执行情况	在做相似的工作时，你与其他人做的一样多吗？ 由于健康问题，工作时经常休息吗？ 每天工作时间在减少吗？ 在做相似的工作时，你和别人一样认真吗？ 由于健康问题，你经常会变动工作吗？ 由于你的健康问题，你会害怕失去工作吗？			
	社会活动	访问亲朋好友有困难吗？ 参加社会活动有困难吗？ 照顾别人，比如家庭成员有困难吗？			

范围	项目	条款	评分（5个等级）		
			不能做	可做 （程度不同）	完全 可做
	交流 质量	和社会其他人有隔离吗？ 你的行为激怒了其他人吗？ 与别人相处不好吗？			
独立问题					
1.过去一个月的工作情况，请选：（1）满时工作；（2）部分时间工作；（3）失业；（4）期望工作；（5）因为健康问题而退休。 2.过去一个月，你生病多少天？1—30天；有多少天你在床上不能起来： 3.过去一个月，你对性生活的满意程度：（1）非常好；（2）较好；（3）一般；（4）不好；（5）很差。 4.过去一个月，你对自己的健康情况满意吗？（1）非常好；（2）较好；（3）一般；（4）不好；（5）很差。 5.过去一个月，你与亲朋好友相处得如何？（1）非常好；（2）较好；（3）一般；（4）不好；（5）很差。					

4.DUKE健康问卷

（1）目的。通过问卷的测定，对初保方面的健康状况进行评价。

（2）描述。该问卷总共有17个条款，主要测定过去和现在的健康情况，让被调查者自己完成测定。在健康测量方面，分数越高表示功能越好，在失能方面，分数越高表示失能情况越严重。

（3）问卷

DUKE健康问卷，如表17-4-5：

表17-4-5

指导方面：下面是你的健康情况的评价，用（√）号进行标记，如实回答，无所谓对和错			
项目	是的	有时是	不是
1.我喜欢我本人这个样子	2	1	0
2.我不是一个易相处的人	0	1	2
3.我基本是个健康的人	2	1	0
4.我很容易起床	0	1	2
5.我在集中注意力上有困难	0	1	2
6.我和家庭成员在一起感觉很幸福	2	1	0
7.我和周围的人相处得很好	2	1	0
过去一周，你的麻烦（在生理方面）	无	有一些	很多
8.走上楼梯	2	1	0
9.跑一个足球场的长度	2	1	0

续表

指导方面：下面是你的健康情况的评价，用（√）号进行标记，如实回答，无所谓对和错			
项目	是的	有时是	不是
过去一周，你的麻烦	无	有一些	很多
10.睡眠	2	1	0
11.身体某部位经常痛	2	1	0
12.易疲劳	2	1	0
13.感觉压抑	2	1	0
14.神经质	2	1	0
15.过去一周，你常是	无	有一些	很多
和亲朋在一起	0	1	2
16.参加社交活动（电影、会议、运动）	0	1	2
过去一周，你常是	无	1~4天	5~7天
17.由于健康问题留在家里、医院里等	2	1	0

5.36条短健康监测

（1）目的。该监测内容常用于对人群健康的监测和卫生政策进行研究，也可以作为病患临床治疗愈后的研究。

（2）描述。本量表主要用来测量生理功能、机体痛苦、社会功能、总的健康状况等8个方面问题，由被调查者自行完成填写。

（3）量表

36条短健康监测表，如表17-4-6：

表17-4-6

项目	评价				
1.你的健康总的情况	非常好	很好	好	一般	差
2.你的健康状况和一年前相比	比较好	稍好	一样	稍差	较差
3.你现在的生理活动是	无限制		有一些限制		有很多限制
（1）剧烈活动：比如体育活动等					
（2）中度活动，比如高尔夫球，搬一个桌子等					
（3）提一些重物					
（4）爬几层楼梯					

项目	评价				
（5）爬一层楼梯					
（6）能够走一里路					
（7）可以走几个街区					
（8）洗澡和穿戴衣服					
4.过去的一个月，你有如下的任何问题吗？	是		否		
（1）你已经在缩短工作的时间					
（2）完成的工作任务比平时少					
（3）在工作方面有限制					
（4）在完成工作方面有困难					
5.过去的一个月，在情感方面有无问题	有		无		
（1）由于情感问题而缩短时间					
（2）由于情感问题，使完成任务受限					
（3）由于情感问题，没以前有耐心					
6.过去一个月，你的身体和情感问题影响你的工作了吗？	无	轻度	中	稍重	非常重
7.过去一个月，你的身体痛苦情况					
8.过去一个月，你由于身体痛苦而影响了工作					
9.过去一个月，你有如下的情况吗？如有，情况如何？	无	有一点	一些	中	稍多	常常
（1）你高兴了吗？					
（2）你很平静吗？					
（3）你感到精力充沛吗？					
（4）你认为自己是一个幸福的人吗？					
（5）你从不感觉累吗？					
10.下面4个问题用"真"和"假"进行回答	非常正确	多数正确	不知道	多数错	必定错
（1）我觉得我比别人病情重一点					
（2）我和他人一样健康					
（3）我希望我的身体越来越差					
（4）我的健康情况很好					

6.EuroQod生活质量评价

（1）目的。其目的是对健康卫生政策、特异性疾病开展评价。

（2）描述。本量表包括运动、自我照顾、日常工作、疼痛、压抑5个部分的内容，每个部分又分为三个等级，每个等级可用权重进行表示。

（3）量表。每个问题只有一个答案，用"√"表示。

EuroQod生活质量评价表，如表17-4-7：

表17-4-7

项目	评价
1.运动	（1）走路无问题； （2）走路有一些问题； （3）我只能躺在床上。
2.自我照顾	（1）自我照顾无问题； （2）自我照顾有一些问题； （3）没有能力自我照顾，比如没能力自己穿、洗、入厕等。
3.日常工作	（1）我做日常工作无问题； （2）我在日常工作时，会有一些问题； （3）我没有能力做日常工作。
4.疼痛	（1）我身体无疼痛感； （2）我身体会有一些疼痛； （3）我周身疼痛。
5.压抑	（1）我没有压抑感； （2）有一些压抑感； （3）感觉非常压抑。

（4）权重。如表17-4-8：

表17-4-8

项目	权重		
	1	2	3
运动	0.0	−0.069	−0.314
自我照顾	0.0	−0.104	−0.214
日常工作	0.0	−0.036	−0.094
疼痛	0.0	−0.123	−0.386
压抑	0.0	−0.071	−0.236

7.幸福水平质量评价

（1）目的。通过评价被调查者最近的症状，来评估他的生活质量问题，从而作出该调查者最近和将来需要照顾水平的判断。

（2）描述。该量表中的27个测评项目全部用权重进行测量，范围是0.257—0.727。

（3）量表。主要是幸福水平质量的症状和问题（CPK）。

幸福水平质量评价表，如表17-4-9：

表17-4-9

序号	CPX描述	权重
1	死亡	-0.727
2	失去知觉（如昏迷等）	-0.407
3	身体大面积烧伤	-0.387
4	体内出血（量较大）	-0.349
5	早期学习障碍，记忆障碍	-0.340
6	断肢、畸形、瘫痪	-0.333
7	胸腹、四肢疼痛，长期不适	-0.299
8	肠道慢性出血	-0.292
9	长期胃病，便稀	-0.290
10	吃力、失重、虚弱	-0.259
11	无发热的咳嗽、气急	-0.257
12	感觉压抑、经常会哭	-0.257
13	头痛、眩晕	-0.244
14	身体有大面积的痒	-0.240
15	讲话有困难	-0.237
16	眼疼，视力有障碍	-0.230
17	身体过重或者面部皮肤缺陷	-0.188
18	牙齿、耳、咽疼	-0.170
19	因病用药或者用指定餐	-0.144
20	戴深度眼镜	-0.101
21	吸烟或者是呼吸不愉快的空气	-0.101
22	无任何可述症状	-0.00
23	有标准的症状与问题	-0.257
24	睡眠问题	-0.257

序号	CPX描述	权重
25	使用麻醉剂	−0.257
26	性问题	−0.257
27	过度焦虑	−0.257

第五节　生命质量评价

生命质量评价，是对生命质量进行测定的内容、测定的工具与技术方法等。通过测定，可以了解被测定者的具体情况，从而为下一步的治疗、服务确立更加清晰的方向。

一、生命质量测定的内容

生命质量测定主要包括身体、心理、社会生活、健康意识四个方面测定内容。不过，每个方面测定目的、内容、方法都不同，具体测定内容主要包括身体测定、心理测定等。

1.身体测定

身体测定主要是指对身体的功能、身体活动受限等进行测定。在国际上普遍采用的穿衣、进食、洗澡、上厕所、室内走动"5项指标法"的基础上，本测定量表又增加了一些内容：比如走路、上山、上楼梯、体育锻炼、睡眠、娱乐、大小便控制、家务劳动、胜任工作等，从而让测定内容更为丰富，测定数据更为准确。

2.心理测定

心理测定主要是对被调查者的认知功能、情绪反应、意志等状态进行测定，具体测定为记忆力、应变力、推理能力、意识、定向、机智、自尊心、压抑、忧虑、恐惧、痛苦、孤独感、自卑感、对人和疾病的态度等。一般来说，通过测定就可以了解被调查者的心理健康情况。

3.社会生活测定

主要内容是对被调查者的社会交往、社会资源状态进行测定，比如配偶关系、家庭关系、同事关系、上下级关系、亲戚关系、朋友关系，就业情况、集体活动、升迁机会、经济状况、业余生活等。通过测定，可以了解被调查者的社会生活状况，从而为下一步的治疗、服务提供更加明确的方向。

4.健康与健康满意的自我认识

主要是指对被调查者的健康状况、生活环境的评判、生活的满意度等的测定，主要包括对未来健康状况，比如对预期未来的健康状况、对前途的认识等进行测定。

二、生命质量评价的测定工具

1.诺丁汉健康量表

它是测定被调查者的健康问题和个人生活问题的量表。其中，健康问题部分包括38个条目，涵盖睡眠、躯体活动、精力、疼痛、情感反应和社会联系六个方面的内容。第二部分包括就业问题、操持家务、社会生活、家庭生活、性生活、爱好和兴趣与度假等七个方面的内容。通常，将两部分进行综合测定，就可以比较全面地反映被调查者的健康状况。

2.健康质量量表

该量表包括被调查者日常生活、专项健康状况两个部分。其中，被调查者的日常生活包括移动性、生理活动和社会活动三个内容，每个内容分为3~5个等级陈述。而专项健康状况方面包括21个健康问题与其症状的描述，几乎包括了所有的疾病可能出现的问题，能够全面地反映被调查者的健康状况。

3.疾病影响量表

该量表主要用于测量疾病和治疗影响下的行为改变和角色功能表现，主要内容涉及睡眠与休息、进食、工作、操持家务、娱乐和闲暇、走动、移动性、自我照顾和行动、社会交往、应变行为、情绪行为、通讯交流等12类问题，共136个条目，适于测定所有类型疾病患者的健康状态。

4.癌症患者生活功能指标量表

该量表主要适用于癌症患者，特别是用于预后较好的癌症患者，比如乳腺癌、宫颈癌等患者，总共有22个条目。

三、生命质量评价技术

1.生命质量的定性描述

在明确了生命质量评价的内容后，下一步需要做的事情就是将这些内容呈现给评价对象或者研究者。不过，在做这项工作的时候，既要注意用功能或者行为术语来描述生命质量，要和临床检查与实验室检查的结果有所区别，又要倾向于对某种状态人的行为能力进行具体描述。通常，根据描述的详细与真实程度，可以将描述的形式分为：简略式、叙述式和音像式三种类型。

所谓简略式，说到底就是简单、简略地反映生命质量。一般来说，只需要用最简洁、能够表达内容的关键字、短语或者简略性陈述即可。而叙述式则是用一段或者多段文字，详细地描述与生命质量相关的内容；音像式是需要借助音像设备，以更形象更真实地表现生命质量的状态。虽然这种形式的描述最为直观、形象，但是由于需要用设备、耗费的精力较多，所以一般用得比较少。

生命质量描述的形式举例，如表17-5-1：

表17-5-1

简略式	叙述式
年龄：60~64 行动性：外出困难 身体活动：不能完成主要社会活动，但是生活可以自理，症状/问题：疲倦、虚弱和体重减轻	我的年龄在60~64岁间，我一直感到疲倦与虚弱，不能工作。体重减轻6kg。我只能慢慢走路，进行室外旅行困难。一天中，大多数时间都会感到寂寞，只好躺在床上，与他人的交往也有所减少

2.生命质量的量化技术

（1）评量尺度。评量尺度是指将测量对象最好的状态、最差的状态分别置于两个端点，中间用直线相连，其余状态则分别与最好、最坏的状态进行比较，在两个端点之间的直线上进行标注。比如，死亡是最差的状态，就将它标注为0，最好的状态为1，而其他的状态都在0—1之间。通常，通过评量尺度的方式，能够直观地了解测量对象的实际健康状况。

（2）标准概率技术。所谓标准概率技术是指将测量对象放在一个肯定结果和一个概率结果之间进行选择。概率结果是指设定假设概率为p的期望性结果与概率为$1-p$的非期望性结果，而肯定结果就是位于两者间的中间性结果。在具体测量时，通过询问测量对象概率p为多大时，在肯定结果与概率结果间保持平衡。

（3）时间转换技术。所谓时间转换技术，就是指在询问被测量者时，让他们在两个肯定结果之间作出选择，即要求测量对象确定他愿意牺牲多少生存时间来换取更好的健康状态或者生命质量。可以说，这种技术特别适合于健康状态的测量，且都是肯定的结果，没有概率结果。举个例子，一个人如果通过治疗，能够活10年时间；如果不治疗，能够活5年时间。不过，治疗的状态，其生活质量要低于不治疗的状态，以此来组成选择方案。

四、质量调整年数

在对被调查者个体健康的评价中，我们经常会用两个数据：实有健康和最大可能健康。通过计算这两个数据的比值，以对实际的观察年数进行调整，从而获得健康状况的评价指标。质量调整年数等于实测健康值与生命质量指数上限的比值，即：

$$质量调整年数 = \frac{实测健康值}{生命质量指数上限}$$

举例来说，将一个85岁的已故者和一个60岁的已故者放在一起比较时，要根据他们一生的健康值与最大可能健康值的比值，对他们的寿命进行调整，然后再分析他们的质量调整的寿命年数。

第十八章　血管精准健康管理健康信息采集与管理

本章主要内容为七个健康档案自检表与三个非医非药健康风险评估分析训练。所有健康调查表都参考了陈君石院士、王陇德院士主编《健康管理师》，国家标准《健康管理保健服务规范》，国家各类心脑血管疾病管理指南，并在实践的基础上进行总结。在学习、掌握了本章的内容后，可以根据被调查者自身情况和医院诊断报告进行个性化选择，为非医非药健康管理保健服务提供依据，为社区健康档案建立补充信息。本章健康自检表的填写不得违背自愿原则，不得强迫被调查者参与。还要对顾客信息进行保密。所有健康信息由医院或客户自检后提供，健康管理师不做任何检测。客户自愿提供自检表且真实提供健康信息，有利于健康管理师正确判断。

第一节　健康管理及其血管精准健康管理健康信息采集表

一、非医非药健康生活方式数据记录表

表18-1-1

非医非药健康生活方式数据记录表（　　　）

姓名：_____　　　性别：_____　　　年龄：_____　　　职业：_____

基础疾病：

初始数据记录：
身高：____cm;　　　体重：____kg;　　　BMI：____;　　　腰围：____cm;　　　体脂：____

项目＼日期	每天监测								个性化监测	
	体重（kg）	腰围（cm）	体脂（%）	血压（mmHg）	血脂（mmol/L）	血糖（mmol/L）	饮水量（ml）	运动量	排便	
初始数据										

续表

记录表说明：
1.每天晨起排空大便，监测基础并填写体重、腰围、体脂、血压、血脂、血糖；睡前填写心情、运动情况；
2.根据自身情况进行个性化数据监测，最多选取两项进行监测。

　　我自愿填写该表格　签名：＿＿＿＿＿＿＿＿

二、测一测你的血管

　　1.测一测你的血管多少岁了（在符合自己标准的选项画"√"，然后数一数有多少个）。

　　（1）生活方式

　　□常常工作到深夜

　　□喜欢洗40℃以上的热水澡

　　□经常抽烟

　　□经常过了晚上12点才去睡觉

　　□睡眠少于6小时

　　□经常在休息日睡觉

　　□一周运动少于两次

　　□爱乘电梯很少走楼梯

　　□工作时间会经常坐着，很少起来走动

　　□即使是去附近买东西，也要开车

　　□顾虑很多，常常感到焦虑

　　□解压能力比较差

　　□可以倾诉的好友很少

　　□没有明确的兴趣与爱好

　　（2）饮食习惯

　　□平时很少吃早餐

　　□每周超过5次在外面吃饭

　　□吃饭速度很快

　　□经常在外面吃快餐

　　□不爱吃素菜，偏爱肉食

□爱吃甜食

□爱喝酒

□经常吃零食

□晚餐时间较晚，就餐时间距离睡眠时间不到两个小时

□爱喝含糖量高的饮料

（3）肥胖情况

评估肥胖情况的最常用的标准指标是BMI（体重指数）值，肥胖评估的公式如下：

□BMI=体重（千克）/「身高（米）」^{2}

□消瘦≤18.5

□正常18.5~23.9

□超重24~27.9

□肥胖≥28

□腰围＞90厘米（女性80厘米）

□BMI＞25

□饮食没有增加，但是却变胖了

□肚子越来越大

□与5年前相比，增加了5千克以上

（4）测试结果

□如果选项中"√"的数量多余25个，血管年龄=年龄+20岁，血管很可能已经出现硬化。这个时候，就需要改变生活方式，并尽快检查血管和血液情况如何了。

□如果选项中"√"的数量在15-25个之间，血管年龄=年龄+15岁，就说明血管很可能出现轻度老化，建议做血管检查了。

□如果选项中"√"的数量在8-15个之间，血管年龄=年龄+10岁血管较好，但是需要改善生活方式。

□如果选项中"√"的数量少于8个，你的血管处于良好情况，可以做血液的检查，以保持身体的健康。

注解：本测试内容摘自胡大一主编《血管干净不生病》第14页、第15页、第16页。

我自愿填写　签名：＿＿＿＿＿＿

备注：本测试不代替医生、医院检查，有病一定要去医院。

2.测一测你的血管健康吗?

□情绪压抑：是，否。

□遇事情过于较真：是，否。

□嗜吃方便面、饼干与点心且偏食肉类：是，否。

□饮食当中精氨酸抗氧化剂是否充足：是，否。

□酗酒：是，否。

□一周没有达到150分钟有效运动的标准：是，否。

□睡眠质量差：是，否。

□每天饮水少于1500毫升：是，否。

□每天吸烟支数乘以年龄超过400：是，否。

□爬楼梯时会胸痛：是，否。

□手足发凉，有麻木感：是，否。

□忘性大，经常会丢三落四：是，否。

□血压升高：是，否。

□血脂或者血糖，糖化血红蛋白升高：是，否。

□尿酸或者同型半胱氨酸升高：是，否。

□亲属中有人死于冠心病或者中风：是，否。

□心脏病或者肺部疾病患者：是，否。

□运动状态下心电图诊断报告：是：（什么问题），否。

□外周动脉检查存在问题：是（什么问题），否。

●如果有1—4项"是"，就说明你的血管尚属年轻，应该继续保持现状。

●如果有5—7项"是"，就说明你的血管年龄超过了生理年龄10岁以上。

●如果有8—12项"是"，就说明你的血管年龄比生理年龄大20岁以上。如果出现了后两种情况，那么，就是在提醒你到了调整生活方式的时候了。

3.不良生活习惯自检表

您的职业_____　　　工作环境_____

目前身体状况（顾客自述）_____

您目前最想解决的症状是_____　　备注_____

表18-1-2

	饮食		睡觉		寒湿		情绪
1	经常不吃早餐	1	晚过11点睡早9点后起	1	开窗户、开空调睡觉	1	有重大变故（情感）
2	8点后吃晚饭/吃夜宵	2	经常上夜班（到天亮）	2	很少晒太阳	2	经常生气/爱发脾气
3	吃饭过饱/过急/过快/过少	3	睡眠不足7-8小时	3	长期在空调房工作	3	压力大/精神紧张
4	常外面吃饭/点外卖	4	睡软床/枕高枕	4	在地下室或冷库工作	4	愤怒/憎恨/内疚/心事重
5	常吃剩饭剩菜/爱吃动物内脏	5	开空调/开窗睡觉	5	早上洗头洗澡	5	思念/思虑/担惊受怕
6	常吃肉食/吃菜喜油多	6	饭后立刻睡觉	6	晚上11点后洗头洗澡	6	遇事爱抱怨/找外因/善嫉妒

续表

	饮食		睡觉		寒湿		情绪
7	偏辣/偏咸（口味重）	7	睡觉把脚放被子外	7	冷水洗头洗澡/天天洗澡	7	父母离异/悲愤/有被遗弃感
8	很少吃蔬菜/素食者	8	早睡早起/5点前起	8	洗头后不及时吹干	8	丧偶/丧子（女）/丧父（母）
9	喜欢吃烫食/烫水	9	蒙头睡觉	9	运动后立即洗澡	9	没有信念/空虚无助
10	喜精米/精面/喜主食		运动	10	冷水洗脚不擦干	10	不情愿忍让/自己生闷气
11	很少吃五谷杂粮	1	早5点前晚7点后运动	11	喜欢光脚在地上走	11	欲望得不到/失望（对人）
12	偏食/挑食/嗜吃某种食物	2	不运动/少运动/超运动	12	冬天冷水洗菜、碗、衣物	12	莫名的暴躁/发脾气/抑郁
13	常喝酒/酗酒/冰啤酒	3	久站/久坐/久伏案工作	13	下河（有严重受寒经历）	13	自卑/软弱/缺乏安全感/无助
14	喜饭后吃水果/偏水果	4	每天超过一万步	14	喜欢露肩/露腰/露脚踝	14	生气/气愤/发怒/恼怒/盛怒
15	爱吃反季节蔬菜、水果	5	长时间游泳/冬泳	15	四季穿凉鞋/冬天穿少穿薄	15	伤心/难受/痛苦/悲痛/哀痛
16	喜欢吃螃蟹/柿子	6	体力劳动过多/喜游泳	16	睡觉时把脚放被子外	16	忧虑/忧愁/哀愁/忧郁/抑郁
17	不吃坚果/吃花生瓜子多	7	练瑜伽	17	骑电动车没有保护	17	害怕/惊慌/恐惧/恐慌/惊恐
18	喜欢吃方便面类/甜食	8	曾经体育运动员	18	出汗时、生气时喝凉水	18	从小被打骂/冷落/嫌弃/刺激
19	吃油炸食品/腌制食品	9		19		19	懒惰不上进没活力
20	喜欢吃果脯蜜饯/罐头		毒素		生活	20	胆小怕事/长时间欲而不得
21	吃冰西瓜/偏水果	1	手机在床边充电/放头附近睡觉	1	抽烟每天超过10根/吸二手烟	21	心浮躁/无爱好/无主见
22	喜吃烧烤/零食/爱吃鸡头	2	住房附近20公里有化工厂/药厂/化肥厂/造纸厂/印染厂/橡胶厂/接触建筑材料/石灰厂	2	低头玩手机/玩电脑多	22	抱怨命运不济/霉事缠身
23	烧烤/火锅+冰啤饮料不喝水/很少喝水/喝凉水			3	经常过度疲劳/房屋过度装修	23	月子里生气
				4	经常憋尿/不按时排便	24	性子急/爱骂人
24	吃雪糕/冰冻甜品/饮料	3	常烫发/染发/化妆品/涂指甲油	5	手淫/意淫/看色情视频或资料	25	喜欢追剧/看恐怖片
25	吃饭不分筷/吃饭快/吃烫饭/爱吃油炸物	4	不用抽油烟机或抽油烟机不好用	6	性生活频繁/性欲低	26	爱攀比/气人有/笑人无
		5	长期受汽车尾气/灰尘/粉尘困扰	7	戴深色口罩/住在变电站附近	27	过度兴奋/激动/亢奋

续表

	饮食		睡觉		寒湿		情绪
26	喜喝浓茶/咖啡/腌制食物	6	小孩子用铅笔剔牙/涂抹祛斑霜	8	从小到大用过抗生素消炎药	28	
27	饮食时间不规律	7	爱用84消毒液/脱色剂/强力除油剂/水果清洗剂	9	爱咬手指甲/咬笔杆/咬筷子	29	
28	常吃中、西药/吃激素药	8		10	爱躺着看电视/玩手机	30	
29	吃过减肥药/做过减肥	9	不带正规防毒面具或者防护服喷洒农药			31	
30	常吃海鲜，炒菜油冒烟	10	叼着包装袋喝奶/喝饮料			32	

有无过敏史：　药物过敏□　　食物过敏□　　是否做过手术：否□　　是_____

既往病史：　高血压□　　糖尿病□　　冠心病□　　　　其他_____

服用药物：　降压药□　　降糖药□　　心脑血管病药物□　　其他_____

疾病=坏习惯+时间 健康=好习惯+时间 养成一个好习惯可以抵消一些坏习惯

我把厨房变药房，做家庭的上医，您的健康您做主！

我自愿填写该表格　签名：_____

4.身体症状自检表（初检）/身体症状自检表（复检）

健康管理师不得有任何诱导与恐吓行为或者语言，要让顾客在清醒状态下自愿真实填写身体健康自检表，且不作为疾病诊断使用，不代替医生、医院检查，有病务必去医院。

表18-1-3

身体症状自检表（初检）					
头疼/头晕	花眼/白内障	嗓子异物感	肥胖/将军肚	脚后跟疼	乳头凹陷/流脓
头麻/脑鸣	近视/远视	声音嘶哑	身体异味	容易扭伤	乳房肿块/增生
嗜睡/易醒	眉毛脱/睫毛脱	牙齿松动	大便不成形	四肢乏力	不孕不育
失眠/多梦	耳内潮湿/脓	牙痛/虫牙/磨牙	便溏不净/便秘	平衡差/易摔跤	流产/死胎
偏头痛/健忘	耳屎多/痛/痒	牙龈出血/肿	手足麻木/发青	脚臭/脚气	月经少有块
懒语/结巴	耳鸣/耳聋	咳嗽/哮喘	甲亢/甲低/甲状腺结节	皮肤易青/红点	经量多/子宫肌瘤
晕车/晕机	听力下降	痰多/黄/凉	手脚热/凉/胀/出汗	手/足脱皮/冻疮	经期提前/推后
头部怕冷	感冒时间长	痰白/黑/血	手脚抽搐/抖	皮肤痒/后背痘	经期烦躁/胸胀

续表

身体症状自检表（初检）					
思维断电	不感冒/易感冒	支气管炎	指甲易断	皮肤干燥/皮炎	经期厌食/浮肿
反应迟钝	低热37—38度	低血压/高血压	手指倒刺	牛皮癣/白癜风	经期腰痛/头痛
易打哈欠	鼻塞/鼻炎	低血糖/高血糖	指甲凹/竖纹	黑痣变大/多	经期困倦/失眠
头发稀少	鼻流涕/流血	贫血/高血脂	无半月痕/少	蜘蛛痣/鱼鳞癣	经期腹胀/痛经/子宫肌腺病
头发干/脱发	打喷嚏/打鼾	心绞痛	血管瘤/脂肪瘤	各种过敏/湿疹	经期小腹怕凉
白发/斑秃	过敏性鼻炎	心跳快/慢	胆结石/肾结石	淋巴肿大	经期小腹下坠
头/面油腻	酒糟鼻	心慌/心律失常	纤维瘤/粉瘤	形体消瘦	月经暗/淡/黑
面颊泛红	嗅觉不灵	胸闷/胸痛	扁平疣/寻常疣	个头矮/发育慢	经期长痘
面黄/白/黑	口苦/口干	右肝区闷痛	皮赘/鸡眼	体重突增/减10%	外阴瘙痒/异味
痤疮/痘/斑	口臭/腥/口气重	心烦狂躁	小腿浮肿	起夜/尿频/尿急	白带血丝/宫颈息肉
唇白/唇青/唇麻	口咸/甜/酸/辣	性情急/易怒	关节痛/肿	自汗/多汗/盗汗	白带多/宫颈肥大
眼痒/胀/凸/痛	口/舌溃疡	叹气/气短/喘	易落枕/脖子硬	性欲低	白带色黄/宫颈囊肿
眼怕光/流泪	舌苔厚/黄/腻	抑郁症/无激情	肩酸/麻/痛	尿不净/尿床	白带黏稠/稀水
眼干涩/飞影	地图舌/舌白点	胃痛/酸/胀/凉	冒冷汗/后背凉	尿痛/尿血	白带腥臭
眼屎多/麦粒肿	舌质紫暗	打嗝/恶心/嗳气	颈部水牛背	尿分叉/尿等待	产后脱发
眼圈黑/脂肪粒	舌边锯齿	消化不良	颈疼痛/凉	脓尿/怪味	产后抑郁
眼仁黄/眉骨痛	舌硬/颤	食欲差/易饱	腰酸痛/凉	尿浑浊/多沫	产后色斑
眼圈浮肿/斜视	口/舌歪斜	偏食/厌食	游走性疼痛	尿道口灼烧	小腹闷痛/卵巢囊肿
视力模糊/无泪	唇裂/咽干	食欲过旺	脊椎僵硬/疼痛	尿道发炎	经期时长/子宫内膜息肉
夜盲症/眼疲劳	喉痒/痛	腹胀/屁多/臭	静脉曲张	睾丸肿块/疝气	
				肛门瘙痒/便血	
				脱肛/痔疮/肛裂/肛瘘	
您是否有其他症状/手术史/其他疾病：			症状合计：		

初检时间：　　　　　　　　　　　　　　　　　【一张表格就是一个生命，请您认真对待！】

　　我自愿填写该表格　签名：＿＿＿＿＿＿＿＿

　　不代替医院、医生检查，有病以医院医生为准。

表18-1-4

身体症状自检表（复检）					
头疼/头晕	花眼/白内障	嗓子异物感	肥胖/将军肚	脚后跟疼	乳头凹陷/流脓
头麻/脑鸣	近视/远视	声音嘶哑	身体异味	容易扭伤	乳房肿块/增生
嗜睡/易醒	眉毛脱/睫毛脱	牙齿松动	大便不成形	四肢乏力	不孕不育
失眠/多梦	耳内潮湿/脓	牙痛/虫牙/磨牙	便溏不净/便秘	平衡差/易摔跤	流产/死胎
偏头痛/健忘	耳屎多/痛/痒	牙龈出血/肿	手足麻木/发青	脚臭/脚气	月经少有块
懒语/结巴	耳鸣/耳聋	咳嗽/哮喘	甲亢/甲低/甲状腺结节	皮肤易青/红点	经量多/子宫肌瘤
晕车/晕机	听力下降	痰多/黄/凉	手脚热/凉/胀/出汗	手/足脱皮/冻疮	经期提前/推后
头部怕冷	感冒时间长	痰白/黑/血	手脚抽搐/抖	皮肤痒/后背痘	经期烦躁/胸胀
思维断电	不感冒/易感冒	支气管炎	指甲易断	皮肤干燥/皮炎	经期厌食/浮肿
反应迟钝	低热37—38度	低血压/高血压	手指倒刺	牛皮癣/白癜风	经期腰痛/头痛
易打哈欠	鼻塞/鼻炎	低血糖/高血糖	指甲凹/竖纹	黑痣变大/多	经期困倦/失眠
头发稀少	鼻流涕/流血	贫血/高血脂	无半月痕/少	蜘蛛痣/鱼鳞癣	经期腹胀/痛经/子宫肌腺病
头发干/脱发	打喷嚏/打鼾	心绞痛	血管瘤/脂肪瘤	各种过敏/湿疹	经期小腹怕凉
白发/斑秃	过敏性鼻炎	心跳快/慢	胆结石/肾结石	淋巴肿大	经期小腹下坠
头/面油腻	酒糟鼻	心慌/心律失常	纤维瘤/粉瘤	形体消瘦	月经暗/淡/黑
面颊泛红	嗅觉不灵	胸闷/胸痛	扁平疣/寻常疣	个头矮/发育慢	经期长痘
面黄/白/黑	口苦/口干	右肝区闷痛	皮赘/鸡眼	体重突增/减10%	外阴瘙痒/异味
痤疮/痘/斑	口臭/腥/口气重	心烦狂躁	小腿浮肿	起夜/尿频/尿急	白带血丝/宫颈息肉
唇白/唇青/唇麻	口咸/甜/酸/辣	性情急/易怒	关节痛/肿	自汗/多汗/盗汗	白带多/宫颈肥大
眼痒/胀/凸/痛	口/舌溃疡	叹气/气短/喘	易落枕/脖子硬	性欲低	白带色黄/宫颈囊肿
眼怕光/流泪	舌苔厚/黄/腻	抑郁症/无激情	肩酸/麻/痛	尿不净/尿床	白带黏稠/稀水
眼干涩/飞影	地图舌/舌白点	胃痛/酸/胀/凉	冒冷汗/后背凉	尿痛/尿血	白带腥臭
眼屎多/麦粒肿	舌质紫暗	打嗝/恶心/嗳气	颈部水牛背	尿分叉/尿等待	产后脱发
眼圈黑/脂肪粒	舌边锯齿	消化不良	颈疼痛/凉	脓尿/怪味	产后抑郁
眼仁黄/眉骨痛	舌硬/颤	食欲差/易饱	腰酸痛/凉	尿浑浊/多沫	产后色斑

续表

身体症状自检表（复检）					
眼圈浮肿/斜视	口/舌歪斜	偏食/厌食	游走性疼痛	尿道口灼烧	小腹闷痛/卵巢囊肿
视力模糊/无泪	唇裂/咽干	食欲过旺	脊椎僵硬/疼痛	尿道发炎	经期时长/子宫内膜息肉
夜盲症/眼疲劳	喉痒/痛	腹胀/屁多/臭	静脉曲张	睾丸肿块/疝气	
				肛门瘙痒/便血	
				脱肛/痔疮/肛裂/肛瘘	
您是否有其他症状/手术史/其他疾病：			症状合计：		

复检时间：　　　　　　　　　　　　　　【一张表格就是一个生命，请您认真对待！】

我自愿填写该表格　签名：＿＿＿＿＿＿＿＿＿

5.健康体检自测问卷

表18-1-5

健康体检自测问卷（试行）

一、基本信息

姓　　名：＿＿＿＿＿＿　　性别：□男　　□女　　出生日期：＿＿＿＿年＿＿月＿＿日

身份证号：＿＿＿＿＿＿＿＿＿＿　　民族：□汉族　　□少数民族

出生地：＿＿＿省＿＿＿市＿＿＿县

婚姻状况：□未婚　　　□已婚（含同居）　□丧偶　　　□离异　　　□其他

文化程度：□小学及以下　□初中　　　　□高中　　　□中专及技校

　　　　　□大学本科/专科　□研究生及以上

职　　业：□国家公务员　□专业技术人员　□职员　　　□企业管理人员

　　　　　□工人　　　　□农民　　　　□学生　　　□现役军人

　　　　　□自由职业者

　　　　　□个体经营者　□无业人员　　□退（离）休人员　□其他

医保类别：□城镇职工医保　□城镇居民医保　□新农合医保

　　　　　□其他　　　　□无

联系电话：＿＿＿＿＿＿＿＿＿

二、健康史-家族史

1.您的父母或兄弟姐妹是否患有明确诊断的疾病？　　　　A.是　　　　B.否

1-1.请选择疾病的名称：（可多选）

　　A.高血压病　　　　B.脑卒中　　　　C.冠心病　　　　D.外周血管病

　　E.心力衰竭　　　　F.糖尿病　　　　G.肥胖症　　　　H.慢性肾脏疾病

　　I.慢性阻塞性肺病　J.骨质疏松　　　K.痛风　　　　　L.恶性肿瘤

　　M.风湿免疫性疾病　N.精神疾病　　　O.其他＿＿＿＿＿

1-2.请确定所患的恶性肿瘤名称：

　　A.肺癌　　　　　　B.肝癌　　　　　C.胃癌　　　　　D.食管癌

　　E.结直肠癌　　　　F.白血病　　　　G.脑瘤　　　　　H.乳腺癌

　　I.胰腺癌　　　　　J.骨癌　　　　　K.膀胱癌　　　　L.鼻咽癌

　　M.宫颈癌　　　　　N.子宫癌　　　　O.前列腺癌　　　P.卵巢癌

　　Q.甲状腺癌　　　　R.皮肤癌　　　　S.其他＿＿＿＿＿

1-3.您的父亲是否在55岁、母亲在65岁之前患有上述疾病吗？
　　A.是　　　　　　　　　B.否
三、健康史-现病史
2.您是否患有明确诊断的疾病或异常？　　　　　A.是　　　　　　B.否
2-1.请您确认具体疾病或异常的名称：（可多选）
　　A.高血压　　　　　　　　　　　　　　　B.脑卒中
　　C.冠心病　　　　　　　　　　　　　　　D.外周血管病
　　E.糖尿病　　　　　　　　　　　　　　　F.脂肪肝
　　G.慢性肾脏疾病　　　　　　　　　　　　H.慢性胃炎或胃溃疡
　　I.幽门螺杆菌感染　　　　　　　　　　　J.胃息肉
　　K.肠道息肉　　　　　　　　　　　　　　L.慢性阻塞性肺病
　　M.哮喘　　　　　　　　　　　　　　　　N.慢性胰腺炎
　　O.骨质疏松　　　　　　　　　　　　　　P.慢性肝炎或肝硬化
　　Q.慢性胆囊炎、胆石症　　　　　　　　　R.结核病
　　S.类风湿性关节炎　　　　　　　　　　　T.前列腺炎或肥大
　　U.慢性乳腺疾病　　　　　　　　　　　　V.人乳头瘤病毒（HPV）感染
　　W.血脂异常　　　　　　　　　　　　　　X.尿酸升高
　　Y.恶性肿瘤　　　　　　　　　　　　　　Z.其他_____
2-2.请确定您所患的恶性肿瘤名称：
　　A.肺癌　　　　　　B.肝癌　　　　　　C.胃癌　　　　　　D.食管癌
　　E.结直肠癌　　　　F.白血病　　　　　G.脑瘤　　　　　　H.乳腺癌
　　I.胰腺癌　　　　　J.骨癌　　　　　　K.膀胱癌　　　　　L.鼻咽癌
　　M.宫颈癌　　　　　N.子宫癌　　　　　O.前列腺癌　　　　P.卵巢癌
　　Q.甲状腺癌　　　　R.皮肤癌　　　　　S.其他_____
2-3.请填写您被诊断患有上述疾病或异常的年龄：　岁

四、健康史-过敏史
3.您是否出现过过敏？　　　　　　　A.是　　　　　B.否
3-1.请选择过敏源：（可多选）
　　A.青霉素　　　　　　B.磺胺类　　　　　C.链霉素　　　　　D.头孢类
　　E.鸡蛋　　　　　　　F.牛奶　　　　　　G.海鲜　　　　　　H.花粉或尘螨
　　I.粉尘　　　　　　　J.洗洁剂　　　　　K.化妆品　　　　　L.其他_____

五、健康史-用药史
4.您是否长期服用药物？（连续服用6个月以上，平均每日服用一次以上）
　　A.是　　　　　　　　　B.否
　　您长期服用哪些药物？（可多选）
　　A.降压药　　　　　　　　　　　　　　　B.降糖药
　　C.调脂药（降脂药）　　　　　　　　　　D.降尿酸药
　　E.抗心律失常药　　　　　　　　　　　　F.缓解哮喘药物
　　G.解热镇痛药（如布洛芬等）　　　　　　H.强的松类药物
　　I.雌激素类药物　　　　　　　　　　　　J.利尿剂
　　K.镇静剂或安眠药　　　　　　　　　　　L.中草药
　　M.避孕药　　　　　　　　　　　　　　　N.抗抑郁药物
　　O.其他_____

六、健康史-手术史
5.您是否因病进行过手术治疗？　　　　　　A.是　　　　　B.否
　　请您选择手术的部位？（可多选）
　　A.头颅（含脑）　　　　B.眼　　　　　　C.耳鼻咽喉
　　D.颌面部及口腔　　　　E.颈部或甲状腺　F.胸部（含肺部）
　　G.心脏（含心脏介入）　H.外周血管　　　I.胃肠
　　J.肝胆　　　　　　　　K.肾脏　　　　　L.脊柱
　　M.四肢及关节　　　　　N.膀胱　　　　　O.妇科
　　P.乳腺　　　　　　　　Q.前列腺　　　　R.其他_____

七、健康史-月经生育史
6.您第一次来月经的年龄：____岁

7.您是否绝经？　　　　　　　　　　　A.是　　　　　　B.否
　绝经年龄：　　　　　　　　____岁
8.您的结婚年龄：　　　　　　　____岁
9.您是否生育过？　　　　　　　　　　A.是　　　　　　B.否
9-1.初产年龄：　　　　　____岁，生产____次，流产总次数____次
9-2.您的孩子是母乳喂养吗？　　　　　A.是　　　　　　B.否
9-3.哺乳时间：　　　　　____月
9-4.您是否曾患有妊娠糖尿病？　　　　A.是　　　　　　B.否
9-5.您是否曾患有妊娠高血压？　　　　A.是　　　　　　B.否

八、躯体症状（最近3个月）
10.您感觉身体总体健康状况如何？　　　A.好　　　　　B.一般　　　　C.差
11.您感到疲劳乏力或周身明显不适吗？　A.没有　　　　B.偶尔　　　　C.经常
12.您视力有下降吗？　　　　　　　　　A.没有　　　　B.轻微　　　　C.明显
13.您听力有下降吗？　　　　　　　　　A.没有　　　　B.轻微　　　　C.明显
14.您有鼻出血或浓血鼻涕吗？　　　　　A.没有　　　　B.偶尔　　　　C.经常
15.您出现过吞咽不适、哽噎感吗？　　　A.没有　　　　B.偶尔　　　　C.经常
16.您有明显的咳嗽、咳痰吗？　　　　　A.没有　　　　B.偶尔　　　　C.经常
17.您有过咳痰带血或咯血吗？　　　　　A.没有　　　　B.偶尔　　　　C.经常
18.您感到胸痛或心前区憋闷不适吗？　　A.没有　　　　B.偶尔　　　　C.经常
19.您感到有胸闷气喘或呼吸困难吗？　　A.没有　　　　B.偶尔　　　　C.经常
20.您感到低热（体温偏高）吗？　　　　A.没有　　　　B.偶尔　　　　C.经常
21.您感到头晕或头昏吗？　　　　　　　A.没有　　　　B.偶尔　　　　C.经常
22.您感到恶心、反酸或上腹部不适吗？　A.没有　　　　B.偶尔　　　　C.经常
23.您有过食欲不振、消化不良或腹胀吗？A.没有　　　　B.偶尔　　　　C.经常
24.您有过不明原因跌倒或晕倒吗？　　　A.没有　　　　B.偶尔　　　　C.经常
25.您感到明显的手足发麻或刺痛吗？　　A.没有　　　　B.偶尔　　　　C.经常
26.您双下肢水肿吗？　　　　　　　　　A.没有　　　　B.偶尔　　　　C.经常
27.您排尿困难吗？　　　　　　　　　　A.没有　　　　B.偶尔　　　　C.经常
28.您有尿频、尿急、尿痛及尿血吗？　　A.没有　　　　B.偶尔　　　　C.经常
29.您有腹泻、腹痛或大便习惯改变（入厕时间、次数、形状等）吗？
　　　　　　　　　　　　　　　　　　A.没有　　　　B.偶尔　　　　C.经常
30.您出现过柏油样便或便中带血吗？　　A.没有　　　　B.偶尔　　　　C.经常
31.您出现过不明原因的身体消瘦或体重减轻吗？（体重减轻超过原体重的10%）
　　　　　　　　　　　　　　　　　　A.没有　　　　B.偶尔　　　　C.经常
32.您是否发现乳房有包块，并伴有肿胀吗？（与月经周期无关）
　　　　　　　　　　　　　　　　　　A.是　　　　　B.否
33.您有不明原因的阴道出血、白带异常吗？　A.是　　　　B.否
34.您身体有过明显的疼痛吗？（外伤除外）　A.是　　　　B.否
　疼痛的部位？
　A.头　　　　　　　B.颈肩　　　　　　C.咽喉　　　　　　D.腰背
　E.胸部　　　　　　F.腹部　　　　　　G.四肢　　　　　　H.关节

九、生活习惯-饮食
35.您能够按时吃三餐吗？　　　　　　　A.能　　　　　B.基本能　　　C.不能
36.您经常暴饮暴食吗？　　　　　　　　A.是　　　　　B.否
37.您经常吃宵夜吗？　　　　　　　　　A.不吃　　　　B.偶尔吃　　　C.经常吃
38.您参加请客吃饭（应酬）情况？
　A.不参加或偶尔参加（1~2次/月）　　　B.比较多（1~2次/周）
　C.经常参加（3~5次/周）　　　　　　　D.非常频繁（＞5次/周）
39.您的饮食口味：
　A.清淡　　　　　　B.咸　　　　　　　C.甜　　　　　　　D.高油脂
　E.辛辣　　　　　　F.热烫
40.您的饮食偏好：
　A.熏制、腌制类　　B.油炸食品
　C.甜点　　　　　　D.吃零食（适量坚果除外）
　E.吃快餐　　　　　F.喝粥（≥2次/天）
　G.其他____

41.您的主食结构如何?
　　A.细粮为主　　　　　　　B.粗细搭配　　　　　　C.粗粮为主　　　　　　D.不好说
42.您喝牛奶吗?
　　A.不喝　　　　　　　　　　　　　　　　　　B.偶尔喝（1~2次/周）
　　C.经常喝（3~5次/周）　　　　　　　　　　　D.每天都喝（＞5次/周）
43.您吃鸡蛋吗?
　　A.不吃　　　　　　　　　　　　　　　　　　B.偶尔吃（1~2次/周）
　　C.经常吃（3~5次/周）　　　　　　　　　　　D.每天都吃（＞5次/周）
44.您吃豆类与豆制品吗?
　　A.不吃　　　　　　　　　　　　　　　　　　B.偶尔吃（1~2次/周）
　　C.经常吃（≥3次/周）
45.您吃水果吗?
　　A.不吃　　　　　　　　　　　　　　　　　　B.偶尔吃（1~2次/周）
　　C.经常吃（3~5次/周）　　　　　　　　　　　D.每天都吃（＞5次/周）
46.您平均每天吃多少蔬菜?
　　A.＜100g　　　　　　　B.100~200g　　　　　　C.200~500g　　　　　　D.＞500g
47.您平均每天吃多少肉（猪、牛、羊、禽）?
　　A.＜50g　　　　　　　　B.50~100g　　　　　　C.101~250g　　　　　　D.＞250g
48.您吃肥肉吗?
　　A.不吃　　　　　　　　　　B.偶尔吃一点　　　　　　C.经常吃
49.您吃动物内脏吗?
　　A.不吃　　　　　　　　　　　　　　　　　　B.偶尔吃（1~2次/周）
　　C.经常吃（≥3次/周）
50.您吃鱼肉或海鲜吗?
　　A.不吃　　　　　　　　　　　　　　　　　　B.偶尔吃（1~2次/周）
　　C.经常吃（≥3次/周）
51.您喝咖啡吗?
　　A.不喝　　　　　　　　　　　　　　　　　　B.偶尔喝（1~2次/周）
　　C.经常喝（3~5次/周）　　　　　　　　　　　D.每天都喝（＞5次/周）
52.您喝含糖饮料（果汁、可乐等）吗?
　　A.不喝　　　　　　　　　　　　　　　　　　B.偶尔喝（1~2次/周）
　　C.经常喝（3~5次/周）　　　　　　　　　　　D.每天都喝（＞5次/周）

十、生活习惯-吸烟
53.您吸烟吗?（持续吸烟1年以上）
　　A.不吸
　　B.吸烟
　　C.吸烟，已戒（戒烟1年以上）
　　D.被动吸烟（每天累计15分钟以上，且每周1天以上）
53-1.您每天吸多少支烟?（含戒烟前）____支
53-2.您持续吸烟的年限?（含戒烟前）____年
53-3.您戒烟多长时间了?　____年

十一、生活习惯-饮酒
54.您会经常喝酒吗?（平均每周饮酒1次以上）
　　A.不喝　　　　　　　　B.喝　　　　　　　　C.以前喝，现已戒酒（戒酒1年以上）
54-1.您一般都喝些什么酒?
　　A.白酒　　　　　　　　B.啤酒　　　　　　C.红酒　　　　　　　　D.什么都喝
54-2.您每周喝几次酒?（含戒酒前）
　　A.1~2次　　　　　　　B.3~5次　　　　　　C.＞5次
54-3.您每次喝几两?（1两相当于50ml白酒，100ml红酒，300ml啤酒）
　　A.1~2两　　　　　　　B.3~4两　　　　　　C.＞5两
54-4.您持续喝酒的年限?（含戒酒前）____年
54-5.您戒酒多长时间了?　____年

十二、生活习惯-运动锻炼
55.您经常参加运动锻炼吗?
　　A.不参加　　　　　　　B.参加
　　C.经常参加（平均每周锻炼3次及以上，每次锻炼＞30分钟）

55-1.您常采用的运动锻炼方式：（可多选）
　　A.散步　　　　　　　B.慢跑　　　　　　　C.游泳　　　　　　　D.骑自行车
　　E.爬楼梯　　　　　　F.球类　　　　　　　G.交谊舞　　　　　　H.瑜伽
　　I.健身操　　　　　　J.力量锻炼　　　　　K.登山　　　　　　　L.太极拳
　　M.其他_____
55-2.您每周锻炼几次？
　　A.1~2次　　　　　　B.3~5次　　　　　　C.>5次
55-3.您每次锻炼多长时间？
　　A.<30分钟　　　　　B.30~60分钟　　　　C.>60分钟
55-4.您坚持锻炼多少年了？____年
56.您工作中的体力强度？
　　A.脑力劳动为主　　　B.轻体力劳动　　　　C.中度体力劳动　　　D.重体力劳动
　　E.不工作
56-1.您每周工作几天？
　　A.<3天　　　　　　B.3~5天　　　　　　C.>5天
56-2.您每天平均工作多长的时间？____小时
57.除工作、学习时间外，您每天坐着（比如看电脑、上网、打麻将、打牌等）的时间是？
　　A.<2小时　　　　　B.2~4小时　　　　　C.4~6小时　　　　　D.>6小时

十三、环境健康
58.您的工作/生活场所经常会接触到哪些有害物质？
　　A.无或者很少　　　　B.噪声、震动　　　　C.电磁辐射　　　　　D.粉尘
　　E.化学污染　　　　　F.空气污染　　　　　G.建筑装修污染　　　H.烹饪油烟
　　I.其他_____

十四、心理健康-精神压力（最近两周）
59.您感到闷闷不乐，情绪低落吗？
　　A.没有　　　　　　　B.偶尔　　　　　　　C.经常
60.您容易情绪激动或者生气吗？
　　A.没有　　　　　　　B.偶尔　　　　　　　C.经常
61.您感到精神紧张，很难放松吗？
　　A.没有　　　　　　　B.偶尔　　　　　　　C.经常
62.您比平常容易紧张和着急吗？
　　A.没有　　　　　　　B.偶尔　　　　　　　C.经常
63.您容易发脾气，没有耐性吗？
　　A.没有　　　　　　　B.偶尔　　　　　　　C.经常
64.您感到心力枯竭、对人对事缺少热情吗？
　　A.没有　　　　　　　B.偶尔　　　　　　　C.经常
65.您容易焦虑不安、心烦意乱吗？
　　A.没有　　　　　　　B.偶尔　　　　　　　C.经常
66.您经常感觉压抑或者沮丧吗？
　　A.没有　　　　　　　B.偶尔　　　　　　　C.经常
67.您注意力难以集中吗？
　　A.没有　　　　　　　B.偶尔　　　　　　　C.经常

十五、睡眠健康
68.最近1个月，您的睡眠情况如何？
　　A.好　　　　　　　　B.一般　　　　　　　C.差
68-1.您睡眠差的主要表现是什么：
　　A.入睡困难　　　　　B.早醒　　　　　　　C.多梦或者噩梦中惊醒
　　D.夜起　　　　　　　E.熟睡时间短　　　　F.其他_____
68-2.影响您睡眠差的主要原因：
　　A.工作压力过大　　　　　　　　　　　　　B.负性生活事件
　　C.环境干扰（如噪声、配偶或室友打鼾等）　D.身体不适或者疾病
　　E.气候变化　　　　　　　　　　　　　　　F.药物
　　G.倒班或者倒时差　　　　　　　　　　　　H.其他_____
69.您每天平均的睡眠时间是多少：（不等于卧床时间）
　　A.<5小时　　　　　B.5~7小时　　　　　C.7~9小时　　　　　D.>9小时

十六、健康素养

70.您多长时间做一次体检?

    A.从来不做   B.半年   C.1年   D.2~3年

    E.>3年

71.您是否主动获取医疗保健知识?

    A.是   B.否

    您获取医疗保健知识的途径有哪些?

    A.电视   B.广播   C.图书和报纸杂志

    D.上网   E.卫生机构及医生   F.其他_____

72.您入厕观察二便(大小便)吗?

    A.从不   B.偶尔   C.经常

73.您自测血压、心率吗?

    A.从不   B.偶尔   C.经常

74.您出差或者旅游时会经常带或者经常用急救药品吗?

    A.从不   B.偶尔   C.经常

75.您乘坐私家车或者出租车时会系安全带吗?

    A.从来不系   B.有时系   C.每次都系

76.您经常会晒太阳吗?

    A.从不   B.偶然   C.经常

77.您认为以下血压值哪个最理想?

    A.140/90mmHg   B.120/80mmHg   C.150/100mmHg   D.不知道

78.您认为成年人腋下体温最理想的范围是什么?

    A.35~36℃   B.36~37℃   C.37~38℃   D.不知道

79.您认为安静状态下成年人最理想的脉搏次数是多少?

    A.30~50次/分钟   B.51~70次/分钟   C.71~90次/分钟   D.>90次/分钟

    E.不知道

80.您认为成年人每天最佳的食盐量不超过多少克?

    A.<6克   B.<8克   C.<10克   D.<12克

    E.不知道

81.您认为成年人正常体重指数是(体重指数=体重kg/身高m^2)?

    A.≤18.5   B.18.5~24.9   C.25~29.9   D.30以上

    E.不知道

82.您认为成年人正常腰围是多少?

    男性:A.≤80cm   B.≤85cm   C.≤90cm   D.≤95cm

         E.不知道

    女性:A.≤70cm   B.≤75cm   C.≤80cm   D.≤85cm

         E.不知道

83.您认为成人空腹血糖正常值是?

    A.<3.89mmol/L   B.3.89~6.1mmol/L   C.6.1~7.0mmol/L   D.≥7.0mmol/L

    E.不知道

84.您认为成人三酰甘油正常值是?

    A.<0.56mmol/L   B.0.56~1.7mmol/L   C.>1.7mmol/L   D.不知道

85.您认为成人总胆固醇的理想值是?

    A.<5.2mmol/L   B.5.2~6.1mmol/L   C.>6.1mmol/L   D.不知道

86.答完该问卷后,您对自己的健康状态感觉如何?

    A.很好   B.比较好   C.一般(还可以)   D.不好或较差

    E.不好说

87.您对该健康自测问卷的总体印象是什么?

    A.很好   B.比较好   C.一般(还可以)   D.不好说

    E.较差或不好

我自愿填写该表格   签名:_____

6.高血压患者随访服务记录

表18-1-6

	随访日期	年　月　日	年　月　日	年　月　日	年　月　日
	随访方式	1门诊 2家庭 3电话 □	1门诊 2家庭 3电话 □	1门诊 2家庭 3电话 □	1门诊 2家庭 3电话 □
症状	1.无症状	□/□/□/□/□/□/□	□/□/□/□/□/□/□	□/□/□/□/□/□/□	□/□/□/□/□/□/□
	2.头痛头晕	其他：	其他：	其他：	其他：
	3.恶心呕吐				
	4.眼花耳鸣				
	5.呼吸困难				
	6.心悸胸闷				
	7.鼻出血不止				
	8.四肢发麻				
	9.下肢水肿				
体征	血压（mmHg）				
	体重（kg）	/	/	/	/
	体重指数	/	/	/	/
	心律（次/分钟）				
	其他				
生活方式	日吸烟量（支）	/	/	/	/
	日饮酒量（两）	/	/	/	/
	运动	＿＿次/周＿＿分钟/次 ＿＿次/周＿＿分钟/次	＿＿次/周＿＿分钟/次 ＿＿次/周＿＿分钟/次	＿＿次/周＿＿分钟/次 ＿＿次/周＿＿分钟/次	＿＿次/周＿＿分钟/次 ＿＿次/周＿＿分钟/次
	摄盐情况（咸淡）	轻/中/重　轻/中/重	轻/中/重　轻/中/重	轻/中/重　轻/中/重	轻/中/重　轻/中/重
	心理调整	1良好 2一般 3差 □	1良好 2一般 3差 □	1良好 2一般 3差 □	1良好 2一般 3差 □
	遵医行为	1良好 2一般 3差 □	1良好 2一般 3差 □	1良好 2一般 3差 □	1良好 2一般 3差 □
	辅助检查*				
	服药依从性	1规律 2间断 3不服药 □	1规律 2间断 3不服药 □	1规律 2间断 3不服药 □	1规律 2间断 3不服药 □
	药物不良反应	1无 2有＿＿＿＿	1无 2有＿＿＿＿	1无 2有＿＿＿＿	1无 2有＿＿＿＿

续表

此次随访分类	1控制满意 2控制不满意 3不良反应 4并发症 □		1控制满意 2控制不满意 3不良反应 4并发症 □		1控制满意 2控制不满意 3不良反应 4并发症 □		1控制满意 2控制不满意 3不良反应 4并发症 □	
用药情况 药物名称1								
用药情况 用法与用量	每日___次	每_____	每日___次	每_____	每日___次	每_____	每日___次	每_____
用药情况 药物名称2								
用药情况 用法与用量	每日___次	每_____	每日___次	每_____	每日___次	每_____	每日___次	每_____
用药情况 药物名称3								
用药情况 用法与用量	每日___次	每_____	每日___次	每_____	每日___次	每_____	每日___次	每_____
用药情况 其他药物								
用药情况 用法与用量	每日___次	每_____	每日___次	每_____	每日___次	每_____	每日___次	每_____
转诊 原因								
转诊 机构与科别								
下次随访日期								
随访医生签名								

*摘自卫健委国家基本公共卫生服务规范（第三版）

　　我自愿填写该表格　签名：_____

7.糖尿病患者随访服务记录表

表18-1-7

随访日期	年　月　日	年　月　日	年　月　日	年　月　日
随访方式	1门诊 2家庭 3电话 □	1门诊 2家庭 3电话 □	1门诊 2家庭 3电话 □	1门诊 2家庭 3电话 □
症状 1.无症状	□/□/□/□/□/□/□	□/□/□/□/□/□/□	□/□/□/□/□/□/□	□/□/□/□/□/□/□
症状 2.多次	其他：	其他：	其他：	其他：
症状 3.多食				
症状 4.多尿				
症状 5.视力模糊				
症状 6.感染				

续表

	7.手脚有麻木感				
	8.下肢出现浮肿				
	9.体重有明显下降				
体征	血压（mmHmg）				
	体重（kg）	/	/	/	/
	体重指数	/	/	/	/
	足背动脉搏动	1正常 □ 2减弱（双侧 左侧 右侧） 3消失（双侧 左侧 右侧）	1正常 □ 2减弱（双侧 左侧 右侧） 3消失（双侧 左侧 右侧）	1正常 □ 2减弱（双侧 左侧 右侧） 3消失（双侧 左侧 右侧）	1正常 □ 2减弱（双侧 左侧 右侧） 3消失（双侧 左侧 右侧）
	其他				
生活方式指导	日吸烟量（支）	/	/	/	/
	日饮酒量（两）	/	/	/	/
	运动	___次/周___分钟/次 ___次/周___分钟/次	___次/周___分钟/次 ___次/周___分钟/次	___次/周___分钟/次 ___次/周___分钟/次	___次/周___分钟/次 ___次/周___分钟/次
	主食（克/天）	/	/	/	/
	心理调整	1良好 2一般 3差 □	1良好 2一般 3差 □	1良好 2一般 3差 □	1良好 2一般 3差 □
	遵医行为	1良好 2一般 3差 □	1良好 2一般 3差 □	1良好 2一般 3差 □	1良好 2一般 3差 □
辅助检查	空腹血糖值	___mmol/L	___mmol/L	___mmol/L	___mmol/L
	其他检查*	糖化血红蛋白___% 检查日期：___月___日	糖化血红蛋白___% 检查日期：___月___日	糖化血红蛋白___% 检查日期：___月___日	糖化血红蛋白___% 检查日期：___月___日
服药依从性		1规律 2间断 3不服药 □	1规律 2间断 3不服药 □	1规律 2间断 3不服药 □	1规律 2间断 3不服药 □
药物不良反应		1无 2有 □	1无 2有 □	1无 2有 □	1无 2有 □
低血糖反应		1无 2偶尔 3频繁 □	1无 2偶尔 3频繁 □	1无 2偶尔 3频繁 □	1无 2偶尔 3频繁 □
此次随访分类		1控制满意 2控制不满意 3不良反应 4并发症 □	1控制满意 2控制不满意 3不良反应 4并发症 □	1控制满意 2控制不满意 3不良反应 4并发症 □	1控制满意 2控制不满意 3不良反应 4并发症 □

用药情况	药物名称1								
	用法与用量	每日___次	每_____	每日___次	每_____	每日___次	每_____	每日___次	每_____
	药物名称2								
	用法与用量	每日___次	每_____	每日___次	每_____	每日___次	每_____	每日___次	每_____
	药物名称3								
	用法与用量	每日___次	每_____	每日___次	每_____	每日___次	每_____	每日___次	每_____
	胰岛素	种类：		种类：		种类：		种类：	
		用法与用量：		用法与用量：		用法与用量：		用法与用量：	
转诊	原因								
	机构及科别								
下次随访日期									
随访医生签名									

*摘自卫健委国家基本公共卫生服务规范（第三版）

　　我自愿填写该表格　签名：_____

8.十四日血糖跟踪检测表

（本表仅限高血糖、糖友使用）
不代替医院检查治疗，一切以医生为准

表18-1-8

	1	2	3	4	5	6	7
空腹血糖							
餐后两小时							
睡前血糖							
今日降糖药　使用情况：							
今日胰岛素　使用情况：							
腰围							
体重							
自我反思							
空腹血糖							

续表

	1	2	3	4	5	6	7
餐后两小时							
睡前血糖							
今日降糖药　使用情况：							
今日胰岛素　使用情况：							
腰围							
体重							
自我反思							

我自愿填写该表格　签名：＿＿＿＿＿＿＿

9.健康问询表

表18-1-9

姓名		性别	口男	口女
年龄		身高		（cm）
体重	（kg）	腰围		（cm）
BMI		尿酸		
空腹血糖		餐后血糖（2小时）		
血压（舒张压）		血压（收缩压）		
甘油三酯		总胆固醇		
低密度脂蛋白		高密度脂蛋白		
血红蛋白		糖化血红蛋白		
肝功能情况（请自述）				
肾功能情况（请自述）				
是否肿瘤人群	□是　　　　□否			
曾经病史/现在人病症				
从事的工作类型				
是否有90天内体检报告				

不做疾病诊断，一切以医生、医院诊断为准。仅仅提供非医非药健康生活方式和传统养生服务。

我自愿填写该表格　签名：＿＿＿＿＿＿＿

10.中医体质分类与判定自测

中医体质辨识是第一项纳入《国家基本公共卫生服务规范》的中医类服务项目。

（1）判定方法。回答《中医体质分类与判定表》中的全部问题，每一问题按照5级评分，计算原始分与转化分，依照标准来判定体质的类型。

原始分=各个条目的分值相加

转化分=[（原始分-条目数）/（条目数×4）]×100

（2）判定标准。平和质为正常体质，其他8种体质为偏颇体质，判定标准见下表。

平和质与偏颇体质判定标准表（如表18-1-10）

表18-1-10

体质类型	条件	判定结果
平和质	转化分≥60分	是
	其他8种体质转化分均<30分	
	转化分≥60分	基本是
	其他8种体质转化分均<40分	
	不满足上述条件者	否
偏颇体质	转化分≥40分	是
	转化分30~39分	倾向是
	转化分<30分	否

（3）示例

示例1某人的体质类型转化分如下：平和质75分，气虚质56分，阳虚质27分，阴虚质25分，痰湿质12分，湿热质15分。血瘀质20分，气郁质18分，特禀质10分。根据判定标准，虽然平和质转化分≥60分，但是由于其他8种体质的转化分并未都<40分，其中气虚质转化分≥40分，所以不能将此人判定为平和质，而是要将其判定为气虚质。

示例2某人各体质类型转化分如下：平和质75分，气虚质16分，阳虚质27分，阴虚质25分，痰湿质32分，热质25分，血瘀质10分，气郁质18分，特禀质10分。根据判定标准，质转化分≥60分。同时，痰湿质转化分在30~39分之间可判定为痰湿质倾向，所以要将此人最终体质判定为平和质，且有痰湿质倾向。

（4）表格

表18-1-11　平和质

请根据近一年的体验和感觉，回答以下问题	没有 （根本不）	很少 （有一点）	有时 （有些）	经常 （相当）	总是 （非常）
（1）您精力充沛吗？	1	2	3	4	5
（2）您容易感觉疲乏吗？ *	1	2	3	4	5
（3）您说话声音会低弱无力吗？ *	1	2	3	4	5
（4）您会闷闷不乐、情绪低落吗？ *	1	2	3	4	5
（5）您比一般人忍受不了寒冷，比如冬天的寒冷，夏天的冷空调、电扇吗？ *	1	2	3	4	5
（6）您能适应外界自然和社会环境的变化吗？	1	2	3	4	5
（7）您经常会失眠吗？ *	1	2	3	4	5
（8）您容易忘事（健忘）吗？ *	1	2	3	4	5
判断结果：□是　　□倾向是　　□否					

（注：标有*的条目需要先逆向计分，即：1—5，2—4，3—3，4—2.5—1，再用公式转化分。）

表18-1-12　气虚质

请根据近一年的体验和感觉，回答以下问题	没有 （根本不）	很少 （有一点）	有时 （有些）	经常 （相当）	总是 （非常）
（1）你容易疲乏吗？	1	2	3	4	5
（2）您容易气短，比如呼吸短促，上气不接下气吗？	1	2	3	4	5
（3）您容易心慌吗？	1	2	3	4	5
（4）您容易头晕或者站起来时晕眩吗？	1	2	3	4	5
（5）您比别人易患感冒吗？	1	2	3	4	5
（6）您喜欢安静、懒得说话吗？	1	2	3	4	5
（7）您说话声音无力吗？	1	2	3	4	5
（8）您活动量稍大就会出虚汗吗？	1	2	3	4	5
判断结果：□是　　□倾向是　　□否					

表18-1-13　阳虚质

请根据近一年的体验和感觉，回答以下问题	没有 （根本不）	很少 （有一点）	有时 （有些）	经常 （相当）	总是 （非常）
（1）您手脚会发凉吗？	1	2	3	4	5
（2）您胃脘部、背部或者腰膝部怕冷吗？	1	2	3	4	5
（3）您怕冷、衣服总是比别人穿得多吗？	1	2	3	4	5
（4）您比一般人忍受不了寒冷（冬天的寒冷，夏天的空调、电扇等）吗？	1	2	3	4	5
（5）您比别人容易患感冒吗？	1	2	3	4	5
（6）您吃（喝）凉的东西会感到不舒服或者怕吃（喝）凉东西吗？	1	2	3	4	5
（7）你受凉或者吃（喝）凉的东西后，容易腹泻（拉肚子）吗？	1	2	3	4	5
判断结果：□是　　□倾向是　　□否					

表18-1-14　阴虚质

请根据近一年的体验和感觉，回答以下问题	没有 （根本不）	很少 （有一点）	有时 （有些）	经常 （相当）	总是 （非常）
（1）您感到手脚心发热吗？	1	2	3	4	5
（2）您感觉身体、脸上发热吗？	1	2	3	4	5
（3）您皮肤或者口唇发干吗？	1	2	3	4	5
（4）您口唇的颜色比一般人红吗？	1	2	3	4	5
（5）您容易便秘或者大便干燥吗？	1	2	3	4	5
（6）您面部两颧潮红或者偏红吗？	1	2	3	4	5
（7）您眼睛会干涩吗？	1	2	3	4	5
（8）你会口干咽燥，总想喝水吗？	1	2	3	4	5
判断结果：□是　　□倾向是　　□否					

表18-1-15　痰湿质

请根据近一年的体验和感觉回答以下问题	没有 （根本不）	很少 （有一点）	有时 （有些）	经常 （相当）	总是 （非常）
（1）您感到胸闷或者腹部胀满吗？	1	2	3	4	5
（2）您会感觉身体沉重不轻松或者不爽快吗？	1	2	3	4	5

续表

请根据近一年的体验和感觉回答以下问题	没有（根本不）	很少（有一点）	有时（有些）	经常（相当）	总是（非常）
（3）您腹部肥满松软吗？	1	2	3	4	5
（4）您的额部会分泌很多油脂吗？	1	2	3	4	5
（5）您上眼睑比别人肿（轻微隆起的现象）吗？	1	2	3	4	5
（6）您嘴里有黏黏的感觉吗？	1	2	3	4	5
（7）您平时痰多，特别是咽喉部总感到有痰堵着吗？	1	2	3	4	5
（8）您舌苔厚腻或者有舌苔厚厚的感觉吗？	1	2	3	4	5
判断结果：□是　　□倾向是　　□否					

表18-1-16　湿热质

请根据近一年的体验和感觉，回答以下问题	没有（根本不）	很少（有一点）	有时（有些）	经常（相当）	总是（非常）
（1）您面部、鼻部有油腻感或者会油亮发光吗？	1	2	3	4	5
（2）你容易生痤疮或者疮疖吗？	1	2	3	4	5
（3）您会口苦或者嘴里有异味吗？	1	2	3	4	5
（4）您大便黏滞不爽、有解不尽的感觉吗？	1	2	3	4	5
（5）您小便时尿道有发热感、尿色浓（深）吗？	1	2	3	4	5
（6）您带下色黄（白带颜色发黄）吗？（限女性回答）	1	2	3	4	5
（7）您的阴囊部位会潮湿吗？（限男性回答）	1	2	3	4	5
判断结果：□是　　□倾向是　　□否					

表18-1-17　血瘀质

请根据近一年的体验和感觉，回答以下问题	没有（根本不）	很少（有一点）	有时（有些）	经常（相当）	总是（非常）
（1）您的皮肤会在不知不觉中出现青紫瘀斑（皮下出血）吗？	1	2	3	4	5
（2）您的两颧部有细微红丝吗？	1	2	3	4	5
（3）您身体会有部位疼痛吗？	1	2	3	4	5
（4）您会面色晦暗或者容易出现褐斑吗？	1	2	3	4	5

请根据近一年的体验和感觉，回答以下问题	没有（根本不）	很少（有一点）	有时（有些）	经常（相当）	总是（非常）
（5）您容易有黑眼圈吗？	1	2	3	4	5
（6）您容易忘事？（健忘）	1	2	3	4	5
（7）您口唇的颜色偏暗吗？	1	2	3	4	5
判断结果：□是　　　□倾向是　　　□否					

表18-1-18　气郁质

请根据近一年的体验和感觉，回答以下问题	没有（根本不）	很少（有一点）	有时（有些）	经常（相当）	总是（非常）
（1）您会总是闷闷不乐吗？	1	2	3	4	5
（2）您容易精神紧张、焦虑不安吗？	1	2	3	4	5
（3）您多愁善感、感情脆弱吗？	1	2	3	4	5
（4）您易感到害怕或者受到惊吓吗？	1	2	3	4	5
（5）您的肋部或者乳房会胀痛吗？	1	2	3	4	5
（6）您会无缘无故地叹气吗？	1	2	3	4	5
（7）您咽喉部有异物感，且吐之不出、咽之不下吗？	1	2	3	4	5
判断结果：□是　　　□倾向是　　　□否					

表18-1-19　特禀质

请根据近一年的体验和感觉，回答以下问题	没有（根本不）	很少（有一点）	有时（有些）	经常（相当）	总是（非常）
（1）您在没有感冒时会打喷嚏吗？	1	2	3	4	5
（2）您在没有感冒时会鼻塞、流鼻涕吗？	1	2	3	4	5
（3）您会因季节变化、温度变化或者异味等原因而咳喘吗？	1	2	3	4	5
（4）您容易过敏（对药物、食物、气味、花粉或在季节交替、气候变化时）吗？	1	2	3	4	5
（5）您的皮肤易起荨麻疹（风团、风疹块、风疙瘩）吗？	1	2	3	4	5
（6）您的皮肤因过敏出现过紫癜（紫红色瘀点、瘀斑）吗？	1	2	3	4	5

请根据近一年的体验和感觉，回答以下问题	没有 （根本不）	很少 （有一点）	有时 （有些）	经常 （相当）	总是 （非常）
（7）您的皮肤会一抓就红，并出现抓痕吗？	1	2	3	4	5
判断结果：□是　　　□倾向是　　　□否					

我自愿填写该表格　签名：_____

第二节　非药健康自检表风险评估分析训练（一）

通过日常的实践，我们整理了一份健康风险评估的分析训练模板，以供大家参考与学习。不过，要注意的是，顾客情况并不完全一样，在实际的训练中要根据他的回答灵活运用。

健康管理师："您好，在您的第一印象中，大雨来临之前会有什么先兆？"

顾客："最直观的先兆是有漫天的乌云，有的时候还带有狂风，毕竟人们常说狂风暴雨嘛！"

健康管理师："在日常生活中，您是否有听到过一些人一到医院检查，就发现已经到了中晚期的情况，也就是病入膏肓的情况，很多人甚至无药可救？"

顾客："嗯，确实有这种情况，特别还有一些年轻人，非常可惜。"

健康管理师："我这里有一张表格，只要您如实填写，我就可以大体知道您半年或者五年以来的身体问题，也就是让您给自己做一个预防，您想尝试一下吗？"

顾客："它有这么神奇吗？如果真有这么厉害的话，我当然愿意尝试了。"

健康管理师："在我所列的这些症状中，您最关注的哪几种？"

顾客："胸闷、心慌气短。"

健康管理师："您这种情况有多长时间了？"

顾客："已经有一年多的时间了。"

健康管理师："您认为这是什么原因引起的？"

顾客："我觉得是生气造成的。"

健康管理师："那在什么样的情况下症状会加重？"

顾客："在特别生气的时候，或者情绪激动的时候都会加重。"

健康管理师："您还记得最近出现这种情况是什么原因？"

顾客："还是生气，加上用力过度。"

健康管理师："那您认为在什么情况下症状会减轻呢？"

顾客："在心情好的时候，或者在身心放松的情况下就没感觉。"

健康管理师："您以前都用什么方法来改善这种症状，效果怎么样？"

顾客："就是尽量避免情绪变坏，刻意提醒自己不要生气、让自己变得轻松，注意健康生活方式。"

健康管理师："您每天的三餐准时吗？"

顾客："一般都很准时，前后相差不会超过1个小时。"

健康管理师："营养方面呢，能够做到营养均衡吗？"

顾客："能，我自己做饭时尽量食物多样化，吃饭时也经常提醒自己不喜欢吃的食物也尽量吃，尽可能做到食物多样化。当然，也没有刻意去学习所谓的健康饮食，只是日常普通饮食而已。"

健康管理师："那您每餐一般吃几分饱？"

顾客："一般都吃到七八分饱，就是吃到不会觉得撑为止。"

健康管理师："您吃饭讲究什么顺序吗？"

顾客："不讲究，比较随意。"

健康管理师："您一天喝多少杯水？"

顾客："不固定喝多少杯，要看自己的状态。有的时候，会多喝一点；有的时候，会少喝一点。"

健康管理师："您一般都喝什么水？是纯净水、饮料、茶、咖啡？"

顾客："喝白开水和茶居多，纯净水喝的较少，咖啡基本上不喝。"

健康管理师："您都是什么时候喝水？"

顾客："一般早晨喝半杯温开水，然后就是口渴了或者闲下来了才喝水。"

健康管理师："您平时睡眠怎么样，一天大概睡几个小时啊？"

顾客："基本上每天睡六到七个小时。"

健康管理师："您晚上一般几点去睡觉？"

顾客："一般11点左右睡。"

健康管理师："您半夜会经常醒吗？早上睡醒了精神怎么样？"

顾客："精神状态还可以，只要睡醒了，我就会马上起来，很少赖床。"

健康管理师："您平时会做有规律的运动吗？"

顾客："运动没有规律，有时会做一些简单的动作。"

健康管理师："您喜欢哪一类型的运动？"

顾客："没有特别喜欢的运动，就是随时随地伸伸胳膊，伸伸腿，拉拉筋，活动活动筋骨而已。"

健康管理师："您认为运动带给您的好处是什么？"

顾客："让身子活动起来，背部不会僵硬，感觉浑身轻松，很舒服。"

健康管理师："您平时爱生气吗？"

顾客："我经常爱生气，因为我脾气不是很好，一遇到事就会生气，就会控制不住自己的情绪。"

健康管理师："您回忆一下，在日常生活中，一般情况下，跟谁生气最多？"

顾客："与自己家人生气的多，与外人反倒是比较温和。"

健康管理师："您经常生气的原因是什么？"

顾客："都是些鸡毛蒜皮的小事，比如孩子的学习、生活的琐事甚至别人的一句无心之话。"

健康管理师："您自认为平时性格怎么样？"

顾客："大家都说我比较开朗，我也喜欢与外人交流。"

健康管理师："您觉得自己是急性子还是慢性子？"

顾客："我是急性子。"

健康管理师："在遇到事情的时候，您爱关注人还是关注事？"

顾客："如果是小孩，我更关注人，如果是对自己的爱人，我更关注事，很难做到对事不对人。"

健康管理师："平时您喜欢什么，讨厌什么，最看不惯的是什么？"

顾客："我就是喜欢稍微有规律一点的、稍微忙碌一点的生活。喜欢与积极向上的人在一起，讨厌那些整天打麻将、经常酗酒、乱嚼舌根的人。我最看不惯的就是他们把有限的时间浪费在这种负能量的生活上，简直是在浪费生命。"

健康管理师："对您来说哪些事情能够让您的脾气一下子爆发？"

顾客："别人不理解我，还出言伤害我。这个时候，我就非常生气。"

健康管理师："您是如何看待健康的？"

顾客："健康就是一切，因为我深刻意识到，只有有一个健康的身体，自己才会有未来。"

健康管理师："对于现代人理论上能够活到120岁，您有多少信心？"

顾客："我没有太大的信心。因为现实生活中，一般人活八九十岁都已经算是高寿了。很多人之所以高寿，肯定有过人之处。"

健康管理师："我们经常说的养生，其实就是养生物钟，那么您了解生物钟吗？"

顾客："我认为，生物钟就是作息要规律，比如吃、睡、休息、娱乐的时间相对固定，生活节奏不要有太大的跳跃。"

健康管理师："从小到大，您认为您的哪些坏习惯对您身体有伤害？"

顾客："喜欢喝冰水、饮料，还喜欢吃一些垃圾食品，明明知道对身体有伤害，但还是忍不住去吃了。"

健康管理师："从小到大，在健康问题上您有没有刻骨铭心的经历？"

顾客："有的，小时候经常泡在水里。进了工厂之后，不懂得保护自己的身体，总是将水洒在地上，躺在上面睡觉。此外，我还喝冰水解渴，导致身体湿气很大。"

健康管理师："从小到大，您有没有一直不肯原谅的人？"

顾客："那没有，我不会总揪着一件事不放，事情过去就过去了，自己看开点。俗话说，我们要善待自己、放过自己。"

健康管理师："从小到大，您认为自己最值得骄傲的经历是什么？"

顾客："我自己的成就不值得骄傲，但是我能够在父母的呵护下长大，他们给了我一个良好的心态，让我有健康的心理，遇到事情时总是会积极乐观地面对。这些对我来说就是最大的财富。"

健康管理师："从小到大，您最要感恩的是什么人？"

顾客："最要感恩的人，第一个当然就是自己的父母，是他们给了我生命，教会我生活。第二是自己的孩子，是他们让我的人生变得非常快乐，有了他们才感觉到生活非常的幸福。"

第三节　非药健康风险评估分析训练（二）

非医非药健康风险训练仅供学习与参考，不能代替医院治疗。如身体不适，一定要去医院检查与治疗。

被调查者：林某，男55岁，身高165cm，体重78kg，血压137mmHg

之前的不适症状主要为：便溏不净、双鬓白发、睡觉打鼾严重、大便不成形、肥胖、血压偏高、颈椎病、肩周炎、将军肚、面油腻、尿多沫、脱发严重、头发油腻、小腿浮肿、指甲有竖纹。

最想要解决的问题为：慢性肾炎、肥胖。

经问询发现，林某慢性肾炎已经有三年时间了，依旧没有痊愈，且身体发胖迹象越来越严重，导致肥胖后遗症越来越明显。对此，决定用五个步骤与他沟通，以准确进行健康分析。

步骤一：沟通，采集健康信息，填写自检表；

步骤二：建立健康档案，找出重点；

步骤三：对健康风险开展评估；

步骤四：提供健康指导；

步骤五：健康危险因素干预；

以上五个步骤简称"用五指山来问话"，具体内容如下：

一、沟通：健康信息采集

该部分工作可以通过电话、网聊或者线下见面进行。

问："您好林先生，我听说您三年来都有慢性肾炎和肥胖的情况。现在，这些情况都解决了吗？或者都有改善吗？"

答："目前还没有，我都要失去信心了。"

问："您还想解决这些问题吗？"

答："肯定想。"

问："那我问您三个问题，只要您能回答出来，这些问题您自己就能够解决！"

答："好的，我很期待。"

二、建立健康档案，分析疾病原理

问："您对肾炎的发病原因了解多少？"

答："不了解。"

问："其实，肾脏在我们身体里就是一个过滤器，专门处理与过滤我们身体的酸性物质尿酸，如果它有了炎症，功能是不是会下降？"

答："是的。"

问："那您觉得血液不干净会影响我们的肾功能吗？"

答："会的。"

问："那血管不通畅会影响我们的肾功能吗？"

答："会的。"

问："那供血不足会影响我们的肾功能吗？"

答："会的。"

问："气血不足会影响我们的肾功能吗？"

答："会的。"

问："那您认为，是胖子身体中的垃圾多还是瘦子身体中的垃圾多？"

答："肯定是胖子身体中的垃圾多。"

问："那您认为，您身上的一些坏习惯，比如说熬夜、喝冷饮、吃隔夜饭、吹空调、生气等，会不会增加血液的垃圾呢？会不会让您的肾炎加重呢？"

答："会的。"

三、健康风险分析

问："您认为吃药物的时间长了，会不会产生并发症？"

答："会的。"

问："吃药吃得时间长了，会不会对肾脏产生更进一步的伤害，甚至对其他脏器产生伤害？"

答："会的。"

问："您觉得吃了这么长时间的药，肾炎是减轻了还是加重了？"

答："没有减轻，反而加重了。"

四、提供健康指导

问："说到底，肾炎是一种疾病，是会影响生活质量和身体健康的疾病，需要接受正规医院的治疗是不是？"

答："是的。"

问："您会相信非医疗机构或者非从业人员瞎忽悠吗？您会把保健食品当作治疗疾病的药物吗？"

答："我不会相信，也知道保健食品有功能，但是不是药品，不得代替药品治疗，属于非医非药范畴。"

问："您认为按时按量用药，定期去医院接受治疗重要吗？"

答："重要。"

问："您认为肾炎仅仅接受医院治疗够不够？"

答："不够。需要与非医非药健康管理相结合才更有效果。"

问："如果您的坏习惯不改，是不是血液会越来越脏？"

答："是的，越来越脏。"

问："如果是这样，您的病是越来越轻，还是越来越加重？"

答："不断加重。"

问："您吃医院里的药，是在给您的血液增加垃圾还是减少垃圾？是对您的肝肾负担加重还是起相反的作用？"

答："增加垃圾，起反作用。"

五、健康危险因素干预

问："您知不知道医院里有清理血液垃圾的科室和药物呀？"

答："知道，透析就是其中一种。"

问："您认为和透析相比，通过健康生活方式从源头清理血液的垃圾是不是更加合适？"

答："是的。"

问："如果医生提醒您，必须进行透析、吃药，您会听医生的话吗？"

答："必须听医生。"

问："在生活中，清理血液里垃圾的方法有多种，有快的也有慢的；有花钱的也有不花钱的；有生活方案也有调理方案，您自己选。"

答："好的，我会认真考虑的。"

注：健康管理师要明确告诉客户有病必须去医院接受医院正规治疗，我们是非医非药健康管理保健服务，不代替药物及医院治疗。

第四节　非药健康自检表完整咨询步骤训练（三）

表18-4-1　健康症状自检表——身体的语言

姓名：li tong wang	性别：女	年龄：52 岁		体重：75 kg	
身高：1.63 cm	腰围： cm	血压： mmHg		血糖 mmol/l	
电话：21092995069		住址：10955 wurzbach kd	时间		
头疼/头晕	花眼/白内障	嗓子异物感	肥胖/将军肚 ✓	脚后跟疼	乳头凹陷/流脓
头麻/脑鸣	近视/远视 ✓	声音嘶哑	身体异味	容易扭伤	乳房肿块/增生
嗜睡/易醒	眉毛脱/睫毛脱	牙齿松动	大便不成形	四肢乏力	不孕不育
失眠/多梦	耳内潮湿/脓	牙痛/虫牙/磨牙	便溏不净/便秘	平衡差/易摔跤	流产/死胎
偏头痛/健忘	耳屎多/痛/痒	牙龈出血/肿	手足麻木/发青	脚臭/脚气	月经少有块
懒语/结巴	耳鸣/耳聋	咳嗽/哮喘	甲亢/甲低/甲状腺结节	皮肤易青/红点	经量多/子宫肌瘤
晕车/晕机	听力下降	痰多/黄/凉	手脚热/凉/胀/出汗 ✓	手/足脱皮/冻疮	经期提前/推后
头部怕冷	感冒时间长	痰白/黑/血	手脚抽搐/抖	皮肤痒/后背痘	经期烦躁/胸胀
思维断电	不感冒/易感冒	支气管炎	指甲易断	皮肤干燥/皮炎	经期厌食/浮肿
反应迟钝	低热37—38度	低血压/高血压	手指倒刺	牛皮癣/白癜风	经期腰痛/头痛
易打哈欠	鼻塞/鼻炎	低血糖/高血糖	指甲凹/竖纹	黑痣变大/多	经期困倦/失眠
头发稀少	鼻流涕/流血	贫血/高血脂	无半月痕/少	蜘蛛痣/鱼鳞癣	经期腹胀/痛经/子宫肌腺病
头发干/脱发	打喷嚏/打鼾	心绞痛	血管瘤/脂肪瘤	各种过敏/湿疹	经期小腹怕凉
白发/斑秃	过敏性鼻炎	心跳快/慢	胆结石/肾结石	淋巴肿大	经期小腹下坠
头/面油腻	酒糟鼻	心慌/心律失常	纤维瘤/粉瘤	形体消瘦	月经暗/淡/黑
面颊泛红	嗅觉不灵	胸闷/胸痛	扁平疣/寻常疣	个头矮/发育慢	经期长痘
面黄/白/黑	口苦/口干	右肝区闷痛	皮赘/鸡眼	体重突增/减10%	外阴瘙痒/异味
痤疮/痘/斑	口臭/腥/口气重	心烦狂躁	小腿浮肿	起夜/尿频/尿急	白带血丝/宫颈息肉
唇白/唇青/唇麻	口咸/甜/酸/辣	性情急/易怒	关节痛/肿	自汗/多汗/盗汗	白带多/宫颈肥大
眼痒/胀/凸/痛	口/舌溃疡	叹气/气短/喘	易落枕/脖子硬	性欲低 ✓	白带色黄/宫颈囊肿
眼怕光/流泪	舌苔厚/黄/腻	抑郁症/无激情	肩酸/麻/痛	尿不净/尿床	白带黏稠/稀水
眼干涩/飞影	地图舌/舌白点	胃痛/酸/胀/凉	冒冷汗/后背凉	尿痛/尿血	白带腥臭
眼屎多/麦粒肿	舌质紫暗	打嗝/恶心/嗳气	颈部水牛背	尿分叉/尿等待	产后脱发
眼圈黑/脂肪粒	舌边锯齿	消化不良	颈疼痛/凉	脓尿/怪味	产后抑郁
眼仁黄/眼眶痛	舌硬/颤	食欲差/易饱	腰酸痛/凉	尿浑浊/多沫	产后色斑
眼圈浮肿/斜视	口/舌歪斜	偏食/厌食	游走性疼痛	尿道口灼烧	小腹闷痛/卵巢囊肿
视力模糊/无泪	唇裂/咽干	食欲过旺	脊椎僵硬/疼痛	尿道发炎	经期时长/子宫内膜息肉
夜盲症/眼疲劳	喉痒/痛	腹胀/屁多/臭	静脉曲张	睾丸肿块/疝气	停经 ✓
				肛门瘙痒/便血	
				脱肛/痔疮/肛裂/肛瘘	
您是否有其他症状/手术史/其他疾病：			症状合计：		

【一张表格就是一个生命，请您认真对待！】

表18-4-2 不良生活习惯自检表

您的职业　中医理疗　　　　　工作环境　安静

目前身体状况(顾客自述)＿＿＿＿＿＿＿＿＿＿＿＿＿＿＿＿＿＿＿＿＿＿＿＿＿＿＿＿＿＿

您目前最想解决的症状是　无＿＿＿＿＿＿＿＿＿＿＿＿＿＿＿＿＿＿＿＿＿＿＿＿＿＿

备注＿＿＿＿＿＿＿＿＿＿＿＿＿＿＿＿＿＿＿＿＿＿＿＿＿＿＿＿＿＿＿＿＿＿＿＿＿＿

	饮食		睡觉		寒湿		情绪
1	经常不吃早餐	1	晚过11点睡早9点后起	1	开窗户、开空调睡觉 ✓	1	有重大变故(情感)
2	8点后吃晚饭/吃夜宵	2	经常上夜班(到天亮)	2	很少晒太阳	2	经常生气/爱发脾气
3	吃饭过饱/过急/过快/过少	3	睡眠不足7-8小时	3	长期在空调房工作 ✓	3	压力大/精神紧张
4	常在外面吃饭/点外卖	4	睡软床/枕高枕	4	在地下室或冷库工作	4	愤怒/憎恨/内疚/心事重
5	常吃剩饭剩菜/爱吃动物内脏	5	开空调/开窗睡觉	5	早上洗头洗澡 ✓	5	思念/思虑/担惊受怕
6	常吃肉食/吃菜喜油多	6	饭后立刻睡觉	6	晚上11点后洗头洗澡	6	遇事爱抱怨/找外因/善嫉妒
7	偏辣/偏咸(口味重)	7	睡觉把脚放被子外	7	冷水洗头洗澡/天天洗澡	7	父母离异/悲痛/有被遗弃感
8	很少吃蔬菜/素食者	8	早睡早起5点前起 ✓	8	洗头后不及时吹干	8	丧偶/丧子(女)/丧父(母)
9	喜欢吃烫食/烫水	9	蒙头睡觉	9	运动后立即洗澡	9	没有信念/空虚无助
10	喜精米/精面/爱主食		运动	10	冷水洗脚不擦干	10	不情愿忍让/自己生闷气
11	很少吃五谷杂粮	1	早5点前晚7点后运动	11	喜欢光脚在地上走	11	欲望得不到/失望(对人)
12	偏食/挑食/嗜吃某种食物	2	不运动/少运动/超运动	12	冬天冷水洗菜、碗、衣物	12	莫名的暴躁/发脾气/抑郁
13	常喝酒/酗酒/冰啤酒	3	久站/久坐/久伏案工作	13	下河(有严重受寒经历)	13	自卑/软弱/缺乏安全感/无助
14	喜饭后吃水果/偏水果	4	每天超过一万步	14	喜欢露肩/露腰/露脚踝	14	生气/气愤/发怒/恼怒/盛怒
15	爱吃反季节蔬菜、水果	5	长时间游泳/冬泳	15	四季穿凉鞋/冬天穿少穿薄	15	伤心/难受/痛苦/悲痛/哀痛
16	喜欢吃螃蟹/柿子	6	体力劳动过多/喜游泳	16	睡觉时把脚放被子外	16	忧虑/忧愁/哀愁/忧郁/抑郁
17	不吃坚果/吃花生瓜子多	7	练瑜伽 ✓	17	骑电动车没有保护	17	害怕/惊慌/恐惧/恐慌/惊恐
18	喜欢吃方便面类/甜食	8	曾经体育运动员	18	出汗时、生气时喝凉水	18	从小被打骂/冷落/嫌弃/刺激
19	吃油炸食品/腌制食品	9		19		19	懒惰不上进没活力
20	喜欢吃果脯蜜饯/罐头		毒素		生活	20	胆小怕事/长时间欲而不得
21	吃冰西瓜/偏水果	1	手机在床边充电/放头附近睡觉	1	抽烟每天超过10根/吸二手烟	21	心浮躁/无爱好/无主见
22	喜吃烧烤/零食/爱吃鸡头	2	住房附近20公里有化工厂/药	2	低头玩手机/玩电脑多	22	抱怨命运不济/霉事缠身
23	烧烤/火锅+冰啤饮料		厂/化肥厂/造纸厂/印染厂/橡	3	经常过度疲劳/房屋过度装修	23	月子里生气
	不喝水/很少喝水/喝凉水		胶厂/接触建筑材料/石灰厂	4	经常憋尿/不按时排便	24	性子急/爱骂人
24	吃雪糕/冰冻甜品/饮料	3	常烫发/染发/化妆品/涂指甲油	5	手淫/意淫/看色情视频或资料	25	喜欢追剧/看恐怖片
25	吃饭不分筷/吃饭快/吃烫饭/	4	不用抽油烟机或抽油烟机不好用	6	性生活频繁/性欲低	26	爱攀比/气人有/笑人无
	爱吃油炸物	5	长期受汽车尾气/灰尘/粉尘困扰	7	戴深色口罩/住在变电站附近	27	过度兴奋/激动/亢奋
26	喜喝浓茶/咖啡/腌制食品	6	小孩子用铅笔刷牙/涂抹祛斑霜	8	从小到大用抗生素消炎药	28	
27	饮食时间不规律、二手烟	7	爱用84消毒液/脱色剂/强力	9	爱咬手指甲/咬笔杆/咬筷子	29	
28	常吃中、西药/吃激素药	8	除油剂/水果清洗剂	10	爱躺着看电视/玩手机	30	
29	吃过减肥药/做过减肥	9	不带正规防毒面具或者防护			31	
			服喷洒农药				
30	常吃海鲜、炒菜油冒烟	10	叼着包装袋喝奶/喝饮料			32	

有无过敏史：　药物过敏□　食物过敏□　是否做过手术:否✓ 是□＿＿＿＿＿＿＿＿＿＿＿＿＿

既往病史：　高血压□　糖尿病□　冠心病□　　其它＿＿＿＿＿＿＿＿＿＿＿＿＿＿＿

服用药物：　降压药□　降糖药□　心脑血管病药物□　其它＿＿＿＿＿＿＿＿＿＿＿＿＿

疾病=坏习惯+时间　健康=好习惯+时间　养成一个好习惯可以抵消一些坏习惯

我把厨房变药房，做家庭的上医，您的健康您做主！

用自检表进行咨询时，按照以下步骤进行，用一个训练模板帮助大家了解步骤流程，以便熟悉、理解、运用。

联系的步骤和流程：

步骤一：寒暄打开心扉；

步骤二：填表；

步骤三：基础7问；

步骤四：找出所关注症状的最重要的坏习惯；

步骤五：讲一个对应的原理故事让对方从知道到明白；

步骤六：问对方想彻底解决这个症状吗？

步骤七：只要你回答我3个问题你自己都能调好！

步骤八：引出黄金4问；

步骤九：讲原理故事；

步骤十：健康风险评估；

步骤十一：生活方案，问能做到吗？

步骤十二：做到给调理方案，做不到讲"七不调"；

步骤十三：调理方案；

步骤十四：打预防针。

一、填自检表之前，用寒暄方式打开顾客心扉

这一步非常重要，将决定顾客是否愿意真心实意配合你的询问。

问："您一般是在什么情况下去医院检查的？"

答："除了常规的体检之外，一般是身体难受的时候去医院。"

问："有没有明明身体难受，体检指标却是正常的情况？"

答："有，最终也没有检查出来什么问题。"

问："您回忆下，身边哪些人查出来大病时都是什么期？"

答："中晚期多，所以要多体检，不要有病才去。"

问："您知道大病的早期在什么时候？"

答："那我不知道。"

问：这张表格已经帮助很多人找到了病因；帮助很多人找到健康风险因素；帮助医生及早发现病情，提早治疗；帮助恢复了健康，它可以反映出我们未来几个月到几年身体会出现的问题，可以说一张表格就是一条命！

您愿意给自己和家人填一张这个神奇的自检表吗？

答："如果真有这么神奇的表，肯定愿意填写。"

二、开始填自检表和坏习惯表，请客户在安静不受干扰环境填写

三、填完后，开始进行"基础7问话"

问："在表格中有这么多症状，您最关注哪些症状？"

答："肩膀酸，大便不成形。"

问："为什么会特别关注这两个症状？"

答："肩膀酸是不舒服，大便不成形是害怕得肠癌。

问："那您肩膀酸疼症状多久了？到什么程度了？"

答："已经持续2~3年了，这几天肩膀酸疼症状加重了。"

问："您认为是什么引起的？"

答："我认为可能缺少运动，加上长期伏案工作，是一种职业病。"

问："您觉得在什么情况下症状会加重？"

答："长时间坐着或者低头会加重，在站着的时候没事。"

问："你最近一次难受是因为什么？"

答："前天睡眠可能姿势不对，导致脖子与肩膀特别酸疼、难受，趴在沙发上捏一捏感觉就会好一些。"

问："您觉得在什么情况下症状会减轻？"

答："按摩或者适当做一些运动，肩颈就会好一些。一般早晨吃好，中午吃饱，晚上主食不吃，吃点蔬菜，大便在形状上就会好些，但是依旧感觉不够好。"

问："您过去都用过什么方法治疗？效果怎么样？"

答："我曾经去过医院、看中医吃中药和西药，大便不成形症状有所减轻，但是一停药就又不成形了。"

注意：提醒客户去医院检查，如有疾病立即治疗。

四、健康生活方式"病因找五层"，既健康风险因素找五层

摘自王陇德院士《健康管理师》，《2022中国居民膳食指南》，国家标准《健康管理保健服务规范》等书籍文件整理出健康生活方式"病因找五层"。

第一层：生活习惯的四大基石。

吃饭

问："您平时一日三餐准时吗？"

答："挺准时，早上一般8点，中午12点，晚上6点。"

问："您觉得自己吃的营养均衡吗？"

答："比较均衡，一周吃17~20种食物，而且不挑食，爱吃水果，不吃肥肉。"

问："您吃饭有特定的顺序吗？"

答："我喜欢先喝汤，喝汤时吃菜。吃饭前吃点坚果，符合脾胃消化的顺序，这个

习惯保持了6~10年。"

问："您一般吃几分饱？"

答："吃7~8分饱。"

喝水

问："您一般一天喝多少毫升水？"

答："2500~3000毫升，之前便秘，所以比较关注喝水。"

问："一般都喝什么水？纯净水、饮料、茶、咖啡？"

答："白开水，不烫嘴的。

问："您一般都是什么时间喝？"

答："一般早晨空腹两大杯，睡前大半杯，随时随地喝，想起来就喝。"

睡觉

问："一天睡几个小时？"

答："一般睡6~7个小时。"

问："您晚上一般几点睡着？"

答："我给自己定了规矩，晚上11点准时上床，15分钟左右就入睡。

问："您睡醒了后感觉精神怎么样？"

答："感觉精神特别好，神清气爽。"

运动

问："您喜欢运动吗？"

答："不太喜欢运动，但我每天都坚持运动。"

问："您平常都从事什么运动？"

答："最简单的，快走。"

问："您一般都在什么时间运动？"

答："晚上运动，晚上7—8点，如果是冬天就会早些。因为我知道晚上9—10点不能运动，否则容易寒湿上身，影响气血的功能。"

问："您一般运动多长时间？"

答："一般运动40~60分钟的时间。因为听人说跑步超过45分钟会耗气血。"

问："在运动时，如果出汗了您会怎么处理，运动完会马上喝凉水或者洗凉水澡不？"

答："如果在运动时出汗，冬天就少穿一些，但是会备穿外套。夏季出汗了，将汗擦干了就会换衣服。出汗后，我不会马上洗澡或者冲凉。"

问："您认为运动带给你的好处是什么？"

答："我觉得提高免疫力，促进血液循环。"

第二层：情绪。

问："您平时会经常生气吗？"

答："现在不会轻易生气了，7~8年之前容易生气。"

问："一般跟谁生气最多？"

答："不确定，任何人都有可能，只要我看不顺眼的，或者满身负能量的，我就容易生气。

第三层：性格。

问："您认为自己平时性格怎么样？"

答："挺开朗的，男女老少都相处得好，与任何人都能够顺利沟通。"

问："您觉得自己是个急性子，还是个慢性子？"

答："急性子，我平时讲话速度很快。不过，现在开始改变，有足够的耐心了。"

问："你是关注人？还是关注事？"

答："看什么事情吧，我现在慢慢引导自己多关注事情，找问题根源，而不是盲目地向人发脾气。"

第四层：价值观。

问："平时您喜欢什么类型的人？"

答："善良、孝顺的人。"

问："您讨厌什么？最看不惯是什么？"

答："讨厌狗眼看人低的人，最看不惯那些看不起比自己条件差的人，不愿与这些人打交道。

问："对你来讲，哪些事情会影响您的心情？"

答："特别关心的人与事情，比如孩子的事情、工作中的事情、顾客的事情。"

第五层：信念。

问："您是如何看待健康的？"

答："健康很重要，我觉得要活到100岁才高兴。"

问："您有信心活到100多岁吗？为什么？"

答："有信心的，100以上也没问题，因为我生活习惯非常好，心态也好，人也乐观。"

问："养生就是养生物钟，您了解生物钟吗？"

答："对生物钟了解一些，就是知道什么时间干什么，但是在理解和实施方面做得不够，没有完整地掌握与运用。"

五、进一步360度找健康风险因素

360度找健康风险因素指从地域、环境、生活习惯、职业、情感、重大变故等方面多角度找健康风险因素。

问：小到大，对你身体伤害的都有哪些坏习惯？

答：结婚前容易生气，由于父母偏心，家庭条件差生活苦，感觉不公平，所以特别爱生闷气，生气时候气得不吃饭，从小就是药罐子，抗生素用得多，一次淋雨3个小时后，身体明显变差，身体协调能力较差，腰椎两节是弯的。

问：从小到大，你有没有刻骨铭心的经历？

答：好的事情：女儿当兵特别开心，有点小难过是因为女儿不能常回来。

不好的事情：结婚前陪嫁用的缝纫机被爸爸摔了，婆婆抱怨，婆媳关系不好，后来离婚。还有父亲因生病过早离开让我伤心，父亲疾病就是饮酒和长期饮食习惯不好导致的。

问：从小到大，有没有伤害到你、你还没有原谅的人？

答：前夫，自己觉得放不下，心里还有怨恨，目前换位思考，渐渐放下来。

问：从小到大，你最骄傲的经历是什么？

答：两个孩子，非常贴心，善良，还有单位对我的认可。

问：从小到大，你最要感恩的是什么人？

答：两个孩子。

问：给您带来健康快乐的客服与健康管理师呢？

答：非常认同健康管理师及健康管理师所在企业文化，被他们的服务感动。

问：最应该感谢给你带来健康的人是不是？

答：是的，非常感谢健康管理师。

六、最后总结

所有的坏习惯，坏情绪和血液的关系闭环到生活习惯或者调理方式！

问：非医非药自检表这是您自己填的吗？

答：是的

问：您自己填写的非医非药自检表内容真实吗？

答：真实

问：非医非药自检表是否有人诱导你填写虚假信息？或者为了卖产品故意将您的健康情况说得很严重？

答：没有，症状都是我自己真实的感受。健康数据来自医院体检和我自测的，我感受到健康管理师的关心，他们没有给我强推产品。

问：这是非医非药自检表，有不适症状要去医院咨询医生，知道吗？

答：知道

问：这个非医非药自检表，有利于医生发现您的疾病，所以你要向医生如实反馈，如果有疾病一定要去医院找医生不要耽误您的治疗，知道吗？

答：知道。

问：我们的方案是非医非药，不代替医院治疗，有病务必去医院知道吗？

答：知道

问：在医院医生正规治疗或者医生判断亚健康不需要治疗前提下，我们开始非医非药自检表分析。或者有疾病除了医药治疗外，还需要非医非药健康管理保健服务，所以我们才开始非医非药自检表分析，这些情况您知道吗？

答：知道

七、健康管理师总结：你的非医非药自检表根据你填写的归纳如下症状：

甲状腺症状；情绪存在问题；竖纹症状（可能肝脏，肝功能不好）；乳腺、妇科、乳房症状，寒湿重。

1：血管通畅和不通畅哪个会造成这个症状？

2：供血足/不足，哪个会造成这个症状？

3：血液干净/不干净，哪个会造成淤堵，造成供血不足？

4：健康风险因素归纳七大因素

免疫力；

温度寒凉；

坏习惯；

坏情绪；

血管通畅；

气血不足；

皮肤排汗、肺呼吸排出废物、皮肤汗液、妇科子宫排例假、情绪排解、大肠大便、肝脏、肾脏泌尿八大排毒口淤堵。

各个（分开问）会造成血液干净还是不干净？

八、给出生活调理方案

在对上述几个方面的情况有所了解之后，还需要继续和顾客做好沟通。俗话说："好的沟通如春天一样暖人心。"唯有在良好的沟通前提下，给出健康生活和传统养生调理方案，才更容易被顾客所接受。要想与顾客进行良好的沟通，可以用如下的沟通话术：

1.看到您的这些症状，我也挺担忧的，我先给您一个生活上的建议；

2.我建议您还是要坚持健康四大基石和三减三健；

3.您放心好了，我们不需要收取任何费用，您先去执行一周的时间：

4.我们的目的是帮助您养成好的习惯，并不断坚持，您能够坚持是最好的；

5.我们可以帮助您，同时给您一些传统养生调理、健康生活习惯的服务，包括保健食品、药食同源的食品提供；

6.任何一种方案，都可能出现身体的反应，都是正常的，只要您与我们保持沟通，我们将不断为您解答问题；

7.为了尽快让您恢复健康，在接下来的时间里，我可能会经常打扰您了，您别嫌我烦；

8.如果可以，您要将每天的情况，比如吃饭、喝水、运动、休息、情绪，通过社群或者一对一跟我汇报，这样我才能及时了解您的实际情况，随时为您调整方案。我们希

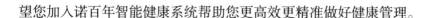
望您加入诺百年智能健康系统帮助您更高效更精准做好健康管理。

参考文献

张大春.《健康观念治疗》第一季，第二季，中医古籍出版社，2020.

王陇德.《健康管理师》人民卫生出版社，2020.

陈君石.《健康管理师》中国协和医科大学出版社，2007.

张继传.《气血才是命根子》中国医药科技出版社，2015.

张标.《走进健康门》上海科学普及出版社，2014.

杨力.《养好气血年轻20岁》中国纺织出版社，2017.

段俊国，毕宏生.《中西医结合眼科学》中国中医药出版社，2021.

赵保路.《一氧化氮——健康新动力》上海科学普及出版社，2022.

张大宁.《张大宁谈保健与养生》科学出版社，2016.

吴中朝.《跟黄帝内经学养生，养生就要养五脏》福建科学技术出版社，2017.

吴中朝.《跟黄帝内经学养生，肝好人不老》福建科学技术出版社，2020.

吴中朝.《跟黄帝内经学养生，肾好命就长》福建科学技术出版社，2016.

吴中朝.《跟黄帝内经学养生，养好脾胃不生病》福建科学技术出版社，2023.

李秋艳.《养心就是养命》天津科学技术出版社，2016.

路志正.《大病预防先除湿》福建科学技术出版社，2016.

鲍勇.《健康管理学教程》《家庭健康》上海交通大学出版社，2013.

李长明，董艳敏.《国家基本公共卫生服务规范操作手册（第三版）论》金盾出版社，2017.